四川省临床重点专科建设项目

肿瘤急危重症护理典型案例解析

主　审　易　群　徐珊玲

主　编　向明芳　刘　鑫　陈　蕾

副主编　李成成　曹忠俊　顾　婷

　　　　孙仲文　伍玉碧

科学出版社

北　京

内 容 简 介

本书包括两部分内容，第一部分介绍了肿瘤急危重症概论和常用评估量表。第二部分为典型病例，对在手术、放疗、化疗、免疫治疗、靶向治疗等治疗过程中出现各种并发症需要在ICU进行处置的肿瘤急危重症患者护理典型病例进行解析，帮助重症专科护理人员尽快掌握相关知识点，强化其临床思维，提高其临床判断和解决问题的能力。本书采用案例解析的形式，图文并茂，理论联系实际，突出重症护理特色，可供临床危重症护理人员参考使用，也可作为各类危重症护理培训的教材。

图书在版编目（CIP）数据

肿瘤急危重症护理典型案例解析 / 向明芳，刘鑫，陈蕾主编 . -- 北京 : 科学出版社 , 2024.6. --ISBN 978-7-03-078819-1

Ⅰ . R473.73

中国国家版本馆 CIP 数据核字第 2024NB1142 号

责任编辑：程晓红 / 责任校对：张　娟
责任印制：师艳茹 / 封面设计：龙　岩

科 学 出 版 社 出版

北京东黄城根北街 16 号
邮政编码：100717
http://www.sciencep.com

北京建宏印刷有限公司印刷

科学出版社发行　各地新华书店经销
*

2024 年 6 月第　一　版　　开本：787×1092　1/16
2024 年 6 月第一次印刷　　印张：24
字数：569 000

定价：168.00 元

编委名单

张素兰　四川省肿瘤医院

张婧莺　复旦大学附属肿瘤医院

陈　霞　四川省肿瘤医院

陈　蕾　天津医科大学肿瘤医院

贾　政　四川省肿瘤医院

顾　婷　复旦大学附属肿瘤医院

唐　媛　四川省肿瘤医院

唐建华　四川省肿瘤医院

酒钊华　中山大学肿瘤防治中心

黄　月　四川省肿瘤医院

曹忠俊　四川省肿瘤医院

彭　影　四川省肿瘤医院

彭春梅　四川友谊医院

蒋欣鑫　四川省肿瘤医院

蒋美绿　四川省肿瘤医院

蔡雪婷　四川省肿瘤医院

缪　莎　四川省肿瘤医院

前　言

　　重症医学科是对由各种原因导致一个或多个器官与系统功能障碍、危及生命或具有潜在高危因素的患者提供及时、全面、系统、持续、严密的医学监护和救治技术，利用先进的抢救仪器设备对重症患者进行救治的专业科室。随着现代医学科学的迅速发展和护理技术的不断进步，专科护理在疾病的预防、诊治和康复中发挥着不可替代的作用，能够有力地推动临床护理服务能力和服务质量的提升。危重症护理作为专科护理中重要的部分，具有丰富的技术积淀，在教育和实践方面都取得了进展，其综合性强、专业性高，要求从事重症护理工作的人员具有专业独特的逻辑思维和临床护理工作方式。而随着肿瘤患者数量的迅速增长以及抗肿瘤治疗手段的不断更新，越来越多的肿瘤患者出现急危重症情况，需要具有肿瘤专科背景的重症护理团队为患者提供高质量的护理服务。护理人员要以熟练、精湛的技术和严格的操作规程为患者提供服务，就必须提高自身的职业素养，需要有适应新技术、新理念发展要求，符合临床护理实际需要的书籍，供广大护理人员学习和参考。

　　本书由四川省肿瘤医院、天津医科大学附属肿瘤医院、复旦大学附属肿瘤医院、中山大学肿瘤防治中心、四川友谊医院临床资深护理人员共同编写，大胆突破以往专科护理类书籍的撰写模式，以临床实际案例为主线，深入解析肿瘤临床典型病例，紧密围绕肿瘤重症患者的专科特点，将理论与实践结合，秉承循证原则，运用评判性思维，以护理需求为导向，力求贴近临床。内容涵盖了重症护理领域需掌握的知识点，拓展肿瘤重症护理的知识体系和实践范围，突出肿瘤重症护理的特色，帮助重症护士提升临床思维辨析力及通过理论联系实际解决临床问题的能力。本书内容丰富、实用，展现肿瘤重症专科护理的前沿水平，能够引发广大读者思考，有利于进一步提高肿瘤重症护士的临床护理实践能力。

　　本书的编写与审定，得到了多位专家的悉心指导，也得到了中国抗癌协会肿瘤重症整合护理专业委员会以及全国相关护理专家的鼎力支持，在此致以诚挚的谢意！为了编写出版一本实用性强、质量较高的临床护理实践图书，在编写过程中我们参考了大量的相关文献，各位编写人员秉持科学、严谨的态度，悉心整理，精心编著，付出了大量心血。因时间紧迫，虽经多次筛选、审校，书中仍不免存在不足之处，恳请各界同仁批评指正。

四川省护理学会重症监护专委会副主任委员
四川省肿瘤医院重症医学科科护士长
向明芳
2024年2月

目　　录

第一部分　概　　述

第二部分　肿瘤急危重症护理典型案例

第一部分

概　述

第一章

肿瘤急危重症概论

癌症无疑是全球健康领域的一项重大挑战，严重影响人类健康及生活。据世界卫生组织（WHO）数据，癌症已上升为全球死亡的主要原因之一。基于世界卫生组织国际癌症研究机构（IARC）的估算数据，2022年，全球恶性肿瘤新增病例数上升至199.7万，相较于2020年增加近70万。在所有恶性肿瘤中，肺癌的发病率最高，达到24.8万（占12.4%），其次是乳腺癌、结直肠癌、前列腺癌、胃癌和肝癌。同年，全球恶性肿瘤新增死亡人数为97.4万。在死亡率方面，肺癌仍位居首位，占18.2%，其次是结直肠癌、肝癌、乳腺癌、胃癌和前列腺癌。在我国，2022年恶性肿瘤死亡新增人数为25.7万，其中肺癌死亡人数达到7.3万，死亡率最高，占28.4%，其次是肝癌、胃癌、结直肠癌、食管癌和胰腺癌。值得注意的是，每种癌症的发病率和死亡率均有其特点，受遗传因素、环境因素及生活方式等多重因素影响。当前，全球癌症发病率呈上升趋势，癌症防控形势依然严峻。中国抗癌协会理事长樊代明院士将肿瘤定义为可防可控的慢性疾病，并提出"防筛诊治康、评扶控护生"的十字方针，旨在提高患者生活质量和延长生存期。

近年来，尽管肿瘤发病率持续升高，但治疗手段日新月异，肿瘤患者生存率显著提升，救治观念亦发生了重大变革，使肿瘤不再被视为不治之症。在此背景下，肿瘤重症医学应运而生，并逐步发展。肿瘤已转变为需长期治疗的慢性疾病，治疗目标旨在提升患者生活质量、延长生存期。因此，在肿瘤治疗过程中，尤其是伴有多种慢性系统性基础疾病的老年患者，在围治疗期出现急危重症的概率也随之攀升。如何确保患者在治疗过程中产生的严重不良反应及相关并发症得到及时有效的救治，对肿瘤重症医学科的医护人员而言是一项严峻挑战。

1.肿瘤常见治疗方式　肿瘤疾病的治疗方法取决于肿瘤类型、分期、患者健康状况及个体差异等因素。常见的治疗方式包括手术、放射治疗、化疗、靶向治疗、免疫治疗、激素治疗、局部治疗及联合治疗。

手术为最常见的肿瘤治疗手段，通过切除肿瘤组织以达到治疗和控制目的。放射治疗是通过高能射线照射肿瘤组织，破坏肿瘤细胞DNA，抑制其生长和分裂。化疗是采用化学药物杀死肿瘤细胞或抑制其生长，可口服、静脉注射给药，亦可与手术或放射治疗联合应用。

靶向治疗是针对肿瘤细胞特定分子靶点，通过药物抑制或阻断肿瘤生长和扩散。免疫治疗是借助患者自身免疫系统攻击和消灭肿瘤细胞，常见方法包括免疫检查点抑制剂、嵌合抗原受体T细胞（CAR-T细胞）疗法等。激素治疗是利用激素类药物调节肿瘤细胞生长和分裂，适用于激素依赖性肿瘤，如乳腺癌、前列腺癌等。

局部治疗包括射频消融、微波消融、冷冻治疗等，直接作用于肿瘤组织以达到治疗效果。对于复杂肿瘤，需联合运用多种治疗方法，如手术联合化疗、放疗联合靶向治疗等，以实现最佳治疗效果。

近年来，肿瘤学领域取得显著进展，根治性治疗不仅限于手术，免疫治疗和靶向治疗成为主导的新型肿瘤治疗理念。新辅助治疗及多学科协同治疗在临床中日益得到广泛应用。

2.肿瘤治疗并发症　肿瘤治疗可能导致一系列并发症，其发生取决于治疗方式、肿瘤类型及治疗过程中的个体差异等因素。常见的肿瘤治疗并发症包括：①手术并发症，如术后感染、出血、深静脉血栓形成等，尤其对于涉及心脏、脑部或胰腺等重要器官的手术，风险更高；②放疗可能导致皮肤灼伤、消化道炎症、肺部炎症等，长期治疗还可能引发放射性肺纤维化、心脏疾病等；③化疗可引起恶心、呕吐、脱发、口腔溃疡、消化道不适等副作用，并且可能导致免疫功能下降，增加感染风险；④靶向治疗副作用相对较轻，但仍可能出现高血压、皮肤疹、甲状腺功能异常等；⑤免疫治疗可能引发免疫相关不良反应，如免疫性甲状腺疾病、免疫性肝炎、免疫性肺炎、皮肤炎症等；⑥激素治疗可能导致骨质疏松、水肿、高血糖、免疫抑制等；⑦心理及心理社会并发症包括焦虑、抑郁、情绪波动等，可能影响患者的社会功能及生活质量。

部分治疗方式可能导致长期并发症，如放射治疗会增加未来罹患癌症的风险，化疗会引发心脏损伤、神经系统损伤等。各种治疗方法均具有双面性，既能治疗肿瘤，也可能带来不良反应，甚至危及患者生命。靶向治疗、免疫治疗可能导致相关脏器功能损伤，严重间质性肺炎可引发急性呼吸窘迫综合征（ARDS），免疫相关心肌炎可能导致心源性休克、急性肾损伤、肝功能障碍、胃肠功能障碍等。CAR-T治疗可能引发细胞因子释放综合征（CRS）、免疫效应细胞相关神经毒性综合征（ICANS）等，均为重症医学领域带来了新的挑战。随着新型抗肿瘤治疗手段的不断发展，未来或可出现更多重症疾病，需引起关注。

3.肿瘤患者围治疗期的ICU救治需求　肿瘤重症患者主要指既往患有严重疾病，需要接受抗肿瘤治疗，或在接受抗肿瘤治疗过程中可能引发严重并发症的患者。大部分此类患者在接受治疗时，存在救治机会，因此应与其他患者一样，享有接受重症监护治疗的权利。鉴于肿瘤患者特有的病情特点，让肿瘤患者接受最恰当的抗肿瘤治疗、平稳安全地度过围治疗期，提升肿瘤重症患者的救治成功率，提高肿瘤重症患者生活质量和延长生存时间，成为肿瘤重症从业人员神圣的使命与责任。

肿瘤专科ICU不仅要应对传统的肿瘤重症患者，还需面对免疫治疗、靶向治疗等新型疗法所带来的并发症。此外，随着肿瘤救治策略的调整，更多高龄患者伴随有系统性疾病的重症出现。因此，肿瘤科医生和重症医学科医生都需转变过去的观念，共同应对新的治疗理念带来的挑战。

4.肿瘤患者入住ICU的指征/标准　肿瘤本身及其引发的免疫和代谢紊乱可能导致重症状况。肿瘤的发生和发展是机体免疫抑制的结果，因此，与非肿瘤患者相比，肿瘤患者出现相关感染等并发症的概率和脓毒症严重程度更高。此外，肿瘤患者还可能出现凝血系统异常、栓塞或凝血机制紊乱、肿瘤溶解综合征、占位压迫效应（如上腔静脉综合征和心脏压塞）、电解质和内环境紊乱等。

在肿瘤治疗过程中，各种与治疗相关的重症情况也可能发生，包括肿瘤手术相关并发症、化疗后重度骨髓抑制或脏器功能损伤、放疗后相关重症，以及新型抗肿瘤治疗（如靶向治疗和免疫治疗）所致严重不良反应等。

肿瘤是一种慢性疾病，肿瘤患者在治疗过程中可能反复多次接受多种抗肿瘤治疗。这可能导致患者自身基础疾病加重、其他系统性疾病恶化，以及院内感染等可能导致重症的情况。

根据最新的重症医学科建设与管理指南，ICU应收治急性、可逆、危及生命的器官衰竭或系统功能障碍的患者，他们在严密监护和加强诊疗短期内可能得到恢复；存在各种高危因素、具有潜在生命危险的患者，经过严密的监护和有效诊疗可能降低死亡风险；以及在慢性器官或系统功能不全的基础上出现急性加重、危及生命的患者，经过严密监护和诊疗可能恢复到原来或接近原来的状态。该指南并未对肿瘤患者收治提出额外限制。

统计显示，肿瘤患者已占ICU收治患者总人数的15%～20%，且近年来这一比例可能更高。肿瘤重症患者在ICU救治后，其临床转归、存活率等相关指标与非肿瘤重症患者并无显著差异。此外，高危患者在ICU内接受抢救性化疗的成功率更高，并发症更少。因此，放宽ICU收治标准有助于提高肿瘤重症患者的短期存活率。

5.肿瘤重症患者收入肿瘤重症医学科后如何诊治　肿瘤重症医学科是收治肿瘤患者的重症医学科，其首要属性为重症医学，遵循重症医学思想、理念及诊疗规范，实施重症医学诊疗技术。在执行常规监护治疗的同时，关注肿瘤患者独特的病理生理特点与相对特异性的临床表现。结合肿瘤救治的新兴临床流程，逐步建立计划内转入ICU的机制，以防患于未然。针对患者接受的抗肿瘤治疗可能产生的影响，采取更具针对性的救治策略，特别是以下几个方面。

（1）代谢异常：肿瘤本身为代谢性疾病，患者处于高代谢状态，导致机体储备及营养素迅速消耗，摄入不足者易出现营养不良乃至恶病质，因此肿瘤重症患者的营养治疗备受关注。及时进行营养风险筛查与评估，个体化开展营养治疗，预防再喂养综合征及其他并发症，改善ICU获得性衰弱及癌性疲劳。

（2）血栓栓塞疾病：肿瘤患者较非肿瘤患者更易发生血栓栓塞症，深静脉血栓及肺动脉栓塞发生率为非肿瘤患者的4～7倍。肿瘤占位压迫导致血流淤滞、血管内皮损伤，肿瘤细胞释放组织因子引发高凝状态，部分抗肿瘤药物亦影响机体凝血机制，导致高凝状态。因此，入住ICU的肿瘤重症患者需尽早开展抗凝治疗，预防静脉血栓栓塞（venous thromboembolism，VTE）的发生。

（3）肿瘤存在及多次抗肿瘤治疗影响患者固有免疫与获得性免疫，故肿瘤患者发生感染及脓毒症的风险高于非肿瘤患者。针对此类患者，ICU内首选无创微创的诊疗监护技术。肿瘤重症医学科勇担救治重任，与肿瘤科医生密切合作。在肿瘤重症医学科救治平台上，肿瘤科医生完成肿瘤救治，肿瘤重症医学科团队负责稳定患者脏器功能、内环境状态，防治并发症，确保患者顺利度过围治疗期。

肿瘤重症医学作为新兴交叉学科，近年取得了一定发展，但仍面临多种挑战。肿瘤重症特色诊断为我们积极探索的领域，特别是区别于其他非肿瘤重症以及在肿瘤围治疗期出现的肿瘤治疗相关重症，目前尚缺乏特异或敏感的指标。本书以案例的形式呈现临床真实患者救治方案，期望为肿瘤重症同仁提供借鉴与参考。

参考文献

王东浩，2023．实体肿瘤重症患者抢救监护治疗进展与展望［J］．肿瘤防治研究，50（12）：1149-1152．

韦晓蝶，2021．与肿瘤重症患者ICU收治相关的临床检验数据分析［D］．南宁：广西医科大学．

许敏敏，2023．接受机械通气的肿瘤重症患者临床特征及预后影响因素分析［D］．广州：广州医科大学．

Qiu H，Cao S，Xu R，2021．Cancer incidence，mortality，and burden in China：a time-trend analysis and comparison with the United States and United Kingdom based on the global epidemiological data released in 2020［J］．Cancer Commun（Lond），41（10）：1037-1048．

Wang S，Zheng R，Arnold M，et al，2022．Global and national trends in the age-specific sex ratio of esophageal cancer and gastric cancer by subtype［J］．Int J Cancer，151（9）：1447-1461．

第二章

肿瘤急危重症患者常用评估量表

表2-0-1 危重症评分系统（APACHE Ⅱ 评分表）

APACHE Ⅱ 主要用于预测危重患者的病情严重程度和预后，由A项、B项及C项三部分组成。A项：急性生理学评分（APS），由临床常用的生命体征、血常规、血生化、血气指标和GCS评分构成；B项：年龄评分；C项：慢性健康评分。总分值为0～71分；分值越高，表示病情越重，预后越差，病死率越高。

1. APS部分（A）

生理参数	+4	+3	+2	+1	0	+1	+2	+3	+4
直肠温度（℃）	≥41	39～40.9		38.5～38.9	36～38.4	34～35.9	32～33.9	30～31.9	≤29.9
平均动脉压（mmHg）	≥160	130～159	110～129		70～109		50～69		≤49
心率（次/分）	≥180	140～179	110～139		70～109		55～69	40～54	≤39
呼吸（次/分）	≥50	35～49		25～34	12～24	10～11	6～9		≤5
肺泡动脉氧分压差（A-ADO$_2$）（mmHg）	≥500	350～499	200～349		＜200				
PaO$_2$（mmHg）					＞70	61～70		55～60	＜55
动脉血pH	≥7.7	7.6～7.69		7.5～7.59	7.33～7.49		7.25～7.32	7.15～7.24	＜7.15
血清钠（mol/L）	≥180	160～179	155～159	150～154	130～149		120～129	111～119	≤110
血清钾（mol/L）	≥7	6～6.9		5.5～5.9	3.5～5.4	3～3.4	2.5～2.9		＜2.5
血清肌酐（mg/dl）	≥3.5	2～3.4	1.5～1.9		0.6～1.4		＜0.6		
血细胞比容（%）	≥60		50～59.9	46～49.9	30～45.9		20～29.9		＜20
白细胞（×10^9/L）	≥40		20～39.9	15～19.9	3～14.9		1～2.9		＜1
血清HCO$_3^-$（mol/L）	≥52	41～51.9		32～40.9	22～31.9		18～21.9	15～17.9	＜15

说明：

（1）APS部分＝13项生理评分总和＋（15-GCS分值）。

（2）有急性肾衰竭时肌酐分数加倍。

（3）FiO$_2$ ≥ 0.5时用A-aDO$_2$，FiO$_2$ ＜ 0.5时用PaO$_2$。PA-aDO$_2$（mmHg）＝（713×FiO$_2$）-（PaCO$_2$/0.8777）-PaO$_2$。

2.年龄（B）和慢性病（C）评分

年龄（岁）	分值	合并慢性病	分值
≤ 45	0	择期手术后	2
45 ～ 54	2		
55 ～ 64	3		
65 ～ 74	5	非手术或急症手术后	5
≥ 75	6		

说明：

慢性病是指：

（1）肝硬化门脉高压并消化道出血，肝衰竭。

（2）心功能不全四级。

（3）限制性、阻塞性、血管性肺病致活动受限，高碳酸血症，低血氧，红细胞（RBC）增多，肺动脉楔压（PAWP）> 40 mmHg，呼吸机依赖。

（4）透析中。

（5）免疫功能受累：免疫抑制剂治疗、化疗、放疗，长期大量类固醇应用，白血病，淋巴瘤，艾滋病（AIDS）。

APACHE Ⅱ 评分表总计71分，分值越大预后越差。

A项得分_____ B项得分_____ C项得分_____ 总计_____

表2-0-2　疼痛数字分级评分法（NRS）

疼痛等级	评分	临床表现	
无痛	0	无痛	
轻度疼痛（不影响睡眠）	1 ～ 3	安静平卧不痛，翻身、咳嗽、深呼吸时疼痛	1分：翻身时疼痛
			2分：咳嗽疼痛，深呼吸不痛
			3分：咳嗽、深呼吸疼痛
中度疼痛（入眠浅）	4 ～ 6	安静平卧时有疼痛，影响睡眠	4分：间歇疼痛
			5分：持续疼痛
			6分：疼痛较重
重度疼痛（睡眠严重受扰）	7 ～ 10	辗转不安、无法入睡、全身大汗、无法忍受	7分：疼痛较重，翻转不安，无法入睡
			8分：持续疼痛难忍，全身大汗
			9分：剧烈疼痛无法忍受
			10分：最疼痛，生不如死

表2-0-3　重症监护疼痛观察工具（CPOT）

指标	描述	分数
面部表情	未观察到肌肉紧张	放松：0分
	表现为皱眉，面部肌肉紧张	紧张：1分
	出现以上所有表情并双眼紧闭	痛苦貌：2分
身体运动	安静，无运动（不一定表示无疼痛）	无活动：0分
	运动慢而小心，触碰或按摩疼痛部位，通过活动吸引注意力	保护性：1分
	拉扯管道，企图坐起或下床，四肢活动剧烈，不听指令，攻击工作人员	焦躁不安2分

指标	描述	分数
四肢肌肉紧张度	被动运动时无阻力	放松：0分
	被动运动时有阻力	紧张僵硬：1分
	被动运动时阻力非常大，无法完成动作	非常紧张僵硬：2分
4a. 人机同步（针对有气管插管的患者）	呼吸机无报警，机械通气易	呼吸机耐受：0分
	呼吸机报警可自动停止	咳嗽时可耐受：1分
	人机不同步：机械通气中断，呼吸机报警频繁	呼吸机对抗：2分
4b. 发声（针对无气管插管的患者）	没有声音或说话时音调正常	说话语调正常：0分
	叹息或呻吟	叹息或呻吟：1分
	哭泣或呜咽	哭泣或呜咽：2分

表2-0-4　格拉斯哥昏迷量表（GCS）

GCS评分	6	5	4	3	2	1
E. 睁眼反应			自动睁眼	呼唤睁眼	刺痛睁眼	不能睁眼
V. 语言反应		回答正确	回答错误	答非所问	只能发音碎片语言	不能发音
M. 运动反应	按吩咐动作	刺痛能定位	刺痛能躲避	刺痛肢体屈曲	刺痛肢体伸展	不能活动

说明：

（1）GCS积分＝E＋V＋M；总分3～15分，＜8分者为重度颅脑损伤；9～12分为中度损伤；13～15分为轻度损伤。＜8分为昏迷，＜3分为深昏迷。记录方法：E3V2M4＝9。

（2）GCS评分时应注意有无存在以下因素：镇静药、气管插管、气管切开、肢体瘫痪、听力障碍等。患者因气管插管或切开不能说话时，语言反应按能否配合指令动作评分：能完全配合指令动作者5分，完全不能配合动作者1分，处于二者中间状态者3分。选择评判时的最好反应计分，如运动评分左、右侧可能不同，用较高分数侧进行评分。

表2-0-5　压疮危险因素评估表（Braden评分）

评分内容	评分及依据			
	1分	2分	3分	4分
感觉	完全丧失	严重丧失	轻度丧失	未受损害
潮湿	持久潮湿	十分潮湿	偶尔潮湿	很少发生潮湿
活动	卧床不起	局限于床上	偶可步行	经常步行
移动能力	完全不能	严重限制	轻度限制	不受限
营养	差：禁食或少量流食	不足（鼻饲或全肠外营养）	一般	良好
摩擦力和剪切力	有	潜在危险	无	
总分				

说明：

（1）总分23分，得分越低，发生压疮的危险性越高。

（2）15～18分轻度危险，13～14分中度危险，10～12分高度危险，9分以下极度危险，极易发生压疮。

表2-0-6　住院患者意外脱管评分表

导管分类	导管名称	分值
Ⅰ类导管	气管插管/气管切开套管	3
	脑室引流管	3
	动脉置管	3
	胸腔引流管	3
	T型管	3
Ⅱ类导管	深静脉置管（CVC）	2
	引流管接负压引流（VSD）	2
	造瘘管	2
	腹腔引流管	2
	伤口引流管	2
	盆腔引流管	2
	宫腔引流管	2
Ⅲ类导管	导尿管	1
	胃管/胃肠减压管	1
意识状态	嗜睡、模糊、浅昏迷	3
	意识障碍伴躁动	4
精神状态	焦虑、恐惧、抑郁	2
	烦躁	3
年龄	7岁以下	2
	70岁以上	2
疼痛	重度或剧烈疼痛（≥7分）	2
沟通	语言沟通障碍/不配合	2
其他项目	既往史、使用镇静药，有精神、心理障碍疾病	2

说明：

（1）危险分层：1～6分中度危险，7～12分高度危险，13～18非常危险。

（2）凡有导管者均需按"意外脱管评分表"进行评估、防范并记在护理单上。危险因素有变动者及时评估。

（3）≥7分（或Ⅰ类导管单项）需填表并悬挂高危标识警示牌。

（4）虽未达到高危风险标准，但有导管者均需常规健康宣教及采取相关防范措施。

表2-0-7　Morse跌倒风险评估量表

项目	评价标准	得分
跌倒史	近3个月内无跌倒史	0
	近3个月内有跌倒史	25
超过1个医学诊断	没有	0
	有	15

续表

项目	评价标准	得分
行走辅助	不需要/完全卧床/有专人扶持	0
	拐杖/手杖/助行器	15
	依扶家居行走	30
静脉输液/置管/使用特殊药物	没有	0
	有	20
步态	正常/卧床休息/轮椅代步	0
	虚弱乏力	10
	平衡失调/不平衡	20
认知状态	了解自己能力,量力而行	0
	高估自己能力/忘记自己受限制/意识障碍/躁动不安/沟通障碍/睡眠障碍	15

评分标准:

跌倒低危人群:<25分;跌倒中危人群:25～44分;跌倒高危人群:≥45分

表2-0-8　自理能力评分

日常活动项目	独立	部分帮助	需极大帮助	完全依赖
进食	10	5	0	0
洗澡	5	0	0	0
修饰	5	0	0	0
穿衣	10	5	0	0
控制大便	10	5(偶尔失禁)	0(失禁)	0
控制小便	10	5(偶尔失禁)	0(失禁)	0
用厕	10	5	0	0
床椅转移	15	10	5	0
平地行走45m	15	10	5(需轮椅)	0
上下楼梯	10	5	0	0

说明:

(1)总分≤40分,重度依赖,患者全部需他人照护。

(2)总分41～60分,中度依赖,患者大部分需他人照护。

(3)总分61～99分,轻度依赖,患者少部分需他照护。

(4)总分100分,无须依赖,患者无须他人照护。

表2-0-9　失禁性皮炎分级

分级	描述
Ⅰ级	肛周皮肤潮湿、发红、瘙痒
Ⅱ级	肛周皮肤有破溃渗液
Ⅲ级	肛周皮肤破溃深达肌肉或破溃蔓延至骶尾部、会阴及腹股沟原有压疮加重

表2-0-10 肌力分级

0级	完全瘫痪，肌力完全丧失
1级	可见肌肉轻微收缩，但无肢体活动
2级	可移动位置，但不能抬起
3级	肢体能抬离床面，但不能对抗阻力
4级	能做抵抗阻力运动，但肌力减弱
5级	正常肌力

表2-0-11 营养风险筛查表（NRS-2002）

项目	指标	分值
营养状态评分	3个月体重丢失＞5%，1周进食减少25%～50%	1
	2个月体重丢失＞5%，1周进食减少25%～75%	2
	1个月体重丢失＞5%，1周进食减少25%～75%，BMI＜18.5kg/m²	3
疾病严重程度评分	髋部骨折；肝硬化；慢性阻塞性肺疾病；慢性疾病急性发作或有并发症；血液透析；糖尿病；一般恶性肿瘤	1
	腹部大手术；脑卒中；重度肺炎；血液系统的恶性肿瘤	2
	颅脑损伤；骨髓移植；APACHE＞10分的ICU患者	3
年龄	≥70岁患者	1
总分＝营养评分+疾病评分+年龄评分		

说明：

（1）每周评估一次，总分≥3：患者有营养不良的风险，需营养支持治疗。

（2）总分＜3：若患者接受重大手术，重新评估营养状况。

表2-0-12 静脉血栓栓塞风险评估量表（Caprini）

1分	年龄41～60岁	肥胖（BMI＞30kg/m²）	严重的肺部疾病，含肺炎（1个月内）
	计划小手术	卧床的内科患者	
	近期大手术	肺功能异常，慢性阻塞性肺疾病	口服避孕药或激素替代治疗
	炎性肠病史	败血症（1个月内）	妊娠期或产后（1个月）
	下肢水肿	下肢石膏或肢具固定	原因不明的死胎史，复发性自然流产
	静脉曲张	急性心肌梗死（1个月内）	（≥3次）由于毒血症或发育受限
	输血（1个月内）	充血性心力衰竭（1个月内）	原因早产
	中心静脉置管	其他高危因素	
2分	年龄61～74岁	腹腔镜手术（＞60分钟）*	既往恶性肿瘤
	大手术（＜60分钟）*	关节镜手术（＞60分钟）*	肥胖（BMI＞40kg/m²）

3分	年龄≥75岁	肥胖（BMI＞50kg/m²）	凝血酶原20210A突变
	VTE病史	肝素引起的血小板减少	凝血因子Ⅴ Leiden突变
	血栓家族史	抗心磷脂抗体阳性	狼疮抗凝物阳性
	现患恶性肿瘤或化疗	未列出的先天或后天血栓形成	血清同型半胱氨酸升高
	大手术＞持续2～3小时*		
5分	脑卒中（1个月内）	选择性下肢关节置换术	急性脊髓损伤（瘫痪）（1个月内）
	大手术（超过3小时）	髋关节、骨盆或下肢骨折	多发性创伤（1个月内）

注：1.风险分级

级别	分值	DVT发生风险率	预防措施
低危	0～1分	＜10%	尽早活动，物理预防
中危	2分	10%～20%	药物预防＋物理预防
高危	3～4分	20%～40%	药物预防＋物理预防
极高危	≥5分	40%～80%（死亡率1%～8%）	药物预防＋物理预防

2.评分说明

（1）每个危险因素的权重取决于引起血栓事件的可能性。如癌症的评分是3分，卧床的评分是1分，前者比后者更易引起血栓。

（2）*只能选择一个手术因素。

（3）每个危险因素的评分1～5分。按总得分情况分为4组，低危1分，中危2分，高危3～4分，极高危≥5分。其中，如存在5分项危险因素，建议直接定为极高危，无须再进一步评估。

表2-0-13 序贯性脏器衰竭评分（SOFA评分）

系统	检测项目	0	1	2	3	4	得分
呼吸	PaO₂/FiO₂（kPa）	＞53.33	40～53.33	26.67～40	13.33～26.67且需呼吸支持	＜13.33且需呼吸支持	
凝血	血小板（10⁹/L）	＞150	101～150	51～100	21～50	＜21	
肝	胆红素（μmol/L）	＜20	20～32	33～101	102～204	＞204	
循环	平均动脉压（mmHg）	≥70	＜70				
	多巴胺[μg/（kg·min）]			≤5或	＞5或	＞15或	
	肾上腺素[μg/（kg·min）]				≤0.1或	＞0.1或	
	去甲肾上腺素[μg/（kg·min）]				≤0.1或	＞0.1或	
	多巴酚丁胺[μg/（kg·min）]			任何剂量			
神经	GCS评分	15	13～14	10～12	6～9	＜6	

续表

系统	检测项目	0	1	2	3	4	得分
肾脏	肌酐（μmol/L）	＜110	110～170	171～299	300～440	＞440	
	24小时尿量（ml/24h）				201～500	＜200	

说明：

（1）每日评估时应采取每日最差值。

（2）分数越高，预后越差。

表2-0-14　水肿分度

分度	临床表现
轻度水肿	仅见于眼睑、踝部及胫前皮下组织，指压后轻度凹陷，平复较快，体重增加约5%
中度水肿	全身疏松组织均可见水肿，指压后明显凹陷，且平复缓慢，体重增加10%以上
重度水肿	全身组织明显水肿，低位皮肤肿胀发亮，甚至有液体渗出，可有胸腔积液、腹水、浆膜腔积液

表2-0-15　患肢肿胀分度

分度	表现
0度	无肿胀
Ⅰ度	较正常皮肤肿胀，但皮纹存在
Ⅱ度	皮肤肿胀伴皮纹消失，但无水疱
Ⅲ度	出现张力性水疱

第二部分
肿瘤急危重症护理典型案例

第三章

肿瘤急危重症患者疑难案例管理

第一节　左肺全切术后行俯卧位机械通气治疗中并发呼吸心搏骤停患者的护理实践难点解析

【病例简介】

男，71岁，因CT示左肺上叶见8.3cm×6.1cm占位性病变入院，完善术前相关检查后，行左肺全切术。术后第8天，患者因氧饱和度低、呼吸困难入住ICU。心率137次/分，血压163/66mmHg，呼吸30次/分，血氧饱和度88%，血气分析示PaO$_2$（氧分压）68mmHg、PaCO$_2$（二氧化碳分压）68mmHg、氧合指数（动脉血氧分压/吸入氧浓度，PaO$_2$/FiO$_2$）97mmHg，立即行床旁气管插管，呼吸机辅助呼吸。APACHE Ⅱ 17分，死亡系数26.2%。

床旁X线胸片示右肺中下野炎症，右侧胸腔少量积液，医生床旁B超评估胸腔积液后暂未行胸腔穿刺引流，实验室检查：白细胞18.7×10^9/L，G试验阳性。取痰标本筛查病原学，2天后气管吸出物涂片培养结果示白念珠菌生长，给予抗感染及抗真菌治疗；血气分析：PaO$_2$/FiO$_2$ 99～120mmHg。医生综合评估患者后予以行俯卧位机械通气治疗，每日12小时连续4天，同时给予镇痛镇静对症支持并安置胃管行肠内营养。转入第5天，患者氧合指数310mmHg，暂停俯卧位及镇痛镇静。

转入第6天，CT检查肺部感染较前明显好转，予以脱机训练后顺利停机拔管，给予高流量吸氧，吸氧浓度40%，血氧饱和度95%～97%，12小时后患者痰多、咳嗽力量差，自述呼吸困难，血氧饱和度94%，再次行床旁气管插管，呼吸机辅助呼吸。呼吸机模式及参数：P-A/C，F（呼吸频率）15次/分，PC（压力控制）12cmH$_2$O，PS（压力支持）12cmH$_2$O，PEEP（呼气末正压）8cmH$_2$O，FiO$_2$（吸入氧浓度）50%。

转入第14天，患者仍存在脱机困难，根据目前身体情况，主管医生与患者家属沟通，予以气管切开。该患者在呼吸机辅助呼吸状态下，频发气道高压，血气分析示氧合指数较前下降，右肺可闻及湿啰音，胸部CT示右下肺实变，右胸腔积液，主管医生行床旁纤维支气管镜吸痰、右胸腔穿刺置管术。主管医生根据患者目前各检查结果，准备实施俯卧位通气治疗，改善患者肺通气。17:00患者开始行俯卧位治疗，俯卧位8.5小时时患者突发呼吸心搏骤停，经俯卧位心肺复苏呼吸心搏恢复。结束俯卧位通气，继续抗感染、改善肺通气、脑复苏等治疗。

10天后患者逐步行脱机训练，14天后，患者喉罩吸氧，自动睁眼，按吩咐动作，病情稳定，转出ICU进行下一步治疗。

【临床诊断】

左肺恶性肿瘤左肺全切术后；细菌性肺炎；念珠菌性肺炎；呼吸衰竭。

【主要治疗】

1.有创呼吸机治疗改善肺通气。

2.镇痛镇静。

3.抗感染治疗。

4.肠内、肠外营养支持治疗。

【护理难点及护理措施】

1.左全肺切除术后俯卧位机械通气前如何评估及实行相应的护理措施 全肺切除手术能较为彻底地清除肺癌患者的病灶，但会对此类患者的呼吸循环系统造成很大的伤害，且术后易发生并发症。此类患者会因肺通气量不足出现一定程度的缺氧症状，从而导致急性呼吸衰竭发生，死亡率极高。对重症肺炎合并呼吸衰竭患者，应用俯卧位机械通气治疗能够有效改善氧合障碍情况。该患者左全肺切除术后，俯卧位通气前，医护共同开展精准评估：患者左全肺切除术后第22天，右侧胸腔积液，已安置胸腔闭式引流管引流，气管位置居中，患者因治疗需要俯卧位通气，符合俯卧位通气适应证，无俯卧位通气绝对禁忌证和相对禁忌证。根据俯卧位通气患者安全和舒适护理方案，精准评估及采取俯卧位相对应的护理措施。

（1）评估：①病情评估。患者生命体征平稳，血流动力学稳定，平均动脉压≥65mmHg。患者神志清楚、人工气道的建立导致患者不舒适出现轻度躁动，俯卧位通气时，生理体位的变化、导管因素都可造成患者躁动。②管道脱落风险。该患者存在气管插管、胃管、胸腔引流管、动脉留置管、中心静脉导管等，管道脱落危险因素评分17分，属高度风险。③误吸风险。经胃管输注肠内营养液，存在胃内容物反流、误吸的风险。④压力性损伤风险。该患者Braden评分11分，俯卧位时面部、两侧肋弓、双侧髂前上棘处压力性损伤高风险。

（2）针对护理评估结果采取相对应的护理措施：①镇痛镇静。患者神志清楚，俯卧位前用通俗易懂的语言与患者进行有效沟通，取得理解配合，缓解患者焦虑和恐惧，同时给予舒芬太尼和咪达唑仑联合镇痛镇静，应用Richmond躁动-镇静评分（RASS）每小时评估镇静深度，维持RASS为-4～-3分，重症监护疼痛观察工具（CPOT）评分0分，以保证患者安全。②管道脱落风险预防。在翻身前妥善固定各导管，各管路预留足够的长度，翻身时管道的维护分工明确，责任到人。翻身过程中，操作者动作应保持同步，避免不必要的管路牵扯。翻身结束后，应立即检查所有管路是否固定且通畅。俯卧位机械通气期间，宜每个小时检查管路固定情况避免导管滑脱不良事件的发生。③误吸的预防。为防止胃内容物在体位改变时发生反流、误吸，俯卧位前1小时暂停肠内营养泵入，并回抽胃内容物，防止误吸的发生。俯卧位时容量泵控制管喂速度25ml/h，患者不发生反流误吸后每6小时增加25ml/h，第1天总量达到500ml，之后每天总量比前1天多500ml，在第4天达到2000ml。④压力性损伤的预防。俯卧位前，于患者两侧肋弓、双侧髂前上棘处贴泡沫敷贴减压保护。

2. 左全肺切除术后俯卧位实施细则　患者左全肺切除术后，迅速改变体位可能导致血流动力学不稳和低氧血症加重。自新型冠状病毒出现，笔者所在科就建立了由医师、护士、呼吸治疗师、康复治疗师组成的肺康复治疗团队，并开展俯卧位通气舒适度培训和临床规范培训与实践。①人员分工及相关职责：采取5人站位实施体位转变，一号位，由一名医生站在患者头侧，负责固定人工气道及翻身时颈部的保护，防止导管脱出及颈部的扭曲；同时负责发号施令及指挥。二号位，由责任护士担任，位于右侧床头，负责固定该侧输液管道，预留足够长度的输液管及注射泵管路，确保翻身过程中的用药安全。三号位，由N3级以上护士担任，位于左侧床头，负责预留足够长度的监护仪导线、呼吸机管路的安全、生命体征的观察。四号位和五号位分别位于床位左右两侧，负责固定同侧引流管，避免受压。沿患者身体纵轴线方向放置引流管，将引流瓶及引流袋置于身体外侧，将尿袋置于患者两腿中间。②体位改变时，取下胸前电极贴，使用指氧饱和度监测，倾倒胸腔积液、夹闭胸引管、尿管，将患者置于平卧位，双臂放于身体两侧，于左右肩部、盆腔、膝关节处放软枕，会阴部覆盖护理垫后盖翻身单，左右双侧同时夹心式卷曲翻身单并固定患者。医生发出口令，其余4人同时将患者平移右侧床缘，提起右侧翻身单卷边，缓慢将患者由仰卧位变成90°侧卧位，左侧人员接过右侧人员手中翻身单卷边，缓慢将患者由90°侧卧位调整为俯卧位，翻转过程中全程严密观察患者心率和氧饱和度，患者未发生心律失常及氧饱和度下降。头部、小腿垫软枕，调整头部、胸腹部及小腿摆放，避免会阴部受压。后背部贴好电极片，检查各管道固定在位且通畅。

3. 左全肺切除术后俯卧位机械通气病情观察及护理　俯卧位通气对患者的益处较多，但当患者病情好转或恶化时，未及时结束俯卧位通气也会给患者带来负面影响，甚至危及生命。加强俯卧位通气中的病情观察与护理、实施必要的预防策略，有助于减少不良事件，提高患者的依从性，保障治疗效果。

（1）循环系统的监测：持续心电监护，监测有创动脉血压，严密观察生命体征，出现异常情况及时报告医生。密切监测患者各项实验室检查的变化，根据检查结果合理用药。

（2）呼吸系统的监测：严密监测患者呼吸机各项参数，及时处理各项报警，监测患者动脉血气，及时告知医生，根据结果调整呼吸机参数。

（3）气道及口腔护理：接密闭式吸痰管，评估气道分泌物，按需吸引痰液及口腔分泌物。每6小时监测一次气囊压力，使其维持在$25 \sim 30cmH_2O$。口腔护理采用负压式牙刷刷洗＋冲洗方法，护理液采取聚维酮碘＋牙膏，4次/天，口腔护理过程中动作轻柔，使用软质牙刷，观察患者口腔黏膜有无出血、溃疡等。

（4）管道护理：护士定时检查胃管、右颈CVC导管、气管导管、胸腔引管、尿管等，确保各导管在位，无扭曲、受压、打折等，确保各导管通畅性，导线固定，未压迫到皮肤。观察各管道相关敷料，若有渗血、渗液或松脱等情况应及时更换。

（5）压力性损伤的预防与评估：①预防。使用泡沫敷贴保护两侧肋弓、双侧髂前上棘,在肩部、胸部、髂部、膝部、腿部垫入枕头,防止压迫生殖器部位。将头部垫高 15°～30°,头偏向一侧便于暴露眼部皮肤,用 U 型水胶体垫保护受压头部,确认气管导管在位及呼吸机正常工作状态。每 2 小时更换头部及前臂位置。利用 30° R 型垫向左倾斜患者身体,2 小时后去除 30° R 型垫,如此循环交替。②评估。每 2 小时评估患者面部皮肤状态,包括皮肤的完整性、皮肤温度、颜色改变、有无水肿、受压部位相对于周围组织硬度的改变、湿度改变等。

4.俯卧位机械通气呼吸心搏骤停如何进行抢救 全肺切除术后俯卧位通气治疗中呼吸心搏骤停,情况紧急,夜间人员相对有限,迅速改变体位可能导致更大的血流动力学不稳和低氧血症加重,且由俯卧位更换为仰卧位再行心肺复苏(CPR),可能会导致心肺复苏启动的延迟,从而导致不良结果。对于心搏骤停患者的急救,国内外各项指南、共识等都强调了实施心肺复苏越早越好、越快越好。2021 年国际复苏联络委员会国际共识:心肺复苏和心血管急救治疗推荐,对于俯卧位已建立高级气道的患者发生心搏骤停,立即转为仰卧位不可行或将对患者造成重大危害,应在患者仍处于俯卧位时行心肺复苏。该患者俯卧位 8.5 小时,血压 87/46mmHg,心率 122 次/分,给予间羟胺升血压,改善血流动力学,2 分钟后血压持续下降,心电图示心率下降至室性心律,心率 42 次/分,未发生心室纤颤,氧饱和度迅速下降,呼吸微弱,立即通知医生抢救,暂停镇痛镇静药物静脉泵入,立即俯卧位时胸部下面垫硬板,按压 T_7 和 T_9 之间的胸骨中线,使用标准的胸部按压技术,手臂伸直,使用手掌,双手手指交叉,按压使脊柱下陷,按压频率和深度同常规心肺复苏操作,调节呼吸机模式、吸氧浓度为纯氧,静脉推注盐酸肾上腺素 1mg,10 分钟后呼吸心搏恢复,心率 150 次/分,有创动脉血压 162/58mmHg,平均动脉压 86mmHg,呼吸 18 次/分,血氧饱和度 98%,血气分析示 pH 6.99,PaO_2 158.5mmHg、$PaCO_2$ 77.7mmHg,给予 5% 碳酸氢注射液 125ml 纠正酸中毒。观察 15 分钟,心率 110 次/分,呼吸 23 次/分,血压 110/47mmHg,协助翻身,调整体位为仰卧位。

5.心肺复苏后落实脑复苏 心肺复苏的目的一方面在于恢复患者的自主呼吸并有效地促进微循环的恢复;另一方面在于更好地促进脑复苏,从而真正达到治疗的目的。脑缺血缺氧会使患者苏醒延迟甚至导致植物人状态,因此,采取积极有效的方法预防脑缺氧及脑水肿等不良反应至关重要,在提高脑复苏疗效的同时,能够更好地改善预后。①人工低温治疗:头戴冰帽联合全身冰毯的方式对患者实施物理性降温,以中心体温 32～34℃ 为目标体温,严密监测患者体温及生命体征,予以持续干预 3 天。②无创脑氧的监测:无创脑氧监测仪连续监测左右脑氧饱和度,预防脑灌注不足、防止脑缺血,监测期间,患者左右脑氧饱和度波动在 62%～79%,无脑缺氧的发生。③血压维持:血管活性药物维持外周循环,维持平均动脉压 65mmHg 以上。④亲情抚慰:通过家属与患者的肢体接触与声音刺激,加快感官功能恢复。

【总结与反思】

1.护理亮点 左全肺切除术后俯卧位通气治疗中呼吸心搏骤停,情况紧急,与仰卧位心肺复苏一样,俯卧位心肺复苏的正确执行将增加其潜在的有效性。在胸椎中线 T_7 和 T_9 之间进行按压,使用与仰卧位心肺复苏相同的技术,患者必须躺在坚硬的表面上,因此,使用硬板、沙袋、血清袋,甚至救援者紧握的拳头放在胸骨下都可能有帮助。复苏抢救措施迅速，患者俯卧位下即刻实施了有效的脊柱胸段背部按压，患者抢救成功。

2.护理反思 ①机械通气是危重患者生命支持的重要手段，待患者病情好转后可考虑脱机拔管，及早撤机、拔管是减轻患者痛苦、减少并发症的重要策略。拔管前反复评估患者病情和呼吸功能及血气分析、氧饱和度。但患者脱机拔管后却再次出现咳嗽咳痰无力、呼吸困难、氧合下降等情况，需要再插管。气管插管拔管后再插管通常是由多种危险因素构成的：年龄是导致患者再插管的危险因素之一；患者肌力下降引起自主咳嗽排痰能力减弱，使再插管风险增加。早期康复和锻炼可以提高患者的肌力，改善患者功能恢复，缩短气管插管和住院时间。②俯卧位心肺复苏此类病例临床罕见，用于标准化性能的可用指南的数据有限，此患者经俯卧位心肺复苏心率恢复窦性，抢救成功。如果根据有创血压监测和连续呼气末二氧化碳监测，胸外按压无效，患者应转为仰卧行心肺复苏。对于俯卧位没有建立高级气道的患者，建议尽快将患者转为仰卧位并开始心肺复苏。

知识拓展

1.俯卧位通气 俯卧位通气在早期被应用于治疗急性肺损伤、急性呼吸窘迫综合征等疾病。针对于重症肺炎合并呼吸衰竭的患者来讲，应用俯卧位机械通气治疗疾病能够有效改善患者氧合障碍情况。俯卧位机械通气能够增加功能残气量、减缓肺部过度扩张所引起的损伤。在此同时经过气体和血流重新分布，使通气血流灌注比值更为均衡。其可在一定程度上提升患者气体交换水平，减少缺氧所引发的炎症因子过度聚集，有效推进炎症因子转运，全面缓解炎症因子针对人体肺上皮细胞以及血管内皮细胞损害，全面改善患者当前病情。

2.俯卧位心肺复苏 2017年的一项影像学研究确定，手置于T_7和T_9之间位于左心室最大横切面的位置上，按压使脊柱下陷，胸廓整体受到挤压时，心泵机制和胸泵机制均起作用，维持了有效的循环血量。研究显示，当患者处于俯卧位时，可以有效地进行心肺复苏术，俯卧位心肺复苏有较高的平均收缩压和平均动脉压。常规心肺复苏时腹部结构会向前移动而使压力降低，限制肺扩张，降低呼吸顺应性，反式心肺复苏可避免这一现象，因而按压机械力量更为有效，可产生更高的胸腔内压。

参考文献

刘飞跃，德贵，张馨尹，等，2023. 俯卧位通气患者安全和舒适护理方案的构建［J］. 中华护理杂志，58（10）：1199-1205.

张津婷，王颖，屈晨，2022. 俯卧位机械通气对重症肺炎呼吸衰竭的效果观察［J］. 中国医疗器械信息，28（4）：121-123.

Berg KM, Bray JE, Ng KC, et al, 2023. 2023 International consensus on cardiopulmonary resuscitation and emergency cardiovascular care science with treatment recommendations: summary from the basic life support; advanced life support; pediatric life support; neonatal life support; education, implementation, and teams; and first aid task forces［J］. Circulation, 148（24）：e187-e280.

第二节 左颌下腺鳞癌患者放化疗后颈部肿瘤破溃出血的护理实践难点解析

【病例简介】

男，57岁，因左侧颌下区肿块在外院行肿物切除术、放化疗后1年多，并发口底癌，再次行外科手术、放化疗及免疫靶向治疗，于外院行"局部化疗"并局部置入"粒子"放疗。本次因无明显诱因左颈部肿瘤破溃大出血伴心悸、四肢湿冷转入ICU。入科时：体温38.2℃，心率143次/分，呼吸32次/分，血压78/36mmHg，血氧饱和度82%。实验室检查：白细胞19.04×10⁹/L，中性粒细胞15.78×10⁹/L，中性粒细胞比例82.9%，血红蛋白50g/L，血小板105×10⁹/L。C反应蛋白57.45mg/L，降钙素原0.46ng/ml，APACHE Ⅱ评分为23分，死亡系数42%。查体：左颈部可见肿瘤溃烂，大面积组织缺损伴肿瘤浸润，表面可见大量渗血，左颈部大片瘀斑及血凝块附着，局部纱布加压包扎。患者血红蛋白50g/L，予以输血治疗；患者NRS 2002评分为5分，营养风险筛查提示为高危，予以肠内营养支持治疗。

患者出现肿瘤破溃出血伴失血性休克，经局部加压及内科药物止血效果不佳，于介入科行肿瘤供血动脉栓塞止血术，术后给予头孢呋辛抗感染、维持循环血容量、镇痛、纠正电解质紊乱等对症治疗。

ICU治疗5天后，患者体温36.3℃，心率65次/分，呼吸18次/分，血压116/55mmHg。实验室检查：白细胞13.78×10⁹/L，C反应蛋白41.46mg/L，降钙素原0.14ng/ml，中性粒细胞12.20×10⁹/L，中性粒细胞比例88.5%，血红蛋白73g/L。患者颈部肿块未见明显渗血渗液，顺利转出ICU继续下一步治疗。

【临床诊断】

左颌下腺鳞癌；失血性休克；肿瘤破溃出血；重度营养不良；重度贫血。

【主要治疗】

1.局部加压止血治疗。

2.输血治疗。

3.右侧颈外动脉肿瘤供血动脉介入栓塞止血术。

4.抗生素抗感染治疗。

5.血管活性药物维持并稳定血压。

6.肠内营养支持治疗。

【护理难点及护理措施】

1.如何做好该患者大出血观察 ①意识评估：正常为神志清楚，意识障碍从轻到重可分为嗜睡、意识模糊、昏睡、昏迷。失血性休克代偿期患者意识清楚，伴有痛苦表情、烦躁；失代偿期可出现表情淡漠，严重时意识模糊，甚至昏迷。对意识不清者观察双侧瞳孔直径大小，是否等大、等圆，对光反射是否灵敏。入科时，通过格拉斯哥昏迷评分（GCS）量表评估该患者为重度意识障碍。检查双侧瞳孔对光反射迟钝，血压低，桡动脉搏动微弱，呼吸浅快，每分钟波动在30～35次/分。予以监护吸氧等护理措施。②气道评估：评估气道是否通畅，有无窒息征象；评估呼吸频率、节律、深度、形态、血氧饱和度。患者气道通畅，血氧饱和度82%，予以持续高流量吸氧8 L/min，由于颈部出血凶猛，血液容易经气管套管阻塞气道，更换带气囊的气管插管，保持气道的通畅，并给予呼吸机辅助呼吸，做好气道管理。③生命体征：心率加快，收缩压＜90mmHg、脉压缩小、脉搏细速、呼吸浅快、体温过低，提示低血容量性休克。大出血时，患者会出现心率增快、血压下降。该患者在抢救过程中，心率高达143次/分，血压低至78/36mmHg，使用多巴胺升压并及时有效补充血容量后，患者生命体征逐渐趋于平稳。④周围循环：a.皮肤、黏膜、口唇、甲床颜色苍白或发绀，皮肤湿冷，多提示有效循环血容量不足。该患者皮肤湿冷且毛细血管再充盈时间＞2～3秒，提示循环功能障碍，给予快速补液治疗。b.尿量是反映组织灌注情况有效而简便的定量指标，尿量＜25ml/h提示有效循环功能障碍。遵医嘱安置尿管，监测小时尿量，该患者小时尿量波动在23～35ml。c.中心静脉压是评估血容量和右心功能的重要指标，予以动态评估。中心静脉压＜5cmH_2O提示有效循环血容量不足，＞12 cmH_2O或持续升高而外周动脉压正常或偏低表明心功能不全。由于该患者颈部出血量大，无法置入颈部深静脉置管并监测中心静脉压（CVP），医生选择置入股静脉置管。⑤出血量：结合病史和临床表现初步判断出血部位。a.显性失血：评估肉眼所见出血量，包括患方陈述和医务人员现场观察到的出血情况。b.血常规：血红蛋白每下降10g/L，出血量约为400ml；血细胞比容在出血前后差值大于6，提示出血量＞500 ml。抢救过程中立即采集动、静脉血标本送检，进行交叉配血等相关血标本送检。⑥休克指数：能反映机体有效血容量变化，等于脉率/收缩压，正常为0.58。休克指数为1时，失血量为800～1200 ml；＞1时，失血量为1200～2000 ml；＞2时，预估失血量大于2000 ml。该患者休克指数为1.79，迅速建立多条静脉通道，给予快速输注聚明胶肽500ml、代血浆1000ml及时有效补充血容量，保持血压稳定。⑦全身症状：出血量＜400ml，多无全身症状；出血量400～800ml，可出现头晕、心慌、冷汗、乏力、口渴等症状；出血量＞800 ml，可出现表情淡漠、面色苍白、四肢发凉、脉搏增快、收缩压下降、少尿等；出血量＞1600 ml，可出现意识模糊甚至昏迷、脉搏细速或摸不清、收缩压在70 mmHg以下或测不出，少尿或无尿。该患者大出血的全身症状明显，抢救过程中，及时发现病情变化，保持静脉通路的通畅，给予患者快速输液补充血容量、抗休克等对症治疗，维持血压，以减轻脑、心、肾重要脏器的损害。⑧出血性质：观察出血的颜色和性状，判断是动脉还是静脉性出血；检查皮肤黏膜有无瘀点、瘀斑，有无伤口渗血或皮下血肿；观察引流液的量、颜色和性状等。该患者出血颜色鲜红，医生迅速暴露颈部创面，发现颈外动脉破裂出血。立刻压住颈外动脉两端，行紧急颈外动脉结扎术，进一步进行右侧颈外动脉肿瘤供血动脉介入栓塞止血术。

2.肿瘤破溃大出血的急救护理　①保持患者呼吸道通畅：严密观察患者呼吸情况，一旦发现气管堵塞特征，立即给予吸痰，清除患者口鼻、气管分泌物。动脉破裂出血多表现为喷射状，出血量大，血液一旦进入患者气道将导致患者窒息。该患者经多学科诊断为肿瘤侵蚀颈外动脉破裂出血，因此1套吸引器无法满足抢救需求，需选用2套吸引器以清除患者口鼻、气道血液，吸引器吸管直径需大于常用吸痰管直径，以免大块血块无法吸出。②指压止血：发现该患者颈部出血时，医护人员立即打开包扎物，用指肚适当力度压迫动脉破口处的上下端，不出血即可。注意不得用力过度，不得手掌捂盖止血。该患者起初无法明确具体出血点，使用棉垫堵塞出血部位，待棉垫吸收出血后，观察到出血点位置，继续给予压迫止血。但指压止血时间不宜过长，3～5分钟松开30秒后再次指压止血，避免患者脑部长期缺血。③快速建立静脉通路，血量大时，可短时间内导致患者静脉塌陷，医护人员需快速完成静脉通路建立工作，以保证患者循环血量。根据医嘱及时输血、输液，为抢救提供机会。该患者入科后，医生与患者家属进行病情沟通，建议行深静脉穿刺，家属同意。临床护理人员立即予床旁空气消毒30分钟，主管医生行股静脉置管，置入长度30cm。

3.如何提高患者及其家属的治疗依从性　肿瘤作为一个强烈的应激源，不仅会给患者身体和心理带来巨大的痛苦，而且会给家庭成员带来沉重的心理及经济负担。患者及其家属会产生对医护人员建议的纠结或怀疑，对决策缺乏控制力的无奈，对到处寻求信息时的茫然，对检查过程和结局陷入焦虑与期待交错的阶段。在疾病确诊期、预期效果不良、费用等方面，尤其是治疗效果与患者和家属的预期不一致时，患者会对检查项目甚至医生产生信任危机。因此，医护人员应该在建立医患信任关系的前提下，确认对患者的决策合理化，减少患者或其家属决策过程的心理困境，减少负性情绪，提高治疗依从性。

4.放射性粒子置入后的护理

（1）一般护理：^{125}I粒子植入属于微创治疗，术后可采取自主体位，不影响患者进食。观察穿刺点敷料是否干燥整洁，有无渗血渗液。

（2）放射防护：患者住院期间防护可遵循时间、距离、屏蔽的原则来实施。患者与患者之间的防护：患者回病房后应尽量住单人房间，住多人间时两床之间应放置铅屏，颈部疾病患者可佩戴铅围脖，以减少对其他患者的辐射。陪护家属与患者之间尽量保持在1m以上的距离，近距离陪护时，可采用铅围裙覆盖粒子植入部位，防止长时间与患者接触。孕妇及儿童不宜接触患者，避免辐射。医护人员因输液、换药等工作需要与患者近距离接触（＜50cm）时应佩戴铅手套、铅衣、铅围脖等防护设备。要具备熟练的操作技能，集中进行治疗与护理，减少与放射源接触的时间。

（3）并发症处理：①发热与水肿：粒子植入术后患者发热，多数表现为低热和中热，发热持续时间1～2天，嘱患者多饮水或物理降温，如体温超过38.5℃，给予药物降温，必要时静脉补液。如患者持续高热，则要考虑感染的可能性，应进一步处理。术后水肿多出现在1周之内，术后可给予乙醇湿敷。②局部疼痛：粒子植入术后，部分患者可出现穿刺部位疼痛，表现为穿刺局部的触痛、胀痛，疼痛多为中度，术后48小时内明显。应耐心向患者做好解释，分散其注意力，NRS疼痛评分大于3分患者，给予药物镇痛，常用药物为对乙酰氨基酚、曲马多、吗啡等。

5.肿瘤供血动脉栓塞止血术后的护理　头颈部肿瘤发现时往往已经有周围血管侵犯及颈部淋巴结转移，所以放射治疗单独或联合其他治疗是头颈部肿瘤的重要治疗手段。而肿瘤放疗后易导致出血，原因主要有以下几个方面：①放射线对肿瘤的杀伤作用加重了肿瘤的溃烂、坏死和黏膜损伤，或肿瘤消退导致血管外露，引起出血；②肿瘤复发侵及局部血管壁，导致血管壁破裂出血；③长期的辐射可诱导血管病变，包括动脉粥样硬化、坏死性血管炎，导致血管壁破裂出血，此时多表现为迟发性出血。介入栓塞术的优势在于可以先通过血管造影明确出血动脉，并通过超选择性插管实施精准闭塞。选择性栓塞的止血效果比外科结扎更持久，因为栓塞材料可以一直延伸到血管床，即使再出血，重复栓塞也相对容易。因此，介入栓塞术是治疗头颈部肿瘤难治性出血的安全、有效的治疗方法。手术后护理主要包括以下两点：①出血观察。术后应注意出血点是否有再出血的表现。该患者术后穿刺换药频次根据渗血量而定，第1～3天换药频次为每日1次。②疼痛护理。在该患者治疗期间，根据该患者疼痛评分，给予诺扬注射液及右美托咪定持续镇痛镇静，每1小时评估镇静RASS评分，要求镇静目标为-3～0分。

【总结与反思】

1.护理亮点　由于累及颈动脉的头颈肿瘤多为晚期肿瘤，如果颈部血管术后无新鲜组织保护，放疗引起血管破裂的可能更大。复发肿瘤大多经过多次手术和（或）放疗，如果肿瘤累及颈部大血管，再次手术后如果不采取有效的修复措施，出血将不可避免。对于有大出血倾向的高危患者，应减少活动、保持大小便通畅等，在突然出现大出血时，及时的指压止血方法简单快速，迅速建立有效的静脉通路，维持血流动力学的稳定，为患者进一步的救治赢得时间。

2.护理反思　头颈部肿瘤的局部复发和（或）治疗后的损伤可导致血管溃烂从而引起出血，即使通过非手术治疗控制了出血，肿瘤也可能在不可预测的时间里间隔再次出血，且致命性出血的风险非常高。因此，选择适宜、有效的治疗方法——肿瘤供血动脉栓塞止血术，加强术后的观察及处理，对再次挽救患者生命有极其重要的意义。规范的止血压迫操作，可以有效避免严重并发症的发生。

知 识 拓 展

　　放射性粒子植入是治疗恶性肿瘤的一种新的治疗手段。它是在CT导引下将微型放射源植入肿瘤内和其他相邻的肿瘤浸润组织内，放射性粒子能持续低能量地放射出射线破坏肿瘤组织，从而达到治疗目的。^{125}I和^{103}pd是目前常用的放射性粒子，以^{125}I应用最广泛，^{125}I粒子半衰期长（约60天），能量低，易防护。^{125}I离子释放低能γ射线和X射线，放射源周围的剂量是按与放射源距离的平方成反比的方式而下降的，这样可使癌灶得到高强度照射，而周围组织得到相应保护。它可作为恶性肿瘤的初次治疗，如前列腺癌或手术无法切除的肿瘤，亦可作为原发肿瘤切除后残余或复发病灶，以及外照射放射治疗或化疗的综合治疗，因此这种治疗手段具有临床应用前景。

参考文献

景风敏，任菊娜，李慧娟，等，2015. CT引导下125I粒子治疗头颈部肿瘤的围手术期护理［J］. 介入放射学杂志，（7）：642-644.

李红武，刘业海，臧艳，2008. 头颈部恶性肿瘤治疗后大出血成功救治体会［J］. 中华耳鼻咽喉头颈外科杂志，43（11）：822-825.

孙伟，李肖，2021．头颈部肿瘤难治性出血的急诊介入栓塞治疗［J］．中华肿瘤杂志，43（2）：224-227．

中国研究型医院学会出血专业委员会，2020．中国出血中心联盟．致命性大出血急救护理专家共识（2019）［J］．介入放射学杂志，29（3）：221-227．

第三节　舌根肿瘤反复大出血患者的护理实践难点解析

【病历简介】

男，61岁，20年前确诊鼻咽癌，1年前发现舌根肿瘤，外院行38次放疗，8次化疗，具体化疗药物及放疗剂量不详，2个月前舌根大出血一次，于外院行气管切开。本次因口咽部出血约1000ml，在急诊科将金属气切导管更换为带气囊的气切导管、口咽部填塞纱条止血，暂未出血后转入ICU，心率120次/分，呼吸30次/分，血压84/61mmHg，血氧饱和度80%，血红蛋白68g/L，立即给予呼吸机辅助通气、补液、输血、镇痛镇静治疗。呼吸机模式及参数：SIMV，潮气量400ml，FiO_2 40%，呼吸15次/分，PEEP 5cmH$_2$O，PS 12cmH$_2$O。查体：口咽部填塞纱条止血后未见明显活动性出血，张口受限，开口约1指。APACHE Ⅱ 评分为17分，死亡危险系数36.8%。

患者入ICU后2天内反复舌根大出血3次，每次量约1000ml，心率波动在115～125次/分，血压低至80～86/52～58mmHg，出现休克症状，均给予口咽部填塞纱条8根止血、补液、血管活性药物维持血压、输血治疗。经多学科会诊后，在介入下行双侧颈动脉造影及颈外动脉部分栓塞术。栓塞术后第2天，床旁经支气管镜可视下逐渐、缓慢地拔除口腔内填塞的8根纱条，右侧舌根肿瘤破溃表面有少许渗血，给予冰盐水加凝血酶冻干粉稀释液浸泡破溃面，形成少许血凝块后未再出血。栓塞术后第3天顺利停呼吸机，经文丘里加温湿化吸氧后，FiO_2 40%，心率79次/分，呼吸16次/分，血氧饱和度100%，血压110/65mmHg。

栓塞术后第10天，患者生命体征平稳，舌根部未再出血，Hb 114g/L，转出ICU。

【临床诊断】

舌根肿瘤放化疗后出血；低血容量性休克。

【主要治疗】

1.口咽部填塞纱条止血。

2.输血、升压、药物止血、镇痛镇静、呼吸机支持、抗感染等治疗。

3.介入止血治疗。

4.凝血冻干粉、重组人表皮生长因子外用溶液（金因肽）外用促进舌根破溃面的愈合。

【护理难点及护理措施】

1.如何判断该患者大出血症状　①口鼻腔大量血性液流出、胃造瘘管接胃肠减压引出鲜/暗血性液。②生命体征：心率先快后慢，血压进行性下降；意识：烦躁到淡漠，面色逐渐苍白。③尿量减少、凝血功能异常、血红蛋白下降、血细胞比容下降。④查体：眼睑、甲床苍白，四肢湿冷。

2. 大出血时如何配合抢救　①保持呼吸道通畅：取休克体位、头偏一侧，及时清理口鼻腔积血，声门下吸引，保持气道通畅，同时避免血液进入气道。②止血：应用血凝酶2U静脉注射，氨甲环酸1000mg静脉滴注，协助医生给予口咽部填塞纱条止血。③维持有效循环容量：建立双通道、迅速补液扩容，根据血压使用升压药、合血、输血，补充血容量和凝血因子。④完善相关检查：及时抽血送检，配合医生完成B超、纤维支气管镜等检查。⑤做好介入栓塞止血准备。面对大出血患者，要求临床护士要有敏锐的观察能力和抢救大出血的应急能力。

3. 大出血患者的气道管理

（1）气囊管理：使用自动充气泵维持气囊压，维持气囊压力在25～30cmH_2O。大出血期间可持续声门下吸引，负压20mmHg（1 mmHg≈0.133 kPa），可以避免球囊上血液流入气道，导致误吸及堵塞气管导管；当未再大出血时，行间歇声门下吸引，负压100～150 mmHg。需注意：不可长时间使用持续声门下吸引，避免导致气道黏膜损伤。

（2）充分的气道湿化：①患者呼吸机治疗期间，使用加热导丝呼吸机回路＋加温湿化灌，使呼吸机管路中吸入气体温度维持在37℃。②停呼吸机，文丘里＋加温湿化灌＋加热导丝呼吸机回路，文丘里氧疗温湿化系统可提高气管切开（气切）后脱机患者湿化效果，保证患者的氧疗效果，减少痰痂形成，满足呼吸生理需求，增加患者的舒适度。

（3）雾化吸入：吸入用乙酰半胱氨酸溶液300mg＋硫酸特布他林雾化液5mg每日3次。乙酰半胱氨酸溶液可以降低痰液的黏稠度，硫酸特布他林雾化液可以使患者支气管舒张。痰液黏稠/有血痂时，充分湿化气道，可给予患者生理盐水持续雾化，使呼吸道纤毛运动活跃，减少细菌定植，降低痰液黏稠度，促进痰液排出，保持呼吸通畅。

（4）正确有效的吸痰：①按需吸痰。及时清理分泌物，防止痰痂形成，堵塞气切导管。②吸痰管选择。柔软、外径小于气管导管内径的1/2。③负压。能达到吸痰效果的最小范围（80～120mmHg或＜150mmHg）。④减少刺激。实施最小化镇静策略；浅吸痰，动作轻柔，避免反复吸引刺激患者剧烈呛咳而导致再次大出血。⑤必要时使用纤维支气管镜吸痰。充分清除分泌物，观察口咽部、气道情况。

4. 大出血患者口腔护理的落实　该患者张口受限，开口约1指，舌根肿瘤破溃处反复大出血，长期口咽部有填塞止血的纱条，同时口腔内有较多血性分泌物，口腔护理难度大。聚维酮碘含漱液具有广谱抗菌作用，且对人体无毒，使用后能有效降低感染风险，所以我们使用聚维酮碘含漱液，采取冲洗法和擦洗法进行口腔护理。具体操作如下：①口腔填塞纱条止血的口腔护理：协助患者半卧位，头偏左，仔细观察、评估口腔情况。一名护士给予20ml空芯针抽取聚维酮碘含漱液，一手持电筒，一手冲洗口腔，另一名护士一手持压舌板，一手给予吸痰管吸出口腔液体，再给予聚维酮碘含漱液浸湿的棉球清洗口腔，整个过程一定要避开右侧纱条填塞处，动作轻柔，密切观察口腔是否有出血。②无纱布填塞的口腔护理：先给予聚维酮碘含漱液冲洗口腔，方法同前，注意不要刺激右侧舌根破溃面，不过右侧磨牙，再进行擦洗，方法同前，口腔清洁后，遵医嘱给予冰盐水＋凝血冻干粉500U洒于舌根破溃面，最后给予金因肽喷洒破溃面，促进破溃处的愈合。

5.标准化分级院内转运流程　该患者舌根肿瘤反复大出血，经多学科会诊后执行介入栓塞术，需进行院内安全转运。转运过程中随时有再次大出血的风险，采取标准化分级转运方案，可以有效降低患者院内转运过程中不良情况的发生率，具体流程如下。

（1）评估分级：评估患者病情，主要包括患者的意识、生命体征指标及主要临床问题，并对转运时间及转运环境进行评估，根据患者病情综合分级，分别包括Ⅰ级、Ⅱ级、Ⅲ级标准，每个分级标准将配备对应的医护人员及转运资源，制订科学的转运方案。

（2）沟通解释：①主管医生与患者及其家属沟通，签署"介入栓塞止血同意书""转运风险告知书"。②根据患者病情分级，匹配层级、能力符合的医护人员进行转运，团队内部医护之间对患者的预处理达成共识，明确各自职责。③与介入手术室沟通确定好到达时间、需要准备的药品及物品等，确保转运安全。④提前通知电梯控制人员候梯，缩短转运时间。

（3）转运前准备：①人员准备：转运医护预估转运过程中可能出现的问题，以患者病情所出现的最高风险为依据，按照相应分级进行转运准备，明确相应职责，给予有效的应对措施，保证患者安全。②备齐急救药品、仪器设备及物品：包括转运呼吸机、便携式监护仪、充足的氧气筒，转运急救箱、简易呼吸器、便携式吸痰器、吸痰管、病历资料。提前调试好仪器设备，保证正常运行。③患者病情相对稳定，转运前应适当复苏和稳定病情，以减少与移动相关的生理障碍，并降低转运过程中病情恶化的风险。④保证气管切开通畅，转运呼吸机运行正常，若气道分泌物较多，给予吸痰，配备转运吸痰器及足量吸痰管。⑤患者烦躁，给予镇痛镇静，以及有效的保护性约束。⑥妥善固定好各管道：包括引流管、静脉通路、动脉压力监测管路等。⑦打印手术交接单。

（4）转运中监测：转运过程中严密观察患者生命体征和病情变化，动态评估病情，确保气道通畅、呼吸机运行正常、生命体征平稳、静脉通道通畅、引流管固定妥当。保证转运的连续性和安全性。

（5）交接与记录：核对患者信息及手术交接单、患者神志、生命体征、用药情况、过敏史、特殊治疗、管道及皮肤情况、病历资料。

（6）应对管理标准化：如果患者在转运过程病情突然加重，根据不同的转运级别进行相对应的处理措施，Ⅰ级患者立即给予抢救措施，Ⅱ级患者要立即返回病室进行紧急处理，Ⅲ级患者可给予初步处理措施，待患者病情平稳后继续转运。

（7）总结评价：转运完成后，对整个转运过程进行评价，为后续治疗或者转运提供依据。制定、实施标准化转运流程，能有效缩短危重患者转运时间，实现急诊科与相关科室的无缝衔接，确保患者在最短时间内得到有效救治。

6.颈外动脉部分栓塞术术后护理　颈外动脉栓塞术，是采用Seldinger技术经右股动脉插管，在电视荧光屏的监视下将微导管向前推进，通过主动脉弓、颈总动脉，行双侧颈动脉及颈外动脉及其多根分支造影，明确出血部位与颈外动脉各分支（供应动脉）的关系，根据出血部位或引起出血的供血动脉，超选择性将导管头端送入颈外动脉相应分支（供应动脉）进行栓塞。股动脉因其血管粗大、易于触摸、位置相对固定、不易痉挛、易于穿刺成功等特点，常作为首选的穿刺途径。该患者栓塞术后护理要点有：①观察右股动脉穿刺部位是否有渗血渗液，股动脉压迫器是否固定妥当，按照要求时间逐一松压迫器。②观察右下肢皮肤颜色、温度、足背动脉波动情况，与左侧对比是否一致，询问患者是否有麻木、疼痛不适，避免出现下肢缺血情况。③观察右侧头颈部供血情况，观察患者意识、瞳孔变化、肢体活动、血压、脉搏、呼吸、感觉功能，警惕脑梗死，发现脑血管意外征象，要及时采取脑保护措施，如戴冰帽，控制病情发展等。

【总结与反思】

1.护理亮点 舌根肿瘤反复大出血的患者，一旦大出血抢救不及时，将危及生命。所以医务人员对该患者舌根大出血的及时观察和抢救至关重要。由于舌根反复出血，患者的口腔护理及气道管理是重点、难点，做好口腔护理、气道管理，可以降低患者口腔感染、呼吸机相关性肺炎（VAP）、气道堵塞的发生率。做好标准化分级转运，充分保证患者院内转运的安全。

2.护理反思 制订口咽部大出血应急预案及抢救流程，并定期组织全科人员进行情景演练、培训考核，医务人员具备扎实的理论知识、娴熟的急救技能。若患者口咽部大出血时，立即启动应急预案，保证各项医疗护理措施及时有效的实施，为成功抢救口咽部大出血患者提供重要保障。

知识拓展

颈外动脉栓塞术（embolization of external carotid artery）即将液体及细小固体材料或药物经导管注入特定小动脉内，起到止血、化疗甚至永久根治的作用。

参考文献

江方正，葛晶晶，王雪梅，等，2019.一例横纹肌溶解症合并血小板减少患者气道出血的护理［J］.护士进修杂志，34（22）：2107-2109.

孙志辉，魏崴，魏耀耀，等，2023.标准化分级转运方案在ICU危重症患者院内转运安全管理中的应用及效果［J］.中国标准化，（8）：275-278.

魏亚倩，曹子璇，包芸，等，2020.成人机械通气声门下吸引策略的最佳证据总结［J］.护士进修杂志，35（10）：883-888.

严玉娇，王虹，丁娟，等，2021.危重症患者气道管理的研究进展［J］.护理实践与研究，18（15）：2252-2255.

第四节 生理学畸形口底癌患者术后失禁性皮炎的护理实践难点解析

【病例简介】

女，78岁，右侧口底恶性肿瘤伴颈部淋巴结转移，全身麻醉下行右口底癌扩大切除＋复杂牙拔除（3颗）＋右颈淋巴结功能性清扫＋右颈动脉外膜剥离＋右侧颌下腺切除

＋右侧舌下腺切除＋前臂游离皮瓣移植＋血管吻合＋口底舌再造＋左前臂邻近轴形皮瓣修复＋气管切开术，手术顺利。既往有痛风史。

术后第2天，患者诉胸闷、呼吸困难，喘息明显，心电图（ECG）示心房颤动，心率116～135次/分，呼吸25次/分，血压146/84mmHg，血氧饱和度91%，血糖28mmol/L，转入ICU。患者自主呼吸急促，气切导管通畅，喉罩吸氧，结合患者查血指标、影像学及超声检查，给予加强雾化、吸痰，加强气道管理、抗心律失常、给予哌拉西林他唑巴坦抗感染、解痉祛痰、维持电解质平衡。入ICU第2天，给予安置胃管管喂营养液肠内营养乳剂（TPF）500ml每日2次，管喂速度80ml/h，管喂1天后患者腹泻3次，每次量约200ml，减慢管喂速度，管喂2天后腹泻6次，每次量150～200ml，继而肛周发生失禁性皮炎，给予皮肤护理时见尿管及阴道口有大便流出，怀疑直肠阴道瘘，请妇瘤科医师、泌尿外科医生及胃肠外科医生会诊后，完善全腹增强CT及肠镜检查，排除直肠瘘，示生理性畸形，肛门位于小阴唇内，紧邻阴道口及尿道口，分界欠清，而患者本人不知道自己有生理畸形。

转入ICU第8天，心率77次/分，呼吸20次/分，血压145/75mmHg，血氧饱和度98%，血糖7.1mmol/L，未述胸闷气促，由ICU转回普通病房继续治疗。

【临床诊断】

右侧口底恶性肿瘤伴颈淋巴结转移；念珠菌性肺炎；心律失常；重度营养不良。

【主要治疗】

1. 呼吸机辅助呼吸。
2. 解痉平喘。
3. 抗感染治疗。
4. 抗真菌治疗。
5. 控制血糖。
6. 肠内营养支持治疗。

【护理难点及护理措施】

1. 如何做好患者失禁相关性皮炎的护理　失禁相关性皮炎（incontinence associated dermatitis，IAD）不仅给患者带来了生理、心理的痛苦，还给护理工作带来了挑战，是压力性损伤的危险因素之一。该患者发生了中重度失禁性皮炎（图3-4-1），主要给予清洗—润肤—隔离—保护的护理措施，选择pH温和的、接近正常皮肤的免冲洗液或含有清洗液的湿巾，避免使用肥皂液清洁会阴部皮肤，清洗皮肤动作轻柔，避免用力摩擦，使用一次性棉球进行会阴冲洗。使用甘油主要是锁住角质层的水分，使用润肤剂作用是填补角质层细胞间的脂质，使得皮肤表面更加光滑并能填补皮肤屏障间的小裂缝，加快皮肤的修复；应用皮肤保护粉和保护膜，采用三明治叠加疗法，即清洗—抹干—涂粉—喷膜—30秒后再喷膜。并且会阴部8～10 L/min未经湿化的氧气持续吹患处，保持会阴部干燥，氧疗可以有效抑制细菌的繁殖与生长，控制感染，消除炎症。经过6天的精心护理，该患者失禁性皮炎得到明显好转。

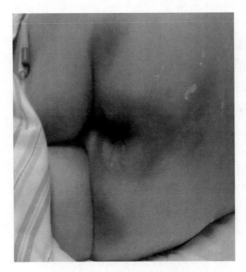

图3-4-1　患者失禁性皮炎

2.生理性畸形应如何护理会阴部皮肤　该患者存在生理性畸形（图3-4-2，图3-4-3），肛门距阴道及尿道口较近，腹泻时大便极易流入阴道口及尿道口，逆向感染的因素增加，因此，腹泻时规范收集水样便，患者腹泻3次后，立即安置了大便收纳器，阻滞大便肆意流出，减少感染的风险。该患者病情稳定时，使用坐便椅，下床解大便，利用重力引流原理，大便不会逆流入尿道口及阴道口。每次排便后用温水冲洗会阴部，避免大便污染刺激会阴部皮肤，造成逆向感染。

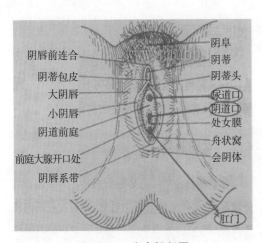

图3-4-2　患者解剖图

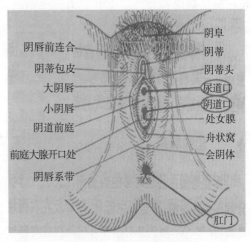

图3-4-3　正常解剖图

3.如何做好患者的血糖管理　血糖通常指的是血液中的游离葡萄糖。健康人在正常情况下，血糖在空腹和饱腹的情况下都能维持在相对恒定的范围内。正常人的空腹血糖3.9 ～ 6.1mmol/L，餐后2小时血糖小于7.8mmol/L。短时间之内血糖过度增高，主要是胰岛素分泌不足和生长激素不适当增高引起，可以出现严重的并发症，如糖尿病酮症酸中毒、糖尿病高血糖高渗状态，还可以出现乳酸酸中毒。这些并发症都有可能危及患者的生命，甚至生活质量，因此应及时有效地控制血糖，正常的血糖水平对机体维持生理功能十分重要。该患者入 ICU 时血糖高达 28mmol/L，根据危重患者高血糖管理方案，遵医嘱给予 0.9% 生理盐水 50ml ＋胰岛素注射液 50U 静脉泵入，动态调整胰岛素泵速，每 2 小时测血糖，将患者的血糖控制范围在 7.8 ～ 10mmol/L。

4.如何健康宣教　口底癌术后可因局部水肿、舌后坠及出血造成呼吸道梗阻，有呼吸困难甚至窒息的危险，因此要告知患者及其家属有任何不适要及时告知医护人员，避免耽误病情。术后口腔清洁非常重要，勤用漱口液漱口，每日 3 ～ 4 次或酌情增加。鼓励患者多下床活动，增加肠蠕动，防止便秘，每次大便后及时用温水清洁会阴部，避免逆向感染，及时与患者及其家属沟通生理性畸形的情况，让患者引起重视，重视会阴部的护理；嘱患者及其家属如再到其他医院就诊，应主动告知医生有会阴部生理畸形，减少误诊。

【总结与反思】

1.护理亮点　口底癌指原发于口底黏膜的癌，是口腔肿瘤中较为常见的恶性肿瘤之一，且由于舌体运动频繁，易发生淋巴结转移。患者手术方式较复杂，术后因呼吸困难转入 ICU，在护理过程中发现患者尿管及阴道口有大便流出，经肠镜检查发现存在生殖器官生理学畸形，患者腹泻发生失禁性皮炎，在生理性畸形的情况下如何做好患者会阴部皮肤护理是关键，同时患者的血糖管理、感染控制也至关重要。

2.护理反思　生殖器官畸形在成人中较少见，通常是在婴幼儿时期就给予及时诊治。该患者来自于西部山区，文化程度低，不清楚正常的解剖结构，据患者自述，此次就医前从未住院，因此，生殖器官畸形从未发现。患者因口底癌入院，忽略了生殖器官的检查，只进行问诊，未及时发现生殖器官畸形。术后由于呼吸困难、心律不齐、血糖高入住 ICU 才检查出存在生殖器官畸形，患者管喂营养液后出现腹泻，会阴部及肛周发生失禁性皮炎，护士护理皮肤时发现问题，尿管及阴道口可见大便流出，其症状与肠瘘极为相似，容易造成误诊。

知 识 拓 展

1.生理学畸形　生理学畸形是由于患者个体内的遗传（基因）发育系统存在异常或损伤引起的，器官或组织的形态、大小、部位或结构异常或缺陷的一种病理形态，造成与正常形体不同的增生形状。原因有先天性和后天性两种。先天性畸形可因遗传缺陷或环境因素引起。

2.失禁性皮炎　失禁性皮炎是指由于暴露于尿液或粪便所造成的皮肤损伤，是一种发生在大小便失禁患者身上的接触性刺激性皮炎，任何年龄阶段均可发生，其影响的皮肤范围不限于会阴部位。主要表现为红色斑点，有或没有水疱、糜烂，也会发生腹股沟、臀部、大腿内侧等处的皮肤破损。IAD 的分级：①0 级（无 IAD）。皮肤完好、无发红。②1 级（轻度 IAD）。皮肤完整、发红、红斑、水肿。③2 级（中重度 IAD）。皮肤发红、破损，水肿、水疱、糜烂、感染。

参考文献

李菁菁，潘文彦，王晓容，等，2021. ICU成人危重症患者血糖管理的最佳证据总结［J］. 护理学报，28（12）：21-26.

王泠，郑小伟，马蕊，等，2018. 国内外失禁相关性皮炎护理实践专家共识解读［J］. 中国护理管理，18（1）：3-6.

俞超，高春华，王辉，等，2019. ICU危重患者皮肤管理流程的设计与实践［J］. 护理学杂志，34（12）：58-60，68.

第五节　气管肿瘤患者行气管吻合术后的护理实践难点解析

【病例简介】

女，23岁，因气管肿物在外院行200多次喉镜、球囊扩张术，电子支气管镜复查提示气道上段声门下3～6cm段狭窄，胸部CT检查提示气管上段狭窄（图3-5-1）。病理诊断：气管鳞状细胞癌。患者为求进一步治疗遂入我院。

患者偶有咳嗽，咳白色痰，不伴发热，乏力，胸痛，症状进行性加重。入院后完善相关检查，排除禁忌后在全身麻醉下行颈段气管袖式切除及断端吻合术，术后转入ICU。患者术后取曲颈含胸位，持续呼吸机辅助呼吸，做好气道管理、营养支持、阶段式镇痛镇静、早期活动等治疗，促进患者吻合口愈合，顺利拔除气管插管，心率81次/分，呼吸19次/分，血压142/84mmHg，由ICU转回普通病房。

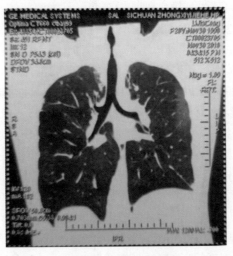

图3-5-1　气管上段狭窄

【临床诊断】

气管肿瘤术后；营养不良。

【主要治疗】

1. 呼吸机辅助呼吸，促进吻合口愈合。
2. 雾化吸入治疗。
3. 曲颈含胸位，减轻气管吻合部张力。
4. 营养支持治疗，改善营养状态。
5. 阶段式镇痛镇静治疗，降低不适。
6. 早期活动，改善预后。

【护理难点及护理措施】

1. 如何做好气道管理 ①气管插管管理：术后给予呼吸机辅助呼吸，采用SIMV模式，VT 400ml，PEEP 5cmH$_2$O，FiO$_2$ 40%，PS 10cmH$_2$O，以有效防止肺泡萎陷，增加肺泡通气量，并根据血气分析、电解质的结果及患者的具体情况调整呼吸机参数，妥善固定气管插管，详细标记气管插管的位置及深度，每班护士动态检查气管插管置入长度及固定情况，口腔护理、吸痰、呼吸机人机对抗、呛咳反射及活动翻身前后仔细观察气管插管位置有无移位，每班护士对气管插管深度进行重点交接班。②气囊管理：合理的气囊管理是机械通气人工气道管理的重要内容，科学的气囊压力管理是机械通气治疗重要的组成部分。气囊压力保持在25～30 cmH$_2$O，合适的气囊压力可充分发挥气囊的作用，封闭气道并相对固定导管。气囊压力过低既不能保证气囊与气管壁间的密闭性，又可影响呼吸机通气，同时还易导致气管插管的脱出；气囊压力过高则可引起气管黏膜缺血性损伤，甚至发生溃疡和炎症，促使瘢痕形成。该患者手术切除气道狭窄段后，原有生理气道长度变短，完整的气道生理结构改变，且为瘢痕体质，为防止瘢痕形成，促进吻合口愈合是患者恢复的关键，所以对气管插管气囊的管理尤为重要。该患者手术风险高、难度大，术后由主管护师以上的高年资护士管理，采用电子气囊测压表持续气囊压力监测，根据呼吸机容积时间曲线图及电子气囊测压表测量结果动态调整气囊压力，同时调动患者自我管理积极性，鼓励患者参与管理，注重患者主诉即对气囊压力的感知能力，结合电子气囊压力检测表将气囊压力维持在15～22cmH$_2$O，既可保证患者气囊与气管壁间的密闭性，避免气道压力过高对气管的损伤，防止气道漏气、口咽部分泌物流入及胃内容物的反流误吸，降低呼吸机相关性肺炎的发生率，又可降低气管吻合术后发生吻合口瘘的风险，同时可提高患者对气管插管的耐受性，可有效预防患者意外拔管的风险。③气道湿化：人工气道建立后，呼吸道丧失了对吸入气体的加温加湿作用，支气管黏膜上皮细胞的纤毛运动减弱或消失，使分泌物黏稠结痂而不易排出，甚至形成痰栓堵塞气道，影响肺通气或换气功能，导致缺氧、窒息，气道湿化是人工气道护理的关键。该患者术后带气管插管接呼吸机辅助呼吸，呼吸机连接加温湿化器，加温湿化器连接灭菌注射用水，持续滴入湿化器内进行气道湿化，灭菌注射用水稀释黏液的作用较强，可减少痰栓的形成，促进痰液的排出，防止肺部感染，减少患者带气管插管的时间。

2.如何对患者进行雾化治疗　雾化治疗是该患者术后重要的治疗措施，西门子呼吸机可以在呼吸机通气时进行带机雾化，术后1天开始对该患者使用布地奈德混悬液2mg联合吸入用乙酰半胱氨酸溶液300mg雾化吸入，3次/天，同时也使用硫酸特布他林雾化液5mg加入0.9%生理盐水2ml中雾化吸入，2次/天，两组雾化液交替使用，每次带机雾化时间为10～15分钟。该患者为瘢痕体质，炎症在瘢痕形成中发挥一定的作用，布地奈德是一种具有高效局部抗炎作用的糖皮质激素，也是一种长效三环类抗组胺药物，具有起效快和作用强等药理特点，糖皮质激素类药物能够抑制炎症发展，有利于快速上皮形成，通过抑制瘢痕成纤维细胞增殖及Ⅰ型与Ⅲ型胶原合成，预防瘢痕的形成，同时，糖皮质激素能抑制免疫反应，所以能够改善患者气管吻合术后气道水肿状态，能够有效缓解气道梗阻，改善患者呼吸状态。吸入型糖皮质激素具有作用直接迅速，局部药物浓度高，疗效好，可避免或减少全身用药可能产生的不良反应。乙酰半胱氨酸溶液具有很好的稀释痰液功效，硫酸特布他林雾化液可舒缓平滑肌，有效减轻喘息症状，促进肺泡表面活性物质的合成和分泌，防止肺泡萎缩和肺不张，协助无纤毛区痰液的运送，促进纤毛上皮的再生和纤毛正常功能的恢复，加速黏膜纤毛运动，维护上呼吸道的自洁，促进排痰，改善呼吸，防止呼吸道黏膜损伤。

3.体位管理　曲颈含胸位是气管外科手术后为减轻气管吻合部张力而采取的一种术后强迫体位，颈椎生理弯曲呈"C"形突向前，下颌贴紧前胸，头颈前倾30°，该体位改变了患者颈椎生理弯曲。成人气管长10～13cm，由18～22个软骨环组成，随着年龄的增长，气管的弹性逐渐变弱。该患者气管重建术后，为减轻气管吻合部张力，防止气管过度牵拉，造成气管吻合口瘘，让患者保持曲颈含胸位2周。为防止该患者术后因长时间体位不适，出现不自觉的头颈后仰，导致气管吻合处撕裂，将下颌处皮肤与胸骨上段胸壁皮肤吊缝2针，起到一定的固定作用。另外，将该患者安置于气垫床上，抬高床头30°～60°，患者肩背部、头颈部各放置一软枕，抵抗头颈后仰及直立的生理功能位特性，保持患者曲颈位的同时，让患者自己选择体位来缓解腰背部疼痛，注重患者体验，提高患者的舒适度。

4.如何落实患者的营养治疗　营养治疗是围手术期治疗的重要组成部分，由营养师对患者进行营养风险筛查及营养评定，制订患者的术后营养支持治疗计划。该患者术后回ICU，经口气管插管，无法经口进食，给予安置胃管行胃肠减压，根据胃肠减压的量判断患者有无胃潴留。术后10小时，患者呼吸循环稳定，肠鸣音良好，管喂温开水200ml，容量泵控制管喂速度在30ml/h，无腹痛、腹胀、反流等症状。术后1天开始，患者体重50kg，按照30kcal/（kg·d）能量计算，每日需求能量为1500kcal，给予管喂肠内营养乳剂（TPF）1000ml/d，进行肠道营养支持，使用容量泵控制管喂速度，根据患者个体肠道耐受情况逐渐增加流速，保证患者营养供给，同时观察患者有无腹胀、腹泻、反流等并发症。术后2天在管喂营养液基础上，实验室检查显示患者血清白蛋白32.5g/L，不利于吻合口愈合，给予使用人血白蛋白20g静脉滴注补充白蛋白，连续使用3天，复查血清白蛋白结果为41.7g/L，停用人血白蛋白。

5.如何做好患者的镇痛镇静护理　当麻醉变浅后患者躁动、气道痉挛、呼吸机人机对抗等均会使气道峰压升高，可能导致气压伤的发生，影响吻合口的愈合，因此，该患者术后机械通气期间需要充分的镇痛镇静。使用RASS评分及CPOT评分对该患者每小时进行镇静、镇痛深度评估，分3个阶段对患者进行镇痛镇静。①第一阶段：术后第1天采用丙泊酚＋咪达唑仑＋舒芬太尼联合用药的镇静、镇痛方法，使患者呈深镇静状态，控制焦虑、躁动和疼痛，减少应激反应，提高机械通气协调性和减轻医疗护理操作所致伤害性刺激等，RASS评分控制在 $-5 \sim -4$ 分，CPOT评分小于3分。②第二阶段：术后第2天采用右美托咪定＋舒芬太尼的浅镇痛镇静方案，患者器官功能改善，为抑制躁动、预防意外拔管、提高舒适度，促进患者早期活动，预防深静脉血栓，RASS评分控制在 $-2 \sim 0$ 分，CPOT评分小于3分。③第三阶段：术后第 $3 \sim 5$ 天则使用舒芬太尼镇痛，患者处于术后器官功能恢复阶段，为缓解疼痛，进行早期康复，减少带气管插管的时间，改善患者预后，NRS评分小于3分。

6.患者早期活动的落实　对ICU患者进行早期活动（early mobilization，EM）可以减少肺部并发症、改善神经肌肉功能等，最终能有效预防ICU获得性肌无力、谵妄、下肢静脉血栓等相关并发症，缩短住院时间、减少住院费用、改善预后。笔者所在科康复治疗师、呼吸治疗师、主管医生一起为患者制订了个体化的早期活动方案。①充分镇痛的基础上，术后第1天由康复师及护士对患者进行床上被动四肢功能训练，上下肢伸收、水平外展、旋转，手踝足踝旋转及抗阻力运动，2次/天，每次 $15 \sim 30$ 分钟。②术后第2天由康复师和护士指导患者进行主动握拳、松拳、四肢伸收、外展、旋转、抬臀、手踝及足踝运动，抗阻力训练，3次/天，每次 $10 \sim 15$ 分钟。③术后第3天，检查好各引流管道固定情况，由1名呼吸治疗师固定好气管插管及呼吸机，2名护士协助患者坐于床边，康复师指导患者活动，进行四肢对抗重力及阻力训练，2次/天，每次 $10 \sim 15$ 分钟。④术后第4天，呼吸治疗师固定好气管插管及呼吸机，2名护士协助患者下床坐立于床旁椅，康复师指导患者进行四肢活动，体位转移对抗重力训练，2次/天，每次 $10 \sim 15$ 分钟。⑤术后第5天，呼吸治疗师固定好气管插管及呼吸机，2名护士协助患者先坐于床边，然后过渡到站立于地面，据患者主诉延长站立时间，对抗重力及负重训练，2次/天，每次 $15 \sim 20$ 分钟。⑥术后第6天，固定好气管插管及呼吸机，2名护士协助患者，先坐于床边，然后过渡到站立于地面，协助患者行慢步伐床边1m内行走，2次/天，每次 $15 \sim 20$ 分钟。需要特殊注意的是，在整个活动过程中，始终保持该患者的头颈部呈曲颈位，同时根据患者病情，逐日增加活动量及活动时间，每次活动前，允许患者适应体位 $5 \sim 10$ 分钟，一旦生命体不平稳或患者不能耐受，停止活动，卧床休息。

【总结与反思】

1.护理亮点　气管肿瘤无论是原发性还是继发性，发生概率均不高。原发性气管肿瘤发病率约占呼吸系统肿瘤的0.2%，但严重影响患者的生命安全。现阶段，外科手术切除气管肿瘤并进行气管重建，仍是治疗气管肿瘤的主要手段。气管肿瘤切除与重建术的呼吸道管理非常复杂，如何对气管极度狭窄或气管肿瘤切除重建的患者实施呼吸道管理是近年来临床上的难题。

2.护理反思　气管肿瘤切除重建患者术后加强呼吸道管理，调节适当的呼吸机参数，保持气管插管深度，持续监测气囊压力，加强气道湿化及雾化吸入，可明显降低气道压，减少气道压伤的发生，保持曲颈卧位，可降低吻合口张力，预防吻合口瘘，并给予镇痛镇静、营养支持治疗，及时观察颈部体征的变化，协助患者进行早期活动，可促进患者的恢复，减少术后并发症，提高手术成功率。

> ### 知 识 拓 展
>
> 气管狭窄是因肿瘤、炎症、创伤、物理及化学损伤等使气管管腔逐渐缩小狭窄，从而发生气道梗阻、呼吸困难的一类危急重症，极易因痰液堵塞或者气道痉挛而导致突发的呼吸心搏骤停。气管肿瘤临床发病率低，约为1/1 000 000，以恶性肿瘤多见，肿块刺激气管黏膜及其导致气道梗阻出现远端气管内分泌物清除障碍往往表现为咳嗽，上呼吸道梗阻大于50%可出现喘息、气促，外科手术切除气管肿瘤并进行气管重建，是治疗气管肿瘤的主要手段。

参考文献

邵红艳，2021. 预防呼吸机相关性肺炎的集束化护理管理策略［J］. 中国医刊，56（9）：936-938.

唐云丽，康丽，雷超兰，等，2023. 布地奈德雾化吸入剂治疗肺炎支原体肺炎患儿的临床研究［J］. 中国临床药理学杂志，39（3）：332-335.

陶绍霖，康珀铭，沈诚，等，2020. 气管袖状切除及端端吻合重建术治疗良恶性气管狭窄的临床分析［J］. 局解手术学杂志，29（10）：804-807.

王雪琴，吕颖，张川林，等，2023. ICU病人早期活动多学科团队协作策略的研究进展［J］. 护理研究，37（16）：2934-2938.

中华医学会呼吸病学分会，中国医师协会呼吸医师分会危重症医学专家组，2023. 成人呼吸危重症患者镇痛镇静管理及相关问题专家共识［J］. 中华结核和呼吸杂志，46（12）：1162-1175.

第六节　贲门癌术后突发气胸致心搏骤停患者的护理实践难点解析

【病例简介】

男，57岁，胃镜活检示胃或胃食管交界处恶性肿瘤，病理诊断为低分化腺癌，行6周期化疗，方案为SOX，联合免疫治疗后，具体用药为：第1天奥沙利铂200mg＋信迪利单抗注射液（达伯舒）200mg静脉滴注，信迪利单抗注射液（达伯舒）第1次使用后每3周一次；同时第1天开始至第14日替吉奥60mg口服，2次/天。在全身麻醉下行腹腔镜辅助贲门癌根治＋食管-空肠、空肠-残胃、空肠-空肠双通道吻合术＋肠粘连松解术，手术后顺利回病房。

术后6.5小时，患者逐渐出现气促，血氧饱和度下降至90%，立即给予面罩吸氧，心率120次/分，血压92/54mmHg，呼吸26次/分。15分钟后症状未缓解，持续呼吸窘迫状态转入ICU，心率176次/分，呼吸37次/分，血压61/37mmHg，血氧饱和度80%，遵医嘱给予间羟胺50mg＋0.9%生理盐水45ml静脉泵入，泵速5～10ml/h维持血压，胃管持续引出少许血性胃液，左、右腹腔引流管通畅，均引出少许淡血性液。床旁胸部X线片检查：左侧气胸并左肺压缩性不张，左肺压缩约70%，纵隔气管向右偏移。血气分析：pH 6.85，$PaCO_2$ 80.9mmHg，PaO_2 186mmHg，乳酸（Lac）16.3mmol/L。患者血氧饱和度持续性下降，入ICU 15分钟后（术后7小时）突发心搏骤停，立即行心肺复苏（CPR），建立人工气道，呼吸机辅助呼吸，安置左胸引管，引出大量气体，纠正酸中毒及电解质紊乱等，患者血压上升不明显，给予去甲肾上腺素稀释液16mg＋5%葡萄糖42ml静脉泵入，泵速20～25ml/h维持血压，患者呈昏迷状，双侧瞳孔散大，直径约5mm，对光反射消失，间断可见肢体抽搐，给予睡冰毯、戴冰帽、泵冬眠剂等亚低温处理，并给予抗感染、补充白蛋白、脱水降颅压、保肝等治疗。APACHE Ⅱ评分为35分，死亡危险系数88.4%。

术后第2天，患者双侧瞳孔2mm，对光反射灵敏，呼叫睁眼，小剂量间羟胺维持血压。

术后第4天，患者意识恢复，按吩咐动作，拔除气管插管，转回病房继续治疗。

【临床诊断】

胃贲门腺癌；呼吸循环衰竭；气胸；低蛋白血症；胸腔积液。

【主要治疗】

1.建立人工气道、呼吸机辅助呼吸。

2.维持血流动力学稳定。

3.抗癫痫治疗。

4.抗感染治疗。

5.保肝、保胃治疗。

6.纠正低蛋白血症。

【护理难点及护理措施】

1.如何快速识别气胸　气胸是气体进入胸膜腔，造成积气状态，主要症状包括呼吸困难、胸痛、咳嗽、气短等，严重者可造成呼吸心搏骤停，危及患者生命。该患者发生气胸的主要原因为术前多疗程的化疗＋免疫治疗，手术难度大，术中膈肌受损，纵隔右移。膈肌是胸腔和腹腔之间的肌肉结构，当膈肌受损时，可能会导致膈肌无法正常关闭，从而使得肺部中的气体进入胸腔，导致张力性气胸。气胸的快速识别主要从3个方面来判断：①视、听、触、叩：气促、呼吸困难、胸痛、发绀、咳嗽、咳痰，循环障碍以致休克；胸壁伤口开放者呼吸时能听到空气出入胸膜腔的吹风声；听诊呼吸音减弱或消失，触及捻发音，皮下气肿；患侧胸廓隆起，肋间隙增宽，语颤减弱，患侧叩诊呈鼓音；气管、心脏明显向健侧移位的体征。②X线胸片检查：为诊断气胸最可靠、首先的方法。③胸部CT：表现为胸膜腔内极低密度气体影，伴有肺组织不同程度的萎缩病变。CT对于小量气胸、局限性气胸以及肺大疱与气胸的鉴别比X线胸片更敏感和准确。该患者在吸氧条件下血氧饱和度波动在84%～90%，仍感气促，无出血表现，听诊左肺呼吸音消失，扣及左侧胸壁捻发音，胸腔明显隆起，叩击鼓音，给予床旁X线检查患者左侧气胸并左肺压缩性不张，左肺压缩约70%，纵隔气管稍向右偏移，立即安置胸腔引流管排气减压，2小时后肺复张了40%。

2.心搏骤停的抢救　心搏骤停是指心脏正常机械活动停止，循环征象消失。由于心脏泵血功能中止，全身各个脏器的血液供应中断。此时若能得到CPR等及时有效的紧急救治，则患者有可能恢复自主循环，否则将发生不可逆转的生物学死亡，心肺复苏的最佳抢救时间为4~6分钟，心搏骤停4~6分钟后，就可能对人体重要器官造成不可逆的损伤，超过10分钟就会造成脑死亡，抢救成功率几乎为0。心搏骤停后极易出现心搏骤停后综合征（postcardiac arrest syndrome，PCAS），PCAS患者存在多器官的缺血-再灌注损伤，而且由于全身炎症反应的持续存在，患者病情可能会在数小时至数天内持续恶化。因此，应尽早、全面地对患者进行监护，并在监测的生命指标指导下进行治疗。该患者在突发心搏骤停时持续CPR，气管插管及胸腔穿刺同时进行，抢救配合及时，2分钟后心搏恢复，后给予监测中心静脉压，脑氧饱和度（regional cerebral oxygen saturation，$rScO_2$）监测，及时评估患者心功能情况及发现患者有无脑缺氧，指导预防及减少脑组织缺血及缺氧损伤。同时进行体温、尿量、血气分析、心电图、心排血量等指标的监测。经处理2小时后，该患者肺复张40%，抢救及时有效。

3.如何做好气胸相关护理　气胸分度与肺压缩的关系：少量气胸，肺压缩<30%；中量气胸，肺压缩30%~50%；大量气胸，肺压缩50%及以上。该患者胸部X线片示：左侧气胸并左肺压缩性不张，左肺压缩约70%，纵隔气管稍向右偏移，属于大量气胸，危及患者生命，需立即进行急救处理。

（1）立即给予床旁安置胸引管，安置位置为前胸壁锁骨中线第2肋间。①保持管道密闭：水封瓶始终保持直立，长管没入水中3~4cm；②更换引流瓶或搬动患者时，先用止血钳双向夹闭引流管，防止空气进入；③放松止血钳时，先将引流瓶安置低于胸壁引流口平面的位置，随时检查引流装置是否密闭，防止引流管脱落。

（2）严格无菌操作：①保持引流装置无菌，定时更换引流装置，并严格遵守无菌技术操作原则；②保持引流管口处敷料清洁、干燥，一旦渗湿，及时更换；③引流瓶位置低于胸壁引流口平面60~100cm，依靠重力引流，以防瓶内液体逆流入胸腔，造成逆行感染。

（3）保持引流通畅：定时挤压引流管，防止引流管受压、扭曲和阻塞。

（4）观察气体及引流液：观察引流管气体排出情况，帮助我们判断患者胸腔漏气程度，用力咳嗽、屏气时引流管内有气泡排出者为Ⅰ度；深呼吸、咳嗽时有气泡排出者为Ⅱ度；平静呼吸时有气泡排出为Ⅲ度。①密切观察并准确记录引流液的颜色、性状和量；②密切关注水封瓶长管中水柱波动的情况，以判断引流管是否通畅。水柱波动的幅度能反映呼吸道无效腔的大小及胸腔内负压的情况，一般水柱上下波动的范围为4~6cm。若水柱波动幅度过大，提示可能存在肺不张，若水柱无波动，提示引流管不通畅或肺已经完全复张；若患者出现气促、胸闷、气管向健侧偏移等肺受压症状，则提示血块阻塞引流管，应通过捏挤或使用负压间断抽吸引流瓶中的短玻璃管，促使其恢复通畅，并立即通知医生处理。

4.患者亚低温治疗如何护理　亚低温治疗是一种以物理方法将患者体温降低到预期水平，而达到治疗疾病目的的方法。亚低温治疗在临床上又称冬眠疗法或人工冬眠。亚低温治疗主要包括药物降温及物理降温，该患者给予生理盐水50ml＋盐酸异丙嗪100mg＋盐酸氯丙嗪50mg＋盐酸哌替啶100mg静脉泵入2ml/h，给予睡冰毯、戴冰帽。亚低温治疗分为三个阶段：①低温诱导阶段。先药物降温（冬眠合剂），再物理降温（冰帽、冰毯），冰毯快速降温时将水温调至10℃，降温速度以1～1.5℃/h为宜，24小时内将核心温度降至目标温度：32～36℃。②维持阶段。设定降温毯温度为15～20℃，根据体温调整冰帽的使用，根据体温、患者烦躁或寒战情况调整药物剂量，尽可能维持目标温度波动范围＜1℃。目标温度维持时间≥24小时。③复温阶段。采用加温治疗仪保暖，先停物理降温，再停人工冬眠，每4～6小时复温1℃，12～24小时将温度（肛温）恢复至36～37℃。

【总结与反思】

1.护理亮点　心搏骤停是临床上最危急的病症之一，可在短时间内导致患者死亡。心搏骤停后的治疗是高级生命支持的关键组成部分，系统性的治疗可提高患者的生存率，改善患者生存质量。该患者术后突发气胸导致心搏骤停，排除诱因，立即胸外心脏按压、气管插管及胸腔穿刺排气引流同时进行是复苏成功的关键，复苏后立即给予呼吸机治疗、亚低温治疗、神经系统监测、抗感染等治疗也非常重要。

2.护理反思　胃癌术后常见并发症包括出血、切口感染、胃肠功能紊乱等，术后7小时突发气胸心搏骤停案例极少见，术中可见肿瘤位于胃食管结合部，外侵浆膜明显，淋巴结肿大，食管侵犯3cm，手术难度极大，术中膈肌受损，纵隔右移。术后生命体征平稳，患者咳嗽后出现气紧症状，吸氧观察后气紧无缓解，呼吸困难加重。因此，护理人员应详细了解术中情况，个体化观察术后患者的不适。

知识拓展

1.心搏骤停后综合征　心搏骤停时全身组织器官发生严重缺血、缺氧，炎症因子释放，产生各种代谢产物，自主循环恢复（return of spontaneous circulation，ROSC）后发生再灌注损伤，导致机体出现多器官功能紊乱或障碍，心搏骤停后综合征（PCAS）与心搏骤停患者预后密切相关，是影响复苏患者生存率的独立危险因素。越来越多的研究证据表明，在ROSC后进行积极干预可以明显改善PCAS患者的生存率及神经功能预后。该患者在突发心搏骤停时CPR、气管插管及胸腔穿刺同时进行，抢救配合及时，2分钟后心搏恢复，给予亚低温治疗、脱水降颅压、抗癫痫等治疗，术后4天，患者意识恢复，抢救成功。

2.脑氧饱和度监测　脑氧饱和度监测为一种脑功能监测技术。监测仪器可发射出无损伤的低密度近红外光线，通过患者前额的贴片进入颅骨和大脑皮质。通过测量两个相距一定距离的光源所发射出的反射光，从而测量得到脑组织中血液吸收的光量。广泛应用于围手术期及危重患者的监测，用以监测脑血流及脑氧合状态，可警示神经系统并发症，有助于及时实施脑保护措施。

参考文献

杨军，郭树彬，2021.心脏骤停亚低温治疗脑保护策略［J］.中国实用内科杂志，41（3）：198-202.

中华医学会急诊医学分会复苏学组，中国医药教育协会急诊专业委员会，成人心脏骤停后综合征诊断和治疗中国急诊专家共识组，2021. 成人心脏骤停后综合征诊断和治疗中国急诊专家共识［J］. 中国急救医学，41（7）：578-587.

Roberts ME，Rahman NM，Maskell NA，et al，2023. BTS Pleural Guideline Development Group. British Thoracic Society Guideline for pleural disease. Thorax，78（Suppl 3）：s1-s42.

第七节　前列腺癌患者术后并发高位肠梗阻的护理实践难点解析

【病例简介】

男，57岁，前列腺癌根治术后1个月，患者因腹痛、腹胀入院，入院后给予护胃、不完全静脉营养等治疗，病情无明显好转，因高热、心率快、腹痛腹胀、腹部膨隆明显、尿少转入ICU。入科时体温39.2℃，心率118次/分，血压148/78mmHg，呼吸24次/分。查体：上腹隆起，未见肠型及蠕动波，腹软，无压痛与反跳痛，肠鸣音可。实验室检查：白细胞$21.5×10^9$/L，降钙素原11.4ng/ml。腹部CT：十二指肠水平部肠管狭窄，十二指肠水平段肠梗阻，行急诊手术，解除该患者肠梗阻症状。

该患者术后经生长抑素抑制消化液分泌、禁食、补液、营养支持、抗炎治疗等处理后，症状逐渐缓解，术后第2天，患者腹部可闻及肠鸣音，术后第4天，患者基本恢复正常排便、排气功能，术后第5天，患者生命体征平稳，肛门排气排便，无腹痛腹胀等不适，顺利转回普通病房。

【临床诊断】

前列腺癌术后；高位肠梗阻。

【主要治疗】

1.急诊腹腔镜探查术，解除肠梗阻。

2.抗感染治疗。

3.抑制消化液分泌。

4.禁食、胃肠减压。

5.营养支持治疗。

6.维持水、电解质平衡。

【护理难点及护理措施】

1.患者肠梗阻症状不典型，如何有效评估明确诊断

（1）肠梗阻发生的原因一般分为机械性、动力性、血运性。其中，机械性肠梗阻为肠腔阻塞、肠管受压、肠壁病变。动力性肠梗阻是由于毒素、神经反射等刺激引起的肠壁肌肉功能紊乱，导致肠蠕动消失或出现肠管痉挛，而肠内容物无法顺利通过肠道。血

运性肠梗阻是由于发生肠管血供障碍，导致肠胃失去正常蠕动能力，而肠内容物也出现停止运行。高位肠梗阻局部病理生理症状主要表现为肠管蠕动减弱，出现腹胀、腹痛症状，并伴随着水、电解质、酸碱失衡（频繁呕吐、无法进食、酸性胃液丢失）等全身症状。

（2）由高年资护士全程管理该患者，对患者进行病情观察：①观察评估该患者腹痛发生时间、性质、发作程度；②观察是否存在呕吐症状，若出现呕吐，需要记录呕吐次数、性状、颜色、量及气味；③针对腹胀症状，需要记录评估出现具体部位、时间、发展速度、排气排便情况。

（3）成立由外科医生、内镜医生、影像科医生、内科医生、ICU医生、ICU主管护士为团体的多学科团队，对患者进行多学科诊疗（MDT）。

（4）多层螺旋CT（MSCT）可为肠梗阻类型与病因诊断提供简单且可靠的影像技术支持，是诊断肠梗阻的可靠手段，为临床合理治疗与防控并发症提供重要的参考依据。该患者由于肠梗阻症状不典型，需进行影像学检查明确诊断。该患者外出CT检查时，需充分评估患者病情，备齐抢救物品、药品，由医护人员护送患者外出检查，并在检查过程中密切观察患者病情变化。

2. 高位肠梗阻术后患者的护理

（1）营养支持治疗：该患者因肠梗阻需要禁食，给予胃肠外营养支持，设定患者营养治疗的目标能量为25～30 kcal/（kg·d），蛋白质1.2～2.0 g/（kg·d），直到肠胃蠕动恢复，肠梗阻症状解除后可给予患者流质、半流质饮食，对该患者进行饮食指导，少进食产气牛奶、甜食、辛辣刺激性食物，尽可能摄入易消化食物，切忌暴饮暴食。

（2）由于患者禁饮禁食，易造成电解质紊乱，每日查血，查看该患者电解质情况，遵医嘱予以补液，维持患者水、电解质、酸碱平衡。

（3）准确记录患者的24小时出入量，确保静脉通路通畅，按时予以抗生素治疗。

（4）病情观察：①观察患者生命体征的变化；②留置尿管，监测尿量；③置入锁骨下双腔深静脉导管，监测中心静脉压（central venous pressure，CVP）及补液治疗；④经桡动脉穿刺，留置外周动脉导管，监测动脉内压力，并进行动脉血气分析，根据血气分析结果调整治疗方案；⑤评估该患者有无腹痛、腹胀、呕吐、排气排便的情况；⑥记录该患者腹胀消失时间、肛门排便排气时间、肠鸣音恢复正常时间。

（5）胃管持续胃肠减压，保持胃肠减压负压吸引通畅，观察患者引流液颜色、量、性状，高位肠梗阻患者引出胃液、十二指肠液、胆汁概率极高。

（6）小茴香是一种常用的中药，具有理气和胃、散寒止痛的功能。小茴香热敷腹部可改善腹腔内血供及肠壁血液循环，减轻肠壁水肿、充血以及改善肠黏膜屏障功能，促进胃肠动力恢复。将小茴香500 g加少许水浸湿后装入棉布袋，微波炉里加热2分钟，将茴香袋放于腹部，紧贴皮肤顺时针按压滚动，从术后6小时开始，每次15～20分钟，3次/天，反复使用至排气、排便。同时可协助患者进行腹部按摩，以脐为中心，按照顺时针方向进行缓慢按摩。

（7）该患者术后取半卧位，一定程度上可以缓解腹痛及腹胀，保持呼吸通畅，病情平稳后，鼓励患者尽早下床活动。

（8）中医治疗：请中医科会诊，行针灸、中药热敷治疗，促进胃肠蠕动。根据医嘱管喂莫沙必利、双歧杆菌促进胃肠蠕动，调节肠道菌群。

（9）用药护理：生长抑素能抑制多种激素分泌，如促胰液素、胰高血糖素及胰岛素等，抑制胰液内酶和碳酸氢胺的分泌、降低门静脉和内脏的血流等。因此，生长抑素有利于消除炎症，促使肠管血液循环恢复正常，对缓解腹痛和腹胀等临床症状具有显著疗效。遵医嘱对患者使用生长抑素6mg/d，微量泵持续静脉滴注3天。

3.患者的体温管理 患者入科后体温波动于39.0～41.1℃，采取积极的体温管理措施，具体如下：①寒战时，加盖棉被或加温毯保暖，室温调至26～28℃。②高热寒战期遵医嘱留取血培养标本，进行细菌培养和药物敏感试验等相关检查。③根据体温变化，使用非药物或药物进行降温处理。严格按每间隔4小时测量体温1次。体温大于38.5℃，给予物理降温，冰敷大动脉搏动处，并给予柴胡2ml肌内注射。超过39.5℃，给予冰毯治疗，持续肛温监测，及时补充水和电解质。④降温处理后30分钟复测体温。经过有效的体温管理和抗生素治疗，患者体温下降到正常范围。

4.肠梗阻患者并发症的观察及预防

（1）若发生绞窄性肠梗阻，6～8小时即可出现肠道缺血坏死或感染性休克、多器官功能衰竭，早期预防及识别绞窄性肠梗阻，可有效改善该患者预后。早期预防及识别绞窄性肠梗阻措施如下：①腹部体征识别。定时、定位监测腹围，绕脐一周，记号笔在腰两侧做好标记，每班测量1次腹围，做好记录。听诊肠鸣音，时间30～60秒，肠鸣音短、消失或腹围增大超过1cm时及时通知医生。②腹痛评估。使用疼痛数字评分量表（NRS）每4小时进行疼痛评估。③呕吐物、粪便识别。呕吐物、粪便呈咖啡色或血性液体，提示绞窄性肠梗阻可能，是急诊手术探查指征。

（2）脓毒症的预防：①早期、足量运用广谱抗生素，根据细菌培养和药敏试验选择抗生素。②注意术后管道护理：妥善固定各种管道，伤口敷料清洁干燥，保持引流管密闭、通畅、无菌，防止逆行感染。③持续心电监护，患者若出现意识改变、血压下降、心率增快和体温异常改变是脓毒症的早期症状，应引起重视和警惕。④监测患者感染指标：白细胞、C反应蛋白、降钙素原、乳酸等结果。⑤一般护理：保持呼吸道通畅，持续心电监护，严格无菌操作。

【总结与反思】

1.护理亮点 肠梗阻为多种原因引起的肠内容物通过障碍，该病是常见的外科急腹症之一，且该病为接受腹部手术的患者术后较易出现的一种并发症。目前，临床对肠梗阻的主要治疗方式为非手术治疗，但是，由于肠梗阻病情发展很快，短时间内就会引起肠腔的膨胀、肠黏膜缺血和缺氧，甚至出现肠道缺血坏死、穿孔等并发症。当患者肠梗阻症状不典型时，如何正确识别患者肠梗阻征象，并积极处理肠梗阻，预防相关并发症，对患者的治疗和预后至关重要。

2.护理反思 高位肠梗阻患者症状不典型，患者出现腹痛、腹胀、呕吐等症状，与化疗药副作用等临床表现一致，临床中常采取保守对症治疗、识别肠梗阻征象、加强患者的营养、进行潜在并发症风险评估及管理，可改善患者预后。

ⓘ ⓚ ⓣ ⓩ 知识拓展

　　肠梗阻　临床根据肠梗阻部位，一般分为高位肠梗阻、低位肠梗阻，其中高位肠梗阻患者多表现出呕吐较早、轻微腹胀，停止排便、排气等症状。肠梗阻临床处理包括基础治疗及解除梗阻，其中基础治疗包括禁食、胃肠减压，改善水、电解质、酸碱失衡，预防感染风险，而解除梗阻治疗一般分为非手术及手术治疗。

参考文献

陈宁, 赵海剑, 张晓雨, 2023. 绞窄性肠梗阻的危险因素分析及预测模型的建立 [J]. 徐州医科大学学报, 43 (2): 79-85.

广东省医学会泌尿外科学分会, 2022. 尿路结石腔内碎石患者围手术期并发尿脓毒症护理专家共识 [J]. 中华护理杂志, 57 (8): 914-917.

胡仕祥, 管俊芳, 赵洪飞, 等, 2021. 中医辨证诊治术后早期炎性肠梗阻方法研究 [J]. 中国中西医结合急救杂志, 28 (2): 129-131.

钦传辉, 宾菊兰, 2019. 小茴香热敷对腹腔镜结直肠癌根治术后胃肠功能恢复的影响 [J]. 中国现代医学杂志, 29 (20): 92-95.

权亚玲, 杨焕丽, 2019. 肠外营养联合生长抑素在术后早期炎性肠梗阻患者中的疗效 [J]. 检验医学与临床, 16 (24): 3662-3664.

第八节　颅脑肿瘤患者合并法洛四联症术后的护理实践难点解析

【病例简介】

　　女，38岁，患者因右侧头部持续性跳痛，伴恶心、呕吐、左侧肢体乏力入院。颅脑CT示右侧额叶占位性病变。心脏彩超：法洛四联症（室水平双向分流，以右向左为主）；主动脉骑跨；主动脉及升主动脉增宽；室间隔缺损。入院时患者经皮血氧饱和度波动在70%～85%，患者能耐受。入院第1日，出现短暂意识丧失，双侧瞳孔不等大，考虑脑疝可能，遂急诊行"右侧幕上深部病变切除＋开颅颅内减压＋颅骨修补术"。术中，右侧额叶8cm×6cm×6cm囊实性物，呈多囊状，其内含有较多分泌物，有较薄包膜，考虑脑脓肿。术毕，全身麻醉未醒带转运呼吸机入ICU，给予持续呼吸机辅助呼吸。心电监护：心律齐，窦性，听诊胸骨左缘4、5肋间闻及收缩期吹风样杂音。血气分析：pH 7.439，$PaCO_2$ 47.8mmHg，PaO_2 47.5mmHg，Lac 3.4mmol/L。实验室检查：白细胞14.62×10^9/L，中性粒细胞13.77×10^9/L，中性粒细胞比例94.2%，血红蛋白151g/L，血细胞比容48.30%，血小板210×10^9/L，白蛋白35.1g/L，丙氨酸氨基转移酶26U/L，天冬氨酸氨基转移酶16U/L，内生肌酐清除率122.63ml/(min·1.73m^2)，B型钠尿肽（BNP）2301pg/ml。术后持续使用无创颅内压（intracranial pressure，ICP）监测仪监测

ICP，每2小时监测1次，每次均连续监测3次，每次15分钟，取ICP平均值，并根据监测指标变化情况及时调整治疗方案。

术后第1日，持续呼吸机支持呼吸，舒适化镇痛镇静，持续无创颅内压监测，密切观察有无颅内压升高，体温37.5℃，给予抗感染、减轻脑水肿、营养神经及维持电解质平衡等对症处理；给予抽取血培养，并调整抗生素为万古霉素联合美罗培南抗感染，每4小时监测体温，控制容量；加用左乙拉西坦预防癫痫。术后第2日，顺利停机拔管，给予面罩吸氧，氧饱和度波动于60%～80%，血气分析：PaO_2 51.7mmHg，指导患者循序渐进早期活动。患者颅内感染提示草绿色链球菌，根据药敏结果调整抗生素为头孢曲松，早期开始肠内营养，加用乳果糖保持大便通畅。术后第3日，改为双鼻塞吸氧，经皮动脉血氧饱和度70%～85%，PaO_2 52.5mmHg，转出ICU后治愈出院。

【临床诊断】

法洛四联症；脑脓肿；低氧血症；颅内感染。

【主要治疗】

1.持续呼吸机辅助正压通气及序贯氧疗，预防低氧血症。

2.舒适化镇痛镇静，降低氧耗，减轻脑水肿，预防癫痫和颅内压增高。

3.稳定血容量及电解质平衡，预防心力衰竭。

4.维持胶体渗透压及早期活动，预防静脉血栓。

5.早期营养干预，保持肠道通畅，预防营养失衡，改善预后。

6.合理使用抗生素，预防颅内感染加重及继发感染。

【护理难点及护理措施】

1.成人法洛四联症患者颅脑术后低氧血症的观察和处理　低氧血症会造成心肌做功所需有氧呼吸原料不足，直接诱发心脏停搏，加剧心力衰竭。机械通气时的正压通气利于克服呼吸道阻力，改善通气，肺泡内正压对肺间质有挤压作用，可减少血浆的渗出，利于肺间质水肿的消退；给予一定呼气末正压（PEEP）可扩张呼吸道和肺泡，增加功能残气量和有效气体交换面积，减少肺内分流，有效改善低氧血症；同时机械通气时胸内压增加，静脉回流减少，左心室跨壁压下降，与药物治疗不同，能在不降低动脉血压的情况下降低左心室后负荷，减轻心脏做功。该患者术后全身麻醉未醒，给予有创呼吸机辅助正压通气，PEEP使呼气期胸内压不能恢复到大气压水平，可减轻或克服胸内压的负向摆动，降低后负荷，改善血流动力学。而较高的PEEP导致胸腔压力增加，心脏向外周射血的阻力增加，心脏严重充盈，静脉回流受阻，回心血量减少，进一步影响颅内压及脑灌注压，因此，术后给予该患者低水平PEEP机械通气，呼吸机参数：模式SIMV，F 15次/分，PS 12cmH_2O，PEEP 5 cmH_2O，FiO_2 90%，潮气量（tidal volume，TV）400ml，以保证一定呼气末肺泡内压力，减少肺做功的同时，兼顾患者心功能异常及脑脓肿术后颅内压增高的并发症的风险。早期给予高浓度（90%）吸氧改善低氧血症，提高患者的氧合，减轻脑水肿，监测动脉血气分析，预防氧中毒，逐步降低氧浓度90%～50%；呼吸机辅助通气过程中做好人工气道管理，加强湿化及吸痰，保持人工气道通畅并持续生命体征监测。

2. 成人法洛四联症患者颅脑术后容量管理　心力衰竭是多种心血管疾病的终末阶段，绝大多数情况下是由于心肌收缩力下降使心排血量不能满足机体代谢的需要，器官、组织灌注不足，同时出现肺循环和（或）体循环淤血，预后不佳，其各年龄段存活率与恶性肿瘤相仿，是各年龄段心血管疾病患者死亡的主要原因；心血管疾病极易合并电解质紊乱，如不及时纠正极可能造成心律失常，极易诱发心力衰竭。血浆胶体渗透压对于稳定血容量，预防组织水肿起重要作用，血浆白蛋白是血浆渗透压的主要决定因素。术后积极补充人血白蛋白，每日60g人血白蛋白静脉输注，维持血浆胶体渗透压，预防水肿的同时补充及稳定血容量。记小时尿量，量出为入；保证匀速输入，容量泵控制补液速度，防止循环淤血。通过每日两次血气分析及隔天一次生化检查，密切监测患者电解质及生命体征情况，并予以处理。

3. 成人法洛四联症患者颅脑术后颅内压增高的预防　各种颅内病变，如神经重症患者常见的颅内大量出血、大面积脑梗死、严重颅内感染，可引起颅内局部或全部压力增高（尤其是增高不均匀时），造成部分脑组织通过某些解剖上的孔道移位到压力较低的部位，形成脑疝，威胁患者生命。同时，持续的颅内压增高可降低脑血流量和脑供血能力，导致脑缺血、缺氧。颅脑手术术后患者由于神经系统的损害、颅脑损伤恢复期、低氧血症、高碳酸血症、胃肠胀气、气管插管、疼痛、发热、心理等因素的影响，多数会出现术后烦躁表现，干扰手术后病情观察，引起高血压、ICP增高、心动过速，增加护理不良事件发生率，如意外拔管、坠床等，也加大了护理工作难度。有效的镇痛镇静治疗可明显抑制体循环应激反应的发生，同时降低脑氧代谢速率，减少正常区域脑组织的血流量，降低ICP，提高脑组织对于缺血缺氧的耐受性及自动调整各种物质的供需，发挥对受损大脑的保护作用。患者在清醒后往往难以忍受气管插管，会出现呛咳、呕吐、咬管、吐管、躁动等情况，显著增大氧耗量，只有安静睡眠才能使患者减少氧耗，减轻心脏负担。该患者术后给予持续舒适性镇痛镇静，最小化镇静，最大化镇痛，目标导向性镇痛镇静，保持Richmond躁动-镇静评分（RASS）：-2 ～ 0分，重症监护室疼痛观察工具（CPOT）评分≤ 2分；持续无创颅内压监测，减少颅内感染风险，保证颅内压低于10 ～ 15mmHg，颅内压＞ 20mmHg持续＞ 5分钟，立即报告医生，给予小剂量脱水剂治疗，辅之以快速静滴甘露醇（剂量控制为25g）。颅脑术后便秘的发生不仅影响患者体内毒素排出，还会引起腹内压急剧增加，继发颅内压增高和加重脑水肿，甚至可引起脑疝，危及患者的生命，做好便秘的预防和治疗对于颅脑损伤术后患者的康复具有重要意义。因此，术后加强该患者排便情况的观察，并早期应用乳果糖及西甲硅油润肠通便，必要时进行开塞露低压灌肠，保证肠道通畅。

4. 成人法洛四联症患者颅脑术后早期活动　下肢深静脉血栓（deep vein thrombosis，DVT）是手术后严重的并发症之一，一旦发生不仅严重影响患者的肢体功能，甚至可能发生致命的肺栓塞（pulmonary embolism，PE）。法洛四联症患者由于长期缺氧，红细胞代偿性增多，血液黏稠，易出现术后应激反应，导致血液高凝状态，应补充血容量，对血液进行稀释，防止产生静脉血栓。通过输注晶体及人血白蛋白，补充血容量的同时，提高胶体渗透压，稀释血液，预防血栓形成。同时，先天性心脏病患者，血流动力学良好的无症状患者在活动上没有任何限制。该患者因肌力下降、血液黏稠及卧床等因素，更易发生血栓，术后早期给予机械预防，并协助患者主动及被动活动，行血栓操锻炼：握拳、旋腕、肘部屈伸、肩部旋转运动、患肢抬高、平放锻炼、泵踝运动，最大限度屈伸、旋转踝关节。最大位置停5～10秒，活动时加强患者生命体征的监测，根据患者自身耐受能力，每日锻炼3～5次，每次进行4个8拍。

5.成人法洛四联症并发脑脓肿患者术后感染的治疗和预防　颅内感染是颅脑术后患者常见严重并发症之一，流行病学调查显示我国颅脑术后患者颅内感染发病率高达4.24%，一旦发生颅内感染，感染范围可涉及脑组织、脊髓、被覆组织以及邻近相关组织，抗感染药物无法有效穿透血脑屏障，治疗效果不佳，患者不仅住院治疗时间明显延长，医疗耗费也显著增加，严重者甚至出现死亡。延长使用预防性抗生素与耐药菌群的出现呈正相关，因此，在该患者术后24小时内停止预防性抗生素应用，改为万古霉素联合美罗培南抗感染。万古霉素通过抑制细菌的生长和繁殖杀死细菌；美罗培南为人工合成的广谱碳青霉烯类抗生素，通过抑制细菌细胞壁的合成而产生抗菌作用；联合上述两种足量抗生素可以广覆盖革兰氏阳性及阴性菌。随着近些年来抗生素和免疫抑制剂等过量应用问题的出现，细菌的耐药性逐渐提高，对患者的康复造成了限制作用；在明确患者感染后，及时根据临床药敏试验结果指导临床合理使用抗生素，在提高临床治疗有效率的同时，减少患者用药不良反应的发生率。该患者术后停用预防性抗生素，在血培养及药敏试验结果指导下调整抗生素。同时密切观察患者体温变化，预防体温升高造成的心肌耗氧量的增加。

【总结与反思】

1.护理亮点　法洛四联症并发脑脓肿后行急诊开颅减压及切除手术，病情护理涉及循环、呼吸、神经及消化系统，给护理及治疗带来了较大的难度。根据患者具体情况，制订个体化的护理方案，在保证患者氧耗、积极预防治疗颅内感染和继发感染、保证容量及电解质平衡、早期活动，不加重患者心脏负担，不引起颅内压升高的情况下，维持患者的循环，保证患者营养，积极预防围术期及基础疾病的并发症，保证患者病情平稳。

2.护理反思　成人法洛四联症并发脑脓肿的患者，由于存在长期低氧血症、心功能不全、颅内感染，术后并发症多等特点，患者术后氧疗、感染控制、预防颅内压增高、早期活动预防静脉血栓和容量管理是临床护理的重点，需要根据患者情况，个体化制定护理措施，在不引起低氧血症加剧、颅内压增高、心力衰竭和静脉血栓形成等并发症，保证患者顺利康复。

知识拓展

1.法洛四联症　法洛四联症是最常见的紫绀型先天性心脏病，占所有先天性心脏病患儿的7%～10%。该疾病通常由四个病变组成：右心室流出道梗阻、右心室肥厚、室间隔缺损及主动脉骑跨。几十年前，先天性心脏病（congenital heart disease，CHD）被认为是一种儿科疾病，因为大多数患有严重病变的患者很少能存活到成年。但是，早期诊断和心脏手术的进步已将疾病的负担从儿科转移到了成年医学上，因此，如今成人先天性心脏病（adult congenital heart disease，ACHD）患者人数不断增长，患者群体数量远远超过儿科远期患者。

2.脑脓肿 脑脓肿是指化脓性细菌感染引起的化脓性脑炎、慢性肉芽肿及脑脓肿包膜形成，少部分也可由真菌或原虫侵入脑组织所致，是一种严重的颅内感染性疾病，是局灶性的颅内感染，以局灶性脑炎起病并局限化，形成腔隙，发病率较低。发热、头痛和局灶性神经功能缺损是脑脓肿经典三联征症状，大部分脑脓肿都是继发于其他部位感染灶，通过直接蔓延或血行播散所致。脑脓肿的手术治疗方式较多，包括切除术、传统穿刺引流术、立体定向穿刺引流术、神经导航引导下脓肿穿刺术、脑室镜辅助下脓肿抽吸术及超声引导下脓肿抽吸术等。

3.法洛四联症和脑脓肿的关系 法洛四联症由于存在右向左分流，即右心的静脉血不经过肺毛细血管的过滤作用，直接流入体循环，导致周围静脉中的细菌通过上述途径进入脑组织而形成脑脓肿；由于存在逆向分流，肺组织血流量明显减少，肺血氧交换不足，使得此类患者的脑部经常处于严重的慢性缺氧状态，血红蛋白、红细胞数、血细胞比容明显升高，致使血液黏稠度增高，脑静脉血流减缓，产生小面积脑梗死或软化，从而有利于细菌生长繁殖而发展成脑脓肿。

参考文献

丁惠，王笑亮，潘灏，等，2022. 脑脓肿的外科治疗［J］. 临床神经外科杂志，19（5）：557-560.

柯园园，向艑博，鄢红玉，等，2023. 法洛四联症术后合并左肺动脉栓塞1例［J］. 中国医学影像学杂志，31（2）：127-128.

赵恺，尧小龙，王俊文，等，2019. 64例神经外科脑脓肿老年患者临床特点及手术治疗效果［J］. 中国感染控制杂志，18（9）：808-813.

第九节 淋巴瘤患者并发冷凝集素综合征的护理实践难点解析

【病例简介】

女，63岁，因淋巴瘤入院，既往输血出现溶血反应。本次因重度贫血、发热、嗜睡转入ICU，入ICU时患者体温39.5℃，心率98次/分，呼吸20次/分，血氧饱和度96%，APACHE Ⅱ评分20分，死亡系数46.8%，有静脉血栓栓塞风险（Caprini评分8分），实验室检查：红细胞不规则抗体阳性，冷凝抗体强阳性，直接抗人球蛋白阳性，D-二聚体4.09～7.36μg/ml，血红蛋白31g/L，乳酸脱氢酶905U/L；超声检查：双小腿肌间静脉血栓。诊断为：冷凝集素综合征。

入科后给予加温输血纠正贫血；地塞米松、甲泼尼龙琥珀酸钠、人丙种球蛋白、环孢素A进行免疫治疗；对乙酰氨基酚片降温治疗；美罗培南、阿奇霉素抗感染治疗；依诺肝素钠抗凝治疗；环磷酰胺化疗，积极治疗原发病。经治疗第10天，患者血红蛋白升至72g/L，肺部感染较前减轻，顺利转出ICU，继续抗肿瘤治疗。

【临床诊断】

自身免疫性溶血性贫血；冷凝集素综合征；肺部感染；淋巴瘤。

【主要治疗】

1.输血纠正贫血。

2.免疫治疗。

3.对乙酰氨基酚片降温治疗。

4.抗感染治疗。

5.依诺肝素钠抗凝治疗。

6.积极治疗原发病。

【护理难点及护理措施】

1.体温如何管理　冷凝集素综合征（cold agglutinin syndrome，CAS）患者体内的IgM抗体在患者体温在31℃以下时能与红细胞抗原发生可逆性的红细胞凝集，产生溶血，最佳凝集温度在3～4℃，因而为减少患者溶血反应、雷诺现象发生，需做好体温管理。冷凝集素综合征患者体温管理的原则如下。

（1）减少寒冷刺激，制定患者目标体温：体核温度不低于37℃，不高于38℃。①环境温度：避免环境温度对患者的刺激，特别是寒冷冬季，调整室内温度28℃，每个房间放置温湿度计，维持环境温度在28～31℃。②保暖：加盖被褥，使用加温毯保暖，四肢使用热水袋，热水袋温度不可超过60℃，警惕烫伤发生。③胃肠营养温度：经鼻胃管肠内营养，管饲肠内营养乳剂（TPF），使用加温泵加温营养液管路至37℃，肠内营养期间询问患者有无恶心、腹痛、腹胀、腹泻等不适。经口进食，进食前测量食物温度，避免食物放置变冷。④加温输液：患者输液全程使用输液加温仪，将距离穿刺点20cm左右的输液管路安置在加温仪上，设置仪器温度37℃。输液管路可加延长管增加管路长度，避免管路过短，翻身、牵拉时输液管路脱落或引起中心静脉导管脱落，预防非计划拔管。

（2）发热护理：冷凝集素综合征患者由于免疫治疗机体抵抗力下降常伴有肺部感染，患者高热时不应使用降温毯、冰敷等寒冷刺激，而应给予药物降温。通过以上措施的落实，该患者在ICU治疗期间未发生溶血反应及雷诺现象。

2.冷凝集素综合征患者输血与常规输血要求有何异同　普通血液制品保存温度为4℃，常规输血方式血液制品温度较低，对冷凝集素综合征患者容易诱发溶血反应的发生。因此，冷凝集素综合征患者输血时应注意以下几点：①输注的血液制品，首先需通过严格的交叉配血，最好输注洗涤红细胞或去白悬浮红细胞。②输血前正确进行合血标本采集，为避免血液凝集，采集合血标本前提前准备好保温箱，保温箱温度控制在37℃左右，采集前先将采血管放置在保温箱内预热，采集血标本充分混匀后再次放置于保温箱，及时送检。③输注血液制品前需将血液制品放入保温箱内预热（保温箱温度控制在37℃左右），输注时采用加温输注，将输血管路安置在输液加温仪器上，设置仪器温度为37℃，输血过程中缓慢输注，密切观察患者有无输血过敏反应及溶血反应的发生。通过加温输血，该患者在ICU输血过程中未出现溶血反应。

3.静脉血栓预防措施　有研究显示，冷凝集素综合征患者静脉血栓栓塞（VTE）发生率会有所增加，长期使用糖皮质激素也会诱发或加重VTE的发生。该患者VTE风险评分8分，D-二聚体4.09～7.36μg/ml，双小腿肌间静脉血栓形成，给予依诺肝素钠抗凝治疗。抗凝治疗过程中应警惕血小板减少导致出血的发生，密切监测患者血小板及凝血功能情况。患者双小腿肌间静脉血栓，为避免血栓进一步发展，加强活动，每日做血栓操，不低于4次，每次15～20分钟，双上肢予气压治疗，每日2次。

4.免疫治疗过程中不良反应的护理　对于自身免疫性溶血性贫血伴冷凝集素综合征患者，为减少抗体生成，需进行原发病治疗及免疫治疗。该患者原发病为淋巴瘤，使用环磷酰胺化疗治疗原病，环磷酰胺主要不良反应为出血性膀胱炎，使用期间嘱患者多饮水，同时碱化尿液，护理过程中关注患者尿液颜色，观察有无出血及尿频、尿急、尿痛等症状。患者免疫治疗使用了糖皮质激素及免疫球蛋白。糖皮质激素使用期间应注意观察患者有无消化性溃疡出血、感染加重的发生，同时加用艾司奥美拉唑保护胃黏膜。该患者在治疗过程中未出现出血性膀胱炎及消化性溃疡出血。

5.感染预防及控制　冷凝集素综合征常继发于感染患者，最常见的是肺炎支原体感染、EB病毒感染，应给予相应的抗感染、抗病毒治疗。肿瘤化疗后骨髓抑制会导致白细胞、血小板下降，使患者免疫功能下降，造成或加重感染。该患者采取单间保护性隔离，每日使用空气消毒机消毒病房2次，每次30分钟，每日使用1000mg/L含氯消毒液擦拭病房内物体表面，进入房间穿隔离衣、戴口罩和帽子，同时减少人员出入。

6.健康宣教的实施　冷凝集素综合征患者通过治疗可痊愈或缓解，对出院患者需做好健康宣教，警惕复发。①积极治疗原发病，冷凝集素综合征患者长期疗效及预后与原发病的治疗密切相关，肿瘤患者按计划进行化疗、放疗等。②做好保温措施：夏季不可长时间在空调房内，空调温度不可低于26℃；冬季寒冷季节，应保持室内温度在28℃左右，减少外出，外出时做好保暖措施，戴手套、帽子、耳罩等。③禁忌食用生冷食物，如冰淇淋、刺身等。④关注尿液情况，指导患者观察尿液，若出现酱油色尿、浓茶色尿，需及时到医院就诊。⑤定期复查血常规。⑥帮助患者及其家属建立信心，由于自身肿瘤疾病的困扰，肿瘤患者易在治疗中信心不足，易有放弃治疗等消极情绪。护理人员需掌握冷凝集素综合征相关疾病的治疗知识，向患者及其家属介绍该病的特点、临床表现、治疗和预后，同时向家属普及积极治疗原发病对冷凝集素综合征作用的知识，使患者及其家属有信心配合医生积极治疗。

【总结与反思】

1.护理亮点　冷凝集素综合征患者的护理核心思想是减少寒冷刺激。而寒冷刺激又体现在护理的各个方面，如输液输血的温度、环境温度、饮食或管饲温度、物理降温等。有效地落实保暖措施是护理冷凝集素综合征患者的关键。

2.护理反思　冷凝集素综合征疾病罕见，发病率低，临床中较少见，易造成误诊、漏诊、延误治疗。护理人员需学习罕见疾病的护理，掌握冷凝集素综合征的临床表现多为肢端发绀、贫血、溶血、雷诺现象等。护理重点在体温管理，减少寒冷刺激，做好保暖，保持环境温度28～31℃，输血输液使用加温装置，设置加温温度为37℃，进食、管饲温度控制在37℃，患者发热时不可使用冰敷等寒冷刺激。除此之外，还需做好健康宣教，帮助患者建立治疗疾病的信心，指导患者出院后做好保暖措施，预防冷凝集素综合征复发。

知识拓展

1.冷凝集素综合征 冷凝集素综合征是由寒冷因素导致的以慢性溶血性贫血及微循环栓塞为特征的一种自身免疫性溶血性贫血，常继发于感染、淋巴瘤等疾病。冷凝集素是IgM型冷抗体，与红细胞表面抗原结合导致凝集，并通过激活补体经典途径而导致溶血。其主要表现为低温环境下出现贫血、溶血、肢端发绀、网状青斑、雷诺现象。该病发病率低，北欧年发病率为1‰，女性患病率略高于男性，患者出现症状时的中位年龄在65岁。

2.雷诺现象 雷诺现象又称间歇性手指皮色改变、肢端动脉痉挛现象，是指在寒冷刺激、情绪激动，以及多种疾病影响下诱发的血管神经功能紊乱，导致肢端动脉阵发性痉挛、血流暂时减少或中断，随后扩张充血的特征性病变，伴疼痛和感觉异常为特征，呈现四肢末端皮肤颜色间歇性苍白、发绀和潮红的变化。冷抗体型自身免疫性溶血性贫血患者，遇寒冷时出现对称肢体阵发性苍白与发绀的现象，耳廓、鼻尖呈类似发作，甚者肢端坏死，乃因患者血中有高效价冷凝集素，当肢体局部遇冷时，血管中发生血液自凝，血流淤滞。

参考文献

李淑军，王勇，高晓黎，等，2019. 冷凝集素综合征患者行食管癌根治术的护理［J］. 中华护理杂志，54（3）：450-451.

王蕾，关欣，2018. 血管活性药物续泵方法的现状与思考［J］. 中国实用护理杂志，34（15）：1125-1129.

杨楠，王蓓，高峰，等，2020. 40例自身免疫性溶血性贫血患者输血和激素治疗的疗效及安全性评估［J］. 中国实验血液学杂志，28（4）：1307-1311.

余锋，孙令凤，王娟，等，2019. 淋巴瘤所致冷凝集素综合征3例临床回顾性分析并文献复习［J］. 肿瘤药学，9（4）：699-704.

张学翔，魏华，2022. 冷凝集素病的研究现状［J］. 医学理论与实践，35（4）：578-580.

中华医学会血液学分会红细胞疾病（贫血）学组，2017. 自身免疫性溶血性贫血诊断与治疗中国专家共识（2017年版）［J］. 中华血液学杂志，38（4）：265-267.

第十节 右肺癌患者合并横纹肌溶解综合征的护理实践难点解析

【病例简介】

男，76岁，既往慢性阻塞性肺疾病史，体检发现双肺结节6月余，自述6天前因"感冒"出现声嘶，完善相关检查，排除禁忌后行胸腔镜肺叶节段切除术，术后转入ICU。入科时全身麻醉未醒，给予呼吸机辅助呼吸，心率74次/分，呼吸14次/分，血压141/83mmHg，血氧饱和度99%。血气分析：pH 7.247，PaCO$_2$ 60.4mmHg，PaO$_2$ 148.4mmHg，BE −0.9mmol/L，HCO$_3$ 23.5mmol/L，Hb 122g/L，HCT 38%，Na$^+$ 141.4mmol/L，K$^+$ 4.04mmol/L，A-aDO$_2$ 54.1mmHg，Lac 1.8mmol/L。患者主要临床表现为咽痛、全身肌肉痛，尿色呈深茶色。实验室检查：肌酸激酶2345U/L，肌酸激酶同工酶87.2U/L。经积极补液、激素、碱化尿液、镇痛等对症治疗后，CK由2345U/L下降至466U/L，CK-MB由87.20U/L下降至28.00U/L，给予诺扬稀释液对症镇痛后肌肉疼痛明显缓解；给予康复新液漱口，咽痛缓解；患者因疼痛及慢性阻塞性肺疾病史，拔管后反复出现呼吸困难、气道高反应等不适，值班医生间断给予无创呼吸机辅助呼吸，联合呼吸小组成员针对患者病情制订个体化呼吸锻炼，给予甲泼尼龙联合氨茶碱、沙丁胺醇、特布他林稀释液等药物解痉平喘；1周后顺利脱机，患者病情平稳，气道高反应缓解，肌肉痛明显减轻，尿色呈淡黄色，遵医嘱转回病房继续对症支持治疗。

【临床诊断】

右肺癌；慢性阻塞性肺病；横纹肌溶解症。

【主要治疗】

1.对症治疗横纹肌溶解症。

2.抗心律失常治疗。

3.呼吸机支持治疗。

4.抗感染治疗。

【护理难点及护理措施】

1.如何早期识别横纹肌溶解症　横纹肌溶解症（rhabdomyolysis，RM）是横纹肌损伤释放大量肌细胞内容物进入外周血引起的一系列综合征，通常涉及的肌肉群是四肢和下背部，创伤性损伤是常见原因。该患者术后入ICU，带管2天后顺利停机拔管，拔管后主诉咽喉部疼痛，告知医生，考虑为气管插管带来的黏膜损伤，行健康宣教及心理护理。1小时后患者仍诉咽喉部疼痛，遵医嘱给予诺扬稀释液2ml/h持续静脉泵入，30分钟后询问患者自述疼痛缓解，观察有无呼吸抑制等药物不良反应；4小时后抬高床头给予30ml温开水，行洼水试验并缓解咽干，患者无呛咳反应，协助少量多次饮水。12小时后患者再次自诉咽痛明显，四肢肌肉乏力，腰背部及四肢酸痛，告知医生，调节诺扬稀释液泵速至4ml/h，加强不良反应的观察，行心理护理，进行相关疾病宣教，遵医嘱抽血送检，接精密计尿器监测小时尿量。实验室检查：CK 2345U/L，CK-MB：87.20U/L，小便颜色由清亮淡黄转变为深黄色，小便量由70～130ml/h降至20～50ml/h，当患者出现肌痛或肌无力，实验室检查：CK ≥ 1000U/L或CK ≥正常值上限5倍可定义为横纹肌溶解症。

2.横纹肌溶解症的护理　横纹肌溶解症临床上多以补液、碱化尿液、利尿等对症支持治疗为主，出现肾衰竭时可予以肾透析治疗。

（1）容量复苏：横纹肌溶解后大量肌红蛋白释放入血，治疗早期需要给予患者大量补液，以稀释已经到达肾脏的肌红蛋白，维持有效血容量，纠正低血容量性休克。以患者需求量为目标，起始剂量400ml/h，范围200～1000ml/h，根据患者实际情况，补液至肌酸激酶水平降至≤5000U/L。该患者在液体复苏时使用容量泵控制补液速度，第1小时予200ml/h输入，1小时后床旁给予B超进行容量评估，继续补液，2小时后给予100ml/h输入，全天补液量达2000ml，患者病情重，行特级护理，24小时专人监护，持续测量生命体征，补液过程密切观察有无发热、心力衰竭、肺水肿、空气栓塞、静脉炎、过敏、休克等不良反应；监测中心静脉压，监测值波动在2～11cmH₂O，持续24小时液体循环输注，每班进行一次B超容量评估。

（2）碱化尿液：尿量目标为1～3ml/（kg·h），300ml/h为治疗目标；遵医嘱输注5%碳酸氢钠注射液125ml，输注结束后监测动脉血气，连接精密计尿器记小时尿量，每小时观察小便量及颜色，每小时用试纸片监测尿液pH，该患者每小时监测尿液pH＞6.5，小时尿量维持在30ml/h以上，最高达1小时240ml。当出现以下任意一种情况，停止输注碳酸氢钠，给予等渗盐水补液：①3～4小时后尿液pH＜6.5。②出现低钙血症症状。③动脉血气分析pH＞7.5。④血清碳酸氢盐＞30mmol/L。

（3）患者电解质变化：静脉采血送检及动脉血气分析，关注电解质变化，掌握血肌酸激酶峰值变化。该患者补液开始后每4小时复查一次静脉血，连续3次结果稳定后改为6小时复查一次，24小时后改为8小时监测一次，48小时后综合评估每日复查一次。每日两次动脉血气分析，补液开始后1小时、2小时、4小时分别监测一次临时动脉血气分析，血气结果：钾3.04mmol/L，给予钠钾镁钙注射液加10%氯化钾注射液1g静脉输注，补液后钾4.3mmol/L，加强关注。早期发现并纠正，可以有效防止病程进展至肾衰竭或弥散性血管内凝血（DIC）的发生；积极病因治疗，维持内环境的稳定，警惕心律失常。

（4）密切监测肾功能，该患者每日一次查血，有变化波动时6小时监测一次，给予保肝治疗，停用有肾脏损伤的药物，实验室检查：尿素22.0.8mmol/L，肌酐143μmol/L，钾5.44mmol/L，给予呋塞米注射液利尿降钾，根据结果调整监测频次。患者经过补液及碱化尿液治疗后实验室检查：CK 856U/L，CK-MB 56.50U/L，尿素15.86mmol/L，肌酐133μmol/L，钾4.1mmol/L，继续对症处理。若积极补液后患者仍少尿或无尿，需医生充分评估有无连续性肾替代治疗（CRRT）治疗指征。

3.如何预防及处理患者的心律失常　横纹肌溶解症导致电解质紊乱，可能导致患者心律失常甚至停搏，早期识别及诊断横纹肌溶解症，并积极进行干预治疗至关重要。护理措施：①专人24小时特级护理，持续心电监护，观察患者心电图波形有无QRS波扩大、小P波和严重心律失常，倾听患者主诉，及时发现汇报并积极对症处理。患者偶发心率增快，波动范围在110～165次/分，遵医嘱给予普罗帕酮注射液70mg加5%葡萄糖注射液在10分钟内静脉缓推，心率波动在121～166次/分，继续给予普罗帕酮注射液70mg加5%葡萄糖注射液静脉泵入，泵速5ml/h，心率＜100次，调节泵速至3ml/h，心率＜90次时暂停泵入，注意头痛、便秘等不良反应。患者多次发作心律失常，普罗帕酮效果不佳，更换艾司洛尔注射液50ml，5ml/h静脉泵入；用药过程中注意有无低血压、心动过缓、心力衰竭、高钾血症等不良反应。给予磷酸肌酸钠1g加生理盐水50ml

静脉泵入营养心肌，1次/天。②每日两次床旁血气分析测定血钾水平，必要时抽取静脉血送检进行校对，持续低钾临时给予10%氯化钾注射液口服，增加血气监测频次。③给予促胃肠动力药物，保证大便通畅，减少刺激。④给予诺扬稀释液静脉泵入进行镇痛，保证充足的休息。⑤心理护理：建立患者对ICU的安全感，营造安全、舒适的环境，分享成功案例，增强患者对治疗的自信心。

4.慢性阻塞性肺疾病患者的呼吸道管理　患者有慢性阻塞性肺疾病（COPD）史，术后给予呼吸机辅助呼吸，患者反复出现呼吸窘迫，气道高反应性，频发气道峰压高，拔管后间断给予无创呼吸机支持治疗，有效控制气道压力，增加呼吸机顺应性。

（1）镇痛镇静，提高患者的舒适性，减少人机对抗，增加顺应性，遵医嘱对患者使用诺扬稀释液镇痛，右美托咪定稀释液镇静，镇静评分＜-3分，每日行唤醒评估，每班评估拔管指征，尽早拔除气管插管。

（2）气道管理措施：①保持管道通畅，抬高床头≥35°。②按需吸痰，吸痰时动作轻柔，缓慢旋转向上提拉，吸痰时间小于15秒，禁忌反复抽插。③使用气囊压力测定装置，每4～6小时监测一次并维持气囊压力在25～30mmH$_2$O，压力过小导致误吸，易增加呼吸机相关性肺炎（VAP）发生率，压力过大造成黏膜受损而引起缺血性损伤。④更换带加热导丝的呼吸机回路，连接加热湿化罐，维持气道温度在37℃，加强气道湿化管理，避免分泌物过度黏稠聚集而堵塞气道，痰液黏稠将降低肺顺应性，有细菌定植的危险；湿化效果以痰液稀薄能顺利吸出、人工气道内无痰痂、听诊气道内无干鸣音、呼吸通畅为佳。⑤给予患者博利康尼——硫酸特布他林雾化吸入用溶液联合吸入用乙酰半胱氨酸溶液行雾化吸入，促进排痰，缓解支气管哮喘、慢性支气管炎、黏稠物阻塞症所合并的支气管痉挛，每日3次帮助痰液引流；引流效果不佳时行纤支镜检查，给予肺泡灌洗，留取痰标本送检；升级卡泊芬净联合泰能抗感染治疗，降低因肺部感染导致的反复气道痉挛；间断给予无创呼吸机辅助呼吸，减轻呼吸肌疲劳和耗氧量，有效提高动脉血氧分压，缓解呼吸困难程度，降低动脉血二氧化碳分压，每班评估撤机指征，4次/天。⑥每1～2小时倾倒集水杯内的冷凝水；因患者咽痛，选用康复新液行口腔护理，每班进行一次，4次/天。带气管插管时由两人进行配合操作，一人固定管道，一人使用冲洗结合刷洗法，动作轻柔，冲洗速度不宜过快，负压吸引值控制在-120～-80mmHg，口腔护理结束后将管道移向对侧，妥善固定，避免管道及牙垫压迫舌或口唇，导致黏膜受损。操作过程中严密观察患者生命体征是否平稳、有无人机对抗、呼吸困难等不适，如有异常情况及时处理并停止操作；拔管后协助患者进行口腔护理，监督执行力度，检查清洁效果。

（3）解痉平喘治疗：因肺部感染较重患者反复发作出现气道痉挛，遵医嘱给予甲泼尼龙40mg加生理盐水100ml静脉滴注，1次/天；给予特布他林稀释液、氨茶碱稀释液、布地格福、孟鲁司特等药物对症处理，2次/天。

（4）患者中度贫血，给予输注红细胞悬液，提高血红蛋白增加携氧能力，改善缺氧症状。

（5）肺康复一对一指导：ICU有专业的肺康复小组，每日综合评估患者生命体征及病情变化，一对一进行相关健康指导，指导呼吸训练，改善患者的肺通气量，减轻呼吸负担。①指导患者练习缩唇呼吸，这是一种抗阻呼气练习。患者拔管后取坐位或端坐位，嘱患者放松肩颈肌肉，闭上嘴，用鼻子慢慢吸气至少2秒，深吸气鼓起肚子3～5秒，屏息2～3秒，缩唇慢慢地呼出肺里所有的空气，呼气时回缩肚子，持续3～5秒。注意不要用力把空气挤出来，呼气的时间至少应该是吸气的两倍，也可在患者头部正前方10cm左右，护士手持一张卫生纸巾，尽可能缓慢呼气时吹动纸巾。每次练习5～15分钟，坚持30分钟最佳，1～2次/天。②指导患者腹式呼吸（也称膈式呼吸）。协助患者取合适体位，尽量放松全身，右手在腹部肚脐，左手放胸口，用鼻吸气，经口呼气，吸气时最大限度地向外扩张腹部，呼气时最大限度地向内收缩腹部，一呼一吸算一次循环，吸气时间2秒，呼气时间4～6秒，每次练习15～30次呼吸循环，每班一次，至少3次/天。③叩击震颤排痰，手指并拢呈空杯状，在背部由下向上，由外向内进行叩击，或使用机械辅助排痰，2次/天，痰干不易咳出时增加拍背及雾化次数，必要时进行电子纤维支气管镜吸痰。④肺扩张技术：协助患者取半卧或坐位，对局部胸壁加压，以获得本体感受器刺激；然后呼气，抗压吸气扩张胸壁；充分吸气后保持3秒，放松呼吸，调整呼吸。⑤咳嗽技术：将咳嗽动作分解为4个步骤，先刺激咳嗽，指导患者缓慢深吸气，吸气最大量时关闭声门屏气1秒，再用力咳出，耐受的情况下可以每小时进行一次，3次/天。⑥患者清醒时，向其讲解早期康复的目的，鼓励并指导早期行床上活动锻炼，患者有人工气道时，在病床上利用功率自行车锻炼器进行锻炼，运动时管床护士全程陪护，保证足底与踏板充分接触，保护足部不要卷入踏板下方，避免受伤；呼吸小组成员协助使用移动吊床将患者悬空端坐休息，降低肺部感染。家属的共同参与可以提高患者的依从性，运动内容包括上肢环绕运动、肩部环绕运动、肩胛伸展、上肢伸展、下肢伸展、抗阻运动（让患者抬高肢体并给予一定阻力，训练上肢、下肢肌力），每组运动时间至少5分钟；循序渐进至床旁坐位休息活动或站立原地踏步走；进展至下床活动：单足站立、足尖对足跟站立、扶着床挡直线行走、无辅助行走等，每组活动时间至少5分钟。该患者第1日运动时长平均每项间断2分钟，需要大量外力帮助，活动后气紧明显，安静休息30分钟以上方可缓解，对活动依从性差；连续4日后活动时间延长至每项运动间断4分钟，需要部分帮助，活动后感轻微气促，安静休息10分钟以上能缓解，1周后能坚持独立完成30分钟运动，仅上下床铺需要帮助，因个体差异，需要由有丰富临床经验的医护人员进行充分的评估，活动过程中全面评估患者情况，如有病情变化及时中止运动。

（6）加强营养支持，患者拔管后，可以经口少量进食流质，通知家属送餐，患者进食差，能量不足，遵医嘱予安素粉55.8g加温开水200ml口服，4次/天。

【总结与反思】

1.护理亮点　横纹肌溶解症是由多种原因造成的，临床典型三联征为肌痛、肌无力和深色尿，早期识别和治疗非常重要，秉承对患者有爱心有耐心的原则，认真倾听主诉，确诊横纹肌溶解症后快速给予液体复苏、碱化尿液、纠正电解质紊乱等治疗措施，严密监测血清肌酸激酶（CK），动态B超评估液体容量，发现并纠正心律失常，患者的病情等到缓解，CK降至436U/L，肌酸激酶同工酶（CK-MB）：25.00U/L，每日液体量2000ml/h，小时尿量达30～240ml/h，有效地阻止了病情的进一步加重。患者有COPD病史，脱机困难，科室肺康复小组成员与医生合作，制订出适合患者的个体化训练方案，每日监督患者进行腹式呼吸训练、缩唇呼吸训练、肺扩张训练及气道廓清术，有效地清除了患者肺部的积液及分泌物，大大改善了患者肺通气量，呼吸肌肌力增强，耐力及协调力得到改善，顺利脱机拔管，病情稳定后患者成功转回病房继续进行支持治疗。

2. 护理反思　横纹肌溶解症起病隐匿，临床表现不明显，易被临床忽略而延误诊治，严重者将导致心律失常、急性肾功能障碍甚至休克。护理人员在临床工作中应带有评判性思维，打破惯性思维，患者术后自述疼痛，低年资护士惯性思维以为是因为切口疼痛引起的，数次口述疼痛，低年资护士知识储备相对欠缺未能与横纹肌溶解症进行区分，患者进而出现四肢肌肉疼痛；高年资护士认真倾听患者主诉，提出质疑，及时告知医生并完善相关检查，正确诊断横纹肌溶解症，避免了进一步的肾功能损伤，阻止了横纹肌溶解症的发展及潜在危及生命的并发症，缩短治疗的恢复期，减少住院费用，护士业务能力的自我提升十分重要，科室内每周开展一次业务学习，让临床护士能更迅速的应对临床事件。

知 识 拓 展

1. 横纹肌溶解症　横纹肌溶解症是以肌肉组织的分解和坏死以及释放肌细胞内容物进入血液循环为特征的一种综合征。主要临床表现为肌痛、急性肌无力、肌肉肿胀、深棕色/酱油色或茶色尿以及血清激酶升高≥正常值的5倍（>1000U/L）。典型的三联征包括肌痛、乏力和茶色尿。横纹肌溶解病因多种多样，分为获得性和遗传性两类。后天原因包括：①创伤或肌肉挤压：卒中、抽搐、癫痫、哮喘持续发作、缺血、动脉阻塞/受压等。②非创伤性劳累性横纹肌溶解：剧烈的肌肉活动、代谢性肌病、极度炎热和体温调节障碍。③非劳累非创伤性横纹肌溶解：药物/毒素、感染、电解质紊乱、遗传因素等。其中，遗传因素包括酶缺乏（糖或脂质代谢）和肌病。其他表现：急性肾损伤、骨筋膜室综合征、弥散性血管内凝血。

2. 横纹肌溶解症诊断性检查　诊断性实验室检查包括肌酸激酶、尿液分析。诊断性检查的指征：①同时出现肌痛与色素尿。②出现肌痛或色素尿。③临床提示横纹肌溶解风险升高但无肌痛和色素尿；有以下1种都应怀疑是横纹肌溶解症：肌肉压痛、皮肤压迫性坏死的证据、多发性创伤或挤压伤的体征、提示细胞破裂可能增加的血液生化检查异常、有急性肾损伤的证据。④急性肌无力和肌酸激酶显著升高。

参考文献

靳衡，刘起辉，孙可可，2023. 横纹肌溶解症常见并发症及治疗进展［J］. 天津医药，51（3）：329-
　　332.

刘超，孙雪峰，2022. 横纹肌溶解症研究进展［J］. 中国实用内科杂志，42（12）：1036-1040.

谭春苗，姜芬，王小环，2023. 多组分运动训练方案对老年COPD病人四肢骨骼肌功能的影响［J］.
　　护理研究，37（22）：4106-4110.

第十一节　前列腺癌伴直肠膀胱瘘患者术中行CRRT的护理实践难点解析

【病例简介】

男，68岁，因无明显诱因出现尿频、尿急。化验显示血总前列腺特异性抗原（tPSA）＞2000ng/ml。行前列腺穿刺术，术后病理：前列腺癌，PET/CT提示左侧颈部淋巴结转移。给予内分泌治疗（诺雷德＋康士得）联合局部放射治疗，后定期复查。10年后PET/CT提示前列腺右后叶局部代谢活跃，疑肿瘤复发，遂在全身麻醉下行冷冻消融术，术后恢复良好。消融术后1年盆腔磁共振（MR）提示直肠右前壁有一大小约34mm×25mm×33mm肿块，增强可见不均匀强化，直肠肌层受累，直肠黏膜欠连续，肿块前方与前列腺分界欠清。多学科会诊后行阿帕他胺药物治疗。同年7月患者复查盆腔MR提示：直肠右前壁肿物，累及膀胱底壁，考虑直肠膀胱瘘，并继发感染。遂入院在全身麻醉下行"回肠导管＋左侧输尿管支架取出＋乙状结肠造瘘术"，麻醉诱导气管插管后出现血压波动于70～82mmHg/41～45mmHg，心率126～144次/分，无尿等，血气分析提示患者pH 6.89，生化提示血肌酐228μmol/L。ICU会诊后，给予术中枸橼酸抗凝下连续性血液净化（continue blood purification，CBP）治疗，过程顺利。术毕带气管插管返ICU监护治疗。心电监护：血压89/50mmHg，心率115次/分，血氧饱和度100%。血常规示白细胞20.08×10⁹/L，中性粒细胞87.8×10⁹/L。给予呼吸机辅助通气，小剂量去甲肾上腺素维持血压，床边CBP治疗，美罗培南联合替考拉宁抗感染，补充白蛋白及营养等支持治疗。ICU治疗期间予床边CBP治疗。转入第5天患者生命体征平稳，转回普通病房。

【临床诊断】

前列腺癌综合治疗后、直肠膀胱瘘、急性肾损伤、高血压、尿路狭窄、盆腔肿块性质待查。

【主要治疗】

1.围手术期CBP治疗（术中及术后CBP治疗）。
2.抗感染治疗。
3.静脉营养治疗。

【护理难点及护理措施】

1.术中CBP治疗，护士如何进行抗凝管理　使用枸橼酸局部抗凝，在血液进入滤器前加入枸橼酸钠，起始剂量为169ml/h；回输端泵入10%葡萄糖酸钙注射液50ml，起始泵速为10ml/h。手术期间，责任护士应每小时抽取患者动脉血标本及滤器后静脉血标本进行血气分析，根据血气中体内钙离子浓度、滤器后静脉血钙离子浓度调整抗凝方案。根据血气结果调整枸橼酸用量以及钙剂以维持滤器后静脉血液钙离子浓度在0.2～0.4 mmol/L；

患者体内钙离子浓度1.0～1.2 mmol/L。调整方案时，应及时与手术医生、ICU医生、麻醉医生沟通。护士应每小时记录血滤机器静脉压、跨膜压、滤器压，同时观察滤器及动静脉壶内凝血情况，及时汇报医生。

2. 该患者术中容量管理　在手术中CBP的容量管理中，护士应采取以下措施：①监测容量状态。护士应定期观察患者的生命体征，如心率、有创血压、呼吸机参数、尿量、中心静脉压等指标，以评估患者的容量状态。②重视液体输入。护士应及时与麻醉医生沟通，共同商议液体的输入量。避免过多或过快输液，以免引起肺水肿、心功能不全等并发症。同时，对于需要输血的患者，应严格执行输血操作规程，确保输血安全。③调整治疗参数。护士应根据医生的要求，及时调整CBP治疗设备的参数，如血流速度、灌注量等，以保持患者容量状态的稳定。同时，还需要密切观察设备的工作状态，确保其正常运行。④记录护理记录。护士应准确、详细地记录患者容量管理情况，包括生命体征、液体出入量、治疗参数等。⑤与医生密切合作。护士应及时向医生报告患者的容量管理情况，与医生共同分析问题，制订相应的解决方案。在必要时，还应协助医生进行床边监测和抢救工作。

3. 术中CBP治疗的病情观察　①严密监测患者生命体征：监测心率、血压、呼吸频率和血氧饱和度等基本生命体征，确保维持在正常范围内。特别注意任何突发的心率加快或血压下降，这可能预示着循环血量不足或严重出血。因患者术中血流动力学容易出现波动，在CBP初始血泵流量控制在100～120 ml，血压稳定后血泵流量控制在150 ml以内。②观察出血情况：与手术护士、麻醉医生沟通，协助手术护士观察手术区域出血情况，及时报告活跃性出血。③报警处理：CBP治疗过程中，机器报警较为常见，常会导致治疗暂停，包括血泵暂停和（或）置换液泵暂停。因术中无法及时查看患者，会导致报警处置时间延长，责任护士需密切关注报警信息，及时处理报警。④并发症预防：根据血气结果观察血钾、血钠等指标，及时与医生沟通，调整置换液配方，预防电解质紊乱。应每小时记录体温，及时调整CBP加温器温度，保证静脉回输血液温度，避免患者术中低体温。⑤关注手术进程：与手术医生保持密切沟通，了解手术进度。根据手术需要，及时调整CBP治疗的参数。

【总结与反思】

1. 护理亮点　术中CBP治疗：由于环境及手术因素，护士需要掌握独立进行床旁血液净化的能力，同时需要有良好的沟通协同能力，对患者术中循环、容量、抗凝的管理提出更高的要求。

2. 护理反思　大手术后CBP治疗：需要对抗凝与出血进行更严密的监测，应优先使用局部抗凝，在行枸橼酸抗凝时应定时监测滤器前后钙离子的浓度，延长滤器寿命，保证血液净化的疗效。同时，手术后患者凝血功能异常，对导管的维护提出了更高的要求。

知 识 拓 展

1. 连续性血液净化　连续性血液净化是所有连续、缓慢清除水分和溶质的治疗方式的总称，又称为连续性肾脏替代治疗（continuous renal replacement therapy,

CRRT），是采用每天连续24小时或接近24小时的一种连续性血液净化疗法以替代受损肾脏功能。其原理是利用超滤作用清除体内过多的水分，以对流的方式清除中、小分子溶质，利用吸附清除炎症介质。特点是具有自限性（平均动脉压下降，超滤会自动下降）、持续性（24小时连续治疗）、稳定性（对心血管系统影响甚小）、简便性（可在床边进行，不用搬动患者）等血液透析无可比拟的优势，能有效调节患者水、电解质平衡，具有稳定的血流动力学，持续稳定地控制氮质血症及电解质和水盐代谢，并能够不断清除循环中存在的毒素和中分子物质等优点。

　　2. 枸橼酸抗凝　枸橼酸又称柠檬酸，是人体内糖、脂及某些氨基酸代谢的中间产物。枸橼酸能与血液中的钙离子发生螯合反应，形成稳定的枸橼酸钙。将枸橼酸加入血液，枸橼酸可迅速螯合血液中钙离子，使血液中钙离子（游离钙）降低。钙离子作为第Ⅳ凝血因子，参与了外源性、内源性凝血途径和共同通路。如果血液中的钙离子（游离钙）水平低至一定程度（通常在0.4mmol/L以下），血液将不发生凝固。与肝素抗凝相比，枸橼酸抗凝是局部抗凝，不干扰体内凝血过程，出血并发症少。枸橼酸是人体生理性物质，生物相容性好，且无肝素相关的白细胞、血小板降低等并发症。因此，改善全球肾脏病预后组织（KDIGO）指南建议，对于无禁忌证的患者首选枸橼酸抗凝。在临床实施时需要监测滤器钙离子浓度和体内钙离子水平，以保证抗凝效果及治疗安全。

参考文献

康雪，祝红娟，谷洪燕，2021. 危重创伤出血患者术中枸橼酸钠抗凝剂行CRRT的全程护理［J］. 中华灾害救学，9（10）：1317-1320.

第十二节　急性淋巴细胞白血病患者行异型外周造血干细胞移植术后ABO溶血的护理实践难点解析

【病例简介】

　　男，39岁，无明显诱因出现发热，热峰39℃。骨髓穿刺：骨髓增生活跃，粒系增生低下，淋巴细胞增生异常，考虑急性淋巴细胞白血病。给予Hyper CVAD A方案（环磷酰胺＋多柔比星＋长春新碱＋地塞米松）＋培门冬酶方案化疗。同年6月及7月分别给予Hyper CVAD B方案（甲氨蝶呤＋阿糖胞苷）、Hyper CVAD A方案交替化疗。同年8月患者行BUCY［白消安片（马利兰）＋环磷酰胺］移植前预处理后回输患者哥哥（供者血型B型，受者血型O型）外周造血干细胞移植，过程顺利。移植后用头孢噻利预防细菌感染，卡泊芬净预防真菌感染，环孢素A进行输血相关移植物抗宿主病（GVHD）预防。患者进入骨髓空窗期后出现发热，给予升白细胞、升血小板，积极抗感染，积极申请成分输血治疗后病情好转，术后造血重建良好。移植1个月后患者主诉乏力、头晕1周，次日晨起乏力加重，伴浓茶样尿，血常规检查：红细胞$0.92×10^{12}$/L，血红蛋白27.0g/L，血小板$39.0×10^9$/L。血型抗体效价测定：抗B效价1∶256，抗A效价1∶256，提示ABO溶血可能。予以转入ICU行血浆置换术。患者入室后乏力明显，伴浓茶样尿，双侧眼睑结膜嘴唇苍白，心电监护示生命体征平稳。入室后立即留置股静脉导管，予AB型血浆2000ml行血浆置换治疗，并给予头孢噻利联合泊沙康唑抗感染、环孢素抑制免疫排斥、补充白蛋白、纠正电解质紊乱、输注O型Rh（D）阳性洗涤红细胞2U等对症治疗。转入第2～3天继续行AB型血浆置换术（3000ml）两次。转入第4天患者生命体征平稳，复查血型抗体效价均降低至1∶16，予以转回普通病房。患者移植2个月行骨髓穿刺术，未见表型表达异常的幼稚B淋巴细胞，血型鉴定为B型Rh（D）阳性。

【临床诊断】

急性淋巴细胞白血病；异型外周造血干细胞移植术后、移植物抗宿主病、造血干细胞移植后ABO溶血。

【主要治疗】

1. AB型血浆血浆置换。

2. 头孢噻利联合泊沙康唑抗感染。

3. 环孢素抑制免疫排斥。

4. 输注O型Rh（D）阳性洗涤红细胞。

5. 营养治疗。

【护理难点及护理措施】

1. ABO血型不合的造血干细胞移植后溶血时行血浆置换的护理措施　①血浆置换治疗的操作准备：应详细评估患者病情、神志、配合程度以及相关的实验室检查结果，如血常规、止血凝血等。评估血管通路的通畅性，使用20ml注射器对血管通路进行通畅测试，在6秒内反复抽吸血液并能充满20ml时提示管路通畅，即能满足血泵200ml/min的血液流量。与医生充分沟通，确定治疗处方。严格执行双人查对制度、安全输血制度和无菌技术操作。②血浆置换治疗中的措施：按规范执行血浆置换管路预充操作；遵医嘱设置运行参数；治疗中密切观察患者生命体征、机器运行情况，并及时处理机器报警。密切观察患者是否出现血浆置管的并发症，如过敏、出血、低钙血症等。③血浆置换治疗结束后：当置换达到目标量后，正确执行回血操作，按照无菌操作规范对血管通路进行冲、封管。

2. ABO血型不合的造血干细胞移植后的输血策略　针对ABO血型不合的患者移植后输血策略：①次要ABO血型不合（供者血清中含抗受者红细胞ABO抗原的抗体）时，可选用与供者血型一致或O型红细胞及与受者血型一致的血小板直至血型转为供者血型。②主要ABO血型不合（受者血清中含抗供者红细胞ABO抗原的抗体），可选用与受者血型一致的红细胞，或输注与供者血型一致的血小板（应确保血小板内不含供者红细胞），直至血型转换，也可全部输O型红细胞及AB型血小板。在实际操作中，ABO血型不合的造血干细胞移植后的输血应遵循如下原则：每周应用血库方法检测受者的血型抗体滴度，根据当时的血型输注同型血，输注红细胞时必须经过交叉配血，如出现凝集反应，可输注压积红细胞或洗涤红细胞。

3.ABO血型不合的造血干细胞移植后血型转换期输血的注意事项　ABO血型不合的造血干细胞移植后血型转换期存在同种异型输血的情况，因此在输血过程中需要注意以下事项：①在异型血输注过程中严格执行安全输血制度和无菌技术操作。②在采集标本、取血、输血前后严格执行双人查对制度，在双人核对准确无误后方可执行。③血液在取回前和取回后均应妥善保管，避免剧烈振荡和污染，严禁向血液内添加任何药物，禁止在输血通道中使用任何药品。④异型输血时不能输注全血，应选择成分输血。⑤在输血的过程中连续输入不同血型的血液时，须更换输血器。

4.对ABO血型不合的造血干细胞移植后血型转换期输血的不良反应进行观察、预防及处理　最常见的输血不良反应包括非溶血性发热反应、过敏反应、溶血反应等。具体措施如下：①过敏反应：严密观察患者体温，有无发热、皮肤瘙痒、荨麻疹、呼吸困难等。处理：立即通知医生，停止输血，更换输血器，静脉滴注生理盐水，皮下注射0.1%肾上腺素0.5～1ml，吸氧，必要时气管切开，保留血标本。②溶血反应：严密观察患者有无溶血反应的表现，如有无胸闷、腰背部剧痛、酱油色小便、黄疸等。处理：立即通知医生，停止输血，更换输血器，静脉滴注生理盐水，静脉滴注5% $NaHCO_3$ 125～250 ml 碱化尿液，严密监测生命体征，保留血标本等。③非溶血性发热反应：大量输注红细胞悬液可导致患者稀释性的血小板和凝血因子减少，体温降低，易出现病理性出血等。处理：应及时采取保暖，补充足量的血小板、新鲜冷冻血浆等措施。④对有输血不良反应的患者，登录不良反应系统逐项填写"输血不良反应单"，并上传输血科存档。⑤输血完后再次评估患者的神志、瞳孔、血压、皮肤温度及颜色、尿量及尿液颜色。

【总结与反思】

1.护理亮点　患者因行ABO血型不合造血干细胞移植（B＋供O＋），产生移植物抗宿主病，导致患者出现ABO溶血，继而需要使用不含抗体的AB型血浆进行血浆置换。且患者异型造血干细胞移植后，血型从O型转变为B型，需要进行异型输血。异型血浆置换和输血在临床实践中加强对不良反应的观察与预防至关重要。

2.护理反思　在行血浆置换和异型输血的过程中，患者容易出现过敏、溶血等不良反应，因此在治疗过程中需要严密监测生命体征、皮肤温度及颜色、尿量及尿液颜色等情况。对过敏反应的常见临床表现，如皮肤瘙痒、荨麻疹、呼吸困难等需要加强观察。治疗过程中需严密观察患者有无溶血反应的表现。

知 识 拓 展

1.造血干细胞移植　造血干细胞移植（hematopoietic stem cell transplantation, HSCT）是指对患者进行全身放疗或化疗等预处理后，将正常供体或自体的造血干细胞回输给患者，利用造血干细胞具有增殖、分化为各系成熟血细胞的功能和自我更新的能力，使患者重建正常的造血和免疫功能。预处理的目的是破坏或最大程度地抑制患者自身的免疫系统，只有在机体不能识别和消灭外来抗原的情况下，植入的异基因造血干细胞才能存活，取代患者自身的造血系统，生产制造出正常的血细胞。受者之间人类白细胞抗原（HLA）配型要求较严格，HLA相合者ABO血型不一定相合，红细胞血型不合不是造血干细胞移植的禁忌。

2. ABO血型不合造血干细胞骨髓移植　由于造血干细胞不表达ABO抗原，所以受者体内的ABO血型系统抗体不能够对造血干细胞产生破坏，不影响造血干细胞的植入和造血功能恢复，但造血干细胞植入后因红系在分化发育过程中ABO抗原表达逐渐增强，患者体内持续存在针对供者红细胞抗原的抗体，则可能发生迟发性溶血，导致受者红细胞恢复迟缓，并发症增多。

参考文献

李小飞，马春娅，侯瑞琴，等，2023. ABO血型不合异基因造血干细胞移植受者血型检测与血液成分输注专家共识［J］. 中国输血杂志，36（11）：971-977.

肖佳玉，2014. 血浆置换疗法并发症的护理［J］. 广东医学，35（3）：482-483.

第十三节　大肠癌患者术后并发特鲁索综合征的护理实践难点解析

【病例简介】

男，61岁，肠镜下可见距肛门7cm巨大菜花样新生物，病理示：低分化腺癌。胃镜：浅表性胃炎。门诊予新辅助放化疗［方案：TORCH（短程放疗SCRT联合化疗和特瑞普利单抗）方案诱导组，XELOX（奥沙利铂＋卡培他滨）＋PD1（程序性死亡受体1）×2次，5×5Gy，XELOX＋PD1×6］，后收入院，完善各项检查后，在全身麻醉下行腹腔镜下盆腔淋巴结清扫术＋乙状结肠直肠吻合术＋小肠造口术，手术顺利。

术后6日，患者因左侧肌无力（左上肢Ⅱ级，右上肢Ⅲ级，左下肢Ⅱ级，右下肢Ⅴ级）行急诊头颅MRI，提示双侧半球皮质多发急性脑梗死，予以转入ICU治疗，D-二聚体4.64μg/ml；转入后，给予阿托伐他汀口服及依达拉奉等治疗。予以密切观察患者生命体征，每班评估肌力，协助患者功能锻炼及康复锻炼。给予气道护理，帮助排痰。患者情况稳定1周后转回病区，继续治疗后出院。

【临床诊断】

肠癌；浅表性胃炎；脑梗死。

【主要治疗】

1. 抗凝治疗。
2. 抗感染治疗。

3.抗血小板治疗。

4.改善脑循环治疗。

5.雾化帮助排痰。

【护理难点及护理措施】

1.**抗凝药物使用的注意事项** 在抗凝药物使用过程中，需要依据患者的生命体征、临床表现、自觉症状，同时结合实验室检查及影像学检查结果进行综合判断，从而明确药物使用期间的观察要点。患者使用皮下抗凝药物，则应观察患者的凝血指标。注意观察伤口、口腔、消化道等有无因使用抗凝药物导致的出血症状。并且注意脑梗死处血流再灌注与脑出血。护理过程中，指导患者卧床休息，对易出血患者要求其避免剧烈运动与创伤，动作轻柔，避免组织损伤导致出血，尽量避免或减少肌内注射；应观察血压变化，注意脑出血症状。

2.**血管意外（肺栓塞、脑栓塞）再发生时的早期识别** 护理人员应提高对特鲁索综合征患者的风险意识。观察患者有无发生血管意外事件，当特鲁索综合征（TS）形成急性脑梗死后，护理人员应做到早期识别，在紧急救治的黄金一小时，及早采取措施，减少患者病死率和致残率。若患者突然出现以下症状应考虑脑卒中的可能：①一侧肢体（伴或不伴面部）无力或麻木；②一侧面部麻木或口角歪斜；③说话不清或理解语言困难；④双眼向一侧凝视；⑤一侧或双眼视力丧失或模糊；⑥眩晕伴呕吐；⑦既往少见的严重头痛、呕吐；⑧意识障碍或抽搐。应立即行CT或MRI明确诊断，及时进行救治。发生脑梗死后，护理人员应根据患者情况监测患者的生命体征，包括心率、血压、呼吸及每6～8小时评估肌力的变化，以观察疾病有无进展。

3.**气道管理** 患者因疾病清理呼吸道无效，无力自行咳嗽，容易发生吸入性肺炎，延长住院时间及增加费用。对于这类患者护理人员应做好呼吸道集束化管理，每班进行口腔护理，清洁口腔；使用喷雾剂3次/天，帮助杀灭致病菌；按需负压吸引，及时清除呼吸道分泌物；指导患者侧卧，二步法将痰液咳出；采取胃肠减压等方法来预防发生吸入性肺炎。此外，遵医嘱给予化痰药物雾化，帮助患者稀释痰液并咳出。该患者急性期，因偏瘫不能有效咳痰，给予后鼻腔吸痰，预防肺部感染。

4.**神经功能康复**

（1）体位摆放：给予患者正确的肢体摆放，预防肢体偏瘫并发症。急性脑梗死偏瘫患者康复指导中实施良肢位摆放，可明显减少偏瘫侧肢体并发症的发生，改善肢体运动功能，提升患者的日常生活能力、自我护理能力及生活质量。

（2）早期康复锻炼：对脑梗死患者实施强化康复护理可促进患者肢体功能恢复，改善患者的生活质量。康复内容包括：①康复师同护士共同完成被动训练。每天进行2次被动训练，每次30分钟，直到患者能够主动锻炼为止。②给予肢体穴位按摩。拿捏、揉按患者四肢。用拇指揉按尺泽、曲池、合谷、足三里、环跳等穴位。每日2次，每次30分钟，以促进患肢肌肉组织运动恢复。③坐起与站立练习。根据患者的实际情况协助其进行坐起练习，对于站立比较困难的患者，先进行床边下垂双腿的练习，时间为30分钟，为站立做准备。④认知护理。由于疾病原因，患者认知功能衰退，可以在患者病侧操作患者感兴趣的事物、食品、生活用品等，对患侧皮肤进行适当的刺激。

（3）日常生活训练：指导患者开展日常生活训练，语言困难者，指导使用交流画板，积极主动与患者进行交流沟通，促进患者逐步恢复语言功能及日常生活能力。

5.如何针对性实施患者的健康教育及出院随访　做好患者及其家属的健康宣教，出院后进一步开展日常生活能力训练。定期随访，了解患者康复进展。指导患者继续康复锻炼，护理人员应关心与照顾患者，保持良好的工作态度，耐心地为患者讲解溶栓的方法与临床效果，告知溶栓的重要性与可引发的不良症状，开展个性化的心理疏导，让患者与家属保持稳定的情绪，主动接受治疗与护理干预。

【总结与反思】

1.护理亮点　肿瘤患者特别是消化道肿瘤患者，是特鲁索综合征的好发人群。化疗也是危险因素之一。对此类患者，护理人员应增强意识。观察患者有无发生血管意外事件，早期识别血管意外事件，早诊断、早治疗，降低致残率，提高患者生活质量。

2.护理反思　特鲁索综合征通常伴随肿瘤患者终身，对此类患者应加强相关知识的宣教，一旦发生后应积极做好抗凝治疗，监测抗凝治疗效果，做好患者的气道管理，预防肺部感染。做好患者的神经功能康复工作，提高患者的生活质量，并预防血管意外事件再次发生。

知 识 拓 展

特鲁索综合征（Trousseau syndrome，TS）是恶性肿瘤引起动静脉血管内血栓形成而导致的一种副肿瘤综合征，主要表现为恶性肿瘤相关的神经系统病变，可反复发生脑区多血管梗死，D-二聚体水平异常升高。可在诊断为恶性肿瘤之前发生，或者与肿瘤同时出现，具有隐匿性。

参考文献

李苗，党晓凤，薛艺东，等，2021.特鲁索综合征一例报道并文献复习［J］.实用心脑肺血管病杂志，29（2）：133-136.

吴小云，2023.良肢位摆放对急性脑梗死患者偏瘫侧肢体并发症、运动功能及日常生活自理能力的影响探讨［J］.中国现代药物应用，17（15）：172-174.

薛继莲，张艳，张倩，等，2023.1例晚期卵巢癌合并特鲁索综合征病人的护理［J］.循证护理，9（17）：3219-3222.

中华医学会神经病学分会，中华医学会神经病学分会脑血管病学组，中华医学会神经病学分会神经血管介入协作组，2022.中国急性缺血性卒中早期血管内介入诊疗指南2022［J］.中华神经科杂志，55（6）：565-580.

第十四节　食管癌患者术后并发韦尼克脑病的
护理实践难点解析

【病例简介】

男，69岁，全身麻醉下行食管癌根治术＋结肠代食管吻合术＋食管三野淋巴结清扫术＋空肠造口术后1日，患者心率增快至146次/分，血压下降至85/54mmHg，C反应蛋白108.5mg/L，血红蛋白75g/L，前白蛋白109mg/L，降钙素原6.02ng/ml，急诊转入ICU。

患者呈嗜睡状，体温37.5℃，心率130次/分，氧饱和度下降至80%，给予床旁气管插管呼吸机辅助呼吸。检验结果：血红蛋白83g/L，白蛋白29.5g/L，前白蛋白127mg/L，钙2.14mmol/L，磷1.59mmol/L，镁0.7 mmol/L，钾5.4 mmol/L，钠134 mmol/L，氯99 mmol/L，输注红细胞改善贫血，输注白蛋白、力保、乐凡命营养支持治疗，开启肠内营养支持治疗。

入ICU后第5天，给予床旁气管切开（气切），呼吸机辅助通气，血红蛋白66g/L，前白蛋白110mg/L，磷0.54mmol/L，镁1.15 mmol/L，氯104 mmol/L，予以特比澳升血小板，予以输血改善贫血。影像学检查示：双侧丘脑见斑片状T_2WI低信号伴环形高信号影，T_1WI信号稍低，基本对称，边缘FLAIR仍呈高信号，弥散受限不明显，未见明显强化。多学科会诊：患者胃肠道功能障碍，营养状况差，长时间肠外营养支持治疗，给予补充B族维生素治疗，可能遗留认知障碍等遗留症。考虑患者为代谢性脑病，伴低T_3综合征、肺部感染，建议持续消炎、促进合成代谢、评估营养状况、加强肠道和神经康复，预防恶病质的发生，予以补充维生素、营养能量（肠内联合肠外营养）等对症治疗，米汤肠内营养，警惕再喂养综合征的发生。

入ICU后第12天，患者神志清楚，能下床活动。血红蛋白74g/L，白蛋白32.8g/L，前白蛋白118mg/L，磷0.63mmol/L，镁0.74mmol/L，氯103 mmol/L，转回原病房继续治疗。

【临床诊断】

食管癌；胃切除术后；高血压；韦尼克脑病；肺部感染。

【主要治疗】

1.改善神经功能症状。
2.抗感染治疗。
3.纠正贫血治疗。
4.抗凝治疗。
5.营养支持治疗。
6.肠内营养。

【护理难点及护理措施】

1.意识状态的观察与意识障碍的原因　韦尼克脑病（WE）临床表现可呈现多样性，

其中精神异常或意识障碍、眼球运动障碍、小脑功能障碍为典型三联征，但有研究报道，韦尼克脑病约82%的患者会出现神经系统症状，而典型的三联征很少见。故临床上对于患者意识状态的评估就显得尤为重要，应每2小时评估患者的神智及瞳孔状态，观察患者是否出现眼征（表现为不受意识控制的眼球快速来回运动），护士可通过呼叫患者姓名，简单对话，用手拍、捏、针刺患者的皮肤，压迫患者的眶上神经等方法观察患者有无呻吟、皱眉、肢体活动等反应及有无吞咽、咳嗽反射，来判断患者的意识状态。如发现清醒患者出现嗜睡、昏迷或昏迷患者昏迷程度加深，立即报告医生及时处理。当患者出现昏迷，可分别采用GCS评分、国际昏迷恢复量表（CRS.R）评估昏迷状况。GCS评分（表3-14-1）包括睁眼反应、言语反应、运动反应3个方面，共3～15分，分值越高，昏迷程度越低。

表3-14-1　GCS评分

睁眼反应	评分	言语反应	评分	运动反应	评分
自动睁眼	4	回答正确	5	遵嘱活动	6
呼唤睁眼	3	回答错误	4	刺痛定位	5
刺痛睁眼	2	语无伦次	3	躲避刺痛	4
不能睁眼	1	只能发声	2	刺痛肢屈	3
		不能发声	1	刺痛肢伸	2
				不能活动	1

CRS.R包含听觉（0～4分）、视觉（0～5分）、交流（0～2分）、运动（0～6分）、语言（0～3分）、觉醒水平（唤醒度）（0～3分）6个子量表，共23分，分值越高表示昏迷恢复程度越好（表3-14-2）。

表3-14-2　国际昏迷恢复量表

项目	临床表现	评分
听觉	对指令有稳定的反应	4
	可重复执行指令	3
	声音定位：转头/注视	2
	对声音有眨眼反应（惊吓反应）	1
	无	0
视觉	识别物体	5
	物体定位：伸手寻物	4
	眼球追踪	3
	视觉定位：注视（＞2秒）	2
	对威胁有眨眼反应（惊吓反应）	1
	无	0

项目	临床表现	评分
交流	功能性（交流完全准确）	2
	非功能性（交流不完全准确）	1
	无	0
运动	功能性物体运用	6
	自主性运动反应	5
	能摆弄物体	4
	疼痛定位	3
	疼痛致肢体回缩	2
	疼痛致异常姿势（过屈/过伸）	1
	对疼痛刺激无反应	0
语言	可理解的言语表达	3
	发声/发声动作	2
	反射性发声运动	1
	无	0
唤醒度	能注意	3
	能睁眼	2
	刺激下睁眼	1
	无	0

维生素 B_1 缺乏引起 WE 多种神经系统临床表现的机制目前尚不完全清楚，基础研究发现维生素 B_1 可作为一些关键酶的辅助因子，参与机体葡萄糖、脂类及氨基酸的代谢，维生素 B_1 缺乏可引起丙酮酸氧化减少、大脑和血液中乳酸堆积及三磷酸腺苷减少、大脑内 pH 降低、细胞渗透压的变化、神经递质（乙酰胆碱、γ-氨基丁酸）异常合成，进而导致兴奋毒性损害、氧化应激、炎症反应、血脑屏障破坏、神经递质合成和转运障碍，造成髓鞘损伤及神经元凋亡，致使神经系统症状和脑功能异常。

2.肌力的观察及如何预防 ICU 获得性衰弱　利用肌力及谵妄评估表单，评估患者目前的情况。获得性衰弱采用英国医学研究委员会肌力评分量表评估，分为6个等级（表3-14-3）。

表3-14-3　肌力评分量表

肌力分级标准	症状
0	患者的肢体出现全瘫，无法进行活动，同时也不存在肌肉收缩
1	患者活动时可以看到肌肉收缩，但没有关节能够引起活动
2	关节可以活动，但患者只能进行挪动，无法抵抗地心引力
3	能够抵抗地心引力，但无法抵抗外力
4	既能抵抗地心引力，也能抵抗一定外力，但无法抵抗太大外力
5	即正常肌力

将肌力为4级以下的患者诊断为ICU获得性衰弱（ICU-AW）。谵妄检测采用重症监护谵妄筛查量表。早期多元化护理是临床预防ICU-AW的有效方法，有利于提高患者治疗疾病的积极性和主观能动性。早期多元化护理干预形式多样，有研究显示，重症机械通气的患者早期进行康复运动，对双上肢进行关节活动锻炼，同时对双下肢进行床上脚踏车练习，循序渐进，由被动到主动，强度由弱到强，能有效防止上肢肌肉萎缩并预防关节僵直，还能防止下肢肌力下降和足下垂发生，帮助患者恢复肌力，进而降低患者ICU-AW的发生。韦尼克脑病可导致神经传导障碍，如交感、副交感神经受累时，容易出现直立性低血压导致晕厥而发生意外，因此在指导患者进行功能锻炼时，应在急性期后第2～4周开始循序渐进地锻炼，锻炼时动作缓慢，且需家人陪护，对共济失调、步态不稳的患者，注意训练平衡功能，如练习走路、捡东西、双手爬墙等。该患者恢复良好，可在护士及家属的陪同下进行床旁行走。

3.对于潜在营养缺乏的患者，如何预防WE和再喂养综合征的发生 对于潜在营养缺乏的患者，应及早识别、早期发现和预防WE和再喂养综合征的发生。根据营养评估表单早期识别营养高风险人群，根据评估结果制订个性化的营养计划。开始以肠外营养为主并加少量肠内营养，然后逐渐过渡到肠内营养，循序渐进地增加喂养量，为患者补充所需的营养物质，包括电解质、维生素等，使患者达到均衡营养。评估的主要内容应包括完整的病史、详细的营养摄入、酒精使用和最近体重变化等。血清中磷酸盐、镁、钾和钠、微量元素及血生化的评估也非常重要，同时还需要检测葡萄糖和肾功能。

4.硫胺素使用后的观察要点及如何判断硫胺素的使用效果 硫胺素（维生素B_1）注射液说明书提示大剂量肌内注射时，需注意过敏反应，主要表现为吞咽困难，皮肤瘙痒，面部、唇部、眼睑水肿，喘鸣等。注射时偶见过敏反应，对过敏体质者慎用。WE的预后与是否早期诊断及是否及时足量补充维生素B_1密切相关。若诊断治疗及时，则WE预后良好。眼部体征恢复最快，共济失调改善相对缓慢，而认知功能改善最慢，甚至可能伴随一生；意识模糊在治疗数日或数周后好转，随着临床症状的改善，MRI中的异常信号消失。

5.临床上怀疑WE的患者，如何预防因护理问题而延误治疗时机，造成不良后果 及时观察患者神志、眼征及是否有共济失调症状的出现，如有变化，及时通知医生。每日关注患者的电解质指标，特别是镁、肝功能的变化。如有条件，应同时检测铁离子、叶酸等水平。对于营养高风险患者，早期识别。无临床禁忌证者早期进食。一旦确诊WE，遵医嘱早期足量给予维生素B_1对症处理。

【总结与反思】

1.护理亮点 韦尼克脑病患者的护理核心是早期识别营养高风险人群，早期补充维生素B_1及营养支持，同时注意鉴别脑梗死和颅内出血、脑膜炎和脑炎、脑肿瘤、小脑疾病、中毒性脑病、肝衰竭和甲硝唑诱导性脑病等。个体化营养支持方案及功能锻炼方案，减少并发症的发生。

2.护理反思 由于WE发病率较低、临床症状多样，且经典的临床三联征存在于少数患者，使其常常被误诊，导致持久性功能障碍，甚至死亡；其预后取决于能否早期静脉给予硫胺素。护理人员除学习韦尼克脑病的知识之外，还应掌握维生素B_1的不良反应，参与制订患者的康复及营养计划，关注患者的预后发展。

知识拓展

韦尼克脑病（WE）是一种由硫胺素（维生素B_1）缺乏导致的严重的神经系统综合征，其典型的临床表现为突然发生意识改变、眼肌麻痹、共济失调。硫胺素缺乏最常见的病因是慢性酒精中毒，还有很多其他原因如胃肠外科手术、妊娠剧吐和化学疗法等。由于WE发病率较低、临床症状多样，且经典的临床三联征存在于少数患者，使其常常被误诊，导致持久性功能障碍，甚至死亡；其预后取决于能否早期静脉给予硫胺素。磁共振（MR）成像因其能在WE病变的典型区域（丘脑、乳头体、顶盖和导水管周围）和非典型区域（小脑、脑神经核和大脑皮质）显示出信号强度的变化，尤其在临床表现不完全时，现已成为WE诊断评估中最重要的工具。2010年欧洲神经病学联盟（EFNS）指南中的临床标准显著提高了酒精性WE的识别。酒精性WE的临床诊断需要以下两项：①膳食营养缺乏和酒精滥用史；②眼球运动障碍；③小脑功能障碍；④精神意识状态改变。对于非酒精性WE患者应用同样的标准也是合理的。这些标准，使得WE的临床诊断无论是单独还是与Korsakoff综合征一起，都可以达到85%的敏感度。

参考文献

邓菲菲，赵智芳，邓辉，2020. 再喂养综合征的研究进展［J］. 中国老年学杂志，40（23）：5130-5133.

何忠芳，杨蓉蓉，朱琳，等，2022. 大剂量维生素B_1治疗韦尼克脑病1例［J］. 中国新药与临床杂志，41（2）：122-124.

孔梅，李玉伶，张巧梅，等，2023. 危重症患者ICU获得性衰弱护理干预现状［J］. 天津护理，31（5）：618-621.

赵凯，2021. 酒精性与非酒精性韦尼克脑病临床特点研究［D］. 郑州：郑州大学.

周佩洋，李星阅，高平，2020. 韦尼克脑病的诊治进展［J］. 卒中与神经疾病，27（1）：142-145.

第十五节　食管癌患者术后肝门静脉伴肠系膜上静脉积气的护理实践难点解析

【病例简介】

男，79岁，行胸腹腔镜食管癌根治术＋胸膜粘连分解术后4日，患者出现血压低（90/50mmHg），心率增快（110～130次/分），神志淡漠，呼之能应，呼吸困难，血氧饱和度65%～75%。查体：体温36.4℃，心率138次/分，呼吸19次/分，血压93/54mmHg，颈动脉可触及搏动，桡动脉未触及搏动，听诊双肺呼吸音低并闻及短促干啰音。立即气管插管并转入ICU予以呼吸机辅助通气，建立中心静脉通路，监测有创血压，患者高龄合并感染性休克、高钾血症（钾：8.7mmol/L），完善胸部＋腹部＋盆腔影像学检查，考虑肠梗阻；肝左叶门静脉、肠系膜上静脉内见气体影。与患者家属沟通后考虑暂不行手术治疗。给予聚磺苯乙烯钠散鼻饲＋50%GS＋胰岛素＋碳酸氢钠静脉滴注纠正高钾、电解质紊乱，行床旁CRRT治疗，胃肠减压，留置肛管，去甲肾上腺素及垂体后叶素维持血压，入ICU 12小时后家属要求转院继续治疗。

【临床诊断】

感染性休克；呼吸衰竭；肠梗阻；肝门静脉伴肠系膜上静脉积气。

【主要治疗】

1.维持血流动力学稳定。

2.镇痛镇静治疗。

3.抗感染治疗。

4.输注补液扩容、纠正电解质紊乱、营养支持。

5.纠正酸中毒。

6.禁食、胃肠减压、留置肛管。

7.CRRT治疗。

【护理难点及护理措施】

1.如何快速识别诊断肝门静脉伴肠系膜上静脉积气　肝门静脉积气的临床表现无特异性，主要表现为腹痛，其次还可出现恶心、呕吐、腹胀、腹泻、发热等。CT对肝门静脉积气具有较高的敏感性，还能显示肝外静脉系统及肠壁间的积气，而B超难以发现，故CT是诊断肝门静脉积气的首选方法。肝门静脉积气典型的CT影像学表现为肝内沿门静脉走行的离心分布的透亮影，可达肝包膜下约2cm，部分还可伴门脉主干、肠系膜静脉及脾静脉积气等。

2.控制感染　患者入监护室时降钙素原23.66ng/ml，超敏C反应蛋白222.1mg/L，乳酸6.8mmol/L，肌酐290μmol/L，白细胞介素6 17 181pg/ml，遵医嘱立即行连续肾脏替代疗法（CRRT）清除炎症介质，快速液体复苏，立即使用抗生素控制感染治疗。在此期间护士配合落实以下措施：①每小时记录床旁血液净化治疗参数，使用枸橼酸钠抗凝，每4小时进行血气分析，监测体内游离钙以及滤器后离子钙；②根据患者体重以30 ml/kg的剂量输注晶体液，监测有创动脉血压、心率、平均压；③严格按照医嘱控制抗生素的用药速度及间隔时间，每日监测降钙素原、超敏C反应蛋白、血常规等感染指标；④每日监测肌酐、肾功能指标。

3.血流动力学极不稳定的患者，解除肠道梗阻预防肠道缺血性坏死的护理措施　患者病情危重、血流动力学极不稳定，腹部膨隆，触诊较硬，未闻及明显肠鸣音，立即给予禁食禁水、留置胃管、胃肠减压，留置肛管，新斯的明穴位注射，减轻肠腔膨胀，增加蠕动，促进排便排气。为减轻肠梗阻，预防肠道缺血坏死，落实以下措施：①责任护士每班及时评估胃管引流液，听诊肠鸣音并记录，观察肠蠕动情况，发现引流液量及性状改变、肠鸣音变化及时汇报；②开塞露灌肠、西甲硅油鼻饲等治疗，每小时记录排便情况；③行胃肠减压、灌肠等解除肠道梗阻过程中，患者存在电解质紊乱、上消化道出血、肠道黏膜损伤出血等风险，密切关注患者电解质情况，灌肠及留置肛管时手法轻柔，有异常情况及时报告医生。

4.感染性休克、肠道梗阻未解除前，如何做好营养管理　指南建议使用营养风险筛查表（NRS 2002）对患者进行营养风险筛查，可准确评估患者的营养状态。该患者营养风险筛查为5分，存在营养不良的风险并影响疾病转归。患者感染性休克、肠道梗阻，在休克未改善、肠道梗阻未解除前，指南推荐延迟肠内营养，遵医嘱给予禁食、持续胃肠减压，护士加强禁食期间的观察：①入院当天BMI 21.26kg/m², 白蛋白47.9 g/L，监测生化指标；②经中心静脉滴注补充晶体液，补液速度按30 ml/kg体重，经床旁血液净化治疗中的置换液、透析液补充糖、磷、镁、钾，遵医嘱每小时监测血糖并记录，当血糖有升高或降低的趋势时，立即告知医生，提前做出治疗调整，将血糖控制在医嘱要求范围之内；③每4小时行床旁血气分析，监测体内酸碱平衡、呼吸氧合指数、乳酸等，有异常变化或转归及时汇报，密切关注并记录患者生命体征。准确及时地执行医嘱，针对患者的休克进行对症治疗及护理，是进行肠内营养治疗的关键。

5.如何做好此类患者的镇痛镇静管理　危重患者由于精神状态改变、侵入性设备的使用及治疗等，导致即便是在休息时或标准治疗及护理过程中仍会出现中度或重度疼痛。该患者治疗过程中使用镇痛镇静方案：

（1）使用丙泊酚注射液（得普利麻）联合咪达唑仑注射液时，镇静目标为镇静程度评估表评分−2 ～ 1分。

（2）实施正确的、标准化的疼痛评估及疼痛管理方案：①首先对患者的疼痛进行正确的评估，当患者经口气管插管时，使用重症监护室观察疼痛工具评估；②每小时评估，当患者出现呼吸机对抗、心率增快、烦躁不安等症状时，遵医嘱调整镇痛药物后及时评估并观察用药反应。

【总结与反思】

1.护理亮点　本病例为食管癌术后第4天肠梗阻伴肝门静脉及肠系膜上静脉积气的患者，该患者感染性休克、呼吸衰竭、肾衰竭、肠梗阻引起门静脉伴肠系膜上静脉积气，控制感染、纠正休克、解除肠道梗阻、纠正电解质紊乱和酸中毒，营养支持非手术治疗，但患者病情危重，遵医嘱给予正确的治疗措施，密切监测病情变化是患者救治成功的关键。①控制抗生素的用药速度及间隔时间，关注患者的生命体征，维持循环稳定，关注患者感染指标、尿量、肾功能等检查结果；②给予禁食、持续胃肠减压，灌肠、置肛管有效解除肠道梗阻；③患者循环稳定后尽早进行肠内营养治疗；④正确评估镇痛镇静，可有效减少疾病对心功能、呼吸系统、免疫功能造成的负面影响，从而减轻器官负担。针对该病例，全面的评估、医护团队的密切配合、严密的病情观察、及时的检验报告能保证患者得到安全有效的治疗。

2.护理反思　肝门静脉积气是一种罕见的急腹症，被认为是病情进展的危险信号，早发现、早诊断、早治疗至关重要。关于肝门静脉积气的治疗方法主要有非手术治疗和手术治疗，根据患者的病因及病情不同而选择不同的治疗方案。对于那些病情平稳，无肠缺血或肠坏死等表现的患者，采取非手术治疗（如禁食、保胃、补液、抗感染等）是可行的。若非手术治疗效果不佳，积极手术治疗如剖腹探查也能提高患者的生存率。因患者家属拒绝手术，患者病情危重已出现肝肾衰竭及电解质紊乱，伴有酸中毒，丧失了治疗的机会。

知 识 拓 展

1.肝门静脉积气　肝门静脉积气（hepatic portal venous gas，HPVG）是临床上罕见的影像学征象，常见于新生儿坏死性小肠结肠炎，成人比较少见，其特点是发作急骤、病程进展快、预后差、病死率高。肝门静脉积气是由于各种原因门静脉及肝内门静脉分支的气体异常积聚引起的一种罕见的影像学表现，常被认为是一个危急的影像学征象。HPVG的发病机制主要有两种：首先是感染；其次为肠黏膜损伤及各种原因引起的肠内压增高。

2.肝门静脉积气与肝内胆管积气的鉴别　HPVG与肝内胆管积气，临床上如何进行鉴别？①肝内胆管积气时腹部CT可见肝内气体常位于肝脏的中央部位，而HPVG腹部CT可见肝内气体常位于肝左叶及肝右前叶门静脉内近包膜下；②肝内胆管积气增强CT表现为较为聚集于肝脏中心的气体影，多不向周围延伸，而HPVG的CT表现为由肝门向远端逐渐分支变细成枯枝状改变的低密度积气影。

参考文献

蔡庆虎，张燕绒，张海荣，等，2017. 缺血性肠病所致肝门静脉积气和肠壁积气的螺旋CT影像特征与诊断价值［J］. 中华肝胆外科杂志，23（5）：296.

何振扬，2018. 2017 ESICM重症患者早期肠内营养指南解读［J］. 中华重症医学电子杂志（网络版），4（1）：51-56.

王亚威，甘思云，谌昆，等，2022. 肾移植术后肠道感染伴肝门静脉积气患者的护理［J］. 中华急危重症护理杂志，3（6）：544-546.

周丽娜，邵泽闻，叶婧，等，2022. 1例血液透析相关肝门静脉积气诊治报道［J］. 医学理论与实践，35（13）：2271-2272.

Xu J，Chen S，Yan J，et al，2017. Echography of pneumatosis intestinalis and hepatic portal venous gas in a patient with septic shock［J］. Intensive Care Med，43（8）：1152-1153.

第十六节　乳腺癌患者术后上肢淋巴水肿伴大面积渗液感染的护理实践难点解析

【病例简介】

女，63岁，左乳腺浸润性导管癌术后放化疗后，因左上肢水肿伴皮肤渗液、化脓、感染、疼痛、肿胀明显、活动受限、发热（体温38.3℃）入ICU。查体：患肢肿胀明显，内侧有两处明显的大面积（肘横纹上方7cm×5cm，左前臂15cm×12cm）皮肤破溃伴化脓性渗液,创面色泽鲜红,有刺痛、灼热感,NRS评分4分,触诊皮肤温度高、容易凹陷,指压痕(＋)。实验室检查:白细胞$13.6×10^9$/L,中性粒细胞百分比83%;凝血酶原时间11.05秒,部分凝血活酶时间23.5秒,CRP 21.4mg/L。留取皮肤破溃渗液细菌培养示链球菌感染,前臂出现纤维化改变,五指无法外展,上肢功能严重受限,经虎口、腕横纹、肘横纹下10cm、肘横纹上10cm、肩峰下5cm 5个部位进行肢体周径测量,患侧周径与健侧在肘横纹上10cm及肘横纹下10cm处,差值均＞5cm,经双上肢彩超筛查未见血栓形成,诊断为重度淋巴水肿。

通过皮肤创面护理、控制感染、红光治疗,1周后皮肤破溃面愈合,脱屑,14天后伤口完全愈合。行淋巴水肿综合消肿疗法(CDT)治疗,10天后患肢周径明显缩小,功能基本恢复,治疗效果满意,顺利转出ICU。

【临床诊断】

左乳腺浸润性导管癌术后放化疗后;淋巴水肿;蜂窝织炎。

【主要治疗】

1.合理使用抗生素,控制感染。
2.加强淋巴液管理,促进创面愈合。
3.皮肤创面护理。
4.淋巴水肿综合消肿疗法(CDT)治疗。
5.早期功能锻炼。

【护理难点及护理措施】

1.淋巴水肿合并大面积渗液感染患者的淋巴液管理 随着水肿时间的延长,淤积于组织间隙的高蛋白加速了细菌的滋长与繁殖,诱发组织发生反复感染,加之淋巴通路的破坏,细胞的吞噬功能降低,机体的免疫力下降,皮肤一旦发生破溃,富含蛋白质的淋巴液外渗,即容易发生继发感染,形成严重的淋巴水肿,因此处理患肢破溃皮肤,管理淋巴液,控制感染是首要措施。该例患者患肢淋巴水肿伴破溃感染,通过以下措施进行处理后,创面愈合良好。①对渗液、化脓、破溃的皮肤首先进行清创,保证渗液和脓性分泌物的充分引流,清除毒素。②使用刺激性小的聚维酮碘、碘伏稀释液消毒冲洗创面后,给予生理盐水棉球蘸洗创面,彻底去除创面表面的渗液、渗血及脓液,待自然干燥后,针对破溃化脓区域,选用银离子藻酸盐抗菌敷料,因银离子不仅能阻断细菌DNA复制,且具有广谱抗菌功能,对金黄色葡萄球菌、溶血性链球菌、铜绿假单胞菌等均有效,可杀灭创面的细菌,控制创面感染。③患肢其他部位渗液较多,但创面新鲜,选用无边的无黏胶泡沫敷料,其内层的亲水材料具有高吸收性能,能吸收大量渗液,有效延长换药时间,减少换药次数,且因其具有不粘连的特点,撕开时不会损伤创面,有利于肉芽组织的生成。④根据创面大小,将敷料裁剪成合适尺寸,贴敷于创面表面,敷料覆盖以单层为宜,范围大于创面边缘2cm,再以纱布绷带固定,松紧适宜,防止敷料移位。

2.如何治疗和减轻乳腺癌术后患肢水肿 综合消肿治疗(CDT)是目前应用时间最

久、适应证最广、疗效最为肯定的非手术治疗手段，适用于儿童或成人的大部分身体部位。一般的CDT治疗分为两个阶段。第一阶段称为强化治疗，包括皮肤护理、徒手淋巴引流（MLD）、多层低弹性绷带包扎。第一阶段取得的疗效需要持续的压力装置和手法引流来维护，也就是长期的第二阶段治疗，避免病情的反复。而患肢有活动性蜂窝织炎、肿瘤或其他炎症，中至重度心力衰竭、急性深静脉血栓形成的患者禁忌使用压力治疗。该患者存在局部皮肤感染蜂窝织炎，无法第一时间进行CDT，首先通过淋巴渗出液的管理，给予局部换药促进创面愈合后，使用远红外线照射热疗联合弹性绷带包扎治疗肢体的淋巴水肿，具有缓解水肿和减少感染并发症的作用，并在抗感染后进行消肿治疗。

3.乳腺癌术后放化疗后出现淋巴水肿伴感染，如何指导患者进行功能锻炼　CDT操作：指导患者在带有弹力装置的基础上进行功能锻炼，其原因在于在弹性绷带的压力作用下，功能锻炼可加强淋巴管周围的肌肉收缩力，并作用于深部的脉管系统，从而进一步增强了压力作用，促使淋巴回流。因此，治疗过程中指导该患者患肢创面愈合前适当抬高上肢，减轻水肿，创面愈合后，在带有弹性压力装置如弹性绷带的基础上进行上肢功能锻炼；指导该患者进行伸指、旋腕、屈肘、伸肘、伸拉上肢等功能锻炼，同时注意观察末端指甲颜色、感觉等有无异常，避免患侧肢体搬运重物，保持皮肤清洁。每日1次，20天为一个疗程。

【总结与反思】

1.护理亮点　乳腺癌术后放化疗后出现淋巴水肿伴感染，无法进行徒手淋巴引流和压力治疗，采用两个阶段的治疗。①第一阶段，根据细菌培养结果，合理使用抗生素，有效控制感染，同时在淋巴液的管理方面，根据皮肤感染情况，选用亲水性好的无黏胶泡沫敷料和银离子藻酸盐抗菌敷料进行局部处理，联合远红外线治疗，有效控制感染，促进创面愈合。②第二阶段，采用综合消肿治疗（CDT）和指导患者进行功能锻炼，减轻水肿，促进患肢功能恢复。

2.护理反思　上肢淋巴水肿合并破溃感染为慢性伤口，较难愈合，对此类伤口不能单一地进行创面换药干预促进溃疡的愈合，需评估伤口创面情况、创面的特征，选择合适的敷料来创造创面的湿性环境，保护患者伤口周围皮肤、严格管理伤口渗液，促进伤口愈合；科学合理地使用压力辅助治疗，有效地清除淤积在皮下组织内的淋巴液，减轻肢体肿胀；制订个体化健康教育方案。通过全方位护理，最终达到了预期的效果。

知识拓展

1.徒手淋巴引流　徒手淋巴引流（manual lymphatic drainage，MLD）是在患者全身放松的情况下，首先用低pH的淋巴水肿按摩油涂擦患肢；再依据淋巴走向，疏通患侧上肢相应淋巴通路，引流淋巴交通支，激活淋巴系统；接下来，从肢体的远心端（指端）驱动淋巴液于近心端，使患侧肢体组织变软、周径减小。按摩时，动作轻柔，力度均匀，在皮肤较薄处，适当增加按摩油，减轻摩擦力，动作减慢，力度减轻，每次按摩时间20～30分钟，以皮肤不发红为宜。

2.银离子藻酸盐抗菌敷料　含银海藻酸盐纤维敷料结合了银离子的抗菌作用和海藻酸盐纤维的吸湿、保湿作用，可有效应用于感染伤口的护理。使用过程中伤口渗出液与海藻酸盐纤维中的银化合物接触，通过离子交换使银离子释放进入渗液后与细菌结合，起到抑制细菌繁殖的作用。与此同时，海藻酸盐纤维通过吸收渗出液为创面提供一个湿润的愈合环境，促进伤口更快、更好愈合。对铜绿假单胞菌（绿脓杆菌）、金黄色葡萄球菌、溶血性链球菌、耐甲氧西林金黄色葡萄球菌等不利于伤口愈合的细菌株引起的感染伤口，含银海藻酸盐纤维敷料的治疗效果显著。

3.淋巴水肿分期　国际淋巴学会（International Society of Lymphology，ISL）将淋巴水肿分为0～Ⅲ期。①淋巴水肿是亚临床或潜伏状态，此时淋巴管输送已受损，但肿胀并不明显，肢体抬高后水肿通常在24小时内可消退为0期。②肢体外观为可凹陷的软性水肿，没有真皮纤维化为Ⅰ期。③水肿不能单纯通过抬高肢体而消退，逐渐出现了真皮纤维化为Ⅱ期。④淤滞性象皮肿，检查时没有凹陷，皮肤出现营养改变，如脂肪沉积、棘层肥厚和疣过度生长为Ⅲ期。

参考文献

李英，陈肖敏，梅晓凤，等，2022. 乳腺癌相关淋巴水肿患者压力治疗的证据总结［J］. 中华现代护理杂志，28（25）：3385-3393.

王玲，尚少梅，王海燕，等，2021. 继发性淋巴水肿患者皮肤护理的最佳证据总结［J］. 护理学杂志，36（9）：102-105.

中华整形外科学分会淋巴水肿学组，2020. 外周淋巴水肿诊疗的中国专家共识［J］. 中华整形外科杂志，36（4）：355-360.

第四章

肿瘤急危重症患者冲击放疗/抢救性化疗管理

第一节 肺癌合并上腔静脉综合征患者带人工气道行冲击放疗的护理实践难点解析

【病例简介】

男，55岁，既往抑郁症史，突然出现颜面部水肿，伴呼吸困难，急诊行胸部增强CT检查：右肺门肿块，多系中央型肺癌，伴右肺门及纵隔淋巴结转移，并包绕上腔静脉及右肺动脉，致其管腔狭窄，确诊为上腔静脉综合征（superior vena cava syndrome，SVCS），急诊转入ICU。患者颜面部水肿症状逐渐加重，不能平卧，心率104次/分，呼吸28次/分，血压161/106mmHg，血氧饱和度90%。血气分析示：PaO_2 71mmHg，$PaCO_2$ 51mmHg。查体：颜面、颈部、双上肢肿胀明显，胸壁血管充盈、怒张伴发绀，嘴唇发绀，双眼球结膜水肿，双肺闻及明显哮鸣音。立即行床旁纤维支气管镜检查，检查过程中该患者氧饱和度进行性下降，心率增快，意识不清，立即经鼻在内镜引导下行气管插管，呼吸机辅助呼吸，患者氧饱和度恢复。以脱水利尿、消肿、抗感染、保肝治疗为主，预防血栓、抗抑郁等为辅助治疗。

患者病理检查结果：右主支气管恶性肿瘤。ICU、放疗科、内科联合会诊制订了个体化治疗方案：携便携式呼吸机行冲击波放疗3次，每次3Gy，放疗后该患者面颈部、胸壁、双上肢肿胀逐渐减轻。

转入ICU后第10天，经医务人员精心治疗和护理，患者病情得到改善，顺利停呼吸机、拔除气管插管。转入后第11天，该患者病情平稳，转入普通病房继续下一步治疗。

【临床诊断】

右肺恶性肿瘤；上腔静脉综合征。

【主要治疗】

1.携便携式呼吸机行冲击性放疗。

2.利尿、消肿治疗。

3.抗感染治疗。

【护理难点及护理措施】

1.**如何做好上腔静脉综合征患者的护理**　上腔静脉综合征是肿瘤常见的急性并发症，是指患者胸腔受到肿瘤压迫时出现的上腔静脉血管回流受阻，上腔压力增高，形成广泛的上腔静脉侧支循环，产生一系列临床症状和体征，其发生原因中，肺癌占85%，患者颜面、颈部、上肢、胸部静脉回流受阻，临床表现为上述部位水肿、淤血，进一步发展可导致呼吸困难、眼结膜水肿、颅内压增高、脑缺氧、喉水肿等严重后果，甚至危及生命，一旦确诊，需要立即进行干预措施。该患者具体干预措施如下：①该患者因上腔静脉受压，为其置入股静脉双腔CVC管道输液，容量泵控制输液速度，限制钠的摄入，同时抬高下肢（20°～30°）以加快血液回流；遵医嘱使用利尿脱水剂，准确记录24小时出入量，维持体液平衡，以免加重水肿及呼吸困难。②由于上腔静脉阻塞、喉头淤血水肿、气道痉挛、分泌物黏稠等，引起该患者进行性呼吸困难，给予呼吸机治疗，遵医嘱给予该患者雾化吸入，加强吸痰护理。③加强水肿部位护理：及时清除该患者眼球分泌物，保护眼角膜，观察面、颈、胸壁、双上肢的皮肤颜色、水肿情况，进行护理操作时手法轻柔，避免对患者皮肤的拖、拉、蹭，禁止行水肿部位的皮肤按摩，以防止皮肤破损。④防止晕厥发生：上腔静脉综合征患者由于颈动脉窦受压，迷走神经反射性增高，容易引起一过性晕厥反复发作。化学治疗时避免患者出现呕吐，遵医嘱给予止吐治疗，密切观察意识、生命体征，警惕颅内压增高的征象。经足背动脉穿刺置管监测动脉血压，避免上肢血管受压。⑤心理护理：由于上腔静脉受阻，该患者出现进行性加重的呼吸困难、胸痛、头晕等不适，极易产生烦躁、焦虑、恐惧、悲观绝望心理，加之既往抑郁症史，遵医嘱予镇痛、镇静、抗抑郁治疗的同时，对该患者进行心理疏导。在带气管插管期间，鼓励该患者使用写字板与护士沟通，表达需求及不适，及时满足患者生理、心理需求，同时适当延长家属探视时间，使患者身心放松，消除患者紧张情绪，激发其生存意识。

2.**患者带便携式呼吸机进行放疗，如何安全转运**　呼吸机是一种在患者自然通气和（或）氧合功能出现障碍时，能使患者恢复有效通气并改善氧合的装置，按照是否建立人工气道分为有创呼吸机和无创呼吸机，均采用了先进的传感器、计算机、气动控制等技术，具有压力支持通气、间歇指令通气、持续强制通气等多种先进的通气方式。而便携式呼吸机使用简单、安全、高效、体积小、方便携带，在危重患者转运中得以广泛应用，但呼吸机转运患者风险大，可增加患者致死率的系数，使用便携式呼吸机离开ICU进行放疗需要周密安排，才能保障患者的安全。在整个转运过程中实施标准化危重患者转运方案，能够显著降低患者院内转运并发症及因病情加重返回ICU的发生率。因此，该患者的转运方案具体如下：

（1）转运前护理准备：①护送人员的选择。由经验丰富的副主任医师和熟练掌握抢救技术的主管护师共同护送患者，并提前半小时通知放疗科做好准备工作。②患者的准备。评估该患者生命体征及转运风险，取得家属同意并签字。转出前充分吸痰以保证人工气道通畅，检查气管插管深度，监测其气囊压力，保证气管插管固定牢固。③物品准备。携简易呼吸器、便携式吸痰器、抢救箱、氧气瓶、便携式心电监护仪。④检查便携式呼吸机性能是否完好，医生根据该患者情况调整呼吸机模式，采用SIMV模式，VT

450ml，R15次/分，FiO$_2$ 40%，PS 14cmH$_2$O，PEEP 7cmH$_2$O，迅速连接便携式呼吸机，观察其通气情况及生命体征，确保气道通畅，将便携式呼吸机放置妥当，电梯运行至ICU层，再推病床外出，减少途中时间。

（2）转运过程中的护理：密切监测该患者生命体征、面色、胸廓起伏、呼吸机运行状态，将呼吸机管路沿患者身体一侧放置，避免拖拽导致管路脱出。在进行放疗前，与放疗科医护人员共同协助患者过床，妥善安置便携式呼吸机，在不影响治疗的前提下尽量靠近患者，避免管路拖拽，将呼吸机及便携心电监护显示屏放置在明显位置，确保患者气道通畅、生命体征平稳后方可进行放疗，在放疗过程中注意观察生命体征变化及便携式呼吸机的运行情况。

（3）返回ICU后的护理：由医生调整床旁呼吸机模式，立即连接呼吸机，保证该患者通气，记录生命体征情况。检查气管插管深度，固定情况，给予吸痰，吸痰时观察记录痰的颜色、量、性状及气味，抬高床头30°，预防肺炎、肺不张等并发症的发生，便携式呼吸机、监护仪、吸痰器等物品进行消毒处理。

3.如何做好该患者围放疗期的护理管理

（1）放疗前的护理：了解该患者的治疗时间和疗程、射线种类、照射部位、患者的生理情况及放疗的预期效果等，做好家属的宣教工作，取得其配合。在首次放疗前，确定照射部位，并且进行特殊标记，在日常护理中要确保体表定位标记的完整清晰，不可自行描画或更改，以免漏照肿瘤组织或伤及健康组织。

（2）放疗中的观察：将患者妥善安置在治疗床上，保证患者安全，并且将携带的仪器装置放置妥当，避免管路脱出或影响治疗。治疗期间，由于放疗时医护人员全部离开患者房间，与患者距离较远，在进入操作间后可通过观察窗来观察患者情况及生命体征有无异常变化，有紧急情况需及时处理。

（3）放疗后的护理：患者放疗后的护理重点在于对放疗后不良反应的护理，放疗后最常见的副作用有皮肤、口腔及咽喉黏膜的不良反应。放疗后对该患者适当补液，以增加尿量，使因放疗所致肿瘤细胞大量破裂、死亡而释放出的毒素迅速排出体外，从而减轻全身放疗反应。①口腔黏膜的护理：人体口腔黏膜对放疗非常敏感，在放疗后常会出现黏膜红肿、红斑、充血、口干等，因此需要注意保持口腔清洁。对该患者雾化吸入2次/天，口腔护理4次/天，以清洁、湿润口腔，同时每班观察口腔黏膜情况。②皮肤的护理：放疗后常出现的不良反应有皮肤红斑、干性脱皮、脱毛，严重者会出现水疱、溃疡甚至坏死，加强照射范围内的皮肤保护尤为重要。护理人员护理该患者时，保持上胸部皮肤的清洁干燥，着宽大棉质病员服，晨晚间护理使用柔软毛巾和温水轻轻沾洗，避免用力擦洗或使用肥皂、药剂，局部皮肤禁用碘油、酒精等消毒液刺激，禁止注射，禁止热敷、冰敷等，嘱患者勿抓挠。在初始行放疗的过程中照射部位盖薄毯，防止日光照晒，该患者在放疗过程中未出现皮肤不良反应。由于该患者端坐呼吸、强迫体位，Braden评分12分，压疮高危患者，制订皮肤护理方案，在翻身和床间转移时避免强行拖拽造成皮肤破损，每班交接患者的皮肤情况，如有压红及时处理，避免皮肤情况进一步加重。

【总结与反思】

1.护理亮点　肺癌合并SVCS病情较重的患者存在严重呼吸困难，不能平卧，常进行气管插管，呼吸机辅助呼吸，患者带呼吸机进行放疗，做好充分准备确保患者的安全转运，放疗前后病情的观察处理对患者的治疗预后至关重要。

2.护理反思　对患者生命体征、意识状态、呼吸支持、循环支持以及临床主要问题进行病情评估，根据评估结果配备相应的转运人员及设备，患者的病情越复杂，配备的人员和设备级别越高。肺癌合并SVCS带呼吸机行冲击性放疗患者需进行充分评估，保证患者转运安全。

知识拓展

上腔静脉综合征　目前，约90%的SVCS是由恶性肿瘤引起的，其中80%为肺癌，15%为淋巴瘤，5%为其他部位的转移性肿瘤。SVCS典型症状者常出现头面部水肿、颈胸部浅静脉怒张、呼吸困难、咳嗽、喘鸣、头痛或脑水肿相关的神经功能障碍，在某些情况下，患者表现为快速发展的综合征，其特征为呼吸或血流动力学不稳定，放疗是重要甚至唯一的急诊治疗选择。上腔静脉综合征患者放疗常规剂量为2Gy/次，5次/周，初次冲击性放疗常用剂量3～4Gy/次，1次/天，连续3～4天，大剂量冲击放疗能迅速缓解患者上腔静脉综合征症状，近期疗效较好，为肿瘤的治疗争取了大量时间，提高了临床治疗的缓解率，同时也提高了患者的生活质量。

参考文献

金龙，张高飞，王希方，等，2023. 上腔静脉综合征急诊半坐卧位大分割放疗临床疗效观察［J］. 陕西医学杂志，52（3）：309-312.

李娜，王志伟，姜姗，等，2022. 不同放疗剂量分割模式在治疗老年非小细胞肺癌伴上腔静脉压迫综合征中的应用效果［J］. 广东医学，43（4）：403-406.

施伟雄，谷茜，杨颖，等，2022. 基于循证证据的危重症患者院内转运方案构建及效果评价［J］. 上海护理，22（5）：48-51.

徐曼，黄洁，林惠，2021. 结构化皮肤护理管理模式在乳腺癌放疗后皮损患者护理中的应用［J］. 齐鲁护理杂志，27（18）：18-20.

杨俐俐，高鹏，2021. 标准化分级院内转运方案在急诊危重症患者中的应用分析［J］. 中国中西医结合急救杂志，28（3）：334-338.

第二节　淋巴瘤患者伴Ⅱ度气道狭窄行冲击放疗合并肿瘤溶解综合征的护理实践难点解析

【病例简介】

女，53岁，因颈部肿块进行性长大2个月，呼吸困难1个月，加重1天，颜面部发绀，意识丧失就诊。查体见颈部巨大包块压迫气道，大小约9cm×5cm，经抢救治疗后意识恢复、呼吸困难缓解。颈部包块病理及免疫组化：弥漫大B细胞淋巴瘤。予以行环磷酰胺600mg/m² + 表柔比星50mg/m² + 长春新碱1.4mg/m² + 地塞米松10mg（CHOP）方案化疗。

化疗当日17:20突发呼吸困难，心率135次/分，血氧饱和度70%，行床旁气管插管，呼吸机支持。支气管镜检查：气管内新生物占据管腔约3/4面积，气道大量血性分泌物，给予抗感染、止血治疗。化疗第4天，查体见颈部肿物较前缩小，联合放疗科会诊后行颈部肿瘤冲击放疗3次，每次4Gy。给予水化、碳酸氢钠碱化尿液、别嘌醇预防高尿酸血症。放疗第2天，患者无尿，急查血：白细胞0.89×10⁹/L，血小板32×10⁹/L，pH 7.15，血肌酐542 µmol/L，血尿素10.3mmol/L，尿酸656 µmol/L，血钾5.5 mmol/L，乳酸脱氢酶574 U/L，考虑为肿瘤溶解综合征、急性肾功能不全，予以行血液净化（CRRT）治疗，升白细胞、升血小板治疗，保护性隔离。

入科第10天，患者颈部肿物大小约4cm×2cm，呼吸困难缓解，予以拔除气管插管，经双鼻塞吸氧，心率82次/分，血氧饱和度95%，实验室检查：白细胞2.32×10⁹/L，血小板102×10⁹/L，pH 7.40，血肌酐56.2µmol/L，血尿素7.33mmol/L，尿酸268 µmol/L，血钾4.2 mmol/L，乳酸脱氢酶230 U/L，由ICU转回普通病房。

【临床诊断】

弥漫大B细胞淋巴瘤；气道梗阻；肿瘤溶解综合征；细菌性肺炎。

【主要治疗】

1. 冲击放疗抗肿瘤治疗。
2. 预防气道水肿。
3. 抗感染治疗。
4. 升白细胞、升血小板、保护性隔离。
5. 预防高尿酸血症。
6. 血液净化治疗控制急性肾功能不全。

【护理难点及护理措施】

1. 如何做好患者冲击放疗全程的安全管理　放疗是弥漫大B细胞淋巴瘤的主要治疗方式之一，能够降低肿瘤的恶性程度，杀灭部分癌细胞组织。由于携带呼吸机转运风险大，可能增加患者致死率。为保障患者放疗全程的安全，需要结合患者的实际情况，制订护理方案。

（1）放疗前准备：①心理护理。该患者病情进展快，存在焦虑、担忧等不良情绪。放疗前开放弹性探视，让其家属陪伴，向家属及患者解释放疗的重要性及注意事项，提高患者放疗过程中的依从性，保证放疗顺利进行。②放疗前评估。评估患者生命体征，与放疗科确认时间，联系转运电梯，由熟练掌握抢救技术的高年资医生、护士及护工共同护送。③患者准备。检查气管插管长度，检查气囊压力，妥善固定并吸尽痰液，保证气管插管通畅，放疗前2小时暂停管喂肠内营养制剂。④物品准备。准备便携式呼吸机、便携式心电监护仪、吸痰器、简易呼吸器、氧气筒等抢救物品及药品，根据患者具体情况调节呼吸机模式，连接便携式呼吸机5～10分钟并观察患者生命体征，有无缺氧症状。⑤放疗转运中，密切监测呼吸机运行是否正常，患者生命体征，观察面色、胸廓起伏情况，妥善固定管道，避免管道脱出。

（2）放疗中护理：①协助患者在体位固定装置中取舒适体位，保证每次放疗体位的一致性、重复性。②心理护理，嘱患者摆好体位开始治疗时不能随意移动，保证治疗部位的精准。如有不适，举手示意，保证患者安全。③仪器妥善放置，避免遮挡放射部位，通过监视屏观察患者反应，防止意外发生。密切监测患者生命体征、面色、胸廓起伏、呼吸机运行状态。

（3）返回ICU后护理：检查患者气管插管长度、气囊压力，密切监测患者生命体征，观察呼吸机运行情况及患者呼吸状态。吸尽痰液，做好体位管理。转运设备按消毒隔离规范进行处理。

2.放疗后皮肤的护理　头颈部放疗后会对患者颈部皮肤及口腔黏膜等部位造成不同程度的损害，主要不良反应为颈部放射性皮炎和口腔黏膜反应。护理患者过程中应注意每班监测颈围，放疗部位涂抹皮肤保护剂，放疗后保持颈部皮肤清洁、干燥，禁止使用肥皂擦拭局部皮肤，禁止涂抹刺激性药物，以免加重皮肤感染。协助患者着宽松衣物，指导患者勿抓挠局部皮肤，禁止热敷、冷敷。保持患者口腔清洁、湿润，给予康复新液含漱，聚维酮碘溶液行口腔护理4次/天，密切观察患者口腔黏膜情况，并做好记录。

3.如何预防肿瘤溶解综合征的发生　在肿瘤治疗过程中，由于肿瘤本身坏死或放疗、化疗的应用易引起肿瘤细胞崩解，导致肿瘤溶解综合征（tumor lysis syndrome, TLS）的发生。其往往发生在负荷过大、增殖迅速、对化疗高度敏感的肿瘤患者，多见于高度恶性的淋巴瘤。因此，针对肿瘤溶解综合征高危患者应密切监测，采取相应的预防措施。①监测相关指标：密切监测患者生命体征、液体出入量、尿酸、血钾、尿素氮、肌酐、钙和磷及乳酸脱氢酶等，观察患者有无少尿、水肿等尿量减少的症状，警惕急性肾功能不全的发生。②水化：水化是预防肿瘤溶解综合征的基础。放疗、化疗期间充分补液水化，加强输液管理，慎用含钾、磷液体，保持该患者输液量3000ml/d，增加肾小球滤过率，促进钾、磷等电解质排泄。维持患者尿量>100～150ml/h。③碱化尿液：遵医嘱静脉滴注5%碳酸氢钠注射液碱化尿液，管饲别嘌醇0.2g 3次/天，以增加尿酸溶解度，加速尿酸排出。密切监测患者尿常规，观察尿色、尿比重，每6小时监测一次尿pH和血气分析，保持尿pH在7.0左右，预防高尿酸血症的发生。用药过程中密切观察有无胃肠道反应、过敏性皮疹、白细胞及血小板下降和肝功能损害等不良反应。

4.患者发生肿瘤溶解综合征行CRRT治疗的护理　肿瘤溶解综合征主要临床特点为高尿酸血症、高钾血症、高磷血症、低钙血症和急性肾功能不全。该患者放疗后第2天出现无尿，乳酸脱氢酶、血钾、血磷、血肌酐均升高，考虑为肿瘤溶解综合征，遵医嘱行血液净化（CRRT）治疗。治疗过程中应注意：①密切监测患者生命体征、尿量，限制含钾、磷液体输注。②CRRT上机前应密切监测动脉血气、肝肾功能、凝血功能、血常规。采用连续性静脉血液透析滤过（CVVHDF）模式，血流速180～220 ml/min，置换液流速1500ml/h，透析液流速1500ml/h。该患者抗肿瘤治疗中，血小板$35×10^9$/L，遵医嘱选择无抗凝方式，并予以5000～10 000U/L肝素盐水对配套管路进行预冲洗，浸泡30分钟后用生理盐水冲净。预充完成后，连接CRRT导管，遵医嘱调节相关参数后开始治疗。③肿瘤溶解综合征由于代谢产物蓄积导致严重代谢性酸中毒，因此在CRRT治疗过程中，用输液泵持续泵入5%碳酸氢钠，泵入的液体量同步进行超滤，以后每2小时监测一次血气分析、凝血功能，根据监测的结果，动态微调电解质补给量、碳酸氢钠输注速度及设备参数。④治疗过程中妥善固定管道，避免管道打折、扭曲。

5.患者人工气道的管理　患者气管内新生物占据管腔约3/4面积，Ⅱ度气道狭窄，为重度困难气道，且纤维支气管镜下示气道内大量血性分泌物，因此保持气管插管妥善固定、通畅尤为重要。①体位、导管固定：大剂量的射线照射易引起肿瘤组织一过性水肿加剧，应每班监测患者颈围，根据颈围调整气管插管，固定松紧度，以能伸入一指为宜。避免翻身或活动时颈部过伸、扭曲、侧曲，以防增加摩擦，加重气道出血。用呼吸机支架悬吊呼吸机管道，再用乳胶手套充气后垫于呼吸机延长管头端，避免呼吸管路活动幅度过大和套管角度变动过大。②气囊管理：采用最小封闭压力技术管理维持该患者气囊压力在22cmH$_2$O，每4小时监测一次。③做好吸痰护理：责任护士听诊肺部呼吸音，按需吸痰，吸痰时动作轻柔，避免刺激新生物引起出血，吸痰过程中密切观察患者生命体征、面色以及痰液的颜色、性状、量。④保持管道通畅：加强气道湿化管理，防止气道内痰痂、血痂的形成，便于吸引，必要时给予纤维支气管镜检查。该患者放疗第2天，经气管导管吸痰不畅，行纤维支气管镜检查，可见肿瘤溶解产物吸附在气管插管末端，给予纤维支气管镜活检钳夹出后气管插管通畅。

6.患者感染预防及控制　抗肿瘤化疗、放疗后骨髓抑制使得患者白细胞、血小板下降，导致抵抗力低下，感染加重，且该患者气道吸出物查见"鲍曼不动杆菌"。采取单间保护性隔离及接触隔离，每4小时监测体温一次，每班使用1000mg/L含氯消毒液擦拭病房内物体表面，使用空气负离子消毒机消毒2次/天，限制家属探视，减少医护人员走动。接触患者前后均需穿脱隔离衣，隔离衣每24小时更换一次，严格执行手卫生及无菌技术操作。

【总结与反思】

1.护理亮点　放疗是弥漫大B细胞淋巴瘤的主要治疗方式之一，该患者Ⅱ度气道狭窄，带气管插管外出行放疗风险高，难度大。通过精准评估，周密的外出放疗护理方案，如外出放疗前充分准备，选择经验丰富的医生和护士陪同，放疗中心理护理、生命体征监测，放疗后有效的护理干预等，保障患者放疗全程的安全。

2.护理反思　放疗和化疗在杀死肿瘤细胞的同时，也会导致相关并发症发生。预见性的护理，监测相应指标，给予有效的治疗、护理措施是预防并发症发生的关键所在。该患者放疗后易引起肿瘤组织一过性水肿加剧，应做好患者气道护理，合理使用激素药物，避免加重气道梗阻。行个体化的皮肤护理，保护放疗后皮肤，预防感染。水化、碱化尿液预防肿瘤溶解综合征的发生。在相关并发症发生时，护理人员应及时做出判断，给予相应的治疗、护理措施，确保患者安全，促进患者康复。

知 识 拓 展

1.冲击放疗　放疗包括大分割放疗（冲击放疗）和常规分割放疗。常规分割放疗需要5～7周的治疗时间。短程冲击放疗是指通过极高精准的放射治疗来提高每次放射剂量，缩短放疗时间。冲击放疗的优势总结为四方面：①缩短了治疗疗程。②提高了患者依从性，常规放疗疗程较长，许多患者拒绝术后放疗，从而增加了复发的风险。短疗程的冲击放疗，患者易于接受、治疗依从性更好。③节省了住院费用。相对传统放疗技术，放疗费用减少了近2/5，节省医疗资源。④与常规放疗相比，短程冲击放疗局部区域肿瘤控制率没有差异。但大剂量的射线照射可能会引起肿瘤组织一过性水肿加剧，严重时危及患者生命。

2.气道狭窄分级　气道狭窄的原因主要有恶性病变与良性病变。恶性病变主要包括原发性支气管转移癌、原发性支气管肺癌等；良性病变主要有结节病、气管切开、长时间气管插管、外伤、气道吻合口狭窄、结核等。气管狭窄按程度分为4度（Cotton分类法）：Ⅰ度：气道阻塞腔径的70%以下。Ⅱ度：气道阻塞腔径的70%～90%。Ⅲ度：气道阻塞超过腔径的90%，但仍可看到腔隙，或完全性阻塞仅局限于声门下。Ⅳ度：看不到管腔或窦道，亦看不到声带，只能看到一个憩室状空腔。

参考文献

姬利萍，邢国臣，柯洋，等，2023. 不同剂量甲氨蝶呤联合放疗对弥漫大B细胞淋巴瘤患者疗效分析［J］. 中国血液流变学杂志，33（1）：20-23.

江方正，葛晶晶，王雪梅，等，2019. 一例横纹肌溶解症合并血小板减少患者气道出血的护理［J］. 护士进修杂志，34（22）：2107-2109.

任文豪，韩文静，许粤明，2023. 术前短程放疗序贯化疗与长程放疗同步化疗对Ⅱ/Ⅲ期中低位直肠癌的疗效比较［J］. 中国现代普通外科进展，26（6）：485-488.

第三节　三重癌患者合并急性呼吸道梗阻行冲击化疗的护理实践难点解析

【病例简介】

女，83岁，因"颈部巨大占位、气道狭窄、呼吸困难"急诊入院，全身麻醉下行"气管造瘘"，气管切开导管偏左，右侧颈部包块肿胀明显，监测颈围48cm，心率58次/分，呼吸15次/分，血压102/52mmHg，血氧饱和度96%，给予抗感染、呼吸机辅助呼吸等治疗。APACHEⅡ评分为18分，死亡危险系数29.13%。

"右颈部包块穿刺"活检加做免疫组化提示：弥漫大B细胞淋巴瘤，给予"利妥昔单抗联合CHOP方案"化疗。化疗开始后5天，患者气管切口周围皮肤发红、溃烂、脓性分泌物伴恶臭，切口下方局部皮肤缺损2cm×2cm，留取分泌物查见革兰氏阳性球菌，气管吸出物细菌培养及鉴定：鲍曼不动杆菌。实验室检查：白细胞9.5×10⁹/L，降钙素原0.1ng/ml。内镜检查：气管上段右后壁近切开导管下缘处局部充血糜烂、深凹陷，考虑为肿瘤消退坏死后所致。请头颈科会诊：气管切口予以清创换药；哌拉西林他唑巴坦、氟康唑抗感染治疗。既往史：乳腺恶性肿瘤、肝门胆管恶性肿瘤术后。

治疗1个月后，患者颈胸CT检查示：右颈部巨大肿块，肿块范围较前缩小，气管位置逐渐回正，患者颈围由48cm减小至39cm，气管切口溃烂处逐渐愈合，实验室检查：白细胞$3.39×10^9$/L，降钙素原0.06ng/ml，患者顺利脱机，经文丘里加温加湿吸氧，转出ICU。

【临床诊断】

颈部弥漫大B细胞淋巴瘤；大气道狭窄；气切口感染。

【主要治疗】

1. 行气管造瘘，呼吸机支持治疗。
2. 抗肿瘤治疗。
3. 预防肿瘤溶解综合征。
4. 气切口予以清创换药。
5. 抗感染治疗。

【护理难点及护理措施】

1. 利妥昔单抗联合CHOP方案化疗时的注意事项　利妥昔单抗联合CHOP方案为B细胞非霍奇金淋巴瘤的标准治疗方案，可有效地改善机体免疫能力，降低补体水平，抑制血管生长，减少并发症，提高临床疗效。该患者颈部巨大占位，如图4-3-1所示，行"右颈部包块穿刺"，活检加做免疫组化提示：弥漫大B细胞淋巴瘤，合并乳腺恶性肿瘤、肝门胆管恶性肿瘤。排除禁忌证后给予地塞米松减瘤治疗，同时给予碳酸氢钠碱化尿液，警惕肿瘤溶解综合征。地塞米松能够促进淋巴细胞脂肪水解，从而减少脂肪酸的酯化反应，提高细胞内脂肪酸水平，进而使细胞核破裂、细胞坏死，对淋巴瘤具有抗增殖、促凋亡、溶淋巴的作用，是淋巴瘤治疗方案中的重要药物。经多学科会诊：给予"利妥昔单抗联合CHOP方案"化疗（具体方案为：长春新碱1mg＋环磷酰胺200mg＋地塞米松15mg＋多柔比星脂质体20mg＋利妥昔单抗600mg）。同时，予以止吐、抑酸、碱化尿液、水化、保肝、预防肿瘤溶解等治疗。安置右股双腔CVC导管后化疗第1天，给予昂丹司琼8mg预处理，30分钟后行长春新碱1mg化疗，监测患者是否有肌肉无力、反射消失、神经痛和感觉丧失等周围神经病变及直立性低血压和便秘等不良反应。第2天，给予昂丹司琼8mg预处理，30分钟后行环磷酰胺200mg化疗，关注患者小便颜色，观察有无出血性膀胱炎的不良反应发生。第4天，给予昂丹司琼＋西咪替丁＋地塞米松＋苯海拉明进行预处理，30分钟后使用0.22μm滤膜输液器输入利妥昔单抗抗肿瘤治疗，严密控制输液滴速和浓度，开始滴速为50mg/h，60分钟后以每30分钟增加50mg/h，直至最大滴速400mg/h。监测患者体温、生命体征、小便情况，密切观察患者是否有发热、寒战潮红、荨麻疹、瘙痒、头痛、疲乏、恶心、呕吐、支气管痉挛、喉头水肿、低血压、心律失常等输注相关反应。第6天，给予昂丹司琼8mg预处理，30分钟后行多柔比星脂质体治疗，全程密切观察患者生命体征，特别是用药后前10分钟，是否有心悸、胸闷、面部潮红、恶心、反酸等心脏毒性和胃肠道反应。整个化疗期间，监测患者生命体征、尿量、意识以及患者主观感受，监测胃肠道反应、骨髓抑制情况、肝肾功能损害、肿瘤溶解相关指标。一周期化疗靶向治疗后，患者颈胸CT检查：右颈部巨大肿块，肿块范围较前缩小，如图4-3-2所示。患者颈围由48cm减小至39cm，表明该方案对患者有效。

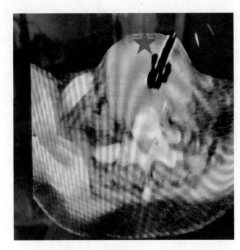

图4-3-1　气管造瘘后，化疗前CT

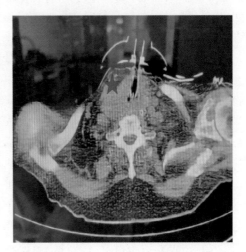

图4-3-2　一周期化疗后颈部CT

2.该患者的气道管理　该患者右颈肿瘤包裹压迫气管，气管位置向左偏移，常规的气切位置肿瘤包裹，易引起肿瘤破溃，出血风险极高，所以，该患者气切难度大，于手术室行气管造瘘术，气切时尽量避开肿瘤，选择软组织薄弱处斜向右下进行气管造瘘，切口靠左，斜向右下置入气切导管（图4-3-1）。患者气切位置特殊，气切难度大，导管脱出后不易再次插入，保持气导管固定、通畅至关重要。具体护理措施如下：①轻柔吸痰。肿瘤包裹，选择适宜的吸痰管；负压，采用能达到吸痰效果的最小范围（80～120mmHg，＜150mmHg）；浅吸痰，动作轻柔；实施最小化镇静策略；必要时使用纤维支气管镜吸痰，避免刺激肿瘤及气管黏膜引起出血，形成血痂从而堵塞气切导管。②按需吸痰。③改变吸痰方法。吸痰时将气管导管托盘稍向右偏，再将吸痰管置入气道，易下管，也可避免损伤气管壁黏膜，还能更好地清除痰液。④充分气道湿化。当患者呼吸机治疗期间：使用加热导丝呼吸机回路＋加温湿化灌，使呼吸机管路中Y形接口处吸入气体温度维持在37℃。停机时：文丘里＋加温湿化灌＋加热导丝呼吸机回路＋喉罩，文丘里氧疗温湿化系统可提高气切后脱机患者湿化效果，保证患者的氧疗效果，减少痰痂形成，满足呼吸生理需求，增加患者的舒适度。⑤做好气切护理。无菌操作，避免脓性分泌物流入气道。⑥气道管固定。由于气切口肿瘤包裹，未采用缝线固定增加二次创口，所以气道管只能靠系带固定，因单纯系带，摩擦力大，患者颈部巨大包块，易磨损皮肤，引起患者不适，所以改良系带固定方式为：加用管状压脉带包裹系带，可减轻对包块的摩擦，增加患者舒适度。患者抗肿瘤治疗，颈部包块变化快，增加评估频次，每班测量颈围，根据颈部包块肿胀或消退情况及时评估调节系带的松紧度，一指为宜，避免移位、脱管。⑦气囊压力。每4小时监测气囊压力，维持气囊压力

25～30cmH₂O。间歇声门下吸引，负压100～150 mmHg。⑧积极抗感染治疗。

3.该该者的气切口护理 该患者气切口周围皮肤发红、溃烂、脓性分泌物伴恶臭，切口下方局部皮肤缺损2cm×2cm，如图4-3-3所示，留取分泌物查见G⁺。该患者化疗靶向治疗后，患者右颈部巨大肿块明显缩小，气切口下方缺损，气切口感染，考虑与肿瘤消退坏死有关。请头颈外科会诊，会诊意见：每日行清创换药处理。根据改良气管切开切口换药所用消毒剂及敷料选择标准：该患者切口局部情况属于Ⅲ度伤口，选用碘伏消毒气切口，敷料选用藻酸盐银离子＋无菌开口纱布。碘伏在使用时可缓慢释放出游离碘，在伤口上保持持久的杀菌作用。藻酸盐银离子敷料不仅可以通过银离子的抗菌、抗炎、抗病毒减轻伤口局部组织炎症反应，还可以通过藻酸盐吸收渗液，减少渗液或分泌物外渗，从而达到改善切口局部情况、降低切口感染发生并增加患者舒适度的目的。①当有坏死肉芽组织时，采用"清创＋湿式愈合＋预防感染"的方式，具体操作如下：给予无菌生理盐水冲洗伤口，双氧水擦拭后予碘伏消毒气切口周围皮肤，清创后给予藻酸盐银离子敷料填补气切口下方缺损处，再覆盖双层开口纱（无菌拆线剪将纱布行Y形剪切）。②当无坏死肉芽组织时，无须清创，只需要"湿式愈合＋预防感染"即可。整个过程无菌操作，避免双氧水过湿进入气道，刺激气道。换药频次：当痰液、血液或其他分泌物等污染开口纱时，渗透面积＞无菌开口纱布敷料1/2 时给予换药。采用该换药方式5天后，患者气切口发红减轻，破损较前缩至1.4cm×1.2cm，脓性分泌物减小，恶臭味道减轻，换药次数减少。由于银离子敷料价格较高，患者家庭经济情况一般，患者气切口局部情况较前好转，将银离子敷料更换为碘伏纱条，碘伏纱条具有抑菌、促进腐败组织的吸收，刺激新生肉芽组织增生、除臭的作用。10天后，患者气切口处轻微发红，无明显异味及渗液，气切口下方破损缩小至0.8cm×0.6cm，气切口溃烂处逐渐愈合，如图4-3-4所示。在整个治疗期间，严格执行接触隔离的各项护理措施，关注各项感染指标，进行积极的抗感染治疗，控制患者血糖，同时给予营养支持治疗，促进伤口的愈合。

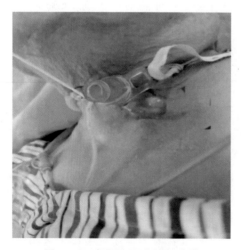

图4-3-3　气切口下方缺损皮肤

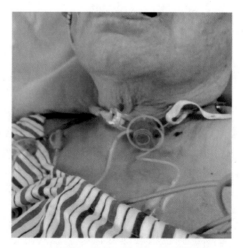

图4-3-4　气切口下方皮肤愈合

【总结与反思】

1.护理亮点　该患者三重癌合并呼吸道梗阻，立即行"气管造瘘"保持呼吸道通畅，由于该患者肿瘤压迫气道，使气管位置偏移，气切导管位置特殊，采用有效的护理措施，正确的气道管理，达到预防脱管、保持呼吸道通畅的目标。给予地塞米松减瘤治疗、利妥昔单抗联合CHOP方案冲击化疗，整个抗肿瘤治疗过程中严密观察患者生命体征、体温、尿量、意识以及患者的主观感受，监测胃肠道反应、骨髓抑制情况、肝肾功能损害、肿瘤溶解相关指标等，化疗靶向治疗后，患者右颈部巨大肿块明显缩小，气切口下方缺损，气切口感染，需考虑与肿瘤消退坏死有关，采取针对性的气切护理，积极控制感染，促进伤口愈合，提高了患者的生存质量。

2.护理反思　该患者确诊弥漫大B细胞淋巴瘤，颈部巨大包块，行利妥昔单抗联合CHOP方案冲击化疗，该方案使用了3种化疗药物，1种靶向药物，我们应提前学习掌握这几种药物的预处理、注意事项以及不良反应的监测和处理，保证用药安全，减少不良反应的发生。该患者气切口周围皮肤发红、溃烂、脓性分泌物伴恶臭，局部皮肤缺损，与肿瘤消退坏死有关，前期我们需要加强气切护理，增加气切护理的频次，仔细观察气切口局部情况，更早地采取相应措施，避免发生严重的气切口感染。

知识拓展

1.弥漫大B细胞淋巴瘤　弥漫大B细胞淋巴瘤（diffuse large B cell lymphoma，DLBCL）是一种来源于成熟B细胞的侵袭性肿瘤，是最常见的非霍奇金淋巴瘤类型，占全部非霍奇金淋巴瘤的25%～50%。B细胞非霍奇金淋巴瘤是临床常见恶性淋巴增殖性肿瘤，典型症状为肿瘤迅速增大，但无明显疼痛感，是成人常见淋巴瘤类型，可发生于不同年龄段，中老年群体较为常见，男性患者多于女性。该肿瘤病情发展迅速，恶性程度较高，如不及时进行有效干预，患者的存活时间会缩短，而及时采取干预措施，可能完全缓解甚至无事件长期生存。

2.长春新碱　长春新碱（vincristine）是一种从长春花中提取的生物碱，通过干扰有丝分裂纺锤体中的微管，抑制肿瘤生长。环磷酰胺（cyclophosphamide）为氮芥类烷化剂，为一种无活性的前药，须在体内代谢活化发挥细胞毒性作用。盐酸多柔比星脂质体注射液是一种抗肿瘤抗生素，可嵌入DNA核苷碱基对，干扰转录过程，阻止mRNA的形成，从而起到抗肿瘤的作用。利妥昔单抗的抗肿瘤机制主要表现在：与CD20抗原相结合，使肿瘤细胞得以凋亡；抗体依赖的细胞毒作用；介导补体依赖的细胞毒作用；提高化疗药物的敏感性，抑制肿瘤细胞增殖。

参考文献

陈智丽，易婷，谭彪彬，2022.利妥昔单抗联合CHOP方案治疗B细胞非霍奇金淋巴瘤的疗效观察［J］.中国肿瘤临床与康复，29（1）：48-50.

胡雅慧，吴春莹，郭宏丽，等，2023.长春新碱开展治疗药物监测的必要性和可行性［J］.中国临床药理学杂志，39（8）：1196-1200.

尹金妥，李路亚，孟萌，等，2022. 盐酸多柔比星脂质体临床应用安全性评价［J］. 中国药业，31（16）：115-119.

第四节　胸腺瘤伴重症肌无力患者行抢救性化疗的护理实践难点解析

【病例简介】

男，28岁，患者因"咳嗽1月余，胸闷气促20余天，加重3天"急诊入院。胸部CT示：上纵隔及左侧胸腔见散在多发软组织结节团块影，肿瘤可能，左侧胸腔积液，左肺体积缩小并散在少许炎症，部分实变；右肺少许炎症。立即转入ICU，心电监护示：心率117次/分，呼吸35次/分，血氧饱和度95%，血压145/81mmHg。血气分析：pH 7.31，$PaCO_2$ 52mmHg，PaO_2 111mmHg，提示"高碳酸血症，呼吸性酸中毒"。给予无创呼吸机辅助呼吸，头孢哌酮舒巴坦钠抗感染，氨溴索祛痰及针对左胸积液行穿刺置管引流等抢救治疗，后患者呼吸困难症状好转。

患者外院检查提示乙酰胆碱抗体阳性，呼吸肌无力，考虑重症肌无力危象。予以丙种球蛋白冲击治疗，给予甲泼尼龙抗炎，溴吡斯的明减轻症状。患者肿瘤负荷大，无手术、放疗指征，且抗肿瘤治疗耐受性差，预后极差。患者目前呼吸机持续辅助呼吸，合并肌无力症状、肝功能不全，有急诊化疗的指征。但化疗客观缓解率较低，且患者治疗风险相对较大，病程中可能出现肌无力危象、肝功能损害加重、肾功能损伤或心肺功能衰竭等危及生命的严重并发症。向患者家属交代患者目前病情、化疗必要性及化疗可能出现的副作用后，患者家属要求行急诊化疗。

经过多学科会诊后拟行CAP方案化疗：CAP化疗方案：第1天环磷酰胺800mg＋多柔比星80mg＋顺铂40mg，第2天顺铂40mg。经过1个周期化疗及重症康复治疗，患者于入院20天后呼吸困难症状明显缓解，停用无创呼吸机，顺利转出ICU。

【临床诊断】

胸腺瘤B3型；重症肌无力；左侧胸腔积液。

【主要治疗】

1.无创呼吸机治疗。

2.使用胆碱酯酶抑制剂治疗重症肌无力。

3.使用丙种球蛋白行免疫抑制治疗。

4.抗感染治疗。

5.化学治疗。

6.呼吸功能锻炼治疗。

【护理难点及护理措施】

1.该患者的呼吸道如何护理　①使用无创呼吸机：予以正压呼吸，可增加肺功能残气量，防止肺萎缩，提高氧合能力。针对该患者出现的呼吸困难症状，给予无创呼吸机治疗，能够有效缓解患者气紧症状。该患者在使用无创呼吸机时，为预防面部压力性损伤，给予泡沫敷料保护颜面部皮肤。面罩固定时避免压迫眼睛和耳廓，头带的松紧度以放入两指为宜。该患者由于带机期间反复说话、吞咽食物等出现腹胀症状，告知患者在使用无创呼吸机期间应闭嘴用鼻吸气，尽量少说话，减少吞咽动作。患者进食时改用双鼻塞吸氧方式，进食完毕1小时后再使用无创呼吸机。饭后1小时协助患者顺肠蠕动方向按摩腹部，促进肠蠕动。经过处理后，患者腹胀缓解。②保持呼吸道通畅，防止肺部并发症：该患者常规应用抗胆碱酯酶药物治疗重症肌无力，可导致呼吸道分泌物增多，咳嗽无力影响痰液自排，呼吸道分泌物易潴留，导致肺部感染。为保证患者呼吸道通畅，需协助患者翻身、拍背、机械辅助排痰等，使痰液松动易于咳出。同时做好雾化吸入，使痰液稀释而便于咳痰。

2.该患者肺康复如何实施　该患者呼吸肌无力，痰液黏稠不易咳出，导致呼吸困难，所以做好肺康复尤为重要。

（1）呼吸训练：行腹式呼吸训练和缩唇呼吸训练。①腹式呼吸训练方法：患者取舒适体位，全身放松，闭嘴用鼻深吸气至不能再吸，稍屏气或不屏气直接用口缓慢呼气。吸气时膈肌下降，腹部外凸，呼气时膈肌上升，腹部内凹。呼吸时可让患者两手置于肋弓下，要求呼气时需明显感觉肋弓下沉变小，吸气时则要感觉肋弓向外扩展。有时需要用双手按压肋下和腹部，促进腹肌收缩，使气呼尽。②缩唇呼吸：患者闭嘴经鼻吸气，缩口唇做吹口哨样缓慢呼气4～6秒，呼气时缩唇大小程度由患者自行选择调整，以能轻轻吹动面前30cm的白纸为适度。③在常规训练腹式呼吸及缩唇呼吸外还采用吹气球方法进行训练，选合适的气球，鼓励患者深吸气然后尽量把气球吹大，每天2次，量力而行。吹气球，可以使肺充分膨胀，增加肺活量和最大通气量，从而改善肺功能。

（2）使用呼吸功能训练器：呼吸训练器联合呼吸功能锻炼可改善患者呼吸困难的症状，而且可增强其肺功能，增加其运动耐力；同时，呼吸训练器简便易学、安全有效，易于掌握训练技巧，便于患者自主开展呼吸训练，患者易坚持；此外，通过呼吸训练器可使患者直观感受吸气、呼气量的提升，从而可增强患者对康复治疗的信心。该患者选用Voldyne呼吸训练器，每次使用前先弯腰吐气，呼尽肺内气体，再含住口含嘴缓慢匀速吸气，保持气流速度指标维持在"Best"，观察患者每日吸气量变化并记录。

（3）呼吸肌力量训练：静止不动是分泌物积聚的主要原因，因此加强全身骨骼肌锻炼对促进分泌物排出，肺的复张及预防肺部感染尤为重要。呼吸肌力量训练以患者个体能耐受为主，可采用双手上举哑铃或500ml矿泉水水瓶的方式锻炼，也可进行扩胸运动及做呼吸体操训练，每次20分钟，2次/天。

3.该患者化疗期间如何护理　该患者肿瘤负荷大，无手术、放疗指征，且抗肿瘤治疗耐受性差，预后极差，但患者年轻，有急诊化疗的指征。经多学科会诊拟定了化疗方案为CAP方案，同时予以止吐、抑酸、碱化尿液、水化、保肝等治疗。经深静脉导管输注化疗药物，其输注顺序为环磷酰胺→多柔比星→顺铂。由于蒽环类抗肿瘤药物（多柔比星）有心脏毒性，所以在输注前30分钟给予地塞米松磷酸钠注射液10mg静脉注射，止吐药物行预处理，以预防过敏反应和体液潴留，使用过程中要密切监测心脏功能，了解患者有无心悸等不适。环磷酰胺主要毒副反应为黏膜反应（膀胱炎），应密切观察患者是否有尿频、尿痛、排尿困难等膀胱刺激征的表现。大剂量使用环磷酰胺时，除了静脉水化、利尿，还应给予尿路保护剂美司钠。鼓励患者多饮水，每日尿量大于2000ml。顺铂有肾脏毒性，单次中、大剂量用药后，可能会出现肾功能障碍。应使用碳酸氢钠碱化尿液，同时鼓励患者多饮水，每日输液量3000ml，使尿量维持在2000～3000ml/d。使用环磷酰胺及顺铂均会出现消化道症状，一般在停药后2～3天消失。主要表现为恶心呕吐、食欲缺乏、口腔黏膜炎等。需叮嘱患者避免进食辛辣食物，以降低对胃黏膜的刺激。胃肠道反应严重时，及时遵医嘱给予止吐治疗，呕吐时头偏向一侧，及时吸出呼吸道分泌物，保持呼吸道通畅。以上药物均会出现骨髓抑制的不良反应，其中多柔比星的此类毒副反应尤为严重。白细胞减少最常见，最低值在用药后1～2周，多在2～3周后恢复正常。指南指出：化疗期间患者应每周复查1～2次血常规，监测白细胞与中性粒细胞的水平。所以，该患者在化疗后第3天、第6天分别进行了血常规监测，实验室检查示白细胞、中性粒细胞、血小板均在正常范围内。在化疗期间及化疗后患者均未发生严重不良反应。

4.该患者如何行胆碱酯酶抑制剂用药指导及观察　为缓解该患者重症肌无力症状给予溴吡斯的明60mg口服，1次/4小时。溴吡斯的明属于抗胆碱酶药，能抑制胆碱酯酶活性，使胆碱能神经末梢释放的乙酰胆碱破坏减少，从而缓解肌无力症状。口服溴吡斯的明在15～30分钟起效，临床最大剂量不超过480mg/d，需分3～4次口服。此药物最常见的副作用包括胃肠道痉挛、恶心、呕吐、腹泻、肌肉抽搐和痉挛、多汗、流涎等。该患者服用的治疗剂量与中毒剂量（480mg/d）十分接近，药物不足会导致肌无力危象，药物过量会发生胆碱能危象，我们应仔细辨别。重症肌无力危象可表现为呼吸肌无力导致呼吸困难，患者可主诉胸闷气短呈端坐位，有痰不易咳出，呼吸困难，心率快。也可有全身症状，表现为全身乏力、眼睑下垂等。胆碱能危象可表现为出现肌束震颤或毒蕈碱样反应，可伴苍白、多汗、恶心、呕吐、流涎、腹部绞痛或瞳孔缩小。出现上述情况需立即报告医生，可肌内注射阿托品0.5～1.0mg，3～5分钟一次，直至控制症状。在整个用药期间该患者仅出现轻微的消化道症状，能自行缓解，所以未做特殊处理。治疗期间也未发生肌无力危象及胆碱能危象。该患者出院后仍需口服溴吡斯的明3～6个月，需告知患者严格掌握用药的剂量、时间，当出现视觉改变、唾液分泌异常、腹痛时，应调整药物剂量，及时就诊。

【总结与反思】

1.护理亮点　该患者为年轻病例，胸腺瘤合并重症肌无力，抗肿瘤治疗耐受性差，预后差，心理压力大，情绪不稳定。通过医护人员共同努力，患者治疗效果理想，顺利停用呼吸机，在此治疗期间，未发生重症肌无力危象及胆碱能危象。

2.护理反思　通过该案例，我科肺康复治疗小组拟定了呼吸功能锻炼计划，遵循个体化原则，循序渐进。计划包括每日锻炼时间、每日锻炼的具体方法及内容、每日锻炼的注意事项等。对全科护士进行统一培训，达到锻炼的一致性。

知识拓展

呼吸体操 指导患者取站立位，尽量保持身体挺直，肌肉放松。①长呼吸训练：用力将气全部呼出直至无法呼气，随后缩唇缓慢吸气，吸气时略收小腹，保持呼气和吸气时间比为3∶2，根据肺功能恢复效果逐渐将时间比调至2∶1。②深呼吸训练：迅速用力吸气至最大肺容量，随后用力快速呼气至无法呼气。③束胸呼气训练：双手胸前交叉并用上臂压胸用力呼气，最后双臂上举、舒张胸廓吸气。④压胸呼气训练：双手叠加置于胸前掌根下压胸部，推压胸部用力呼气，呼气至胸部恢复正常轮廓后自然吸气。⑤提身吸气训练：上举双臂，吸气时上体上提收腹，随后缓慢呼气。⑥屈腰呼气训练：上身向前倾并尽力将气呼出，复原站立位时双臂展开并用力吸气。⑦抱膝呼气训练：边下蹲边呼气，双手用力抱膝，随后大腿压胸腹部尽力将气呼出，复原站立位时自然吸气。⑧逆式呼吸训练：主动收腹后吸气，随后鼓腹后呼气。

参考文献

师玉晶，魏力，2021. 加速康复外科在胸腺瘤合并重症肌无力患者围手术期护理中的应用［J］. 天津护理，29（5）：564-566.

王蒙，张林香，2023. 优质护理在重症肌无力患者中的应用效果［J］. 临床医学研究与实践，8（15）：185-188.

徐广剑，刘倩，2019. 负荷呼吸训练联合深呼吸体操对COPD患者生活质量和肺功能的影响［J］. 护理实践与研究，16（20）：53-54.

第五节　淋巴瘤患者CAR-T治疗后并发ICANS 4级的护理实践难点解析

【病例简介】

女，61岁，因反复腹胀腹痛，肠镜示回盲部肿块，行"腹腔镜探查术＋回盲部切除术"，病理诊断为"弥漫大B细胞淋巴瘤Ⅱ期"。术后开始行6周期R-CHOP（利妥昔单抗＋环磷酰胺＋长春新碱＋表柔比星＋泼尼松）治疗，序贯2周期利妥昔单抗。复查PET/CT：十二指肠水平部前方肿大淋巴结，FDG（氟代脱氧葡萄糖）代谢增高，较基线病灶增大，活性增高，淋巴瘤复发。再次入院行嵌合抗原受体（chimeric antigen receptor，CAR）T细胞回输。

CAR-T（阿基仑赛注射液）回输过程顺利。回输后第1天开始至第5天反复高热＞39℃，最高体温40.5℃，氧饱和度及血压正常，考虑为CAR-T细胞治疗相关细胞因子释放综合征（cytokine release syndrome，CRS）1级；患者神清，免疫效应细胞相关脑病（ICE）评分9～10分，给予退热、抗生素、地塞米松、托珠单抗等对症治疗。回输后第5天晚间，患者突发意识不清GCS评分5分，呼之不应，伴有癫痫样发作，氧饱和度92%～94%，诊断为免疫效应细胞相关神经毒性综合征（ICANS）4级，按ICANS处理原则，给予气管插管、大剂量激素抑制炎症反应、冰毯物理降温、甘露醇、10%氯化钠溶液脱水、咪达唑仑、丙泊酚、丙戊酸钠、左乙拉西坦镇静及抗癫痫治疗，予以脑电图监测、气管切开、呼吸机辅助通气，并输注照光血小板及悬浮红细胞、升白细胞及血小板治疗，同时进行抗感染、营养支持等治疗。

患者生命体征平稳，喉罩吸氧，神志为浅昏迷，可无意识自主睁眼及四肢活动，感染指标恢复正常，脏器功能未见明显异常，于入ICU第30天转回当地医院治疗。

【临床诊断】

弥漫大B细胞淋巴瘤复发；CRAAR-T治疗后ICANS 4级。

【主要治疗】

1.镇静、抗癫痫治疗。

2.降颅压治疗。

3.降温治疗。

4.抗感染治疗。

5.升白、升血小板等治疗。

6.预防出血、纠正贫血。

7.地塞米松、甲泼尼龙、丙种球蛋白抗炎治疗。

【护理难点及护理措施】

1.如何做好CAR-T治疗后早期不良反应的监测与管理　在接受CAR-T治疗的患者中观察到的毒性反应通常在首次输注后的几天内出现。故需要严密的病情观察及做好相关护理如下。

（1）监测生命体征：包括体温、心率、呼吸、血压、血氧饱和度等。

（2）监测外周血CAR-T细胞扩增和安全性指标监测：血常规、血生化、凝血功能、细胞因子水平（包含IL-6、铁蛋白及C反应蛋白等）。

（3）严密监测患者呼吸状况：观察患者口唇及皮肤四肢末梢颜色，如血氧饱和度＜95%，可取坐位或半卧位休息，给予氧气吸入；对严重低氧血症辅以呼吸机辅助通气，必要时行气管插管。

（4）保护性隔离：有条件者入住无菌层流病床。

（5）饮食：给予高热量、富含蛋白质与维生素、清淡、易消化饮食，少食多餐；避免进食高糖、高脂、产气过多和辛辣的食物，补充足量的水分以防止脱水。

（6）休息：保证休息，采取舒适体位，减少机体消耗，每日通风换气。

（7）降温：回输后的第2天开始可能出现不同程度的发热，发热是CRS最常见的症状，主要表现为稽留热型，持续数天。临床上主要采取物理降温和药物降温。①物理降温：在大动脉处冰敷、贴冰贴、温水擦浴等方式降温。血液肿瘤患者存在血小板低、凝血障碍等问题，故禁止乙醇擦浴。超高热或高热持续不退时可使用冰毯降温，但应注意观察患者的耐受程度，防止体温过低、腹泻等。②药物降温：主要使用非甾体类药物，如洛索洛芬钠片30 mg、布洛芬混悬液5～10 ml、芬必得0.3 g等口服或双氯芬酸钠6.25～12.50 mg纳肛，如无禁忌证，两种方式可交替使用，慎用糖皮质激素。药物降温前后应注意观察患者血压变化，尤其是患者大量出汗时需提高警惕，防止低血压休克发生，同时应注意保持患者身体清洁、干燥，及时更换床单和衣物。当患者出现严重的CRS症状时，可酌情选择IL-6受体阻滞剂托珠单抗（tocilizumab）静脉注射，具体方法为在无菌技术原则下用生理盐水100 ml稀释后静脉输注，其间注意避免产生泡沫，静脉输注时间1小时以上。托珠单抗可有效逆转CRS发生，部分情况下，患者存在托珠单抗无法控制的持续2级CRS，此时可考虑给予皮质醇类药物。

2. CAR-T治疗后并发ICANS的观察要点　ICANS临床表现多样，早期症状常表现为注意力减弱、语言障碍、书写能力减退等，可进一步发展为定向力障碍、情绪异常、失语、嗜睡、意识模糊和震颤等，大多数患者ICANS临床症状呈可逆性。少数患者可出现严重的临床症状，表现为癫痫发作、精神错乱、颅内压增高等。最严重的ICANS临床表现是急性脑水肿，患者可在数小时内从轻度的嗜睡进展为神志不清，进一步发展导致死亡。

对于CAR-T细胞输注后所有患者，建议运用CARTOX-10或ICE评分量表，进行每天2次神经系统评估。当患者出现ICANS的临床表现时，应及时增加评估次数。除密切监测患者血常规、血生化、凝血功能、铁蛋白、细胞因子水平等指标，还需要进行以下几个方面的检测：①脑脊液（CSF）检查。排除禁忌证后，可行腰椎穿刺和脑脊液检查，发生ICANS时，常表现为颅内压升高，大部分CAR-T细胞治疗后患者因骨髓抑制而并发血小板减少，腰椎穿刺术前应认真评估穿刺风险，必要时输注血小板后再行穿刺术。②头颅CT/磁共振（MRI）。头颅CT有助于发现脑出血、脑梗死和脑水肿。③脑电图：常见的表现是弥漫性的慢波伴/不伴1～2Hz的三相波，部分患者出现纺锤波或癫痫波。大多数情况下，脑电图变化与临床症状发生具有一致性，脑电图异常与神经系统毒副反应的严重程度相关，对高危患者，推荐脑电图动态监测；对于评分达到3～4级ICANS患者，建议转入重症监护病房，必要时予以机械通气支持。在处置ICANS过程中，建议多学科联合治疗。

3. 如何做好癫痫患者的护理　对于接受CAR-T细胞治疗的患者，尤其是既往有癫痫发作史、肿瘤累及中枢神经系统或头颅MRI、脑电图有异常的患者，在开始进行CAR-T细胞治疗时，可常规使用左乙拉西坦750 mg每12小时一次口服预防癫痫的发生。护理措施主要包括：①抬高床头30°，避免患者误吸并增加脑静脉回流。②床边备好开口器及牙垫，必要时开放气道，防止舌咬伤。③遵医嘱给予冬眠合剂等镇静药，其间注意观察患者体温、意识、瞳孔，做好头部降温以保护脑细胞。④做好各种护理风险评估，如预防跌倒、预防管道滑脱等，必要时对患者进行保护性约束。⑤根据症状分级酌情遵医嘱使用IL-6拮抗剂、糖皮质激素、利尿剂等，严重时可行床旁血浆置换术。⑥遵医嘱予脑电图持续监测。抗癫痫治疗过程中，需要密切关注者呼吸循环系统，防止发生呼吸抑制。

4. 如何做好脑水肿的观察与护理

（1）对于存在1级或2级视乳头水肿，CSF压力＜20mmHg（272mmH$_2$O），且无脑水肿的患者：①床头抬高30°。②控制躁动，维持颅内压稳定。③尽可能缩短患者胸部物理护理（气管内吸痰、震动排痰、体位引流、叩背）时间（＜30分钟），以避免颅内压进一步增高。

（2）对于存在3～5级视乳头水肿，伴影像学任何脑水肿征象，或CSF压力≥20 mmHg（272 mmH$_2$O）的患者，应给予①脱水治疗：首先推荐使用20%甘露醇，同时每6小时监测电解质、内环境、容量状态及血浆渗透压等。脱水治疗也可考虑使用高渗盐水（建议3%），推荐初始剂量3%高渗盐水250ml，维持剂量每小时50～75 ml，同时每4小时一次监测电解质，如果血清钠离子水平≥155mmol/L，则停用高渗盐水。呋塞米联合甘露醇有助于提高降颅压疗效，可用于甘露醇单用疗效不佳患者。脱水治疗过程中，需严密监测患者生命体征，记录24小时出入量，防止发生肾衰竭、电解质紊乱、血容量不足和低血压等，并需警惕脑水肿复发。②如果装有ommaya囊，可直接抽取CSF，直至CSF压力＜20mmHg（272mmH$_2$O）。③如上述治疗效果不佳，可请神经外科医师评估是否可行手术治疗。

5.如何做好大剂量糖皮质激素冲击治疗后副作用的防控 激素冲击疗法期间嘱患者绝对卧床休息，予以心电监护仪监护，加强巡视，按照医嘱严格执行激素药物的浓度、输入速度及输入量，并认真做好记录，包括24小时出入量，尿量、血压及恶心、呕吐反应等，监测血糖、电解质、血压及消化道出血等副作用，维持水、电解质的平衡。同时，可给予胃肠黏膜保护剂或抗酸药等，如硫糖铝。糖皮质类固醇激素是免疫抑制剂，更增加了感染的机会，因此，预防感染很重要，加之患者三系下降，需要做好保护性隔离；做好口腔护理，预防鹅口疮的发生。

6.CAR-T治疗后如何做好患者出血的观察与护理 CAR-T回输体内后识别抗原阳性的靶细胞过程中导致T细胞大量活化、增殖及杀伤靶细胞，释放大量细胞因子，可引起寒战、头痛、恶心、发热等一系列临床症状，同时IL-6等细胞因子可直接损伤血管内皮、肝脏等器官，导致机体血栓与止血失衡，从而引起出凝血功能障碍，出现皮肤黏膜及脏器出血风险。每日晨间护理时仔细观察患者有无皮肤黏膜瘀斑、牙龈出血等异常反应，发现出血征象及时汇报医生并处理，做到医护患协同管理及个性化护理。①皮肤黏膜出血时，给予加压止血。②肢体皮肤或深层组织出血给予抬高肢体，以减少出血。③深层组织血肿给予局部压迫方法促进止血，必要时给予冰敷，冰敷时应防止冻伤。④口腔及鼻腔出血，局部使用1∶1000肾上腺素棉球。⑤后鼻腔出血必要时给予鼻腔填塞，根据患者情况坐位、半卧或侧卧位。⑥血尿、血便立即行隐血试验，鉴别出血部位。⑦眼及颅内出血危险性更高，加强巡查力度，严密监测生命体征及意识，必要时准备好各种抢救物品及药品。遵医嘱输注照光血小板、悬浮红细胞，使用益比奥、特比澳等升红升血小板治疗。此外，还需注意出血部位清洁，以预防感染。

【总结与反思】

1.护理亮点 嵌合抗原受体T细胞（CAR-T细胞）已经发展成为难治复发血液肿瘤的有效治疗手段。在其临床应用不断增加的同时，治疗相关毒副反应受到越来越广泛的重视。ICANS是CAR-T细胞治疗过程中常见的毒副反应之一，而严重的ICANS有可能危及患者的生命。目前ICANS的治疗方法有限，做好病情观察，早期发现并发症的征兆，早诊断、早预防是管理ICANS的重要手段。

2.护理反思 鉴于ICANS临床表现的复杂性和多样性，临床工作中通常应用CARTOX-10和ICE评分系统，结合脑脊液压力、脑电图、体征及影像学检查结果将ICANS分为四个等级，进行分层治疗。护理人员需要严密观察患者的病情变化，保持呼吸道通畅，做好体温的管理，神志的观察，做好保护性隔离措施，观察患者有无感染征象，针对患者的ICANS等级配合医生给予相应的治疗及护理。

知 识 拓 展

1.嵌合抗原受体 嵌合抗原受体（CAR）T细胞治疗是通过基因工程技术对来源于患者自身的T细胞进行基因修饰后得到CAR-T细胞，然后在体外进行培养、增殖，再回输到患者体内，从而特异性地识别并杀伤肿瘤细胞，发挥抗肿瘤作用，建立预防肿瘤复发的持久免疫力。CAR-T治疗方法能够使免疫细胞精准攻击癌细胞，而不会伤害正常细胞，痊愈率可以达到60%，CAR-T疗法广泛用于复发/难治性B细胞急性淋巴细胞白血病、高级别B细胞淋巴瘤和套细胞淋巴瘤。

2.免疫效应细胞相关神经毒性综合征 免疫效应细胞相关神经毒性综合征（ICANS）即包括CAR-T细胞在内的免疫治疗后，患者内源性或外源性T细胞和（或）其他免疫效应细胞激活或参与而引起的一系列神经系统异常的临床表现。ICANS通常发生在CAR-T细胞输注后3～6天，第7～8天达到高峰，持续2～3周症状消失。ICANS通常在细胞因子释放综合征（CRS）之后发生，并且经常发生在CRS缓解后。

参考文献

陈交，罗毅，2022.嵌合受体抗原T细胞免疫疗法所致细胞因子释放综合征的研究进展［J］.癌症进展，20（19）：1946-1949.

中国研究型医院学会生物治疗学专委会，2021.CAR-T细胞治疗NHL毒副作用临床管理专家共识［J］.转化医学杂志，10（1）：1-11.

中华医学会血液学分会白血病淋巴瘤学组，中国抗癌协会血液肿瘤专业委员会造血干细胞移植与细胞免疫治疗学组，2022.嵌合抗原受体T细胞治疗相关神经系统毒副反应管理中国专家共识（2022年版）［J］.中华血液学杂志，43（2）：8-13.

Hayden PJ, Roddie C, Bader P, et al, 2022. Management of adults and children receiving CAR T- cell therapy: 2021 best practice recommendations of the European Society for Blood and Marrow Transplantation（EBMT）and the Joint Accreditation Committee of ISCT and EBMT（JA-CIE）and the European Haematology Association（EHA）［J］. Ann Oncol, 33（3）：259-275.

第六节　淋巴瘤患者行抢救性化疗的护理实践难点解析

【病例简介】

男，16岁，CT检查：前上纵隔见不规则巨大肿块影，大小约114mm×79mm，增强扫描可见轻度强化，侵犯并压迫邻近血管。双侧锁骨区、纵隔及肺门见散在小淋巴结。双侧胸腔少量积液，前上纵隔占位。完善术前各项检查后在全身麻醉下行"胸腔镜下前纵隔肿瘤活检术"，因拔管困难保留经口气管插管转入监护室。入室后呼吸机辅助通气治疗，遵医嘱予以镇痛镇静，测量颈围1次/天。转入第5天，CT检查：前上纵隔见不规则巨大肿块影，大小约112mm×77mm，提示肿瘤较前缩小，予以拔除气管插管，后患者立即出现喘憋、发绀、呼吸困难，心率162次/分，呼吸45次/分，血氧饱和度52%，联合麻醉科再次行气管插管，呼吸机辅助通气。

转入第12天，术后病理报告示：（纵隔肿瘤）B细胞非霍奇金淋巴瘤。化疗科会诊后，给予患者保留气管插管行床旁化疗，化疗方案：第1天：美罗华800mg＋来那度胺25mg；第2天：环磷酰胺1.446g＋表柔比星（表阿霉素）135mg＋长春新碱2mg＋泼尼松10mg＋来那度胺25mg；第3～6天：强的松10mg＋来那度胺25mg；第7～10天：来那度胺25mg。

转入第22天，呼吸机气囊漏气试验阳性、呼气末二氧化碳监测值41.2mmHg，气管镜下可见肿瘤明显缩小，顺利停机、拔管。

转入第24天，复查CT：前上纵隔占位较前明显退缩，大小约88mm×66mm，肺门散在淋巴结较前退缩。

转入第25天，患者病情稳定，予以出院。

【临床诊断】

纵隔肿块切检术后；纵隔弥漫大B细胞淋巴瘤。

【主要治疗】

1. 镇痛镇静治疗。
2. 利妥昔单抗＋CHOP床旁化疗。
3. 抗感染治疗。
4. 平喘治疗。
5. 脱水治疗。
6. 营养支持治疗。

【护理难点及护理措施】

1. 针对气管插管床旁化疗患者的观察要点及护理措施　弥漫大B细胞淋巴瘤标准一线治疗方案为R-CHOP：利妥昔单抗（rituximab，R）＋CHOP（环磷酰胺＋多柔比星＋长春新碱＋泼尼松）。美罗华正确给药方法：严格执行无菌操作，美罗华在0.9%NaCl溶液中稀释至1mg/ml，轻轻摇匀溶液，同时避免出现泡沫；每次输注美罗华前30分钟，给予口服吲哚美辛（消炎痛）25mg，肌内注射苯海拉明20mg，预防发热和过敏反应。首次输注：开始速度50mg/h，每30分钟递增50mg/h，最大滴速可达400mg/h，第1小时内每隔15分钟监测一次患者生命体征，以后每小时监测一次生命体征直至停药。如果首次输注能较好耐受，则以后输注：开始速度100mg/h，每30分钟递增100mg/h，最大滴速可达400mg/h，第1小时内每隔15分钟监测一次患者生命体征，以后每小时监测一次生命体征直至停药。R-CHOP副反应：过敏反应（发热、寒战、低血压、胸闷、气急、荨麻疹、皮疹）、血液学毒性反应（Ⅲ～Ⅳ中性粒细胞减少、血小板减少、红细胞减少）、非血液学毒性反应、胃肠道反应（肝功能损害、肾功能损害、神经病变）。本例患者在化疗第3天出现了荨麻疹、恶心不适，予以地塞米松10mg每天肌内注射，欧赛0.5mg静脉滴注，2次/天，第6天化疗副反应症状好转。

2.预防拔管后的上气道狭窄，如何有效评估　准确评估脱机时机，预防再次插管的发生。①气囊漏气试验（CLT）：是一种拔管前评估声门及周围组织是否水肿、气道是否狭窄的方法。正确实施CLT方法如下：充分吸除气道、口腔分泌物后评估。评估方法一：通过对气囊放气，然后在气管上方用听诊器听气管导管（ETT）周围的空气运动进行评估；方法二：通过对ETT气囊放气，并测量呼吸机吸气潮气量和呼气潮气量之间的差异进行定量评估，气囊潮气量≥110ml，或大于所吸入潮气量的24%，被认为是正常的CLT。②呼气末二氧化碳（PETCO$_2$）的监测：机械通气时，潮气量和呼吸频率能够依靠调节，从而避免发生高或低碳酸血症，气管插管位置可借助CO$_2$波形来确定，在呼气平台CO$_2$波形出现凹陷时，提示有自主呼吸，可将通气模式改变或将辅助呼吸频率逐渐减慢。若能维持PETCO$_2$在正常范围内，且可完全自主呼吸状态，可考虑脱除呼吸机。若患者出现呼吸困难症状加重，PETCO$_2$升高，情绪烦躁，则应暂缓脱机。③气管镜检查的配合：本例患者有停机拔管失败的教训，为了防止再次插管，在停机拔管前患者神志清楚，责任护士解释脱机拔管配合注意事项，患者表示明白并积极配合。医生先行气管镜检查并吸尽患者气道内痰液，气道压迫症状CLT放气囊观察5分钟，责任护士在床旁固定气管导管防止导管滑脱，患者无喘憋、呼吸困难等症状，呼吸机潮气量维持365～440mmHg，漏气试验阳性，呼气末二氧化碳（PETCO$_2$）值41.2mmHg，观察生命体征，心率102次/分，呼吸18次/分，血氧饱和度100%，血压113/65mmHg，根据以上评估考虑停机拔管。拔管前予以甲泼尼龙40mg静脉推注，通知麻醉科，气管插管箱、可视喉镜、肾上腺素、吸引装置均成备用状态；先解弹力胶布及系绳，放气囊，医生边吸痰边将口插管往外退，直至口插管全部退出，责任护士立即将患者扶起半坐卧位，拍背，嘱患者咳嗽咳痰，2分钟后患者可发声，无喘憋、呼吸困难主诉。此次脱机拔管顺利。

3.床旁紧急再插管如何进行医护配合　患者因术后拔管困难携口插管入ICU，5天后复查CT肿瘤较前缩小，生命体征平稳，予以停机、拔管后立即出现喘憋、大汗、全身发绀、呼吸困难，SpO$_2$测不出，血压90/45mmHg，心率50次/分，拔管失败，立即通知麻醉科联合插管，将患者体位改为平卧位，无创面罩辅助通气，呼吸机调整氧浓度100%改善缺氧，遵医嘱予以甲泼尼龙40mg静脉推注减轻喉头水肿，去甲肾上腺素6mg持续微泵入纠正低血压，在可视喉镜下再次插管后，接呼气末二氧化碳值为41.3mmHg，确定气管插管位置。2分钟后患者缺氧症状得到改善。

4. 长期气管插管患者的气道管理，如何有效预防VAP的发生　本例纵隔弥漫大B细胞淋巴瘤携呼吸机紧急化疗患者，机械通气共23天，预防呼吸机相关性肺炎（ventilator-associated pneumonia，VAP）。VAP是机械通气过程中常见且严重的并发症，该患者在气管插管期间采取有效的护理措施预防VAP发生，具体内容如下：①每天评估呼吸机及气管插管的必要性，尽早脱机或拔管。②吸痰时严格执行无菌操作。③将患者头胸部抬高30°～45°，协助患者翻身拍背及震动排痰；每天应用有消毒作用的口腔含漱液进行口腔护理，每6～8小时一次；气囊放气时，先吸净气囊上方的分泌物。④及时倾倒呼吸机管路冷凝水；每天评估镇静药物使用必要性，尽早停用。每班检查口插管固定情况，3M弹力胶布及系绳双套结法固定气管导管及牙垫，并在3M弹力胶布黏贴插管外处约距门齿刻度2cm处做一刻度标记，每班交班时以此刻度标记观察插管是否移位。使用持续气囊压力监测仪监测气囊压力（气囊压力在25～30cmH$_2$O）。拔管前患者未发生VAP及管路滑脱现象。

5. 对青少年肿瘤患者入住ICU的心理和情绪状况，如何建立个性化心理干预机制　患者受疾病特点及年龄影响，易出现紧张、恐惧等心理。加之面对陌生的环境及医护人员更易产生负性情绪。受疫情影响，加强医院病区管理，ICU限制家属探视，每天10：30～11：00 ICU增设"云探视"服务，架起一座患者和家属的沟通之桥。在化疗期间患者因为化疗的毒副反应出现烦躁、情绪波动明显不配合治疗，通过"云探视"家属做心理疏导、鼓励患者，护士也主动和患者谈心、做康复锻炼等分散患者注意力。在人文护理关怀下，患者逐渐树立信心，配合度明显提高，后期治疗护理工作顺利开展。

【总结与反思】

1. 护理亮点　在ICU带呼吸机化疗的患者较少见，可借鉴的护理经验少，本例患者肝肾功能正常，但伴有呼吸功能不全，呼吸机辅助呼吸，因此我们评估该患者能耐受化疗，化疗缓解后会争取进一步治疗。结果显示，该患者接受化疗后，无明显不良反应，肿瘤块缩小，部分缓解，化疗效果明显，顺利停机、拔管，达到预期目标。本例治疗及护理经验提示：抢救性化疗作为超常规ICU治疗类型，如果肿瘤对化疗敏感，支持措施得力，仍可安全实施化疗，且能取得较好的治疗效果。

2. 护理反思　对于存在气道狭窄、喉头水肿的患者，为了降低气管导管再插率，提高护士依从性及护理质量，在气管导管拔管前应配合医生做好脱机评估。

知 识 拓 展

　　随着诊断和治疗水平的提高，肿瘤已成为一种慢性疾病，带瘤生存患者大量存在，因此引发对ICU传统治疗理念的挑战，抢救性化疗作为超常规ICU治疗类型，将会越来越多。本例患者患有弥漫大B细胞淋巴瘤，是最常见的非霍奇金淋巴瘤，在我国约占非霍奇金淋巴瘤的50%，化疗为其主要治疗方案，来那度胺联合R-CHOP（利妥昔单抗、长春新碱、多柔比星、环磷酰胺、泼尼松）治疗弥漫大B细胞淋巴瘤疗效好，且安全性良好。ICU携呼吸机化疗目前无文献临床报道，但是本例患者如果肿瘤不能得到控制，长期接受呼吸机治疗，最终可能出现肺部感染，全身衰竭致死，然而对化疗敏感的肿瘤引起急症时，通过化疗缓解症状，挽救患者生命，为进一步治疗赢得了时间。

参考文献

牟丹，黄石华，黄琦峰，等，2021. 危重症患者气管导管拔管前行气囊漏气试验的最佳循证实践［J］. 国际护理杂志，40（12）：2180-2184.

谭杰，毛锐，张少卿，等，2017. 呼末二氧化碳监测在重症监护病房机械通气患者的应用价值［J］. 临床医学工程，24（2）：253-254.

夏睿，王东浩，2018. 肿瘤重症患者的重症监护治疗抉择［J］. 中华肿瘤杂志，40（2）：155-159.

徐凌，吕莉萍，2021. 原发性气管B细胞淋巴瘤3例报道并文献复习［J］. 现代肿瘤医学，29（1）：127-132.

岳晶晶，2020. 个案管理的延伸护理服务在非霍奇金淋巴瘤化疗患者中的应用观察［J］. 云南医药，41（3）：309-311.

第七节　淋巴瘤患者持续端坐卧位下行冲击放化疗的护理实践难点解析

【病例简介】

男，18岁，因颜面部肿胀、颈部包块入院，查体：左颈部扪及大小约6cm×3cm融合包块，右颈部扪及大小约5cm×3cm融合包块，双侧包块均质硬，无压痛，活动度差，表面无红肿及破溃。超声引导下行穿刺细胞学检查，诊断为T淋巴母细胞淋巴瘤。

入院第1天，患者因呼吸困难转入ICU。心率105次/分，呼吸32次/分，血压137/58mmHg，血氧饱和度97%，持续端坐呼吸，无法平躺，查体：三凹征明显，四肢肌力正常。CT检查：肿瘤压迫气道。多学科诊疗（MDT）后给予VDLP方案（长春新碱＋表柔红霉素＋门冬酰胺酶＋泼尼松）化疗及冲击性放疗。经过一周期的化疗及3次冲击性放疗后，患者呼吸困难症状好转，可半坐卧位。

转入ICU第5天，该患者全身散在瘀点瘀斑，查血：血小板$9×10^9$/L，白细胞$0.42×10^9$/L，凝血酶原时间18.5秒，活化部分凝血活酶时间41.0秒，纤维蛋白原0.67g/L。予以升血小板、输血小板提升血小板计数水平、输注新鲜冷冻血浆补充凝血因子、艾司奥美拉唑抑酸降低消化道出血风险、维持内环境稳定等对症支持治疗，加用舒普深抗感染。

转入ICU第11天，患者呼吸困难症状好转，复查血小板、白细胞及凝血功能均正常，全身瘀斑消退，予以转出ICU继续抗肿瘤治疗。

【临床诊断】

淋巴瘤；Ⅳ度骨髓抑制。

【主要治疗】

1.升血小板、输注血小板治疗。

2.抗感染治疗。

3.化学治疗。

4.放射治疗。

5.肠内营养治疗。

【护理难点及护理措施】

1.端坐位CT和放疗如何实施 采用CT室、放疗科、ICU多科室协作模式进行检查准备工作，开通绿色通道，护士准备检查记录单，内容包括患者姓名、性别、年龄、身高、过敏史、心率、血压变化情况；该患者端坐位CT，坐下高约65cm，根据CT检查流程，医生下达检查申请后，通知CT室选择合适机器并了解在几号机位，告知患者本人或家属检查过程、方法、注意事项等，签署知情同意书；医务人员评估患者的一般情况、认知配合能力、心理状态，对焦虑、紧张的患者进行一对一的健康宣教；携带抢救物品、药品、简易呼吸器、便携式心电监护仪等，由经验丰富的副主任医生和熟练掌握抢救技术的高年资护士共同护送，患者到达CT室后，核对患者信息，协助患者摆体位，保持呼吸道通畅，氧气管固定妥善，家属穿防辐射服陪伴，整个检查过程中有任何不适时及时呼叫医务人员，该患者顺利完成CT检查。放疗前了解患者的治疗时间和疗程、射线种类、照射部位、患者的生理情况及放疗的预期效果等，做好患者及其家属的宣教工作，取得其配合，确定照射部位，并且进行特殊标记，在日常护理中要确保体表定位标记的完整清晰，不可自行描画或更改，以免漏照肿瘤组织或伤及健康组织，提前与放疗技师沟通放疗到达具体时间、放疗区域的抢救车及设备位置，摘掉金属制品，如项链、耳环、手表等饰品。放疗一般需要患者保持固定体位5～15分钟，该患者提前一天由呼吸治疗师指导进行呼吸锻炼，保持坐位至少15分钟，放疗准备基本同CT检查，由于放疗时医护人员全部离开患者所在房间，与患者距离较远，在进入操作间后应通过观察窗来观察患者情况及生命体征有无异常变化，有紧急情况需及时处理，保证外出整个过程中患者的安全，该患者在13分钟内完成冲击性放疗，顺利返回病房。

2.持续端坐位压力性损伤预防措施 该患者入科时由于气道压迫导致严重的呼吸困难，持续呈端坐位，Braden评分12分，为压力性损伤高危患者，经过一周期的化疗及3次冲击性放疗后，患者呼吸困难症状好转，可半坐卧位，但患者压力相对集中在骶尾部和坐骨结节处，减压是预防压力性损伤的关键。因此，针对该患者预防压力性损伤的发生给予分阶段预防措施：①持续端坐位。给予睡气垫床、垫手术凝胶垫，骨隆突处预防性使用泡沫敷贴，骶尾部垫凹型圆形凝胶垫，30～60分钟后将凝胶垫撤出，让患者恢复原位，每30～60分钟交替进行能有效地减低、分散骶骨和坐骨结节的压力，足后跟垫凹型方形凝胶垫，放疗期间骶尾部仍垫凝胶垫减压，避免不良刺激；保持局部干燥清洁，改善营养，摄入优质蛋白，补充蛋白粉及营养粉，情况允许协助患者悬空骶尾部，同时按摩促进血液循环。②半坐卧位。患者可在能耐受的情况下通过调节床头抬高的角度来转移受压部位，同时注意抬高床尾，防止患者由于重力作用下滑，摩擦骶尾皮肤，情况允许协助患者向一侧欠身来给对侧臀部减压，前倾以消除坐骨结节处压力，同时依靠扶手抬起身体来让整个臀部减压，指导患者每15分钟进行小的挪动或体位移动，左右抬高臀部同时按摩。在翻身和床间转移时避免强行拖拽造成皮肤破损，每班交接患者皮肤情况，如有压红及时处理，避免皮损情况进一步加重，该患者在我科治疗期间未发生压力性损伤。

3.Ⅳ度骨髓抑制的护理 对该患者行单间保护性隔离，持续等离子消毒机消毒；保持病房合适的温湿度，温度控制在18～22℃，湿度控制在50%～60%；每日用含氯消毒液擦拭地面、床头柜，做好家属管理探视制度，限制患者家属探视，探视时均需穿隔离衣、戴口罩、帽子、鞋套及做好手卫生；患者饮食及餐具须经过严格的清洁及消毒等处理，床上用品需三日更换一次，医疗器械需专人专用或定时消毒，严格遵循无菌操作原则，控制院内感染的发生。同时，该患者颈部包块压迫气道呼吸困难影响进食，放化疗期间出现食欲下降、恶心、呕吐等易使患者营养不足，请营养科会诊制订了相应的营养计划，保证患者每日的营养需要量及饮水量，以此提高机体免疫力水平。入院第1天安置胃管给予百普力及安素肠内营养；第6天暂停胃管自行经口进食，给予高蛋白、高能量、富含维生素的软食，如瘦肉粥、蒸蛋、软性水果（如香蕉、苹果泥）、马铃薯泥、煮过的麦片等无刺激的温凉食物。密切监测体温、呼吸、心率、血压情况，每班观察全身有无新的皮下出血点，及时报告医生并记录；骨髓抑制患者容易出现皮肤黏膜感染，应保持床单位清洁、保护颈部照射野周围皮肤，预防压力性损伤；使用心电监护时，血压袖带随用随上，避免长期束缚患者致使上臂出现皮下出血，尽量减少侵入性操作，穿刺后拔针时，针眼处予干棉签压迫止血10分钟以上，并慎用止血带。该患者在我科治疗期间未发生院内感染，保证了营养摄入及皮肤完整性。

4.如何做好冲击性放疗及化疗后肿瘤溶解综合征的观察 肿瘤溶解综合征（TLS）在淋巴瘤中4%～11%，临床少见，但是发展快，是一种严重的并发症，在临床护理工作中做到积极预防、早期发现是治疗该并发症的关键，了解肿瘤溶解综合征发生的危险因素及对存在TLS高危风险患者进行全面评估，积极配合医生做好TLS的预防措施。TLS临床常表现为恶心、呕吐、嗜睡、水肿、充血性心力衰竭、心律失常、抽搐、肌痉挛、手足抽搐、晕厥和猝死等。TLS的临床表现依代谢异常的严重程度而定，表现为三高一低，即高尿酸血症、高钾血症、高磷血症和低钙血症：①高尿酸血症大多无明显症状，化放疗前中后用pH试纸测量每天尿液的pH，维持尿pH大于6.5～7.0，密切观察患者意识、瞳孔、血压、脉搏、呼吸变化、尿液情况，如出现尿液浑浊或结晶；②严密观察患者的各项生命体征及意识改变，持续心电监护，注意患者是否有高血钾相关表现，如全身无力、手足麻木、面色苍白、肌肉酸痛、心律不齐等；③严重的低钙血症可致感觉异常和佛斯特征（Chvoster）与陶瑟征（Trousseau）阳性，如手足抽搐、焦虑、腕和足痉挛以及支气管痉挛等，尿毒症表现为疲劳、虚弱、不适、恶心、呕吐、食欲缺乏、金属味道、呃逆、易激惹、注意力不集中、瘙痒、瘀斑等，低钙血症常出现肌肉强行痉挛和强直、恶心、呕吐等，严重者可加重心肌损害；④血磷与钙乘积＞60，则磷酸盐沉积于微血管和肾小管内造成皮肤瘙痒，眼与关节炎症及肾功能损害等。

5.冲击性放疗及化疗的健康宣教　患者年龄小易对疾病恐惧、悲观、绝望，而化疗本身引起的各种不良反应使患者舒适度降低，更易在不良情绪上增加消极抵抗心理；因此，在骨髓抑制治疗期间，要给患者介绍成功的病例，给予适当的心理疏导，增强患者对治疗的信心，增加患者的依从性，有益于治疗的顺利进行，将健康宣教贯穿整个治疗护理过程中；在病情允许的情况下，可使用电子游戏、影视剧、音乐等转移患者注意力，使患者从不良情绪中抽离；动作轻柔，避免使用刮胡刀，安全使用电动剃须刀，不可用手指挖鼻孔；进食柔软温和无刺激的食物，用软毛刷刷牙，动作轻柔，以减少对牙龈的刺激，保持口腔清洁；选择低领开口、宽松、柔软、吸水性强的全棉衣物，避免粗糙毛巾、硬衣领等衣物与照射皮肤之间的摩擦，保持照射野皮肤清洁干燥，可用软毛巾和温水轻轻沾洗，动作轻柔，勿用力搓洗，放疗前短时间内不得使用外用保湿剂、凝胶、乳剂或敷料，会使表皮接收的辐射剂量增加，照射野皮肤不可涂乙醇、碘酒及其他对皮肤有刺激性的药物，促进水分摄入，防止便秘，大便时避免用力屏气；避免直肠侵入性操作，如使用直肠栓剂（开塞露等）、灌肠、测肛温等，避免胃肠刺激而引起出血的制品；出院后每隔3～5天复查血常规、血生化，出现异常及时联系或就近就医，随身携带防紫外线遮阳伞或雨伞，穿戴有保护作用的衣帽，避免强光、雨水等直接刺激局部放射皮肤，避免去人多的场所，注意休息、保暖、避免劳累、预防感冒，电话随访。

【总结与反思】

1.护理亮点　采用多科室协作模式进行检查、放疗，医护技师密切配合，争取在最短时间内完成，保证患者的安全。放疗及CT检查绿色通道的建立缩短了患者放疗及检查所需时间，提高了抢救成功率及工作效率，提升了医务人员的应急能力、护理技能及综合素质，还强化了检查放疗过程中各环节的质量控制，规范了护理行为，同时节约了人力、物力且降低了患者的医疗费用，提高了服务质量，减少了护理不良事件及医疗纠纷的发生，使患者及家属对医务人员的满意度显著提升。

2.护理反思　骨髓抑制是肿瘤患者抗肿瘤治疗过程中最主要的不良反应，特别是在化疗、放疗中最常见，该患者化疗和放疗相结合，发生并发症的概率更高，而感染、出血等的出现又会加重患者的不良结局，因此，需要采取积极的措施预防和降低骨髓抑制带来的不良影响，在使用抗肿瘤药物开始就预防用药，使用常规剂量治疗防止骨髓抑制，同时提前行保护性隔离住单间病房，降低骨髓抑制发生率及减少相关并发症。

知识拓展

骨髓抑制分级　骨髓抑制是指放化疗后骨髓中的血细胞前体的活性下降，表现为白细胞减少，尤其是粒细胞减少，继而表现为血小板减少，严重者出现全血细胞减少。

WHO将骨髓抑制分为0～4级，见表4-7-1。0～1级：一般不需要处理，观察即可；2级：继续观察或对症处理；3～4级：需要及时处理，可能危及生命。

表4-7-1　骨髓抑制分级

分级指标	白细胞（10^9/L）	粒细胞（10^9/L）	血小板（10^9/L）	血红蛋白（g/L）
0级	≥4	≥2	≥100	≥110
1级	3.9～3.0	1.9～1.5	109～95	109～95
2级	2.9～2.0	1.4～1.0	74～50	94～80
3级	1.9～1.0	0.9～0.5	49～25	79～65
4级	<1.0	<0.5	<25	<65

参考文献

陈丽娟，孙林利，刘丽红，2020，等. 2019版《压疮/压力性损伤的预防和治疗：临床实践指南》解读［J］. 护理学杂志，35（13）：41-43，51.

金晶，张颖佩，2020. 淋巴瘤化疗引发肿瘤溶解综合征并死亡的病例报告1例［J］. 临床药物治疗杂志，18（4）：90-92.

李辉蓉，2018. 血液系统恶性肿瘤并发急性肿瘤溶解综合征的护理［J］. 健康必读，（27）：17.

第五章

肿瘤急危重症患者围手术期并发症管理

第一节 食管癌术后并发食管气管瘘及气管憩室患者的护理实践难点解析

【病例简介】

男，59岁，食管癌根治术后11年，复查时发现食管气管瘘，吻合口狭窄，行食管支架安置术，术后4个月，检查发现气管末端膜部瘘，予以更换食管支架，3个月后复查，瘘口增大，在全身麻醉下行管胃双瓣法气管瘘修补术＋结肠代食管术，术后给予抗炎治疗后顺利出院。

术后3个月，患者因痰多、呕吐、呛咳、误吸、呼吸困难、意识障碍入院，行紧急气管插管术后转入ICU，电子支气管镜检查提示患者食管癌气道巨大瘘、气管巨大瘘口形成。患者体温38.5℃，血压146/78mmHg，血氧饱和度91%，血红蛋白81g/L，C反应蛋白124mg/L，白蛋白19.9g/L，血气分析：PaO_2 65mmHg，$PaCO_2$ 58mmHg。近6个月体重下降8kg，肺泡灌洗液查见肺炎克雷伯菌及光滑念珠菌、铜绿假单胞菌感染。

患者入ICU 2个月，带气管插管24天后行气管切开术，给予多次纤维支气管镜治疗、精细的气道管理、清除及减少憩室内分泌物，集束化措施降低反流、误吸的风险，控制肺部感染及营养治疗，患者治疗后病情平稳，顺利转回普通病房。

【临床诊断】

食管癌术后放化疗后；食管气管瘘修补术后；细菌性肺炎；重度营养不良。

【主要治疗】

1.人工气道、呼吸机支持呼吸。

2.祛痰、纤维支气管镜痰液引流。

3.抗感染治疗。

4.营养支持治疗。

【护理难点及护理措施】

1.如何进行气道管理 ①该患者因肺部感染严重，痰多，呼吸困难，难以停机拔管，长时间带气管插管，所以气管插管的妥善固定尤为重要。原则是"宜深不宜浅"，以使导管气囊位于瘘口远端，这样可避免压迫气管断端吻合口。②维持该患者气囊内压力在25～30 cmH$_2$O，合适的气囊压力可充分发挥气囊的作用，封闭气道并相对固定导管。③医生根据该患者意识状态、肺部情况、自主呼吸能力等选择相应的呼吸机模式，及时关注患者的氧合情况、血气分析结果、电解质的结果及患者的病情变化，及时调整呼吸机参数，主管护士24小时专人守护，关注患者对呼吸机的顺应性、生命体征的变化。每日评估气管插管的必要性，尽早拔除气管插管。④该患者带气管插管期间，每班护士对气管插管长度进行交接，维持气管插管长度为23cm，使用绸胶布将气管插管和牙垫紧密固定，防止患者咬闭气管插管，然后采用双重固定法固定气管插管，先用寸带对气管插管行初步固定，再用3M绸胶布对气管插管行蝶形固定，随时观察气管插管的固定情况，一旦发现固定带松脱，立即予以更换。⑤由于该患者有多重耐药菌感染，选择具有广谱抗菌作用的聚维酮碘含漱液对患者进行口腔护理，减少口腔并发症。双人配合进行口腔护理，4次/天，口腔护理过程中妥善固定气管插管，防止意外脱出。⑥严密观察病情变化，合理镇痛镇静治疗。每小时使用Richmond躁动-镇静评分（RASS）进行镇静深度评估，使用重症监护疼痛观察工具（CPOT）评分进行镇痛深度评估，制订镇痛镇静目标，RASS评分-2～0分，CPOT评分＜2分，防止患者躁动发生非计划拔管。⑦该患者为多种耐药菌感染，根据药敏试验结果，给予万古霉素联合哌拉西林他唑巴坦抗感染治疗，予以单间隔离，严格执行接触隔离措施及手卫生，防止细菌传播。

2.如何有效清理憩室内容物 该患者由于食管气管瘘及气管憩室的存在，大量黏稠分泌物在气管内聚集，堵塞气道并集聚于憩室内，造成肺部感染严重，且该患者反复出现反流、误吸，持续加重肺部感染。采取措施清除及减少憩室内分泌物，可降低反流、误吸的风险，有效控制该患者的肺部感染。

（1）清除憩室内分泌物治疗时的护理与配合：为有效清除该患者憩室内分泌物，给予患者雾化吸入、机械排痰及体位引流相结合的方式，可有效排痰改善呼吸功能，减轻炎症反应。具体措施如下：①雾化吸入使用乙酰半胱氨酸溶液，使用呼吸机专用雾化器带机雾化，连续使用1周，2次/天，每次10～15分钟。雾化时，严密观察生命体征、呼吸形态、有无呛咳等情况。②雾化完毕，进行胸部振动排痰，3次/天，每次20分钟。振动排痰完毕，协助患者咳嗽，使用吸痰管吸出气道内的痰液，吸痰前后听诊肺部情况。协助患者左右90°侧卧位或俯卧位进行痰液引流。③纤维支气管镜吸痰及肺泡灌洗术，是清除憩室内分泌物的重要手段，其护理配合要点：遵医嘱使用利多卡因雾化吸入，减少进镜操作时引发患者恶心、呕吐、剧烈咳嗽等不适；准备温热生理盐水、无菌手套及注射器，协助医生连接纤维支气管镜装置及负压，从气管插管末端接口处插入纤维支气管镜，不断开呼吸机装置；最后使用痰培养瓶留取气道内分泌物送检，进行细菌培养及药敏试验，标本在2小时内送检。操作过程中，严密观察患者生命体征、血氧饱和度和病情变化。④做好每日常规吸痰护理。根据患者主诉、呛咳反应、呼吸机压力曲线图、流速曲线图监测数据及图形变化等情况，连接密闭式吸痰管，按需吸痰。吸痰时动作轻柔，避免强刺激引起患者剧烈呛咳引发呕吐。

（2）减少憩室内容物堆积：该患者出现胃灼热、反酸、上腹痛等反流性食管炎症状明显，易造成憩室内容物堆积，加重肺部感染。患者入科后给予禁食，胃管接胃肠减压器，行胃肠减压术。重点观察并记录患者在管饲过程中出现胃灼热、反酸、上腹痛的次数及时间，遵医嘱给予胃肠动力药（莫沙必利）和胃黏膜保护剂（奥美拉唑），根据患者进食前后胃灼热、反酸的频率和时间，调整使用奥美拉唑的时间。该患者早上开始管饲肠内营养液时、夜间未进食时，自述反酸明显，因此在早上开始管饲前、睡前，分别使用1次奥美拉唑，明显改善了反流性食管炎的症状。该患者拔除气管插管、病情稳定后，鼓励患者经口少量多次进食流质/半流质饮食，咀嚼口香糖等，满足其吞咽的生理需求。

3.如何落实营养治疗方案　该患者极度消瘦、重度营养不良伴频繁反流、呕吐，落实营养支持治疗，改善患者营养状态是护理的重点。具体措施如下①制订营养目标：在疾病应激期，目标能量15～20 kcal/（kg·d），蛋白质1.2～2.0g/（kg·d）；在疾病稳定期，目标能量25～30 kcal/（kg·d），蛋白质1.2～2.0 g/（kg·d）。床旁超声提示该患者肠道蠕动不佳时，选用短肽型肠内营养制剂百普力进行营养支持治疗。②置入空肠营养管，入科第2天开始个体化营养治疗，进行营养动态监控及评价，及时调整和完善营养方案，控制和改善营养风险因素。为防止患者反流及误吸，在管饲营养液过程中，抬高床头30°～45°。使用肠内营养输注泵及加热器，加热器温度控制为38～40℃，匀速输注营养液，开始管饲速度10 ml/h，患者无不耐受时再逐渐增加管饲速度。有效控制营养液输注的剂量、速度、时间，减少患者腹泻、血糖波动，改善患者肠内营养耐受性，提高肠内营养治疗效果。③观察该患者出现恶心、呕吐、腹胀等并发症的情况，根据此调整减慢管饲速度。每日记录、评估患者营养液管饲量及并发症发生情况。当使用肠内营养出现较多并发症时，根据医嘱减少或暂停肠内营养液的使用，计算营养目标的完成度。当肠内营养无法完成每日营养目标时，遵医嘱临时增加肠外营养液的输注。使用葡萄糖、氨基酸、脂肪乳、维生素、多种微量元素及丙氨酰谷氨胺联合用药来维持正常肠屏障功能，满足患者的营养需求。④胃残余量监测：采用超声监测胃残余量，可减轻肠内营养不耐受，改善营养指标，缩短机械通气时间及ICU住院时间，降低呼吸机相关性肺炎发生率，根据胃残余量情况调整肠内营养的实施。临床医生使用床旁超声监测该患者的胃残余量，该患者偶有胃残余量过多的情况，处理措施如下：当胃残余量≤200 ml，维持原速度泵入或根据患者营养需求增加泵速；当胃残余量＞200 ml时，遵医嘱暂停肠内营养，胃管接胃肠减压器并开放减压，进行腹部顺时针按摩5～30分钟，开放双腔静脉通路，给予静脉营养补充所需能量。⑤胃肠功能恢复：对该患者使用小茴香热敷促进胃肠动力恢复。具体操作措施：将小茴香400g加少许水浸湿后，装入棉布袋中，将装好小茴香的棉布袋放入微波炉里加热，直到香味出来后再加热1分钟。温度以患者腹部热敷时无灼痛感为度，将茴香袋放于腹部紧贴皮肤顺时针滚动，每次20～30分钟，3次/天。热敷腹部后，再次使用超声进行胃残余量测量，评估患者胃残余量。⑥并发症观察及处理：采用科室制订的每日肠内营养实施记录表，准确记录患者营养液种类、目标管喂量、实际管喂量、管喂速度，反酸、恶心、呕吐、腹胀、腹泻的次数、量和时间。当患者出现异常时及时报告医生并以此为依据调整治疗方案。该患者出现腹胀、胃肠动力不佳及便秘等情况，我科请中医科会诊，行针灸、中药热敷治疗，促进胃肠蠕动。同时，根据营养科医生建议使用莫沙必利、双歧杆菌促进胃肠蠕动，调节肠道菌群，并给予小茴香热敷、乳果糖管喂改善便秘情况；3日未解大便时给予开塞露加温开水灌肠；腹泻时予以暂停或减慢管喂速度，管喂蒙脱石散治疗腹泻；反酸、恶心、呕吐者，根据症状出现的频率及严重程度，予以暂停或减慢营养液管喂速度，使用甲氧氯普胺（胃复安）肌内注射及奥美拉唑静脉滴注改善恶心、呕吐、反酸的症状。⑦舒适化护理：该患者病情危重，ICU中繁杂的环境、密集的专业治疗和紧急的状态会导致患者感觉极度不适，因此需加强患者的心理护理。注意患者主诉，加强护患沟通。该患者带有人工气道，高中文化，指导患者使用小黑板写字与医护人员交流，鼓励其表达不适症状，满足其需求。同时，实施开放式的探视模式，允许家属床旁陪护，给予患者家庭情感支持，有效缓解患者的紧张情绪。控制病房噪声在45～55dB，灯光调节至暖光，保持病房整洁干净，为患者提供舒适的环境。

4.如何协助患者进行早期康复活动　临床研究表明，对ICU患者进行早期活动（early mobilization，EM）可以减少肺部并发症、改善神经肌肉功能、促进胃肠道消化、增强机体免疫力等，能有效预防ICU获得性肌无力、谵妄、下肢静脉血栓等相关并发症，缩短患者带人工气道的时间，改善预后。该患者由康复治疗师、呼吸治疗师、主管医生共同制订患者的早期活动方案。根据该患者肌力、配合度等情况，活动量由小到大，逐渐过渡到床边活动、下床活动。该患者首先进行床上四肢功能锻炼，上肢主要锻炼患者伸收、水平外展、旋转运动，下肢主要进行踝泵运动及抗阻力运动，3次/天，每次15～30分钟。在活动过程中重点注意该患者管道护理，妥善固定管道，防止管道脱出。倾听患者主诉，密切关注病情变化，一旦生命体征不平稳或患者不能耐受，停止活动，卧床休息。早期活动有效，患者肌力由2～3级恢复至4～5级。

【总结与反思】

1.护理亮点　食管癌并发食管气管瘘及气管憩室的患者临床极少见，做好憩室内容物的有效清理，达到憩室缩小或旷置，控制肺部感染是护理难点；改善胃肠动力，抑制胃酸分泌，预防胃内容物反流，降低反流物刺激，落实肠内营养治疗是护理重点。

2.护理反思　食管癌合并食管气管瘘伴气管憩室患者临床较为罕见，患者气道内痰液淤积，伴随反酸、呕吐、反流、误吸等症状，可引起不同程度的难治性肺部感染，营养治疗困难，病死率较高。进行精细的气道管理、清除及减少憩室内分泌物，降低反流、误吸的风险，进行全程营养治疗及早期康复，保持呼吸道通畅，控制肺部感染，可促进患者瘘口愈合，憩室缩小或旷置，提高救治成功率。

（知识拓展）

　　气管憩室是指位于气管旁或与其交通的含气囊状影，是一种少见类型的气管源性含气囊肿。大的憩室可作为脓性分泌物的"储存库"，致使反复呼吸道感染、呛咳、误吸、呼吸困难等，此种疾病较罕见，发病率在成人和儿童分别约为1%和0.3%。食管癌患者合并食管气管瘘及气管憩室时，会反复出现呛咳、误吸、呼吸困难，多数患者因为营养不良、严重感染、吸入性肺炎、窒息而死亡。

参考文献

陈萌，2021. 阿尔茨海默病伴吞咽障碍患者两种鼻饲肠内营养支持方法及并发症状况分析 [J]. 系统
  医学，6（9）：57-59.

杜立强，赵媛媛，尹长恒，等，2021. 超声监测胃残余量在脓毒症患者肠内营养中应用 [J]. 临床军
  医杂志，49（11）：1242-1243，1247.

姜云龙，黄昉芳，卫建华，等，2023. 老年危重患者早期活动预防谵妄的最佳证据总结 [J]. 现代临
  床护理，22（8）：76-82.

王俊，周婷，2019. 纤支镜肺泡灌洗联合振动排痰治疗对ICU治疗的重症肺炎患者血气指标及肺功能
  的影响 [J]. 标记免疫分析与临床，26（8）：1325-1328.

中华医学会呼吸病学分会感染学组，2018. 中国成人医院获得性肺炎与呼吸机相关性肺炎诊断和治疗
  指南（2018年版）[J]. 中华结核和呼吸杂志，41（4）：255-280.

第二节　食管癌术后低血容量性休克患者的全程护理实践难点解析

【病例简介】

男，62岁，既往糖尿病、高血压史，无明显诱因出现吞咽不适，胃镜检查：食管溃疡型新生物，肿瘤病变。活检诊断：食管胸中段鳞癌，行2周期TP方案（紫杉醇＋顺铂）化疗后，在全身麻醉下行胸腹腔镜下三切口食管癌根治术，术毕全身麻醉未醒转入ICU，心率87次/分，呼吸14次/分，血压142/85mmHg，血氧饱和度99%，当日顺利脱机拔管。

术后1天，患者出现呼吸困难，血氧饱和度下降至85%，不明原因血压低，血压最低降至72/41 mmHg，胸液颜色淡红，无明显增加，急查血：血红蛋白120g/L。血气分析：PaO_2 74mmHg，$PaCO_2$ 59mmHg。床旁超声检查：容量正常，胸腔内无明显出血。给予对症处理后该患者未见缓解，行急诊CT，提示该患者胸腔出血，做好术前准备，行急诊剖胸探查止血术，术中发现胸腔内大量血凝块，出血约3000ml。通过对该患者术后有效的血压控制，止血药物的使用及输血治疗等措施，患者生命体征平稳，顺利转回普通病房。

【临床诊断】

食管癌化疗后；食管癌根治术；高血压；糖尿病。

【主要治疗】

1.急诊剖胸探查止血术。

2.维持血流动力学稳定。

3.止血、输血，补充血容量。

4.营养支持治疗。

【护理难点及护理措施】

1.如何进行食管癌术后患者出血的评估　胸腔内持续活动性大出血，可造成失血性休克、呼吸衰竭甚至危及生命，早期识别并及时处理是降低病死率的关键。该患者胸腔内大量血凝块导致引流不畅，呈内失血状态，个体化实验室数据变化不大，超声对大量血凝块穿透不足，不能直观显像。术后患者出现呼吸困难和血流动力学变化，考虑因素较多，该患者出血征象不明显。如何早期识别患者出血征象，快速做好术前准备，为抢救患者生命留下宝贵时间是护理重点。具体措施如下：

（1）密切观察患者生命体征及引流管引流情况，观察胸腔闭式引流管水柱波动情况，引流液的颜色、量、性状，妥善固定胸腔闭式引流管且保持通畅。

（2）活动性出血指征的观察：①胸腔闭式引流引出血性液，鲜红且温热，每小时大于150ml，连续3小时为绝对指征。需及时汇报，对症处理。②血压进行性下降，心率增快，全身情况差，四肢冰冷，神志改变，补液输血后休克体征难以纠正。③引流液颜色越来越深或者有血块流出者。④1小时内引流液在200ml以上，经快速输血并观察2～3小时症状无明显好转者或者不稳定者。⑤X线胸片或CT见胸腔内血块影逐渐增大，纵隔移位者。

（3）患者出血征象不明显时，需外出进行CT检查以确诊。对该患者外出CT检查的护理措施如下：①对该患者转运风险进行评估，并进行预警分级，取得家属同意并签字，由经验丰富的副主任医师和熟练掌握抢救技术的主管护师共同护送患者外出检查。②通知CT室开通急诊患者绿色通道，与电梯值班员进行联系，提前将电梯运行至ICU层，再推病床外出，减少等待时间。③物品准备：携简易呼吸器、便携式吸痰器、抢救箱、氧气瓶、便携式心电监护仪。④外出检查过程中密切关注患者意识、生命体征变化，在保证安全的前提下快速转运。

2.患者术后大出血，如何进行抢救配合

（1）CT检查提示该患者胸腔内大出血，立即启动我科抢救团队并合理分工，启动术后患者大出血应急预案，抢救小组成员包括1名副主任医师、1名麻醉医师、1名主管护师及1名护理组长，该患者由CT室转回ICU后，合理分工，立即投入抢救工作，同时通知外科医生、麻醉科、手术室做好手术准备，科主任及1名外科医生快速支援现场。

（2）建立多条静脉通路：开放2条及以上的静脉通路以满足抢救需要。经该患者的锁骨下静脉穿刺置入双腔中心静脉导管，副管用于去甲肾上腺素微量泵注射，避免药物刺激外周静脉，同时维持血流动力学稳定。主管用于大量补液，通过测量患者的中心静脉压（central venous pressure，CVP）、血压和出入量的变化动态调整补液速度及补液量。选择肘部较粗静脉建立留置针用于输血，保持静脉通路通畅。

（3）患者处于休克状态，取中凹卧位，四肢保暖。

（4）输血治疗对于抢救大出血患者有着重要的治疗意义，该患者需输注大量红细胞、血浆，输注过程中严格遵守输血规范，保障输血安全。输血时护理措施如下：①单独建立1条静脉通路输血；②输血前遵医嘱予地塞米松10mg静脉推注，预防输血反应；

③2袋血制品之间用生理盐水冲管，避免患者出现溶血反应；④输血过程中对患者的生命体征进行严密监测，注意输注开始时、开始后15分钟、结束时以及结束后1小时有无发生输血反应并做好记录。

（5）病情观察：采用动脉血压监测可实现血压实时反馈：该患者经桡动脉穿刺置入外周动脉导管，连接压力套装，持续监测动脉内压力，指导血管活性药剂量调节，维持血流动力学稳定。同时每5分钟记录1次患者的生命体征、意识状态、中心静脉压、引流液、胸腹部体征、尿量、皮肤弹性的变化，将收缩压维持在80～90mmHg。

（6）行动脉血气分析，动态了解患者血红蛋白、血液酸碱度、电解质及凝血功能情况。

（7）接到手术室通知后，立即携带抢救物品及药品，由外科医生、主管护师一起护送患者入手术室，与手术室护士交接患者病情。

（8）患者入手术室后，铺麻醉床，准备抢救物品、药品，等待患者术后返回ICU。

3. 患者术后的营养治疗如何开展　手术创伤、体液丢失、疼痛应激、肠道功能尚未恢复等原因易造成营养不良，从而导致术后出血、吻合口瘘、肺部感染、伤口延迟愈合等并发症的风险升高。食管癌患者术后开展营养支持治疗，有助于改善患者营养状况、减轻炎症反应，降低术后并发症发生率。对该患者的营养治疗具体步骤如下：

（1）制订营养目标：对该患者进行营养风险筛查，NRS 2002 5分，存在营养风险，制订患者的营养治疗计划。该患者体重45kg，术后4天内目标能量675～900kcal/d，蛋白质54～90g/d。术后第5天开始，每日目标能量1125～1350kcal，蛋白质54～90g/d。

（2）该患者术中留置空肠营养管，置入十二指肠以下屈氏韧带处，置入长度约80cm。术后第1天予以温开水300ml鼻饲，评估肠内营养耐受情况。术后第2天给予肠内营养混悬液（TPF-D）500ml管喂，为防止患者反流及误吸，在管饲营养液过程中，抬高床头30°～45°，使用肠内营养输注泵及加热器，加热器温度控制为38～40℃，匀速输注营养液，初始滴注速度为20 ml/h，评估患者有无腹痛、腹胀、反流等肠内营养不耐受的情况，无不耐受时再逐渐增加管饲速度，在输注开始后的48小时内达到目标能量。有效控制营养液输注的剂量、速度、时间，减少患者腹泻、血糖波动，改善患者肠内营养耐受性，提高肠内营养治疗效果。

（3）应用肠内营养的能量不足部分由静脉营养补充，经深静脉导管单独输注静脉营养液，使用输液泵匀速输注。

（4）并发症观察及处理：采用科室制订的每日肠内营养实施记录表，准确记录患者营养液种类，目标管喂量，实际管喂量，管喂速度，反酸、恶心、呕吐、腹胀、腹痛、腹泻的次数、量和时间，根据评估结果及时调整营养治疗方案。①腹泻：大便次数＞5次/天，量500～1000ml，呈糊状时，遵医嘱管喂止泻药物，减慢输注速度的50%。②恶心、呕吐：每班冲洗营养管，查看营养管置入长度，确保营养管位置，发生呕吐时，减慢管喂速度为50%，同时遵医嘱给予甲氧氯普胺（胃复安）止吐。③腹胀、腹痛：轻微腹胀可使用促胃肠动力药并用小茴香热敷腹部，腹胀严重时暂停肠内营养治疗，进行腹部X线片排除肠梗阻，使用促胃肠动力药、针灸治疗、中药热敷及灌肠等改善腹胀。该患者在管喂过程中，出现轻微腹泻，给予管喂蒙脱石散，减慢管喂速度后缓解。

4.如何预防患者术后出现吻合口瘘　食管切除术后有很多并发症，常见的包括吻合口瘘、乳糜胸、肺部并发症、心律失常、胃肠道症状等，吻合口瘘是食管癌术后一种严重的并发症，是导致术后死亡率增加的原因之一。当局部皮肤呈现红肿、疼痛、伴有皮下积液，按压有波动感，或患者伴有无明显原因的发热时，提示有吻合口瘘。由于食管的解剖结构特点，且该患者术后存在营养风险，既往有糖尿病、高血压史，术前进行新辅助放化疗等，均是发生术后吻合口瘘的危险因素。采取措施预防该患者出现吻合口瘘等并发症，可有效改善患者的预后，提高患者生存质量。具体预防措施如下①术后持续胃肠减压：有效的胃肠减压能减轻吻合口的张力、改善吻合口的血液循环、减少消化液的浸泡，对于预防食管癌术后吻合口瘘的发生起到重要作用。胃管接负压引流装置持续吸引，每日冲洗胃管3次，保持吸引通畅，妥善固定胃管，防止意外脱出，详细记录引流液的性状、颜色、量的变化。该患者胃液波动在30～120ml/d。②早期营养支持治疗，改善患者营养状况。③术后胸腔内感染、胸腔积液等均可引起吻合口瘘，而有效的胸腔闭式引流可及时把胸腔中的积血、渗液等引流至体外，不仅可有效预防感染，也可预防吻合口瘘的发生。妥善固定该患者的引流管，防止引流管出现扭曲、牵拉、折叠、堵塞等现象，确保引流畅通。胸腔引流瓶保持直立，液面低于引流管胸腔出口平面60～100cm，并防止倾倒。胸腔引流瓶每周更换1次，每天更换无菌生理盐水，以免造成逆行感染。翻身时防止管道脱落或者折叠，注意观察引流管内的水柱波动情况，记录每日胸腔引流液颜色、量及性状。该患者剖胸探查止血术后每日胸腔引流量波动在80～170ml/d。④术后遵医嘱给予头孢哌酮舒巴坦钠抗感染治疗，减轻局部炎症和水肿，观察颈部切口敷料情况，有渗血渗液时及时换药，并监测患者体温变化。⑤该患者生命体征平稳后，抬高床头可减轻患者伤口疼痛，有利于呼吸及引流，降低机体的炎性反应，促进肺组织复张。患者采取坐位、半坐卧位或不完全健侧卧位，避免手术侧卧位，同时协助患者每2小时变换体位，预防压力性损伤的发生。患者病情平稳后，鼓励患者尽早下床活动。⑥监测血糖：该患者有糖尿病史，且二次手术易造成应激性高血糖，该患者术后血糖波动在5.2～21mmol/L，采取措施维持血糖水平于目标范围内，可减少感染率，改善临床结局。将该患者的目标血糖设定为7.8～11.1mmol/L，在管喂肠内营养液期间，每4小时监测一次血糖。当该患者血糖＞11.1mmol/L时，遵医嘱静脉泵入胰岛素稀释液，每小时监测一次，动态调整胰岛素用量。当患者血糖＜5.0mmol/L时，遵医嘱使用50%葡萄糖注射液静脉注射，30分钟后复测血糖。

【总结与反思】

1.护理亮点　胸腔出血是食管癌患者胸腔镜手术后出现的一种严重并发症，一旦发生，如不能及时有效止血，病情很容易进展为失血性休克，甚至心搏骤停，需行开胸手术进行止血治疗，增加对患者身体的二次创伤，延长患者住院时间。早期识别患者出血迹象、出血后的应急处置和并发症的预防至关重要。

2.护理反思　胸腔大出血时，多伴有胸腔引流液一次或多次大量引出，颜色鲜艳，患者可出现血压低、心率快、血红蛋白明显降低及凝血功能异常等表现，超声评估可见明显胸腔内积液。该病例出血征象不明显，一旦确诊不及时，将延误抢救时机。患者术后出现不明原因的血压低、氧饱和度低，需要及时鉴别发生原因，为救治患者提供依据。

知识拓展

1.食管癌流行病学 食管癌世界范围内高发，是位列全球发病率第8位、死亡率第6位的恶性肿瘤。我国大部分食管癌以鳞癌为主，男性好发，发现时往往处于中晚期，手术治疗目前仍是首选，手术后并发症发生率相当高，常见的并发症包括肺部并发症（40.5%）、心血管并发症（15.6%）、吻合口瘘（5.5%）、伤口感染（4.4%）等。

2.食管癌新辅助治疗 新辅助治疗是指在手术前所实施的一系列治疗，其目的是缩小食管肿瘤的体积、降低肿瘤病理分期、杀灭体内可能存在的微转移病灶以求提高手术切除率、降低术后复发风险及延长患者生存期。近年来，食管癌新辅助治疗联合手术治疗的综合治疗模式已引起广泛的重视，关于新辅助治疗的研究和探索越来越多，多项临床研究结果证实，新辅助治疗能降低食管癌患者的术后复发风险，提高总生存率。

参考文献

李其才，汪国文，杨逸凡，等，2022. 食管癌患者术后发生肺部并发症的影响因素分析［J］. 癌症进展，20（4）：350-352，364.

周林荣，2019. 集束化护理联合负压引流对食管癌术后颈部吻合口瘘患者的护理效果观察［J］. 国际护理学杂志，38（20）：3416-3419.

周晓瑜，潘政雯，方珍珍，等，2023. 1例Ⅳ度骨髓抑制患者并发脓毒症性休克的护理［J］. 中华护理杂志，58（13）：1635-1639.

Ohi M，Toiyama Y，Omura Y，et al，2019. Risk factors andmeasures of pulmonary complications after thoracoscopicesophagectomy for esophageal cancer［J］. Surg Today，49（2）：176-186

Rossaint R，Bouillon B，Cerny V，et al，2016. The European guidelineon management of major bleeding and coagulopathy followingtrauma：fourth edition［J］. Crit Care，20（1）：100.

第三节 食管癌术后并发脑梗死患者的护理实践难点解析

【病例简介】

男，54岁，因进行性吞咽困难入院，完善术前检查，在全身麻醉下行胸腹腔镜下三切口食管癌根治术＋食管再造术，术后1天，因呼吸困难急诊转入ICU。患者急性痛苦病容，端坐位，心率154次/分，呼吸28次/分，血压150/94mmHg，面罩吸氧，血氧饱和度85%，医生听诊患者肺部呼吸音，立即给予床旁纤支镜吸痰、解痉平喘，血氧饱和度仍不能维持，给予气管插管，呼吸机辅助呼吸，取痰标本送检，酒石酸布托啡诺镇痛右美托咪定浅镇静，每日唤醒。

右侧胸腔引流管引出黄色浑浊液，胸部X线片示双肺炎症，右侧胸腔积液，予以安置右胸腔闭式引流管，引出黄色浑浊液，取胸液送检，乳糜试验阴性，2天后胸腔积液培养：大量草绿色链球菌生长。VTE评分7分，给予抗感染、祛痰、预防性抗凝、营养支持等处理。既往史：高血压、糖尿病。APACHE Ⅱ评分为22分，死亡危险系数42.43%。

转入第2天，实验室检查：B型钠尿肽1621pg/ml。胸部X线片检查：双肺炎变，右侧胸腔积液、积气，左侧胸腔少量积液。予以安置右胸引流管引出黄色浑浊液，2天后再次评估后行左胸腔穿刺引流，引出淡血性液体。血气分析：pH 7.42，$PaCO_2$ 36mmHg，PaO_2 89mmHg，PaO_2/FiO_2 93mmHg，考虑重度ARDS。给予加强左右侧卧位体位治疗、补充人血白蛋白及适度脱水、优化液体限制液体入量，2天后床旁内镜下安置营养管，行肠内营养。

转入第7天早晨，患者意识模糊，停止使用镇痛镇静药观察，到晚上出现瞳孔对光反射消失，呼之不应，立即备齐抢救用品外出行急诊头胸部CT示右侧大脑半球及左枕叶大片状脑梗死。立即组织多学科会诊，充分与患者家属沟通，家属拒绝溶栓及取栓等治疗，给予抗血小板聚集、抗凝、降颅内压治疗。患者脱机困难，行气管切开术。

转入第14天，行脱机训练，喉罩吸氧，2天后，患者生命体征平稳，自动睁眼，能按吩咐动作，四肢肌力3级，转出ICU，继续康复治疗。

【临床诊断】

食管癌；呼吸衰竭；细菌性肺炎；真菌性肺炎；脑梗死；营养不良伴营养风险。

【主要治疗】

1.有创呼吸机支持治疗。

2.镇痛镇静治疗。

3.抗感染治疗。

4.抗血小板聚集、抗凝、降颅内压治疗。

5.肠内营养支持治疗。

【护理难点及护理措施】

1.如何评估机械通气镇静患者意识状态　镇静可缓解患者因机械通气引起的不适感，降低患者机体耗氧量、各种机体应激及器官损伤，避免人机对抗的发生，缓解患者紧张、焦虑不安等情绪，预防患者发生创伤后心理疾病，患者插管后第1天予以浅镇静。尽管有研究表明与深镇静相比，早期目标导向型镇静策略具有较明显的优势，但是在临床应用中，不是所有的患者都适用于浅镇静，此患者插管后第2天呼吸窘迫，予以深镇静4天后继续浅镇静。镇静患者的意识评估：

（1）每日镇静唤醒可有效避免镇静过度，减少患者呼吸机相关性肺炎的发生，缩短机械通气时间，同时能在唤醒时评估患者意识。每日唤醒方案及自主呼吸试验：①确保患者无唤醒禁忌的情况下在镇静过程中上午中断或减少镇静药物输注，直到患者清醒且能遵循指令进行简单动作，能够完成握手、睁眼等指令性动作，观察患者能否正确执行指令。意识较差、无法完全清醒的患者，以心率加快、血压升高或不自主运动增加为唤醒目标；如唤醒过程中患者过度烦躁及不适，应按照原镇静剂量的50%重新开始镇静，逐步调整至目标镇静水平。在整个唤醒过程中，最低频率为每30分钟评估一次患者的意识水平及镇静程度，采用格拉斯哥昏迷量表（GCS）评分评估患者的意识水平，包括睁眼反应、肢体运动以及语言反应3个维度，各个维度评分之和即为总分，总分越高表明患者昏迷程度越轻。该患者镇静第1～6天，每日唤醒，能遵嘱动作，在第7天早晨唤醒时，发现患者意识模糊。②综合评估结束后，若患者FiO_2≤50%、血氧饱和度≥88%、PEEP≤8cmH_2O，且24小时内无明显心肌缺血症状，予以自主呼吸试验：即调节通气为压力支持通气模式，若自主呼吸良好、生命体征平稳，遵医嘱暂停镇静、镇痛药物，尝试脱机试验。患者转入第14天，行自主呼吸试验，第16天时顺利停机。

（2）镇痛镇静管理：遵医嘱使用镇痛镇静药物，采取重症监护疼痛观察工具（CPOT）、Richmond躁动-镇静评分（RASS）评估该患者镇痛、镇静情况，逐步调节至最小剂量用药的输注速度，使CPOT评分维持在-4～0分，根据病情维持RASS评分，浅镇静维持在-2～0分，深镇静-4～-3分，避免过度镇静。

（3）精神状态评估：使用RASS评分法联合意识模糊评估表（CAM）-ICU量表进行谵妄评估，若RASS评分维持在-2～0分，代表镇静状态达到安静（calm）、舒适（comfortable）、合作（collaborative）的"3C原则"；RASS评分为-4或-5分，不行CAM-ICU量表评估，继续监测，4小时后再评估；RASS评分-3～+4，行CAM-ICU评估。评估单（CAM-ICU）评估患者有无谵妄，每4小时评估1次，病情发生变化时随时评估。若患者发生谵妄无法使用CAM-ICU，调整镇静水平并进行针对性处理，2小时后再行评估，直至RASS评分-3～0分，对发生谵妄患者，鉴别诊断，分析谵妄的发生原因并对症处理。该患者镇静期间未发生谵妄。

2. 脑梗死患者的护理有哪些要点　急性脑梗死的发病机制复杂，其病因是血管、血液、血流动力学异常等造成大脑动脉狭窄和堵塞，其发病的高危因素包括高血压、冠心病、糖尿病、高脂血症、吸烟、饮酒、肥胖等。在诸多高危因素中，高血压是引起急性脑梗死的独立危险因素之一，血压的升高与脑梗死发病率有着直接关系。患者的血糖、血脂及不良生活习惯等也是引发急性脑梗死的重要危险因素。该患者护理要点：①血压控制。硝酸甘油控制血压，控制血压低于基础血压20～30 mmHg，但不低于90/60mmHg。②血糖控制。严格血糖控制策略（4.4～6.1mmol/L）会增加低血糖事件，进而增加死亡风险，高血糖会加重脑卒中患者的水肿并增加出血转化的风险，将患者的血糖控制在7.8～10.0mmol/L是合理的。该患者血糖最高15.7mmol/L，给予胰岛素控制血糖在目标范围内。③预防脑疝。脑水肿常于发病后3～5天达高峰，应严密观察生命体征、意识、瞳孔及肌力；使用药物降低颅内压、维持足够脑灌注和预防脑疝发生，20%甘露醇是常用的降颅内压药物，此患者心、肾功能不全，使用呋塞米20～40mg静脉注射，同时应用甘油果糖250ml静脉滴注；避免和积极处理引起颅内压增高的因素，如头颈部过度扭曲、激动、用力、发热、癫痫、呼吸道不通畅、咳嗽、便秘等。④体温控制。患者体温升高时应积极寻找和处理发热原因，存在感染时予抗感染治疗，体温高于38℃时，给予物理降温，睡冰毯、戴冰帽或乙醇擦浴，患者第3天体温39.3℃，给予抽血培养、查血、取引流液送检，根据结果及时调整抗生素使用。⑤使用抗凝药物时，患者全身呈低凝状态，存在出血倾向，应防止坠床、跌倒、碰伤等意外事故发生；尽量减少不必要的注射，各注射穿刺点压迫时间大于5分钟；同时观察患者全身状况，有无栓子脱落引起的栓塞，肢体血管栓塞表现为局部肿胀、功能障碍，严密观察是否有泌尿系出血、消化道出血、呼吸道出血、皮下出血、鼻出血、牙龈出血等。该患者使用抗凝药物期间未发生严重出血倾向。

3.如何做好患者的康复训练　采取康复医生、护理人员及患者家属共同参与的模式。患者的病情稳定后，康复医生、护士、患者家属共同制定康复目标，对患者的病情进行评估，制订相应的康复计划，建立实施表格，实施后在相应的表中进行标记，具体康复计划的落实需在护理人员的督促鼓励下进行。康复训练需要每日进行，2次/天，每次15～30分钟，每个动作训练5次以上。护士向患者家属面对面讲授康复训练的方法及注意事项，同时，评估患者及其家属对训练方法、康复知识的掌握程度。除此之外，还可将康复训练的方法制成视频，便于患者出院后继续进行康复训练。依据患者不同阶段的病情特点，进行并发症预防、关节被动运动，肢体活动由被动到主动，将训练内容精细化，同时进行基础生活能力的锻炼。第一阶段，使患者肢体摆放至功能位，在护理人员协助下进行屈伸手指、旋转肩关节、屈曲膝关节等被动运动。第二阶段，将康复运动由被动过渡到主动，在医护人员指导下，在床上进行适当运动，如日常生活能力、端坐位、床边站立等锻炼，指导协助患者进行洗漱、穿脱衣物等。第三阶段，加强患者的移动行走能力及日常生活能力锻炼，在患者家属的陪同下散步，或者在病情允许范围内进行如打太极拳等低消耗运动。该患者在ICU期间完成了第一阶段的康复目标，第二阶段康复计划逐步进行。

【总结与反思】

1.护理亮点　临床护士应运用专科知识及评判性思维，对镇静患者进行意识状态评估，通过细微变化，早期识别信号，观察意识状态是否改变或进行性加重、瞳孔的改变、有无病情进展加重等，运用镇静患者意识评估方法，及早采取干预措施，及时协助检查诊断，给予积极有效的护理措施，提高了抢救成功率，改善了预后。

2.护理反思　急性脑梗死具有很高的病死率，即便通过治疗后能够存活，也多半伴随瘫痪、失语等残疾，对患者生命质量造成严重影响，且加重了患者、家庭、社会的负担。对于急性脑梗死，从预防角度来看，有两个级别的预防方式：一级预防是针对急性脑梗死发病隐患的高危人群进行有效控制，从而降低疾病发病率；二级预防是针对已发生急性脑梗死的患者进行有效的干预，防止疾病恶化、复发。

知 识 拓 展

1.脑梗死分期　急性脑梗死的治疗和"时间窗"密切相关，临床根据患者发病时间将其分为超早期（1～6小时）、急性期（1～2周）、恢复期（＞2周至6个月），治疗亦根据不同病理周期制订个性化方案，以期降低致残率和病死率，提高临床疗效并改善预后。

2.脑梗死的常见病因　①动脉粥样硬化斑块破溃或心房、瓣膜赘生物等出现脱落情况，导致脑血管主动脉受到阻塞，继而诱发脑部大面积缺血。②心源性血栓，其中风湿性心脏病和心房颤动均为心源性栓塞。究其原因：心源性栓子未能在原位，导致大脑中的动脉发生闭塞，继而造成脑组织梗死。③高血压脑动脉硬化等因素是导致大面积梗死发作的关键。高血压脑动脉硬化是高血压所致的头颅内部大小动脉表面形成粥样硬化，继而导致血管壁过于狭小。由于患者长时间处于脑梗死状态，继而会导致大中动脉粥样硬化斑块形成，出现血管狭窄、闭塞情况，继而诱发大面积脑梗死。④心房颤动、风湿性心脏病在脑梗死患者患病因素中占比较高。⑤有糖尿病、高血压、冠心病和高血脂等危险因素。

参考文献

崔雪岩，张金华，周小琰，等，2023. 老年脑梗死患者康复护理方案的构建及应用［J］. 中华护理杂志，58（3）：268-275.

孙蕊，赵慧，刘娜，2023. 规范化ESCAPE镇静唤醒策略对ICU机械通气患者意识状态及机体免疫功能的影响［J］. 齐鲁护理杂志，29（11）：99-101.

中华医学会神经病学分会，中华医学会神经病学分会脑血管病学组，2018. 中国急性缺血性脑卒中诊治指南2018［J］. 中华神经科杂志，51（9）：666-682.

第四节　肺癌术后并发小脑梗死患者的护理实践难点解析

【病例简介】

男，51岁，因右肺结节入院，完善相关检查。在全身麻醉下行胸腔镜下右肺下叶背段切除、右肺下叶楔形切除术、胸膜粘连烙断术。

术后3天晨进食时患者突感头晕、呼吸困难，患者自行休息，30分钟后头晕气紧未缓解，左侧上下肢无法活动，右侧肢体肌力正常，备齐抢救用品外出行急诊头胸部CT，未见确切占位征象，转入ICU。

患者清醒，仍述头晕，四肢肌力已正常，左侧肢体共济失调，恶心，双瞳孔等大形圆，直径3mm，光反射灵敏，血压166/96mmHg，心率118次/分，血氧饱和度91%，给予面罩吸氧后血氧饱和度上升至98%，体温37.7℃。备齐抢救用品急诊行磁共振检查示：右小脑半球急性脑梗死。急查血：白细胞$12.64×10^9$/L，中性粒细胞$11.24×10^9$/L，血红蛋白154g/L，血小板$256×10^9$/L，凝血酶原时间10.5秒，纤维蛋白原5.22g/L，纤维蛋白原降解产物1.9μg/ml，D-二聚体0.59μg/ml，降钙素原0.56ng/ml，测血糖12.7mmol/L。紧急多学科会诊后，告知患者及其家属阿替普酶治疗溶栓治疗的可能风险和益处，并签署告知书。立即给予阿替普酶溶栓，剂量为0.6mg/kg体重，取10%的阿替普酶与10ml生理盐水混合后在1分钟内静脉推入给药，剩下90%的量与100ml生理盐水混合后在60分钟内行微量注射泵静脉泵入，实时动态监测血液指标并调整泵速。6小时后，患者诉头晕较前好转，使用阿替普酶24小时后复查CT，小脑梗死已再通，患者四肢肌力正常，无共济失调，头晕好转。查血：三酰甘油2.7mmol/L，经医生评估，开始使用阿司匹林抗血小板、阿托伐他汀钙控脂。

转入第3天，患者意识清楚，生命体征平稳，四肢肌力正常，未述头痛头晕等不适，转出ICU。

【临床诊断】

右肺下叶癌；急性脑梗死；肺部感染。

【主要治疗】

1.抗感染治疗。
2.溶栓治疗。
3.控脂。
4.抗血小板治疗。

【护理难点及护理措施】

1.如何早期识别小脑梗死　小脑梗死是因小脑上动脉、小脑后下动脉、小脑前下动脉等血管闭塞所致的一种缺血性脑血管疾病，小脑梗死的发病率并不高，国内报道，小脑梗死占全部脑梗死的3.3%～8.2%。①临床表现：小脑梗死的发病率虽低，但临床表现因梗死部位、范围及有无脑室或其他部位梗死、侧支循环情况不同而异，多表现为步态不稳、头痛、头晕、恶心呕吐、构音障碍、眼震、共济失调等，急性小脑梗死症状复杂多变且症状程度不一。小脑梗死多呈急性或亚急性起病，症状在数小时至数日内达到高峰，多数患者有前驱症状，多以眩晕为主，常伴有伴恶心、呕吐。中度及重度小脑梗死可导致脑干受压、第四脑室受阻，如未予以及时有效治疗，可进展为梗阻性脑积水致患者昏迷甚至死亡，故及早识别和确诊可降低患者致残率及病死率。②高危因素：详细询问病史，提高对伴卒中危险因素者的警惕性。对于年龄较大，伴有高血压、高脂血症、颈椎病史、饮酒等卒中危险因素者，当其出现头痛、眩晕、呕吐、步态不稳等症状且持续时间较长时，即使无意识障碍等神经系统定位体征，也应高度警惕小脑梗死的可能。该患者入院时血压149/93mmHg，否认高血压史，入院前未服用降压药治疗，入院后给予加强监测血压，服用降压药控制血压。该患者述头晕，医护人员予以重视，仔细查体，熟练运用神经系统查体方法，早期发现了该患者左侧肢体共济失调。③头颅CT和（或）磁共振（MRI）检查：及时行头颅CT和（或）MRI检查，且不能单纯依靠早期头颅CT检查结果。该患者首次CT检查未发现确切占位征象，转入ICU后，结合患者临床表现，医护人员充分评估患者后，高度怀疑小脑梗死，立即行MRI检查，减少了误诊，为下一步溶栓治疗争取了宝贵时间。

2.如何进行小脑梗死的病情观察及护理　小脑梗死是脑梗死中较少见的一种类型，最常见的病因为高血压、动脉粥样硬化，其次为糖尿病、心脏病、心房纤颤、血脂异常、吸烟等。因其解剖位置的特殊性，且小脑梗死多呈急性或亚急性起病，症状在数小时至数日内达到高峰，患者常伴有恶心、呕吐症状，由于后颅凹代偿空间较小，当小脑大面积梗死时，急剧水肿的小脑脑组织压迫第四脑室形成梗阻性脑积水，压迫脑干出现意识障碍，甚至死亡，病程进展急骤凶险。在急性期，应严密病情观察，积极采取护理措施预防各项并发症的发生。

（1）体温控制：加强体温监测，患者体温升高时应积极寻找和处理发热原因，存在感染时予抗感染治疗，患者体温大于37.5℃时应增加监测频率；体温高于38℃时应给予退热处理。该患者体温37.7～38.3℃，结合CT检查及血液检查结果，给予头孢哌酮钠舒巴坦钠抗感染治疗，体温不高于38℃时给予4小时监测一次体温，高于38℃时给予一般物理降温治疗。

（2）心率/心律监测：持续心电监护，小脑梗死面积增大压迫脑干或者累及岛叶时，可能会出现心律失常或者原有心律失常恶化，此类心律失常大部分为自限性，但若有心房颤动伴快速心室率则需要药物控制。该患者未出现心律失常。

（3）保持气道通畅：①意识障碍、吞咽困难、呕吐是导致误吸的主要风险，呕吐严重时协助患者头偏向一侧，及时清除口腔呕吐物，以防误吸入气管引起窒息。该患者住ICU期间仅感恶心，未呕吐。②当患者存在吞咽困难时，应给予肠内营养，该患者经洼田饮水试验评定为无吞咽障碍。③维持氧饱和度94%以上，气道功能严重障碍时应给予气道支持（气管插管或切开）及辅助呼吸。该患者转入时血氧饱和度91%，给予面罩吸氧，血氧饱和度上升至98%，同时予以祛痰药祛痰。

（4）血压控制：加强血压监测，对于急性缺血性脑梗死的患者，血压升高可以保证脑组织稳定的血流量，是一种保护机制。因此，当收缩压＜160mmHg时一般不予处置。当血压升高时，应注意处理患者的紧张焦虑情绪、疼痛、恶心呕吐及颅内压增高等情况。当患者准备接受溶栓治疗时，血压则控制在收缩压＜180mmHg、舒张压＜100mmHg。该患者入室血压：156/96mmHg，急诊MRI检查后行溶栓治疗，未使用降压药。

（5）神经功能监测：使用NIHSS（National Institute of Health stroke scale）评分评估患者的神经功能，如出现神经功能恶化，应做好进一步脑成像检查的准备，避免和积极处理引起颅内压增高的因素，如头颈部过度扭曲、激动、用力、发热、癫痫、呼吸道不通畅、咳嗽、便秘等，若患者出现意识障碍加重、不易唤醒、两侧瞳孔不等大，应考虑到脑疝的发生，及时通知医生进行抢救。该患者在转入后未发生意识障碍加重、肢体肌力下降等。

（6）血糖控制：高血糖会加重脑梗死患者的水肿并增加出血转化的风险，脑卒中患者的理想血糖控制范围暂无明确范围，加强血糖监测，建议将血糖控制在7.8～10.0mmol/L。该患者血糖高于10.0mmol/L时给予胰岛素治疗，未发生低血糖且控制血糖在目标血糖范围。

3.小脑梗死溶栓观察要点及护理注意事项　3小时内静脉溶栓是目前恢复急性缺血性脑卒中患者脑血供最重要的措施之一，使用阿替普酶溶栓时，患者全身呈低凝状态，存在出血倾向，应防止坠床、跌倒、碰伤等意外事故发生；尽量减少不必要的注射，用留置套管针，保证一次穿刺成功，各注射穿刺点压迫时间大于5分钟；同时观察患者全身状况，用药期间应适时动态监测血液指标，严密监测、观察有无颅内出血及外周出血等并发症的发生。①血压监测：开始输注溶栓药物后的24小时内血压应＜180/100mmHg。开始静脉溶栓治疗中及结束后2小时内测量血压15分钟1次，随后改为30分钟1次，持续至治疗后6小时，以后每小时1次直至治疗后24小时。②神经功能检查：使用NIHSS评分评估患者的神经功能，神经功能检查频率同血压监测频率，如患者出现严重头痛、急性高血压、恶心或呕吐或神经症状体征恶化，应立即停用溶栓药，做好进一步脑成像检查的准备。③出血的观察：患者溶栓24小时内，严密观察是否有泌尿系统出血、消化道出血、呼吸道出血、皮下出血、鼻出血、牙龈出血等。轻度外周出血通常表现为静脉导管部位渗血、瘀斑（尤其是在自动血压计袖带下）和牙龈出血；出现这些并发症时一般无须停止阿替普酶。严重的外周出血通常表现为消化道出血或泌尿系统出血，出现恶心、呕血和血尿等停止阿替普酶泵入，立即通知医生再次进行评估。该患者在溶栓治疗中，根据实验室检查适时复查血液指标及调整阿替普酶泵速，虽出现了动静脉留置针穿刺点少许渗血和血压计袖带下皮肤瘀斑，但未出现其他严重出血表现。④过敏观察：在阿替普酶使用后的几分钟至3小时内均应观察口舌部和喉头的血管性水肿反应，主要表现为唇部、舌体和喉头不对称性水肿，喉痉挛，水肿部位伴或不伴有瘀斑水肿。患者可先主诉口干，进展为呼吸困难后，随着血氧饱和度下降出现喉部喘鸣音、气喘气憋明显、刺激性咳嗽、窦性心动过速、恶心、面部潮红、口唇发绀、面色发青、呼吸微弱、呼之不应。观察有无过敏性休克反应，有无过敏性皮疹、皮炎等。该患者未出现阿替普酶过敏反应。

【总结与反思】

1.护理亮点　由于小脑的血液供应来源于小脑上动脉、小脑前下动脉及小脑后下动脉，其之间有广泛的吻合，小脑梗死发病率较低。但小脑梗死多呈急性或亚急性起病，症状在数小时至数日内达到高峰。多数患者有前驱症状，多以眩晕为主，医护人员详细询问病史，注意卒中危险因素，及早发现了该患者左侧肢体共济失调，立即开通绿色通道行MRI检查，有效避免本病误诊的发生。小脑梗死的早期识别、病情观察、阿替普酶溶栓的密切观察及相应的护理措施的落实，对该患者的病情变化及预后起到了至关重要的作用。

2.护理反思　小脑梗死临床症状缺乏特异性，小脑梗死患者常突然发病，出现行走不稳、眩晕、呕吐、耳鸣、耳聋、面部及口唇麻木等症状，如发生误诊、漏诊，可造成严重后果，甚至危及患者生命，我们对患者要耐心倾听，高度重视患者的主诉。出现上述症状后，患者及家属也容易产生焦虑、恐惧，对患者及家属语言要亲切，态度要和蔼，操作要认真，从而取得患者的信任，使患者有安全感。安慰患者，详细讲解疾病的发展转归，使患者以乐观的心态积极配合治疗。

知 识 拓 展

1.小脑梗死的分型　小脑梗死目前临床尚无统一的分类标准。Amarenco根据临床表现将其分为：Ⅰ型（良性型），临床上可无症状或仅有单个症状，且仅表现为小脑症状；Ⅱ型（假肿瘤型），临床上除有小脑梗死症候群外还有偏瘫，发病12小时至数天内表现为颅内高压、意识障碍加重；Ⅲ型（昏迷型），起病后短期即出现昏迷。

2.脑梗死病灶包括核心坏死区和水肿区　核心坏死区往往在梗死后1小时开始出现，并逐渐扩大，其周围为半暗带区，此时如能开通血管，通过溶栓治疗或者取栓手术治疗，得到血流灌注，半暗带的脑组织多能恢复功能，但梗死6～8小时后半暗带因未有血流灌注最终变为核心坏死区。核心坏死区周围出现水肿，多为血管源性脑水肿，在发病后3～6天水肿到达高峰期，也是需要密切观察病情变化的关键时期。

参考文献

岳修臣，张芹，张静，等，2023. 小脑梗死的临床分型及治疗探讨［J］. 中国实用医药，18（4）：38-40.

中华护理学会内科专业委员会，首都医科大学宣武医院，2023. 急性缺血性脑卒中静脉溶栓护理指南［J］. 中华护理杂志，58（1）：10-15.

中华医学会神经病学分会，中华医学会神经病学分会脑血管病学组，2018. 中国急性缺血性脑卒中诊治指南2018［J］. 中华神经科杂志，51（9）：666-682.

第五节　肝癌术后稀释性凝血功能障碍患者的护理实践难点解析

【病例简介】

男，64岁，因上腹部隐痛不适入院，CT检查：肝癌，肝内转移，门静脉左支部分受侵。入院第4天，全身麻醉下行左肝复杂肝癌联合脾脏切除术＋远端胃、十二指肠球部联合切除术＋超声引导下右肝4个肿瘤微波消融术＋胆囊切除＋胃空肠吻合术，患者术中出血12 000ml，输入悬浮红细胞44.5U，冷沉淀20U，血小板3个治疗量，术中给予去甲肾上腺素96～120μg/（kg·h）维持平均动脉压（MAP）65～70mmHg，术后转入ICU。心率115次/分，血压89/58mmHg（MAP 58mmHg），氧饱和度98%，APACHE Ⅱ评分36分，死亡系数84.9%，胃管引出暗血性液，口鼻腔内有较多血性液流出。实验室检查：PT 15.2秒，FIB＜1g/L，血小板$36×10^9$/L，HB 99g/L，HCT 28.2%。给予静脉泵入艾司奥美拉唑、生长抑素抑酸，蛇毒血凝酶止血，去甲肾上腺素56～72μg/（kg·h）维持MAP 65～68mmHg，头孢哌酮钠舒巴坦钠抗感染，多烯磷脂酰胆碱保肝，积极输注新鲜冷冻血浆、冷沉淀及血小板。术后1天口鼻腔出血及血性胃液明显减少。术后10天，患者凝血功能恢复正常，顺利停机拔管转出ICU，继续抗肿瘤治疗。

【临床诊断】

肝癌；失血性休克；稀释性凝血功能障碍。

【主要治疗】

1.肝癌根治术。

2.抗休克治疗。

3.补充凝血因子。

4.抗感染治疗。

5.保肝治疗。

【护理难点及护理措施】

1. **急性失血后发生凝血功能障碍的原因**　急性失血给予大剂量输血后发生凝血功能障碍的原因主要包括：

（1）急性大失血后持续性低血压和低灌注容易造成严重组织缺氧和酸中毒，激活凝血系统，消耗大量凝血因子和血小板，导致消耗性凝血病。

（2）单纯大量输注红细胞使血循环中血小板和凝血因子被稀释所导致的稀释性凝血因子减少和血小板减少。

（3）库存血：①血液离开人体就开始发生变化，这些变化统称为"保存损害"，损害程度与温度、时间、保存液种类和保存容器等因素有关。红细胞的液状保存，即在弱酸性状态低温保存，即使血液状态保存温度降至最佳水平0℃，血液的代谢仍在低水平上进行，即保存损害仍在继续。②库存血中加入的枸橼酸钠可使毛细血管张力降低，降低血液中钙离子浓度，抑制凝血。③急性失血时，往往导致组织灌注不足，组织缺血缺氧，严重低氧血症时，枸橼酸钠不能被代谢，会出现酸中毒逐步加重和血清离子钙逐步降低，即使增加碱基及钙剂的补充量，仍无法纠正凝血障碍。④库存血中血细胞部分被破坏后释放促凝物质，消耗凝血成分，激活纤溶系统，产生继发纤溶。

（4）大量输血导致凝血障碍最常见而又被经常忽略的原因是低体温。当患者深部体温低于35℃时会引起凝血障碍。大量快速输入库存血，患者体温可降低3～4℃，导致血小板功能和凝血因子活性降低，造成非凝血因子缺乏性凝血障碍。该患者术中出血12 000ml，大量凝血因子和血小板被消耗；术中输入悬浮红细胞44.5U、冷沉淀20U、血小板3个治疗量，大量输注血液制品，且库存悬浮红细胞占比较多，血小板和凝血因子被稀释，导致了稀释性凝血功能障碍。

2. **稀释性凝血功能障碍的观察重点及护理要点**　单纯输注红细胞超过10 U的患者，高度警惕凝血功能障碍的发生。凝血功能障碍的突出表现为出血，在护理过程中密切观察伤口、黏膜出血情况，脉搏、呼吸、血压等生命体征；记录出血部位、量和时间。该患者临床表现为术后的口鼻出血及消化道出血。出现凝血功能障碍后，给予积极抢救，抢救过程中保持多条静脉输液通道通畅，快速补充血容量。使用18号针头开通两条静脉通道，并留置一条双腔中心静脉导管通路。这样既有助于快速扩容、快速输注血液成分和凝血因子，又可通过测量中心静脉压来指导补液。遵医嘱予积极抑酸、止血、抗感染，尽快补充凝血因子制剂或血小板，密切观察其治疗效果。凝血因子制剂和血小板输注过程中滴数调至患者能接受的最快速度。另外，不可剧烈振荡单采血小板，以防人为造成血小板的破坏，引起血小板不可逆的聚集。

3. **急性失血后如何有效预防低体温的发生**　大失血的患者由于循环血量减少、肝脏能量代谢障碍和大量输入库存血等原因可导致低体温。低体温（深部温度低于35℃）时可使血小板功能和凝血因子活性降低，造成非凝血因子缺乏性凝血障碍。库存血由于保存需要的温度通常较低，输注前需要放置在室温条件下使其温度恢复并达到室温，这个过程往往比较耗时，在紧急情况，需要快速对患者输注红细胞悬液，为保证抢救效果，会快速将库存的红细胞悬液输注到患者体内，但是红细胞悬液和人体温度的差异性，使得患者在输注红细胞悬液中受到冷刺激，引起静脉痉挛，出现寒战、低体温、心律不齐等症状，不利于抢救工作的进行。因此，该患者在ICU紧急情况下输注血液制品前将血液制品放入保温箱内进行预热（保温箱温度控制在37 ℃左右），快速将红细胞悬液加热到与人体较为接近的温度。输注时采用加温输注，将输血管路安置在输液加温仪器上，设置仪器温度为37 ℃，从而减少患者受到的冷刺激，密切观察患者有无输血过敏反应及溶血反应的发生，同时增加被褥进行充分保暖，患者体温低于36℃时，给予加用了升温毯进行辅助保暖。通过以上措施的干预，该患者在ICU输注血液制品过程中，未发生静脉痉挛、寒战及低体温等情况。

【总结与反思】

1. 护理亮点　大量输血引起的稀释性凝血功能障碍较少见，稀释性血小板减少是导致出血的常见原因。大量出血本身损失了大量血小板和凝血因子，在止血过程中也会消耗部分血小板和凝血因子，加上保存期较长的悬浮红细胞内几乎没有血小板，血浆也极少，同时其中不稳定凝血因子Ⅴ、因子Ⅷ在储存后也消耗殆尽，稳定的凝血因子含量也很低，因此大量输血后应高度关注稀释性凝血功能障碍的发生。

2. 护理反思　临床上对于急性失血大量输血患者，高度警惕凝血功能障碍的发生。护理人员密切观察患者的脉搏、呼吸、血压、伤口、黏膜出血情况，引流液情况；保持静脉通道的畅通；配合医生快速补充凝血因子制剂和血小板；采取有效的护理措施防止低体温的发生；积极纠正低血压和低灌注，减少大失血后凝血功能障碍。但是，在快速扩容过程中也须警惕急性心功能衰竭和肺水肿。

知识拓展

1. 各种血液制品输注的正确方法　红细胞的主要功能是运氧到组织细胞，而非用于扩容，红细胞通过血小板边缘化利于止血，在常规下输注红细胞1U最长时间不超过4小时，洗涤及冰冻的红细胞尽量在制备后6小时内输注。在输注红细胞悬液前，需将血袋轻轻地反复颠倒数次，使结构紧密的红细胞充分混匀。禁止向血袋内加入任何药物。新鲜冷冻血浆主要作用是补充凝血因子和扩充血容量，血浆溶化后应尽快输注，使用带滤网的输血器，一次输完，不可放在大于10℃的环境中超过2小时；不可再次冷冻保存，如未能及时输注，可在4℃环境中暂时保存不超过24小时。血小板主要作用是止血，刚制成的血小板轻轻摇动呈云雾状，必须在20～24℃环境中静置1小时，待自然解聚后输注。输注速度要快，以患者能承受的最快速度输注，一般每分钟80～100滴。

2. 库存血加温的注意事项　水浴箱温度一定要恒定于36℃（±1℃），绝不允许超过38℃，温度过高易造成红细胞热伤而被破坏，从而引起急性溶血性反应，加温过程中要有专人轻柔地翻动血袋；对水浴箱的温度要时常仔细察看，严格把好血液预温这一关。

参考文献

陈雄燕，肖倩，2018. 分析在库存红细胞悬液输注过程中应用输血输液加温仪的具体效果［J］. 中国医疗器械信息，24（6）：13-14.

程志祥，任林，曹红荣，等，2023. 基于《血液安全监测指南》开展临床输血不良事件监测的探索［J］. 临床输血与检验，25（1）：48-55.

吴颖，洪健超，张金，等，2020. 2020年欧洲重症医学会非出血性重症成人患者的输血策略临床实践指南解读［J］. 中国循证医学杂志，20（10）：1136-1141.

第六节　侧俯卧位下行脑干占位切除术后患者并发舌部肿胀破溃的护理实践难点解析

【病例简介】

男，47岁，因"脑干、第四脑室及左luschka孔区占位，室管膜瘤？"入院，给予行"脑干占位切除术＋开颅颅内减压术＋颅骨修补术"，手术时长14小时，术中体位侧俯卧位。术后入ICU，经鼻气管插管，呼吸机辅助呼吸，心率96次/分，呼吸15次/分，血压117/66mmHg，血氧饱和度97%；舌体肿胀，呈黑紫色，口腔流出少许血性液，给予牙垫减压（图5-6-1）；给予头孢哌酮舒巴坦钠抗感染、甲泼尼龙减轻脑水肿、尼莫地平改善脑循环等对症支持治疗。术后第1天，体温：39.7℃；实验室检查：降钙素原3.51ng/ml；CT检查：双肺散在炎性变及下叶部分实变不张；痰培养查见粘质沙雷氏菌，改用美罗培南联合万古霉素加强抗感染治疗。术后第6天，试停呼吸机，文丘里吸氧，生命体征平稳。术后第7天，心率90次/分，血氧饱和度99%，FiO$_2$ 40%，经医生评估后拔除气管插管，双鼻塞吸氧，患者即感呼吸困难，心率升至118次/分，血氧饱和度降至80%，立即行床旁气管插管，呼吸机辅助呼吸，心率100次/分，血氧饱和度95%，FiO$_2$：50%，经医生评估后，行经皮气管切开。疼痛数字评价量表（numerical rating scale，NRS）评分5分，APACHE Ⅱ评分6分，死亡危险系数6.65%。

术后第10天，患者体温36.6℃，降钙素原0.40ng/ml，意识清楚，肌力正常，顺利停机，喉罩吸氧，FiO$_2$ 40%，血氧饱和度99%。舌体肿胀减轻（图5-6-2）、口腔分泌物显著减少，口咽部吞咽动作、伸舌动作等较前明显好转，转出ICU。

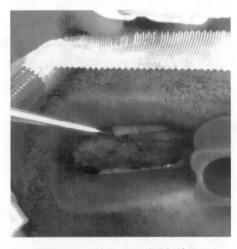

图5-6-1　转入ICU时舌部情况

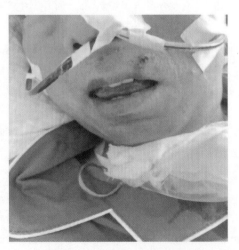

图5-6-2　转出ICU时舌部情况

【临床诊断】

脑干、第四脑室及左luschka孔区占位：纤维型脑膜瘤；舌部损伤。

【主要治疗】

1.呼吸机辅助呼吸。

2.镇痛镇静治疗。

3.抗感染治疗。

4.尼莫地平改善脑循环、甲泼尼龙减轻脑水肿治疗。

5.聚维酮碘清洁消毒口腔、康复新液漱口。

【护理难点及护理措施】

1.该患者舌部肿胀破溃原因　神经外科手术的操作较为精细、耗时，患者术中普遍需要较长时间的肢体制动，加之麻醉对患者生理循环功能的影响，极易发生术后各种并发症，由于该患者"脑干、第四脑室及左luschka孔区占位"，肿瘤部位和枕下后正中入路决定了手术体位的特殊性，外科医生必须根据患者的病变位置和身材体型来调整手术体位及头部前倾前屈的角度，保证手术切口处于最高位置，方便暴露术中各个角度的肿瘤位置，所以，该患者术中采取侧俯卧位。侧俯卧位是脑干手术应用最多的一种特殊手术体位，此类手术时间长，术中患者体位被固定，头部给予三钉头架固定，局部组织的受压情况无法得到缓解，加上开颅过程中使用动力系统额外施加压力。该患者长达14小时侧俯卧位，三钉头架固定头部，术中无法改变体位，舌体因重力原因，持续保持下坠状态，致使舌部肿胀破溃，循环缺血。

2.如何做好该患者舌部肿胀破溃的护理　舌体肿胀破溃后并发症护理如下。

（1）舌体肿胀破溃的护理：①充分减压。前期：舌体水肿严重，局部溃烂，呈黑紫色，使用牙垫改善咬合关系、支撑牙咬合面。每日随翻身变换牙垫位置，牙垫与口唇间用纱布保护，减少压迫。避免牙垫咬合不当，牙垫突出部分镶嵌在上下唇之间易导致上下唇压伤，牙垫上包裹纱布，避免牙垫导致口腔黏膜、唇部损伤。中期：舌体水肿减轻后，给予纱布减压。后期：患者清醒后鼓励做舌体运动，增加局部血液循环。②口腔护理。每日用聚维酮碘含漱液清洁消毒口腔，具体操作如下：协助患者半卧位，头偏一侧，仔细观察、评估口腔情况，观察舌体颜色、肿胀情况、活动度情况，吸除口腔内痰液及分泌物。一名护士给予20ml空针抽取聚维酮碘含漱液，一手持电筒，一手冲洗口腔，另一名护士一手持压舌板，一手持负压式口护牙刷，对患者的牙齿外侧、内侧、牙面、颊部、咽部、上腭进行清洗，避开舌部损伤部位，舌部损伤部位用棉球轻轻擦拭消毒，最后用康复新液喷洒在舌体上，促进舌部损伤愈合。整个口腔护理过程中动作轻柔，密切观察生命体征及口腔是否有出血。做好口腔护理，不仅能促进舌体损伤的愈合，还能预防呼吸机相关性肺炎（VAP）的发生，增加患者的舒适度。

（2）流涎：脑干肿瘤术后出现吞咽障碍、咳嗽无力，口腔分泌物增多，因为唾液中酶和蛋白质的含量较高，分泌物聚集在口腔，为大量细菌繁殖提供了有利条件，容易引起口腔感染，严重时还会引起肺部感染。①持续低负压吸引可使患者的口腔保持清洁，破坏口腔定植菌繁殖环境，防止致病菌移行到气管内，同时可防止因潮湿、局部频繁擦拭、胶布更换等因素对患者的皮肤黏膜造成刺激和损伤。具体操作如下：将10号吸痰管（一次性）经牙垫进入，固定于患者颊部，避开舌部，采用低负压进行持续口腔内吸引60～80 mmHg（1 mmHg＝0.133 kPa）左右，时常留意查看吸痰管的具体位置，防止因负压过大而导致口腔黏膜损伤。②气囊压力维持在25～30cmH$_2$O，给予气囊压力监测表每4小时监测一次。③间歇声门下吸引，负压：100～150 mmHg。避免口腔分泌物流入气道，造成肺部感染。

（3）预防VAP发生：按中华护理学会"预防呼吸机相关性肺炎的集束化护理"标准，落实各项护理措施。为确保护理质量，此患者带管带机期间，由护士长及护理组长加强过程质控，确保有效、合理的护理措施得到及时、准确的落实。

3.该患者如何做好镇痛镇静管理 该患者舌体肿胀并破溃；术后伤口疼痛；人工气道，持续呼吸机治疗，不耐受气管插管；加之可能遇到咬舌、流涎、咀嚼困难等问题，患者躁动不配合治疗，易导致交感中枢兴奋性传出增强，颅内压升高，而适当的镇静可减少代谢需求、非同步通气、静脉淤血以及心动过速的交感神经反应来降低颅内压。NRS评分：5分。采用瑞芬太尼充分镇痛；右美托咪定浅镇静。整个治疗期间，实时监测患者的呼吸、心率、血压及意识状态，及时、连续、动态地评估和记录患者疼痛、意识情况，并随时调整镇痛镇静药物及其剂量，以达到并维持预期镇痛镇静水平，Richmond躁动-镇静评分（RASS表）：-2～0分。同时，做好患者心理护理，增加患者信心，减轻患者焦虑。右美托咪定属高选择中枢α$_2$受体激动剂，同时具有镇痛和镇静作用，可减少阿片类药物的用量，在镇静的同时维持患者意识清醒，可以保证随时进行神经系统检查，观察病情变化，其对呼吸抑制轻微，有利于神经重症患者的机械通气撤离，可降低谵妄的发生率及严重程度。镇痛镇静不仅仅能减轻患者痛苦、焦虑、躁动，更具有减轻应激、降低脑代谢及颅内压等脑保护的作用，降低各器官代谢负荷，减轻器官损害，减少各种炎性损伤，保护器官储备功能，维持机体内环境的稳定。

【总结与反思】

1.护理亮点 该患者侧俯卧位下行脑干占位切除术，手术时间长达14小时，导致舌体肿胀、呈黑紫色、舌体缺损，给予及时减压，抗感染，聚维酮碘含漱液、康复新液行口腔护理。由于患者舌体肿胀明显以及脑干术后出现吞咽功能障碍、口腔分泌物增多，予持续低负压吸引，保持口腔清洁，预防VAP发生。在患者镇痛镇静过程中，给予充分镇痛、浅镇静，密切观察患者生命体征、意识状态及肌力，减轻患者痛苦、焦虑。有效的护理措施，可以更好地预防并发症的发生，减轻已发生的护理问题。经过我们优质的护理，认真落实各项护理措施，患者顺利停机，舌体肿胀明显消退，血液循环良好，口腔分泌物显著减少，口咽部吞咽动作、伸舌动作等较前明显好转。

2.护理反思 由于该患者侧俯卧位手术、术中时间长，未及时关注其口腔情况而发生了舌部压力性损伤。临床工作中时常有俯卧位、大体位翻身的患者，在这些情况下，我们可能会更关注患者直接接触床面等物品的受压部位，而舌体通常是我们容易忽视的部位，所以我们一定要多关注患者口腔内舌体情况，避免出现牙齿咬伤舌体、舌体脱出口腔的情况。

(知)(识)(拓)(展)

1.聚维酮碘含漱液 聚维酮碘含漱液能通过抑制病原体释放内外毒素、释放游离碘影响病原菌代谢、清除氧自由基等多种途径杀灭条件致病菌,减少病原菌对机体免疫功能的损伤,避免细胞免疫力降低。聚维酮碘含漱液的刺激性不强、耐药性反应少,有利于缩短患者的恢复时间。

2.康复新液 康复新液具有抗感染、消肿的作用,通利血脉,养阴生肌,可提高机体淋巴细胞水平,刺激血清溶菌酶活性,加强巨噬细胞吞噬能力,调节局部血液循环,促进创面愈合,提高机体免疫力,可作用于炎性反应,促进肉芽组织生长、发育。

参考文献

樊海燕,赵小军,2020. 神经外科昏迷流涎患者的护理策略分析[J]. 中国药物与临床,20(2): 865-867.

唐明凤,2023. 神经外科后颅窝手术侧俯卧位的安置及护理研究进展[J]. 当代护士(下旬刊),30 (2):26-29.

许美卿,陈映屏,许佳娜,等,2022. 聚维酮碘含漱液在神经外科危重症患者口腔护理中的应用[J]. 齐鲁护理杂志,28(6):86-88.

中华医学会神经外科学分会,中国神经外科重症管理协作组,2020. 中国神经外科重症管理专家共识 (2020版)[J]. 中华医学杂志,100(19):1443-1458.

第七节 食管癌、下咽癌术后患者合并吻合口瘘、气胸的护理实践难点解析

【病例简介】

男,52岁,因无明显诱因出现吞咽困难,进食硬食时明显加重。胃镜示:食管肿块。病理示:食管癌、下咽癌。既往史:肺气肿、双上肺多发肺大疱。完善术前检查后在全身麻醉下行经右胸颈部上腹部全食管切除+胸膜粘连烙断术+双侧喉返神经探查+胸导管结扎+左颈淋巴结清扫+六区清扫+全喉切除+喉咽切除+胃咽吻合术,术毕转ICU监护。

术后第1天,患者出现Ⅰ型呼吸衰竭,给予气管造瘘处放置气管套管接呼吸机辅助通气。术后第12天,患者胸腔闭式引流瓶内可见气泡溢出,引流液鲜红量增多,24小时引流量约850ml,血压92/65mmHg及血红蛋白86g/L同步下降。支气管镜检查示:气管造瘘口膜部破损。胸部X线片检查示:左侧大量气胸和包裹性积液。后在全身麻醉下行剖左胸探查止血术+左肺肺大疱切除术,更换气管切开套管为远端加长型,胸腔闭式引流持续低负压吸引。

术后第23天，患者呼吸平顺，予暂停呼吸机辅助通气，气管造瘘口吸氧4L/min，患者胸腔闭式引流通畅，未见气泡溢出。术后第24天，患者生命体征平稳，患者及其家属要求转当地医院继续治疗。

【临床诊断】

胸上中下段食管中分化鳞癌；下咽高分化鳞癌；肺部感染；左侧自发性气胸。

【主要治疗】

1.呼吸机支持治疗。

2.抗感染治疗。

3.补充血容量。

4.静脉营养治疗。

5.肠内营养治疗。

【护理难点及护理措施】

1.肺功能障碍患者如何制订个性化的围手术期术后加速康复方案　由于患者手术前存在中度限制性肺通气障碍，围手术期需要外科、麻醉、护理、药学、营养以及康复等多学科合作制订个性化的加速康复（enhanced recovery after surgery，ERAS）方案。①术前：实施预康复，包括运动训练、营养补充和减轻压力；干预重点为戒烟、纠正贫血状态、优化共病状态、改善肺部和营养状况。②术中：避免低体温，保持体温≥36℃；目标导向性静脉输液，维持血压下降幅度≤正常值的20%，心率加快幅度≤正常值的20%，中心静脉压（CVP）为5～12cmH$_2$O，尿量维持在>0.5ml/（kg·h），血乳酸≤2mmol/L，中心静脉血氧饱和度（ScvO$_2$）>65%，每搏量变异度≤13%；实施呼气末正压滴定、限制潮气量等保护性肺通气策略。③术后：实施预防、按时、多模式镇痛理念；推进血栓预防措施，包括基础预防、机械预防和药物预防；祛痰、抗感染、抑酸护胃及营养支持治疗；强化主动呼吸循环技术、Acapella振动正压呼气训练等气道廓清技术的介入。

2.ICU监护期间如何做好病情观察　该患者行全食管、全喉、喉咽切除，胃与咽吻合，手术范围广、创面大，术后监护面临较大的挑战，需要密切监护。①生命体征及有创血流动力学监测：心率、血压、CVP等反映患者血容量状况，当患者出现血压低、心率快、CVP下降，应注意引流液颜色、性状、引流量的改变，积极扩容；呼吸频率、血氧饱和度（SpO$_2$）反映患者氧合状态，当出现呼吸增快、SpO$_2$降低，需考虑气胸、Ⅰ型呼吸衰竭、肺部感染的问题，尽快行鉴别诊断给予积极干预。②气胸观察：判断气管解剖位置有无偏离，患者头居中位，用右手中指沿胸骨切迹向后触摸气管，示指与环指分别在左、右两侧胸锁关节处，看中指与其他两指的距离，中指与示指间距离大于中指与环指间距离，表明气管偏左，反之偏右。

胸部查体，视诊患侧胸廓饱满、肋间隙增宽、呼吸动度减弱；触诊患侧呼吸运动减弱、触觉语颤减弱或消失、气管移位；叩诊呈鼓音、心脏浊音区叩不清、肺肝界叩不出；听诊患侧呼吸音减弱或消失。观察胸引管末端气泡逸出情况。询问患者主诉（胸痛、气短、咳嗽、呼吸困难）。影像学检查（X线、CT）确诊。

3.如何实施重症康复训练 ①重症患者康复的目标是回归家庭，回归社会。积极的呼吸管理和功能锻炼是康复的核心。②体位管理：病情允许情况下，实施30°以上的头部抬高体位，避免平卧位，以达到优化功能残气量和通气血流比值、利于引流的目的。③实施主动循环呼吸技术（active cycle of breathing techniques，ACBT），包含三部分内容：呼吸控制（breathing control，BC），胸廓扩张运动（thoracic expansion exercises，TEE），用力呼气技术（forced expiration technique，FET）。ACBT可助力患者排出小气道分泌物，促进肺泡复张，改善呼吸功能。④有序开展功能锻炼。遵循被动活动、主动活动、自理能力锻炼、行走锻炼的顺序，循序渐进。在被动活动阶段避免深度镇静，执行每日唤醒计划，被动的肢体活动和全关节活动；主动活动阶段主要训练抓、握、持等精细动作，训练肌肉，协调感觉，增加关节活动度；自理能力阶段训练刷牙、洗脸、进食等生活技能，提升出院准备度；行走锻炼，鼓励患者下床活动，缩短住院时间。

【总结与反思】

1.护理亮点 ①患者既往存在肺气肿、双上肺多发肺大疱，呼吸机辅助呼吸期间行正压通气，增加了肺大疱自发破裂的风险。该案例及时发现了肺大疱破裂导致的气胸，并给予了积极处理，肺大疱切除及持续低负压胸腔闭式引流，负压值范围0.5～1.5 kPa，根据实际引流情况进行微调。当无气体逸出，胸部X线片显示肺膨胀良好无漏气，患者症状改善，无呼吸困难，提示气胸得以纠正。②患者并发气管造瘘口膜部溃烂，形成开放性气胸。为封堵瘘口，采用纤维蛋白黏合剂进行修补，更换加长型气切套管，利用套管气囊进一步封堵瘘口。术后第23天瘘口愈合。

2.护理反思 吻合口瘘是食管癌、下咽癌手术最常见的并发症之一，发生原因与手术操作、吻合口局部感染、氧供、血供、营养状态、基础疾病等相关。该患者发生了气管造口下方3cm气管膜部后壁的溃烂，考虑与吻合口局部感染、氧供、血供、营养状态相关，为降低患者吻合口瘘的风险，术后应积极抗感染和营养支持治疗，给予充足的氧供，动态监测血容量，及时改善缺血状况。

知识拓展

1.食管癌吻合口瘘 食管癌吻合口瘘（anastomotic leakage，AL）：①AL发生的高危因素：如吸烟、饮酒、术前新辅助化疗，术中颈部吻合、管状胃，术后肺部感染、呼吸衰竭等。②AL的临床症状：颈部吻合口瘘表现为颈部切口红肿痛、渗液、深部包块、脓肿，全身症状不明显；胸内吻合口瘘表现为突发呼吸困难、胸痛、胸闷、高热、休克、胸管引流管引出棕褐色液；吻合口主动脉瘘表现为突发大呕血并迅速死亡。③AL的处理：颈部吻合口瘘行充分引流，换药，抗感染治疗；胸内吻合口瘘首选手术（患者耐受），抗休克和感染治疗。

2.术后加速康复 术后加速康复是指将围手术期麻醉、护理和外科医学等学科的最新研究证据相结合的一种集成创新理念；是采取优化的临床路径，强调减少创伤应激、促进器官功能早期康复、减少并发症和缩短患者住院时间的临床实践过程。ERAS理念的核心是减少创伤及应激。

参考文献

聂洪鑫, 王兵, 杨思豪, 等, 2022. 食管癌术后吻合口瘘危险因素的系统评价与Meta分析 [J]. 中国胸心血管外科临床杂志, 29（2）: 166-178.

吴琼, 沙永生. 2018, 快速康复理念在外科护理中的应用现状及进展 [J]. 护士进修杂志, 33（20）: 1850-1853.

Kamarajah SK, Lin A, Tharmaraja T, et al, 2020. Risk factors and outcomes associated with anastomotic leaks followingesophagectomy: a systematic review and meta-analysis [J]. Dis Esophagus, 33（3）: doz089.

第八节　肺癌术后患者并发急性心脏压塞的急救护理实践难点解析

【病例简介】

男, 67岁, 全身麻醉下行右肺上叶癌根治术＋胸膜粘连烙断术, 手术顺利。

术后胸液量多, 第1～12天, 胸腔闭式管上管每日引流液量100～900ml, 下管每日引流液量300～700ml, 水动波动可, 未见气体引出, 胸壁引流液量10～80ml, 患者自述偶有心慌气短。术后第6天, 胸液颜色从初始乳糜色逐渐转为清亮, 持续禁食, 增加肠外营养支持, 嘱患者继续加强咳嗽、咳痰, 给予抗炎、化痰、镇痛、补液等对症支持治疗。

术后13天, 患者突发"心搏骤停"转入ICU, 心电监护示室性异搏心律: 心率37次/分, 血压、氧饱和度测不出, 患者口唇发绀、呼之不应, 双侧瞳孔等大, 直径4mm, 均无对光反射, 无自主呼吸, 立即持续胸外心脏按压。血气分析示: pH 7.242, $PaCO_2$ 55.6mmHg, PaO_2 51.2mmHg, HCO_3^- 10.2mmol/L, Hb 107g/L, Hct 32%, Na^+ 141.5mmol/L, K^+ 4.15mmol/L, Lac 6.3mmol/L。行床旁气管插管呼吸机辅助呼吸, 按压过程中, 心电监护无心率波形, 氧饱和度仍测不出, 立即予重症超声监测评估示: 心包大量积液（深度约3.2cm）, 心脏无收缩。在B超引导下行心包穿刺置管术, 置入长度: 13cm, 置管顺利, 引出黄色浑浊液伴絮状物, 量约300ml, ECG示室上性心动过速, 心率160～168次/分, 医生示暂停胸外心脏按压, 血压65/42mmHg, 自主呼吸恢复, 氧饱和度85%～90%, 持续呼吸机辅助呼吸, 抢救成功并行下一步治疗。APACHE Ⅱ评分为28分, 死亡系数53%。给予血管活性药物维持血压、纠正酸中毒, 同时予以抗感染、祛痰、抑酸、保肝、脑保护等对症治疗, 持续循环监测。

转入ICU治疗3天, 心电监护示: 窦性心律, 律齐, 心率56次/分, 呼吸23次/分, 血压128/61mmHg, 氧饱和度96%。患者意识恢复, 能按吩咐动作, 胸腔闭式管上管每日引流液量约200ml, 下管每日引流液量约50ml, 水柱波动4～6cm, 未见气体引出, 胸壁引流液量约10ml, 心脏彩色多普勒超声检查结果显示心包积液＜20ml, 遵医嘱拔出心包引流管及胸壁引流管。

治疗4天后，血气分析示：pH 7.430，$PaCO_2$ 45.6mmHg，PaO_2 96.2mmHg，HCO_3^- 29.2mmol/L，Hb 127g/L，Hct 38%，Na^+ 143.5mmol/L，K^+ 4.55mmol/L，Lac 1.3mmol/L，拔除气管插管。

治疗6天后患者生命体征平稳，转出ICU，继续下一步治疗。

【临床诊断】

右上肺鳞癌；呼吸心搏骤停；心包积液。

【主要治疗】

1. 呼吸机辅助呼吸支持治疗。
2. 抗生素抗感染治疗。
3. 血管活性药物维持血压。
4. 纠正酸中毒。

【护理难点及护理措施】

1. 如何早期识别心脏压塞　①常见症状：胸闷、胸痛、呼吸困难、恶心、呕吐、疲乏、焦虑、烦躁不安、神志不清等。②特征性表现：仅少数急性心脏压塞患者存在特征性BECK三联征，即低血压、颈静脉怒张和心音低弱。心脏压塞患者的心肌受到外部压迫，因而心脏充盈减少，患者出现窦性心动过速，使心排血量至少得以部分维持，而低血压的表现个体差异略大。所以，心脏压塞的体征可能包括大汗、面色苍白/发绀、心率增快、血压降低、奇脉、颈静脉怒张、心音低沉、心电图电压降低。③影像学检查：评估心包积液血流动力学影响的初始影像学应选择超声心动图，并且可指导心包穿刺术。患者出现窦性心动过缓，心率降至37次/分，出现面色苍白、低血压等症状，立即进行床旁彩色多普勒超声检查，结果显示心脏压塞，立即进行床旁心包穿刺术，并留置引流管。

2. 如何进行心脏压塞的急救护理　①准备抢救物品药品、心包穿刺包、超声多普勒仪、除颤仪等。②密切监测血压、心率、心律、呼吸、脉搏、血氧饱和度，关注患者的主诉。③建立静脉双通路，配合医生进行中心静脉置管。用血液、血浆、右旋糖酐或生理盐水等补液扩容。④患者取仰卧位，如患者是清醒状态下伴有严重的呼吸困难，可取端坐或半卧位。⑤配合医生紧急行心包穿刺引流，超声引导下的经皮穿刺引流较盲穿更安全可靠；如果患者疑似因心脏压塞而病情恶化，但没有超声引导，则盲穿引流。⑥急需输血情况下，可采取静脉自体血回输，在无菌操作下可对所抽出的心包积血经深静脉管进行自体回输，可以避免同种异体输血合血的程序，可以稳定患者的病情并维持血流动力学状态。在回输过程中，将该患者血压控制在90/60mmHg左右，降低心包腔内压力，避免心脏破裂等严重并发症。在自体血回输过程中，详细记录患者生命体征变化及意识情况。患者心包穿刺术后6小时内共引流回输500ml自体血，同时遵医嘱输注悬浮红细胞4U。心包穿刺术后6小时床旁心脏彩色多普勒超声检查结果示患者心包积液明显减少，血压维持在120/70～140/80mmHg，心率维持在60～75次/分，自体血回输期间患者未出现胸闷等不适症状。⑦心包积液量较大时紧急引流总量应＜500 ml，以避免心包减压综合征。⑧连续心包引流的导管堵塞率很高，因此间歇性引流能维持引流管通畅，每4～6小时或根据临床指征抽吸，抽吸后用5 ml无菌盐水或肝素化盐水冲管。⑨心脏压塞患者经皮引流心包积液期间，大多数情况下，心包穿刺并不能彻底排空积液，不断分泌的心包液或出血可能再次蓄积。因此，一般留置心包导管24～48小时，或直至引流量＜25ml/d，可考虑拔管，该患者在ICU治疗3天后心脏彩色多普勒超声检查结果显示心包积液＜20ml，遵医嘱拔出心包引流管。⑩在患者进行心包积液引流期间，严格遵守无菌操作原则进行局部皮肤护理，每日更换引流管伤口敷料，保持伤口外敷料清洁干燥，防止逆行感染。护士每次更换患者体位后，检查引流管位置。如引流管周围皮肤出现红肿、疼痛等感染症状，应增加换药频次，局部皮肤使用少量抗生素软膏，控制感染症状。

【总结与反思】

1.护理亮点　心脏压塞是一种严重的心脏急症，可能导致心搏骤停，床旁重症超声的快速识别和诊断，立即启动的心肺复苏抢救措施，通道的建立、心包穿刺、药物的治疗、密切的监护措施、熟练的医护配合等及时的抢救，进一步缩短了抢救时间，是提高抢救成功率的关键。

2.护理反思　急性心脏压塞是心源性休克的形式之一，早期诊断可能有困难，由于大多数的症状没有特异性，所以心脏压塞在许多情况下要怀疑，典型的Beck三联征只见于35%～40%的患者，所以容易被医务人员忽略或被其他体征掩盖，而本病的诊断一旦被延误，则可导致严重后果，故应对其提高警惕。临床上显著的心脏压塞通常会产生绝对或相对性低血压，急性心脏压塞，患者往往处于休克状态，也可能先无任何自主症状而以血压突然下降伴或不伴心率改变为首发表现。对不明原因的休克、烦躁、冷汗、恶心、气促等症状的患者，必须考虑到有心脏压塞的可能。

知识拓展

重症超声应用　心脏压塞主要是因为患者心包腔内的压力升高，从而对静脉回流及心室充盈情况造成影响，使左心心排血量（CO）水平出现降低，血压水平降低，进而导致假性心脏停搏，通过超声检查，可发现患者的心脏呈现出钟摆动情况、右心室舒张期塌陷、右心房收缩期塌陷等情况，可以对心脏压塞情况进行诊断。在发生心搏骤停后，可以通过心脏压塞、做心包穿刺将心包积液进行引流，从而使心包腔内压力大大降低，改善静脉回流情况。临床中，可以利用超声引导，对心包积液进行穿刺引流，可以将心肺复苏的成功率及安全性大大提升。

参考文献

陈一竹，许志英，贾晓静，2023．急性心包填塞护理实践的最佳证据总结［J］．中西医结合护理，（9）：106-111.

李静，2020．1例心肺复苏后患者并发急性心包填塞的护理［J］．当代护士（中旬刊），27（10）：

126-127.

冉建红，周莹，2021. 重症超声在心肺复苏中的临床应用［J］. 中国继续医学教育，13（25）：136-140.

第九节　肺癌术后靶向治疗后误吸导致心搏骤停患者自主循环恢复后的护理实践难点解析

【病例简介】

男，69岁，右肺上叶腺癌术后靶向治疗后，因餐后误吸出现心搏骤停，给予紧急气管插管及心肺复苏后，心房颤动伴快速心室率，氧饱和度低，心率155次/分，呼吸14次/分，血压91/47mmHg，血氧饱和度82%，带气管插管急诊转入ICU，立即给予呼吸机支持治疗，紧急行纤维支气管镜吸痰，经气管、左右主支气管及各叶支气管开口吸出较多食物残渣，后给予温热生理盐水充分灌洗左肺上叶、左肺下叶、右肺中叶及右肺下叶，并留取灌洗液标本送检，结果查见气道内细菌及真菌感染。颅脑及胸、全腹CT平扫：左额叶皮质下区见斑片状低密度影，双肺散在多发磨玻璃斑片、片结及类结节阴影较前新增，给予美罗培南联合氟康唑治疗。实验室检查：白细胞$21.38×10^9$/L，中性粒细胞$18.88×10^9$/L，血红蛋白116g/L，CRP 58.42mg/L，降钙素原0.64ng/ml，B型钠尿肽336pg/ml，白蛋白39.7g/L。查体结果：呼吸音粗，闻及喘鸣音，呈桶状胸，呼吸节律增快，肋间隙饱满，双侧瞳孔斜向上凝视，腹胀，四肢稍冷，平均动脉压55mmHg。血气分析：pH 7.038，$PaCO_2$ 69.1mmHg，PaO_2 223.2mmHg，K^+ 3.15mmol/L，Lac 11.1mmol/L，给予补液，间羟胺稀释液维持血压，镇痛镇静，维持水、电解质平衡和内环境稳态。

患者入ICU后出现频繁抽搐，不排除缺血缺氧性脑病，给予持续脑电图监测，持续脑氧饱和度监测：左侧脑氧波动在53%～63%，右侧脑氧波动在43%～60%，给予胞磷胆碱、丙戊酸钠、甘露醇治疗，输注人血白蛋白提高血浆胶体渗透压，保肝支持治疗，严格监测小便，记小时尿量，监测肾功能。入ICU第2天，患者仍旧频繁抽搐，体温37.9℃，加用冬眠合剂加强脑保护，左乙拉西坦片管喂、苯巴比妥钠控制癫痫，持续瑞芬太尼联合咪达唑仑镇痛镇静，避免进一步脑损伤，给予冰毯冰帽降温治疗，给予升压药维持动脉压≥65mmHg。入ICU第3天，患者体温明显增高，更换抗生素为舒普深，患者腹胀明显，肠鸣音减弱，给予多潘立酮促进胃肠蠕动，并予乳果糖及西甲硅油润肠，开塞露通便，内镜下安置营养管，加用肠内营养支持治疗。

通过脑保护和脑复苏策略、目标体温控制、镇痛镇静、抗癫痫减轻脑损伤，持续呼吸机支持、肠内营养支持、抗感染治疗。入ICU第7天，患者呼叫睁眼，按吩咐动作，四肢肌力3级，经喉罩吸氧，生命体征平稳，成功转出ICU继续治疗。

【临床诊断】

心肺复苏后；吸入性肺炎；缺血缺氧性脑病；癫痫；右肺上叶腺癌术后靶向治疗后；肝肾功能不全；电解质代谢紊乱。

【主要治疗】

1.持续呼吸机支持正压通气，预防低氧血症。

2.持续镇痛镇静，降低氧耗；特殊物理降温、目标体温管理，降低脑耗氧。

3.预防癫痫和ICP增高。

4.早期营养干预，保持肠道通畅，预防营养失衡。

5.合理使用抗生素，预防肺部感染加重及继发感染。

【护理难点及护理措施】

1.如何做好心搏骤停自主循环恢复后昏迷患者的目标体温管理　目标体温管理（targeted temperature management，TTM）是指将患者核心体温降低至特定温度以修复或减轻由血液灌注不足导致的组织损伤。①TTM可以降低脑代谢率和耗氧量，核心温度每降低1℃，脑代谢率降低6%～10%。TTM可以减少自由基的生成、抑制Ca^{2+}内流、减轻线粒体损伤、减少兴奋性神经递质（如谷氨酸）的释放、抑制内源性及外源性细胞凋亡，进而减轻神经损伤。②TTM还可以减轻脑水肿，修复血脑屏障以及抑制过度激活的炎症反应。TTM每推迟1小时，患者病死率增加20%，因此心搏骤停后应尽早启动TTM，心搏骤停后应在12小时之内启动TTM，越早启动，患者获益越大。③32～34℃作为目标温度，并维持12～24小时，降温方式主要有体表降温和血管内降温（包括静脉输液法、体外循环法以及血管内热交换法），由于血管内降温在快速降温及精确控温方面的优越性，推荐如果条件允许，首选血管内降温，次选其他降温方式，降温速度不宜过快，每1小时降低1℃为宜，避免因降温过快而导致反射性冠状动脉收缩，导致房室传导阻滞和心室纤颤。无论选择何种降温方式，都推荐使用具备自动反馈体温调节功能的降温设备。④在复温过程中，需要选择主动、缓慢复温方式，此外，需要注意的是，TTM后的发热可以导致不良影响，因此推荐TTM后继续体温管理至少48小时，避免反跳性高热。该患者入室后立即予以特殊物理降温（亚低温治疗仪）进行TTM，亚低温治疗仪是由主机监测面板、冷却系统、降温毯、连接管、监测体温探头等组成，具有自动反馈体温调节功能，通过冰毯和冰帽进行降温，维持患者肛温在34℃。在患者进行复温时，逐步调节亚低温治疗仪，每1小时目标温度上升1℃，进行缓慢升温，患者未出现反跳性高热。

2.如何做好目标体温管理（TTM）过程中的监测和护理　亚低温治疗可能产生一些并发症，主要包括：肌颤、免疫功能低下、呼吸道感染、压力性损伤、心律失常、循环不稳定（低血压）、反跳性颅内压增高、凝血功能障碍（低凝和出血倾向）、电解质紊乱（高钠、低钾、低镁、低氯、低钙等）。因此，患者在施行TTM过程中应做好监测和护理。①体温监测：每30分钟测量一次肛温，该患者运用亚低温治疗仪，采用监测体温探头连续肛温监测，保持肛温在33～35℃。监测呼吸、有创动脉压、心率、血氧等生命体征的变化。②脑电图监测：间断或持续应用（特别使用肌松剂时），监测癫痫的发生。躯体感觉诱发电位（SSEP）对评估缺氧缺血性脑病预后具有重要的参考价值。该患者在亚低温治疗过程中，通过持续脑电图（critical care continuous EEG，CCEEG）监测24小时，复温期监测12～24小时，体温恢复正常后监测24小时，并发现低温和复温过程中的非惊厥性癫痫持续状态（non convulsive status epilepticus，NCSE），并及早给予丙戊酸钠和左乙拉西坦抗癫痫，评估低温治疗效果和患者预后，及时调整治疗方案。③脑氧饱和度监测：通过无创脑氧饱和度监测，更好地了解患者脑组织的基本代谢情况，更加全面地了解脑部血流灌注情况，对颅内压升高是否为脑缺血进行判断。该患者持续脑氧饱和度监测，每2小时观察和记录脑氧饱和度变化情况，并根据患者脑氧饱和度变化情况，给予抗休克、提升动脉血压及降低颅内压等对症支持治疗，以维持和改善脑血流灌注。④其他：血红蛋白是携氧载体，保证血细胞比容（HCT）＞0.24，以维持充足的氧供和氧输送。定期进行血气分析，保持电解质平衡和内环境稳定。亚低温诱导和维持阶段，血清 K^+ 保持在3.0～3.5 mmol/L，以防止复温时离子反跳造成的高钾血症和心律失常。该患者在TTM过程中，每日监测血气两次，动态观察患者血红蛋白、电解质平衡及酸碱度，及时予以补充血红蛋白和电解质。⑤基础护理：注意观察患者有无寒战，物理降温时避免直接接触患者体表导致低温冻伤。盐酸异丙嗪（非那根）易造成气道分泌物变黏稠，因此，在亚低温治疗和冬眠治疗过程中，加强该患者气道管理，加强气道湿化和痰液引流。此外，卧床患者容易出现各种合并症，切实做好皮肤护理，使用凝胶垫和减压泡沫敷料防止压力性损伤的发生；观察患者有无腹胀、便秘等胃肠道症状，尽早予开塞露灌肠，乳果糖和西甲硅油润肠。

3. 如何做好心搏骤停自主循环恢复后昏迷患者的镇痛镇静管理　心搏骤停自主循环恢复（return of spontaneous circulation，ROSC）后昏迷患者的镇痛镇静是神经重症患者治疗的重要组成部分。目的是减轻或消除疼痛、焦虑、躁动，改善睡眠并诱导遗忘，减轻应激，降低氧耗，提高舒适性，改善人机失调。对存在颅内高压（IH）等继发性脑损伤风险的神经重症患者，镇痛镇静治疗的目的是兼顾脑保护层面，包括控制ICP、维持脑灌注、抑制交感神经兴奋、控制癫痫发作和预防/减轻继发性脑损伤等，镇痛镇静治疗也是神经重症患者出现颅内高压时的基础治疗，神经重症患者进行TTM时可给予镇痛镇静治疗。①疼痛评估：神经重症患者应进行疼痛评估，基于神经重症患者的意识水平及语言功能选择合适的疼痛评估工具，能够自我评估的神经重症患者，可供选择的工具包括疼痛数字分级评分法（NRS）、视觉模拟评分法（VAS）、长海痛尺；对于无法准确自我评估的神经重症患者，可供选择的疼痛评估工具有面部表情评分法、行为疼痛量表（BPS）、重症监护疼痛观察工具（CPOT）、成人非语言疼痛量表（NVPS-R）、瞳孔对光反射（PLR）等，该患者每日进行CPOT评估患者疼痛，动态观察患者疼痛情况，及时调整镇痛药物剂量。②镇静评估：主观镇静评估工具包括Riker镇静-躁动评分（SAS）、Richmond躁动-镇静评分（RASS）等，但对于持续昏迷的患者应用价值有限，可选择使用量化脑电图（qEEG）、脑电双频指数（BIS）等客观评估工具评估镇静水平。该例患者持续进行RASS镇静评分，维持在-5～-3分，避免镇静过浅导致各种应激，导致躁动，引起ICP增高和脑氧耗增加的情况出现。③镇静管理：在强烈怀疑有颅内高压等器官功能不稳定的情况下，对神经重症患者不应进行浅镇静，器官功能趋于稳定后，可考虑由深镇静向浅镇静/无镇静过渡，神经重症患者有必要考虑神经唤醒试验（neurological wake-up test，NWT）以评估神经系统功能，在强烈怀疑有颅内高压等严重情况下不应对神经重症患者常规进行神经唤醒试验。该例患者ROSC后，镇静目的是减轻应激，降低氧耗，同时兼顾脑保护，因此予以深镇静，由于患者存在颅内压增高及癫痫，未常规对患者进行NWT，后期器官功能趋于稳定后，给予逐渐减轻镇静状态并进行认知功能锻炼、家属床旁陪伴等措施促进患者意识和认知功能恢复。④谵妄的管理：神经重症患者应进行谵妄评估。不应因已有或潜在的神经功能缺损而忽略谵妄评估；对于神经重症患者，常用的谵妄评估工具有ICU意识模糊评估法（CAM-ICU）或重症监护谵妄筛查量表（ICDSC）、4项谵妄快速诊断方案（4AT）等快速筛查工具，有助于早期识别谵妄。该患者在器官功能趋于稳定后，逐渐由深镇静向浅镇静或无镇静过渡后，每日采用ICSDC量表进行谵妄评估，及时发现亚谵妄状态，通过家属床旁陪伴、5W1H认知功能锻炼预防谵妄的发生。⑤镇痛镇静药物的选择：阿片类药物、咪达唑仑和丙泊酚是最常用的镇痛镇静药物，有准确、快速评估神经重症患者神经功能的需求时，短效或超短效镇痛镇静药物可能是更合适的选择，注意用药过程中药物不良反应，如呼吸抑制、低血压、药物对意识的影响、药物耐受性和阶段综合征。该例患者在早期脑保护和亚低温治疗时采用咪达唑仑进行深镇静，以降低机体氧耗，促进顺应性遗忘，减轻应激，使用代谢快且不加重肝肾代谢负担的瑞芬太尼镇痛，待患者器官功能稳定后使用右美托咪定联合瑞芬太尼进行镇痛镇静，动态调整镇静深度及镇痛强度。

4.如何落实心搏骤停自主循环恢复后昏迷患者的营养治疗　①严重脑损伤进行治疗性亚低温的患者，由于代谢水平严重下降，而且胃肠道功能明显受到降温的抑制，建议给予低剂量早期肠内营养，复温后逐渐加量，因此在血流动力学稳定情况下，应早期（入监护室24～48小时）启动肠内营养治疗，对未控制的休克、低氧血症、严重酸中毒、活动性消化道出血、胃潴留＞500ml/6h、肠道缺血、肠梗阻、腹腔间室综合征等情况应暂缓启动肠内营养。②神经重症患者常处于低喂养状态，每日摄入的能量和蛋白质均低于处方量，究其原因有肠内营养不耐受、胃肠道蠕动受损等，最常见的临床表现为腹泻和胃瘫，这都会影响营养物的吸收，导致能量摄入不足。③现有ASPEN营养指南推荐标准的整蛋白配方作为肠内营养的首选剂型，而存在胃肠功能受损的神经重症患者可选用短肽型营养液，其含有短肽和中链脂肪酸（medium chain triglycerides，MCT），能改善胃肠道耐受性，尤其是存在胃肠功能损伤的患者，选择短肽配方更容易消化、吸收，降低腹泻发生率。④在喂养过程中可检测胃残余量和腹内压，评估喂养耐受度，对于有误吸高风险的患者应施行幽门后喂养或小肠喂养，通过安置空肠营养管避免误吸。该例患者因误吸导致心搏骤停，存在严重脑损伤，通过亚低温治疗、镇痛镇静进行脑保护，通过超声监测患者胃残余量，患者存在胃瘫，给予适当延后肠内营养治疗，使用肠外营养补充营养，加用乳果糖及西甲硅油润肠和多潘立酮促进胃肠动力恢复和通畅，待患者器官功能稳定后，考虑患者存在误吸史，给予内镜下床旁安置营养管，选择预消化型肽类肠内营养制剂进行幽门后喂养，并每日超声动态评估胃肠道情况。

5.如何落实心搏骤停自主循环恢复后昏迷患者的血流动力学目标　复苏后出现低血压的患者病死率较高，且神经功能恢复较差。相反，出现较高的平均脉压的患者则生存率较高，神经功能恢复较好。平均动脉压高于65mmHg可以增加大脑灌注，可根据具体病情有所调整。以中心静脉压控制在8～12mmHg为宜，ROSC后，系统性缺血-再灌注损伤可引起血管内血容量相对不足，通常需要扩容治疗。扩容需要使用等渗晶体液，并且需要床旁评估容量水平。该例患者ROSC后，通过监测每日出入量，床旁超声评估容量，动态监测动脉血压，使用间羟胺稀释液维持平均动脉压高于65mmHg，避免因容量不足导致低血压情况的出现。

【总结与反思】

1.护理亮点　心搏骤停自主循环恢复后昏迷患者，通过目标体温管理（ITT）、镇痛镇静、抗癫痫治疗、呼吸机支持氧疗、营养支持、目标血流动力学等综合脑保护集束化手段，促进患者神经功能恢复，最终患者成功转出ICU。

2.护理反思　心搏骤停自主循环恢复后昏迷患者往往会出现多种并发症，引发一系列病理生理改变，导致多器官功能障碍，这一状态被称为心搏骤停后综合征（post-cardiac arrest syndrome，PCAS），需要从氧合和通气控制、血流动力学目标、冠状动脉再灌注、目标温度管理（targeted temperature management，TTM）、癫痫发作控制、神经功能评估、康复管理以及长期预后观察等方面采取综合手段进行治疗，在护理的过程中，需要加强监测，关注各种并发症，严格落实各项治疗措施才能保证患者安全，在这类患者的治疗中，高压氧舱治疗能明显改善患者预后。

知 识 拓 展

1.心肺复苏后脑损伤的病理生理　心搏骤停（cardiac arrest，CA）及其之后的心肺复苏，可以认为是复苏后全身性的缺血－再灌注过程。人体发生强烈的应激反应，导致相应的多组织器官功能障碍而出现心搏骤停后综合征（PCAS）。PCAS常与引起CA的疾病或损伤产生叠加效应，显著增加患者的病死率。其中CA后脑损伤尤为突出。研究发现，PCAS后的脑损伤可导致约23%的院内CA患者和约68%的院外CA患者死亡。CA后脑损伤的发生机制非常复杂，包括钙超载、兴奋性氨基酸损伤、氧自由基（reactive oxygen species，ROS）损伤、细胞内酸中毒及细胞死亡信号传导通路的激活等，这些在心肺复苏后数小时到数天内激活并发挥作用。

2.亚低温治疗中的血管内降温　血管内降温：①静脉输液法：30分钟内静脉输注4℃晶体液（等渗林格液，30ml/kg）；对于心功能较差或容量负荷过重的患者需谨慎使用。②体外循环法：建立体表血管通路（股动静脉建立循环），经体外循环机变温器或者体外膜肺氧合（ECMO）进行降温，该方法效果最显著，但创伤较大，需全身肝素化；对于脑出血患者不建议使用，其可增加出血面积以及出血量。③血管内热交换法（将闭合的冷盐水循环管路置入静脉系统内进行降温）：与体表降温、复温相比，血管内降温、复温更加迅速、均匀，温差小，对血流动力学影响小。

参考文献

国家神经系统疾病医疗质量控制中心神经重症亚专业工作组，中国病理生理学会危重病医学专业委员会，《神经重症患者镇痛镇静治疗中国专家共识》工作组，2023. 神经重症患者镇痛镇静治疗中国专家共识（2023）［J］. 中华危重病急救医学，35（9）：897-918.

中国研究型医院学会神经再生与修复专业委员会心脏重症脑保护学组，中国研究型医院学会神经再生与修复专业委员会神经重症护理与康复学组，2020. 亚低温脑保护中国专家共识［J］. 中华危重病急救医学，32（4）：385-391.

中国中西医结合学会急救医学专业委员会，国家卫健委危重病急救医学重点实验室，2023. 中国成人心搏骤停后综合征中西医结合诊治专家共识（2023）［J］. 中华危重病急救医学，35（10）：1009-1025.

第六章

肿瘤急危重症患者放化疗并发症管理

第一节　鼻咽癌患者放化疗后并发口腔溃疡的护理实践难点解析

【病例简介】

男，54岁，患者因无明显诱因扪及右侧耳后包块，至医院就诊，完善相关检查及病理活检提示鼻咽癌，双侧颌下、颈部、右侧腮腺内及右侧锁骨上窝多发转移。予以行吉西他滨＋顺铂方案化疗3个周期，联合尼妥珠单抗分子靶向治疗后，行放射治疗，放疗剂量为：GTV D95 2.12Gy/F；CTV1 D95 2.0Gy/F CTV2 D95 1.8Gy/F CTVln L/R D95 1.8Gy/F GTVnd D95 2.12Gy/F，放疗14F。放疗后继续4个周期化疗及靶向治疗。

患者行第3周期化疗后出现口腔及咽喉疼痛，本次因骨髓抑制、无明显诱因出现口鼻腔出血、口腔溃疡收入ICU。患者双侧鼻腔可见血痂，未见活动性出血，上腭黏膜及颊部多发斑片状溃疡及白斑，表面出血，多处溃疡直径大于1.5cm，舌面可见溃疡，口腔分泌物较多，伴有血性液混合，疼痛剧烈，NRS评分5分，不能经口进食。面颈部皮肤呈放射性皮炎改变，口角见溃疡状皮损，右侧上睑红肿破溃。给予制霉菌素联合碳酸氢钠溶液、利多卡因稀释液漱口，康复新液口服促进口腔及咽喉部黏膜恢复，人表皮生长因子外用溶液喷涂口腔黏膜及溃疡面，加速创面肉芽组织生成和上皮细胞增殖。酒石酸布托啡诺镇痛；患者经口进食困难，存在营养风险，NRS 2002 6分，予以肠外营养。

实验室检查：白蛋白31.1g/L，白细胞0.51×10^9/L，中性粒细胞0.30×10^9/L，血红蛋白89g/L，血细胞比容25.80%，血小板8×10^9/L；钾3.14mmol/L，钠124.3mmol/L，氯99.3mmol/L，凝血酶原时间10.7秒，纤维蛋白原3.77g/L，纤维蛋白原降解产物45.3μg/ml，D-二聚体11.42μg/ml；降钙素原0.26ng/ml。行保护性隔离、给予人粒细胞刺激因子升白细胞治疗、重组人血小板生成素升血小板治疗、左氧氟沙星预防感染；同时予以祛痰、抑酸护胃、维持水及电解质平衡等治疗。密切观察患者体温及出血情况，留取痰标本及大小便标本送检。3天后痰标本查见白念珠菌及耐甲氧西林金黄色葡萄球菌，加用氟康唑联合万古霉素抗感染治疗。

转入第6天，患者口鼻腔无活动性出血，疼痛减轻，溃疡及白斑明显减轻，患者改为经口进食流质食物。

转入第8天，实验室检查：白细胞$4.97×10^9$/L，血红蛋白95g/L，血小板$51×10^9$/L，口腔溃疡及白斑较前缓解，口腔及鼻腔未见明显活动性出血，转出ICU继续治疗。

【临床诊断】

鼻咽恶性肿瘤；化疗后骨髓抑制；疼痛；电解质代谢紊乱。

【主要治疗】

1.升白细胞及升血小板治疗。

2.止血治疗。

3.抗感染治疗。

4.镇痛治疗。

5.营养支持治疗。

【护理难点及护理措施】

1.口腔溃疡如何管理　口腔溃疡是头颈部肿瘤放化疗治疗常见的不良反应，因口腔黏膜上皮细胞损伤所致，其发生率可高达66%～75%。带给患者极大的痛苦，影响其进食，并产生治疗恐惧心理，生活质量下降。在抗肿瘤治疗期间，定期进行口腔评估和护理，根据口腔情况采取不同的干预措施。①评估：每次口腔护理前，应观察患者口黏膜的颜色、性质，注意有无新溃疡，溃疡的大小、颜色，有无出血等，该患者上腭黏膜及颊部多发斑片状溃疡及白斑，表面出血，多处溃疡直径大于1.5cm，舌面可见溃疡，口腔分泌物较多，伴有血性液混合。②体位：口腔护理前应将床头抬高30°～45°，或端坐位，防止误吸的发生，该患者漱口时能保持端坐位，漱口期间未发生呛咳及误吸。③口腔护理液使用方法：患者口腔溃疡严重张口困难时用吸管吸入含漱，口腔无法闭合伴流涎时可用50ml针筒进行口腔冲洗；好转时继续含漱；该患者前3天口腔无法闭合伴较多流涎，行口腔冲洗，冲洗时护士进行全面的口腔冲洗，确保冲洗液充分接触每侧口腔黏膜。3天后，口腔溃疡逐渐好转，疼痛减轻，患者流涎明显减少，协助行口腔含漱，每次含漱的时间不应小于5分钟，如患者含漱时感到疲劳，可把含漱液吐出，稍休息后再含漱至规定时间，使漱口液充分接触黏膜皱襞部位。④频次：完成口腔基础护理，每天3次，该患者流涎期间，增加盐水冲洗次数，以保持口腔表面清洁和湿润。⑤口腔护理液及药物选择：该患者骨髓抑制，口腔及咽喉疼痛，上腭黏膜及颊部多发斑片状溃疡及白斑，为防治细菌感染，使用制霉菌片联合碳酸氢钠溶液行口腔护理；康复新治疗口腔溃疡，在治疗口腔溃疡时让患者将康复新液先在口腔内含5分钟后再服下。口腔黏膜基本干燥后再用人表皮生长因子外用溶液均匀喷于受损黏膜处。金因肽喷剂后应告诉患者30分钟内勿饮水进食，以免影响疗效。

2.口腔溃疡出血如何预防与处理　①密切观察患者的生命体征，意识、血压，有无头痛、视物模糊、喷射性呕吐等脑出血的症状，口鼻腔有无出血，有无腹胀、腹痛，二便的颜色，及时发现胃肠道的出血。该患者除口鼻腔出血外，无皮肤黏膜、消化道及颅内出血征象。②遵医嘱输注血小板，尽量减少侵入性操作，口腔护理时动作轻柔。叮嘱患者勿剔牙、勿用手挖鼻孔，避免磕碰，卧床休息，防跌倒发生。③少量鼻腔出血时，用呋麻滴鼻液滴鼻或去甲肾上腺素棉球鼻腔压迫止血，口腔溃疡出血时，遵医嘱给予去加肾上腺素盐水混合利多卡因、凝血酶散粉稀释液漱口止血，局部喷洒云南白药，出血严重者给予纱布填塞止血。患者转入第2天，鼻腔内流出少许鲜血性液，口腔内出血量增加，给予呋麻滴鼻液2～3滴滴左右鼻腔，给予生理盐水250ml＋去甲肾上腺素2mg＋盐酸利多卡因0.05g口腔冲洗，同时查血及积极合血。30分钟后，鼻腔未见活动性出血，口腔出血无明显减轻，加用生理盐水100ml＋凝血酶散2000U漱口，积极输入新鲜冷冻血浆后，口腔出血逐渐明显减轻，继续凝血酶冻干粉稀释液口腔冲洗。转入第3天，患者鼻腔再次少量出血，口腔内出血伴血凝块，给予呋麻滴鼻液滴鼻后鼻腔出血逐渐停止，凝血酶冻干粉稀释液口腔冲洗，云南白药胶囊内粉末撒涂出血溃疡面，立即请头颈科医生会诊，给予纱布填塞口腔轻止血后口腔未见活动性出血，同时查血、继续输血、升白升血小板、抗感染等治疗。24小时后取出口腔纱布，口腔未见活动性出血。

3.口腔溃疡患者营养如何管理　口腔溃疡所致的疼痛会影响进食，导致营养状况欠佳，自身免疫力下降。①该患者口腔黏膜炎≥3级时，经口进食困难，予以肠外营养；经治疗，转入第5天，患者口腔溃疡好转、疼痛减轻，暂停镇痛药物泵入，转入第6天，患者口鼻腔未出血，溃疡较前好转，口腔无流涎，请临床营养师协助制订个体化膳食，摄入流食或半流食，防止呛咳。②我科常用疼痛评估工具为数字疼痛评估法，当患者疼痛评分大于等于3分时，遵医嘱给予镇痛药物，同时将镇痛药物的疗效、不良反应等知识告知患者，使其主动报告不适症状，观察药物不良反应。该患者溃疡疼痛，NRS 5分，给予酒石酸布托啡诺静脉泵入镇痛，根据NRS评分动态调整镇痛药泵速，转入第7天，患者已经口进食一天，NRS 2分，给予停止镇痛药。③为该患者提供安静舒适的环境，教会患者放松和转移注意力的技巧，如听音乐、呼吸运动等。该患者住单间，行保护性隔离，治疗集中进行，患者可以听自己喜欢的音乐或故事。④该患者进食时，口腔溃疡仍未痊愈，进食时口腔仍感口腔疼痛，进食前，使用2%的利多卡因稀释液漱口，缓解口腔疼痛。⑤纠正水、电解质的平衡失调，以提高机体抵抗力，促进康复。

4.保护性隔离如何落实　重度骨髓抑制患者，免疫力极其低下，对患者进行单间保护性隔离，限制陪床及探视。房间内使用等离子消毒机做好空气消毒，每日4次，每次≥2小时、每班使用500mg/L含氯消毒液擦拭病房内物体表面，每日2次500mg/L含氯消毒液消毒水拖地，患者所用物品消毒，体温计、血压计、听诊器专用。医务人员入病房前戴口罩、帽子及隔离衣，进行查体治疗护理前后，做好手卫生，严格执行无菌操作规程和无菌技术，防止交叉感染。

5.健康宣教

（1）患者因出现口腔溃疡而引起不适，疼痛甚至影响进食时，往往会因心理脆弱，极易产生紧张、焦虑、恐惧、烦躁等表现。护理人员应多与患者沟通，认真倾听患者的感受，及时了解患者的心理活动和精神状态，针对患者的心理状况耐心地做好心理疏导，向其介绍同种病例口腔溃疡治愈的情况，讲解口腔护理的大致方法和疗效，使患者情绪稳定，增加安全感和信任感，积极配合治疗。

（2）关于血小板减少患者应注意以下问题：①减少活动，防止受伤，必要时绝对卧床。②避免增加腹压的动作，注意通便和镇咳。③减少黏膜损伤的机会：进流质或软食，禁止掏鼻挖耳等行为，禁止刷牙，使用棉球做好口腔护理。④鼻出血的处理：如果是前鼻腔，可采取呋麻滴鼻液滴鼻或压迫止血。如果是后鼻腔，则需要请耳鼻喉科会诊，进行填塞。

（3）严密监测体温变化，如有发热及时告知医生护士。为预防呼吸道感染，患者应深呼吸和咳嗽、咳痰，加强室内通风。为防止肠道感染，饮食必须洁净，保持大便通畅，避免油腻食物引起腹泻，严密观察大便次数、量及性状，保持肛周皮肤清洁干燥。

【总结与反思】

1.护理亮点　放化疗性口腔溃疡，目前临床上缺乏有效的预防手段和疗效良好的药物，局部对症处理是该疾病最为常用的临床治疗措施，该患者临床治疗的主要原则是控制口腔炎症，缓解疼痛，保护溃疡面，促进及早愈合；保持口腔清洁，防止多重感染；阻止黏膜进一步恶化发展；积极预防和处理溃疡出血；加强营养、防止水和电解质紊乱及酸碱失衡并发症。通过多管齐下，保障了患者的安全、促进了患者早日康复。

2.护理反思　放疗前对患者进行口腔黏膜护理教育，营养指导，建议戒烟、戒酒，避免刺激性食物，糖尿病患者严格控制血糖。保持口腔卫生至关重要。推荐每天4～6次采用柔软的牙刷，使用不含氟的牙膏、牙线和不含酒精的生理盐水清洁口腔。针对患者自身相关因素和治疗因素采取个性化的预防策略，尽早联合多种方法进行预防。口腔黏膜炎的治疗通常需要多专业团队进行，包括肿瘤专科医师、口腔科医生、护理人员、药剂师以及放疗技师等。与患者进行良好的沟通和耐心的健康教育，是确保治疗和最大程度减轻患者痛苦的重要措施。

知 识 拓 展

　　口腔溃疡的分级　化疗是治疗恶性肿瘤的主要手段之一，尤其是对恶性肿瘤的疗效更为显著，但是化疗有较大的副作用，其中口腔溃疡是最常见的不良反应之一。口腔溃疡多发生在化疗后5天左右，患者常感觉口舌麻木，继而出现口腔黏膜发红，在颊黏膜、舌、唇等部位出现溃疡。参照WHO抗癌药急性及亚急性毒性反应分度标准将口腔溃疡依轻重反应程度和口腔溃疡面积大小分为5级。0级：无症状；Ⅰ级：有轻度疼痛感，黏膜散在点状红斑，但不影响进食；Ⅱ级：口腔疼痛明显，黏膜有红斑及散在溃疡，只能进食半流质饮食；Ⅲ级：口腔疼痛明显加重，黏膜出现溃疡，只能进食流质饮食；Ⅳ级：口腔疼痛剧烈，黏膜有片状溃疡，局部伴有坏死，患者无法进食。

参考文献

杨敏，2019. 康复新液治疗化疗后口腔溃疡临床研究［J］. 中国保健营养，29（25）：132.

中国临床肿瘤学会抗肿瘤药物安全管理专家委员会，中国临床肿瘤学会肿瘤支持与康复治疗专家委员会，2021. 抗肿瘤治疗引起急性口腔黏膜炎的诊断和防治专家共识［J］. 临床肿瘤学杂志，26（5）：449-459.

中华医学会放射肿瘤治疗学分会，2019. 放射性口腔黏膜炎防治策略专家共识（2019）［J］. 中华放射肿瘤学杂志，28（9）：641-647.

第二节 肺癌患者放化疗后并发粒细胞缺乏合并肺部感染及全身重度皮疹的护理实践难点解析

【病例简介】

男，65岁，因"非小细胞肺癌化疗及免疫治疗后10天，发热伴全身皮疹1天"转入ICU，患者自述无明显诱因出现咳嗽，咳白色黏液痰，偶有痰中带血丝，量少；化疗联合免疫治疗后出现精神差、乏力、反应迟钝、面色潮红，全身皮疹加重，呕吐胃内容物2次。

入科时体温39.7℃，心电监护：心率108次/分，呼吸21次/分，血压118/67mmHg，血氧饱和度99%。查体：全身可见红色皮疹，部分干燥脱屑，以胸背部、腹部为甚；颈部触及肿大浅表淋巴结数枚，最大约2cm×2cm，边界清楚，无红肿及触痛。实验室检查：白细胞$2.32×10^9$/L，C反应蛋白119.72mg/L。APACHE Ⅱ评分为16分，死亡危险系数23.49%，VTE评分6分。

入科后给予重组人粒细胞刺激因子注射液（惠尔血）300μg，1次/天，皮下注射；甲泼尼龙40mg静脉滴注，1次/天；请皮肤科进行会诊，诊断为免疫相关性皮炎2级，提示保持皮肤干燥为主，预防感染，每班护理人员给予保湿膏涂抹皮疹皮肤，行红光治疗，避免局部皮肤潮湿导致感染，加速愈合。关注血糖、血常规、胸部X线结果。

转入第3天，患者颜面部皮疹发红症状明显消退，胸背部及腹部的皮疹加重，加用醋酸泼尼松片口服，3次/天，一次40mg，症状减轻后，每隔5日减少5mg。实验室检查：白细胞$5.48×10^9$/L，中性粒细胞比例64.2%，C反应蛋白2.60mg/L；降钙素原0.05ng/ml；丙氨酸氨基转移酶62U/L，γ-谷氨酰基转移酶101U/L。患者顺利转回病房，继续口服醋酸泼尼松片，每天1片，嘱患者不可擅自停药，按时复查血常规、血生化、血脂、胸部CT等项目。

【临床诊断】

细菌性肺炎；免疫治疗相关性皮炎；左肺鳞癌伴纵隔及左颈部淋巴结；心包膜转移免疫化疗后；化疗后骨髓抑制；电解质代谢紊乱。

【主要治疗】

1. 联合使用紫杉醇＋卡铂＋替雷利珠单抗免疫化疗。
2. 升白细胞治疗。
3. 抗感染治疗。
4. 抗过敏治疗。

【护理难点及护理措施】

1. 免疫治疗相关性皮炎如何治疗护理 免疫检查点抑制剂（immune checkpoint

inhibitor，ICI）已应用于多种恶性肿瘤的治疗，在使用过程中会发生免疫相关不良反应（immune-related adverse events，irAE），包括白癜风、苔藓样皮炎、银屑病、肉芽肿病、大疱性类天疱疮、伴有嗜酸性粒细胞增多和全身症状的药疹、史-约（Stevens-Johnson）综合征和中毒性表皮坏死松解症（TEN）等。irAE最常见的表现为斑丘疹（早期）和瘙痒。临床分级为①1级：斑丘疹/皮疹覆盖＜10%全身体表面积（BSA），伴/不伴有症状（如瘙痒、发热、紧缩感），可不处理，继续ICI治疗，也在患处涂抹外用皮质类固醇，每日2次，大量涂抹润肤剂，密切监测是否加重。②2级：斑丘疹/皮疹覆盖10%～30% BSA，伴/不伴有症状（如瘙痒、发热、紧缩感），影响使用工具性日常生活活动，治疗同1级，1周内若外用药无效，可采用二线治疗，即短期使用全身性皮质类固醇，症状一旦缓解≤1级，逐渐减量并停止激素治疗，继续免疫治疗，预防胃肠道反应。③3级：斑丘疹/皮疹覆盖＞30% BSA，伴/不伴相关症状，个人自理能力受限，3级或无法耐受的2级，中断ICI治疗，使用全身性皮质类固醇，直到病情好转，2～4周后逐渐减量。④4级：可能危及生命的剥脱性皮肤反应，包括史-约综合征/中毒性表皮坏死松解症（SJS/TEN）、伴嗜酸性粒细胞增多和系统症状的药疹（DRESS），发生严重或危及生命的4级irAE（SJS/TEN或DRESS综合征）时，永久停止免疫治疗。治疗原则：①坚持"预防、评估、检查、治疗、监测"作为ICI安全管理的重要原则，做到早发现、准确诊断、精准治疗。②鼓励多学科协商治疗，避免延误最佳治疗时机。该患者的治疗及护理措施：大多数irAE，可通过暂停免疫治疗＋局部激素或全身激素治疗（如泼尼松/甲泼尼龙）得以控制，且可逆转。该患者由药学部、皮肤科共同会诊后确诊为免疫相关性皮炎2级，无法耐受的2级，立即中断ICI治疗。①给予惠尔血注射液皮下注射行升白细胞治疗，1次/天；5天后查血白细胞$6.80×10^9$/L；予以暂停惠尔血的使用。②给予甲泼尼龙40mg加生理盐水100ml静脉滴注，1次/天。3天后颜面部皮疹发红症状有所消退，胸背部及腹部的皮疹较前增多，部分融合成片，伴轻度瘙痒，脱皮严重。实验室检查：白细胞$3.02×10^9$/L，C反应蛋白值117.32mg/L，中性粒细胞数目$6.60×10^9$/L，降钙素原0.27ng/ml。③加用醋酸泼尼松片口服，5mg一片，3次/天，一次40mg，连续4天冲击治疗后症状减轻，颜面部炎性发红面积较前明显消退，胸背部、腹部皮疹同前，发红颜色变浅，遵医嘱每隔5日减少5mg，保持皮肤干燥为主，预防感染，观察血糖、胸部X线等指标变化，25天后患者顺利转回病房，指导患者遵医嘱继续口服醋酸泼尼松片，每天1片，嘱患者不可擅自停药，避免神经系统症状复发及停药综合征的发生，有消化道出血风险，嘱患者及其家属居家自我监测，如有反酸、黑粪、呕血等不适随诊，并给予雷贝拉唑钠肠溶片保护胃黏膜，1片/天，给予多烯磷脂酰胆碱保肝治疗，3次/天，2片/次。糖皮质激素会造成血糖升高，嘱患者规律服用降糖药物，密切监测血糖变化情况，及时进行处理，血糖波动范围成功控制在10～11.5mmol/L。1周后查血：白细胞$5.48×10^9$/L，中性粒细胞比例64.2%，C反应蛋白2.60mg/L；降钙素原0.05ng/ml；丙氨酸氨基转移酶62U/L，γ-谷氨酰基转移酶101U/L。调整泼尼松剂量为1片/天；嘱患者定期复查。④静注免疫球蛋白2.5g/瓶，该患者给予输注剂量为10g，1次/天，连续3天后病情稳定，予以暂停继续输注。⑤护理过程提供宽松棉质的开衫，减少对皮疹的摩擦，保持皮疹局部皮肤的干燥，衣服潮湿及时更换。每班保证床单平整干燥，翻身时注意保护皮疹皮损处，避免二次受伤，扫除床上皮屑；戴无菌手套予保湿膏涂抹皮疹皮肤，每日3次，减轻脱屑带来的干痛感，避免潮湿导致的感染及皮肤改变。⑥治疗过程中预防真菌感染，集中进行各项护理操作，戴口罩、帽子、穿隔离衣，巧用床旁长桌，擦拭消毒后做成简易支架，减少被单的覆盖面积，充分保护患者的隐私，减少对皮疹的刺激，维持室内温度在25℃，湿度在50%。监测血糖、电解质，动态评估治疗效果，必要时进行皮肤活检。⑦对该患者的心理护理：患者大面积皮疹导致外在形象的改变，且对治疗的疗效和病情康复信心不足，情绪低落、寡言，因此我科邀请心理科会诊，心理科医生建议采取针对性护理干预措施，运用共情、倾听、外化、解构等方法，充分尊重、理解患者，给予人文关怀。我科护理人员每班次主动热情地进行自我介绍，消除患者的陌生感；24小时专人照护，随时询问患者的需求，主动了解患者的一日三餐及大小便情况，关注患者的心理需求；回答患者提出的问题，及时、全面、专业，并请医生至床旁进行详细沟通，医护合作，增加患者对疾病预后的自信心；因患者轻度抑郁，护理人员认真倾听患者的主诉，引导患者主动沟通交流，交流时将问题具体化，建立与患者平等、尊重的关系，鼓励患者抒发负面情绪；讲解相同成功病例，讲解相关治疗操作的目的，留存最严重时皮疹的图片，利用镜子，让患者自我对比，树立患者对抗病魔的自信心；ICU每日下午16点到16点半为家属开放探视时间，酌情签署陪护同意书，延长家属的陪护时间，给予患者安全感；鼓励患者进食，能量不足时给予安素粉55.8g加温开水200ml口服，4次/天，加大营养支持，增强抵抗力，缩短预后时间；在家属探视时鼓励患者自主活动，由于活动后疲劳不易坚持，同家属及患者充分讲解疾病相关知识点，活动的益处与误区，提升家属及患者对治疗的积极性；夜间给予艾司唑仑片一片口服，改善睡眠；鼓励患者回归社会，先从接触同病室病友开始，逐步增强回归社会的自信心。

2.肺癌化疗的主要不良反应及其护理　目前，小细胞肺癌临床治疗主要以化疗为主，紫杉醇联合卡铂为目前公认的治疗晚期非小细胞肺癌的用药。化疗联合免疫治疗可能具有协同作用，紫杉醇为一种新型植物类抗肿瘤药物，其作用机制是通过促进细胞微管聚合成团块和束状并使其稳定，使癌细胞停滞于M期和G_2期，从而阻碍细胞分裂及增殖，达到抗肿瘤的目的。卡铂为第二代铂类抗癌药，可以有效减少胃肠道反应，同时不需要进行水化，一定程度上改善了患者的生活质量。替雷利珠单抗是新型的程序性死亡受体1（programmeddeath-1，PD-1）抑制剂，可通过阻断PD-1通路、增强抗肿瘤免疫应答发挥抗肿瘤效应。最常见（＞10%）的不良反应有：皮疹、疲乏、丙氨酸氨基转移酶升高。

（1）变态反应的预防及护理：紫杉醇引起的变态反应多数为Ⅰ型变态反应，包括支气管痉挛引起的呼吸困难、荨麻疹和低血压，以及面部潮红和皮疹等。①临床用药前应询问有无过敏史，有过敏史慎用。②患者在给药12小时和6小时前遵医嘱口服地塞米松20 000μg，给药前30分钟肌内注射苯海拉明50mg或异丙嗪25 mg以作预防；化疗前输注西咪替丁400mg，可有效预防过敏反应。③输注开始后每15分钟应测血压、心率、呼吸1次，注意有无变态反应，化疗后均静脉推注止吐药物；化疗过程中应密切观察，一旦发生变态反应立即停药，并给予对症处理。

（2）胃肠道反应的护理：胃肠道反应主要表现为食欲缺乏、胃部不适、强烈的恶心呕吐，发生时间多在用药后1小时并持续24～48小时。对该患者给予昂丹司琼8mg静脉推注，3次/天，有意识地进行思维干扰转移患者注意力，教会患者放松，调整呼吸，转移注意力，减轻反应。

（3）关节和肌肉痛的护理：紫杉醇化疗后肌痛、关节痛较明显，发生率为61.3%，且有10%为重度疼痛，主要累及手臂与下肢，一般在用药后2～3天出现，几天内恢复。护理人员在用药前后均向患者解释疼痛原因，告知几天后可恢复，以解除患者紧张情绪；协助并指导按摩疼痛处，缓解肌肉酸胀疼痛；嘱患者清淡饮食，避免辛辣刺激；避免剧烈运动和重体力劳动，保证充足的休息。

3.骨髓抑制的护理　骨髓抑制是肿瘤化疗的主要剂量限制性毒性，常见有白细胞和中性粒细胞减少以及血小板减少，不仅会导致感染的发生和免疫功能的降低，还会影响化疗如期进行和导致药物剂量的提高；主要表现为血细胞减少，因此应定时对患者进行血细胞计数和骨髓检查，当白细胞低于$4×10^9$/L，血小板降至$100×10^9$/L时，停止化疗，同时予以保护性隔离，并采取预防并发症的措施。①保护性隔离：又称反向隔离，是指将抵抗力低下或极度易感者置于特定区域，使其免受感染。将该患者进行单间隔离，护理人员每日开门窗通风30分钟，2次/天，严格无菌操作，防止交叉感染，集中护理，医疗用品专人专用。②对该患者至少每天使用空气消毒机进行1次病房空气消毒；床旁桌椅、物品、地面由护工人员给予500mg/L含氯消毒液消毒，每天至少2次。③监测体温，保持室内温度为25℃，湿度在50%，每日协助患者刷牙漱口4次，保持口腔清洁，口唇涂液状石蜡或唇膏保护，防止干裂。④洗手是预防感染并减少交叉传播的最基础最有效的途径，管床护士严格执行七步洗手法，掌握洗手时机，监督并提醒进出工作人员执行。⑤当患者白细胞低、抵抗力差时，严格限制探视人员，仅1人进入探视，戴口罩、帽子，穿隔离衣，严格洗手，并向家属讲解原由，取得理解并配合，尽量减少不必要的探视，谢绝有呼吸道感染性疾病的探视者；当患者白细胞稳定后，为了增加患者的安全感，减少患者的孤独感，通知家属签署陪护同意书，适当延长探视时间。⑥营养支持，鼓励进食，患者进食差、能量不足时，给予安素粉配制营养液，每日4次口服，增强机体抵抗力。⑦每班多次进行与疾病相关的宣教，加强沟通交流，耐心地倾听，多陈述成功案例，病情稳定、情况允许时，让家属参与照护，采用增强家庭照顾者自我效能感的方法，如信息支持、同伴教育、正向激励等，增强其照顾信心，发挥其主观能动性，不断提升其照顾质量，缓解患者的焦虑与恐惧，增强家属及患者对治疗的主动性和依从性。

【总结与反思】

1.护理亮点　早发现、早诊断免疫治疗相关性皮炎，并及早暂停免疫药物治疗，给予口服激素药物治疗后，患者颜面部及胸背部皮疹好转，同时予以升白细胞、抗感染、抗过敏、维持电解质平衡等对症治疗。查血：白细胞$5.48×10^9$/L，中性粒细胞比例64.2%，超敏CRP值2.60mg/L；降钙素原0.05ng/ml；丙氨酸氨基转移酶62U/L，γ-谷氨酰基转移酶101U/L。患者顺利转回病房，指导患者继续口服醋酸泼尼松片，1片/天，嘱定期复查血常规、血生化、血脂等指标，定期随访。通过对患者有耐心、有爱心的全程护理，过程中多次反复地进行沟通宣教，专业的疾病知识讲解，及时的解疑答问，点滴式的心理疏导，每天增强一点患者对疾病治愈的自信心，对外在形象改变的接受度，患者最终成功转出ICU。

2.护理反思 免疫相关不良反应虽然发生率高，但多数为轻度，应加强健康宣教，早期识别。发生严重不良皮肤反应，应立即启动护理，多学科会诊查房，加强医护合作，制订全方位、动态的护理措施。随着多种免疫治疗方案的出现，其虽有潜在的临床获益，但治疗的反应差异很大，且临床个体差异大，仍需更加精准的治疗方案，继续探索多种治疗模式，从而整体提高免疫治疗的效果。可以借鉴有效的防治经验，通过全面有效地评估，进行个体化治疗，不断优化对相关不良反应的处理和管理流程。另外，提高患者对治疗的依从性、心理护理、营养支持等同样不可忽视。

知 识 拓 展

1.免疫治疗 免疫治疗是一种激活免疫系统识别并杀伤癌细胞的治疗方法，以PD-1、PD-L1单克隆抗体为代表。肿瘤免疫治疗后导致的与治疗相关的自身免疫和自身炎症现象，称为免疫相关不良反应（immune-related adverse events，irAE），可以在治疗早期出现（治疗开始后的前几周），也有报道在治疗结束后出现。可累及全身所有器官系统，常见的器官或系统包括皮肤、内分泌系统、胃肠道、肝脏、肺脏、心脏、血液系统、神经系统、肾脏和肌肉关节等。

2.免疫检查点抑制剂 免疫检查点抑制剂（immune checkpoint inhibitors，ICIs），又称检查点抑制剂免疫治疗，是用于增强免疫系统的免疫调节性抗体。靶点主要包括程序性细胞死亡受体1（programmed cell death receptor 1，PD-1）和程序性细胞死亡配体1（programmed cell death ligand 1，PD-L1）、细胞毒性T淋巴细胞抗原4。

3.史-约综合征/中毒性表皮坏死松解症 史-约综合征/中毒性表皮坏死松解症（SJS/TEN）属于罕见的重度皮肤不良反应，大多数是药物引起的，特征为表皮广泛坏死和剥脱。主要是药物特异性T细胞介导的反应。HLA药物-TCR复合物会激活药物特异性CD8$^+$T细胞，随后释放出细胞毒性蛋白质，导致坏死松解。病变始于面部和胸部，然后呈对称性分布扩散至其他部位。

参考文献

程海星，张道军，郝飞，2023. 免疫检查点抑制剂相关的皮肤不良反应［J］. 中国皮肤性病学杂志，37（6）：727-731.

马丽，史崇清，陈向荣，2023. 肺癌患者家庭照顾者获益感的潜在剖面分析及护理对策［J］. 中华护理杂志，58（11）：1330-1338.

倪军，黄淼，张力，2021. 非小细胞肺癌围手术期免疫治疗相关不良反应管理的临床诊疗建议［J］. 中国肺癌杂志，24（3）：141-160.

第七章

肿瘤急危重症患者新技术/诊疗管理

第一节 食管癌患者行新辅助化疗、免疫治疗联合手术治疗后并发食管气管瘘的护理实践难点解析

【病例简介】

男，57岁，身高175cm，体重63kg，身体质量指数（BMI）20.57kg/m^2。因进行性吞咽困难2个月至医院就诊，诊断为食管癌。于外院行氟尿嘧啶2750mg＋卡铂500mg化疗联合帕博利珠单抗注射液200mg免疫治疗2个周期。末次免疫治疗2个月后患者入我院行胸腹腔镜下颈胸腹三切口食管癌根治术＋胸膜粘连烙断术＋喉返神经探查术＋食管再造术。

术后第3天，患者因气促、呼吸困难、氧饱和度低转入ICU，心率128次/分，呼吸37次/分，血压161/75mmHg，血氧饱和度85%。血气分析结果：pH 7.48，PaCO$_2$ 31.9mmHg，PaO$_2$ 70.6mmHg，BE 1.9mmol/L。行床旁气管插管，呼吸机支持，持续镇痛镇静治疗。肺泡灌洗液查见嗜麦芽窄食单胞菌、屎肠球菌，真菌G试验阳性，超声检查提示双小腿肌间静脉血栓形成。给予抗感染、护胃、化痰、补液、抗凝及营养支持治疗。术后第4天，患者体温39.0℃，气道内大量黄褐色液体，胸部X线片提示炎症较前加重，内镜检查提示吻合口处见瘘口形成，瘘腔内可见大量脓性分泌物，予以安置瘘口引流管加强引流，调整抗感染药物。术后第7天给予拔除气管插管，高流量吸氧。

转入第10天，患者心率99次/分，呼吸19次/分，血压128/82mmHg，血氧饱和度98%。血气分析：pH 7.41，PaCO$_2$ 50.6mmHg，PaO$_2$ 215.2mmHg，BE 7.7mmol/L。患者病情好转，转出ICU。

【临床诊断】

食管癌；肺部感染；食管气管吻合口瘘；重度营养不良风险。

【主要治疗】

1.抗感染治疗。

2.抗凝治疗。

3.肠内营养支持治疗。

4.调节肠道菌群，改善肠道功能。

5.安置瘘口引流管加强瘘口引流。

【护理难点及护理措施】

1.食管气管吻合瘘口应如何护理　食管气管吻合口瘘是食管癌术后一种严重的并发症，是导致患者术后死亡率增加的原因之一。通常是由于食管胃胸内瘘后腐蚀气管后形成的，胃内容物经瘘口进入气管引发呼吸道反复感染和肺部感染。因此，做好该患者食管气管吻合瘘口的护理，有利于减少相关并发症的发生。①管道妥善固定：该患者有胃管、营养管、瘘口引流管，均安置于同一鼻腔。护理过程中保证管道妥善固定，预防移位。采用3M胶布固定三根管道的同时，采用棉线扎紧管道经过鼻腔处，绕枕后一周，固定于耳朵上方，并且用别针固定负压吸引器。每班检查管道刻度，并做好记录。每日更换鼻贴，固定时注意调整导管位置，预防鼻部压力性损伤的发生。患者镇静状态时，行保护性约束上肢，清醒时，使用镜子对患者行健康宣教，强调管道重要性，预防非计划拔管的发生。②胃肠减压护理：有效的胃肠减压能减轻吻合口的张力，防止胃液反流，减少胸腔内感染，有利于瘘口愈合。患者入科后予禁食，胃管接胃肠减压器保持胃肠内呈负压状态，保证胃管通畅，并详细记录引流液的性状、颜色、量的变化。每4小时用生理盐水20ml低压冲洗管腔，确保引流通畅。③瘘口引流管护理：经鼻瘘口管直接将引流管置于瘘腔的起点，阻止脓液及消化液对瘘腔的持续污染。护理过程中使用胃肠减压器保持瘘口引流管呈负压状态，保持引流通畅，预防瘘口感染，准确记录瘘口引流液的颜色、性状和量，当引流不畅时可轻轻挤压瘘口引流管至引流通畅。④口腔护理：口腔的病原菌会增加术后吻合口瘘发生的风险。使用氯己定漱口液和制霉菌素片溶液进行口腔护理，每日4次，预防口腔感染，同时可以改善患者术后因禁食口干而引起的不适感。⑤营养支持：食管癌患者易出现营养不良，加强营养支持有利于吻合口瘘的愈合。

2.如何做好术后吻合口瘘患者营养管理　由于进食梗阻、肿瘤导致的恶病质等原因，约80%的食管癌患者在早期阶段就存在营养不良，而新辅助化疗、免疫治疗后不良反应更易导致患者出现营养不良。在该患者入科24小时内采用NRS 2002进行营养风险筛查，NRS 2002评分为5分，有营养风险。ESPEN指南指出在血流动力学稳定后应尽早开始肠内营养支持。

（1）营养制剂的选择：入ICU第2天，对该患进行床旁超声评估，胃窦运动可，肠蠕动可，可进行肠内营养支持。免疫增强型肠内营养制剂增加了谷氨酰胺、精氨酸、ω-3多不饱和脂肪酸等特殊营养物质比例，有利于食管癌患者术后吻合口瘘的预防及免疫能力、愈合能力提升。因此，针对该患者选择使用免疫增强型整蛋白肠内营养制剂进行肠内营养支持。

（2）营养方案的制订：依据重症患者早期肠内营养目标喂养量管理流程，采用分段式目标喂养。在疾病应激期，目标热量15～20 kcal/（kg·d），蛋白质1.2～2.0g/（kg·d）；在疾病稳定期，目标热量25～30 kcal/（kg·d），蛋白质 1.2～2.0 g/（kg·d）。

（3）营养方案的实施：入ICU第2天给予免疫增强型整蛋白肠内营养制剂500ml/d，

经空肠营养管管喂，采用肠内营养泵控制管喂速度30ml/h，实际给予能量为650kcal/d。每4小时进行一次肠内营养耐受性评估，监测胃潴留等并发症情况，控制血糖7.8～10.0mmol/L。患者耐受性好，无肠内营养并发症反应。第4天给予肠内营养制剂600ml/d，调整管喂速度50ml/h，实际给予能量为780kcal/d。第5天，经床旁超声评估，患者胃窦运动减弱，胃肠蠕动不佳，3天未排大便，腹胀明显，急性胃肠损伤分级（AGI）为Ⅱ级。由于短肽型肠内营养制剂能够在体外被水溶解，进而出现预消化反应，对胃肠道的负担小，是胃肠功能障碍患者的首选。所以，更改营养方案为短肽型肠内营养制剂1000ml/d，实际给予能量为1000kcal/d。为缓解腹胀加用胃肠促动力药枸橼酸莫沙必利片5mg管喂3次/天，并给予开塞露灌肠，小茴香热敷腹部后，患者胃肠蠕动情况较前改善。第7天，患者胃肠道功能逐渐恢复，调整营养方案为整蛋白型肠内营养制剂1500ml/d，管喂速度调整至80ml/h，实际给予能量为1500kcal/d。达到100%目标能量全量喂养，无肠内营养相关并发症发生。

（4）营养治疗基础护理：①床头抬高30°～45°，减少反流和勿吸的风险；②每4小时冲洗营养管路一次；③管饲过程中严格无菌操作，避免营养液污染；④输注过程中将营养液用加温器加温至38～40℃；⑤在输注过程中严密观察生命体征的变化，每4个小时评估一次患者肠内营养的耐受性，判断其肠内营养期间的舒适度；⑥动态调整营养液输注的剂量、速度、时间，减少患者腹泻、腹胀、血糖波动等，提高肠内营养治疗效果。

3.发生食管气管瘘应如何做好患者呼吸道管理　一旦发生食管气管瘘，唾液、胃液可能会误吸入气管、肺，导致肺部感染，因此呼吸道管理是护理重点。①气囊管理：该患者瘘口位置较高，为避免压迫气管断端吻合口，以使气管导管气囊位于瘘口远端，采用最小封闭技术维持该患者气囊压力在25cmH$_2$O左右，每4个小时监测一次，避免气囊压力过大压迫摩擦气管壁，加重气管食管瘘。②吸痰护理：该患者瘘口位置较高，采取浅吸痰，吸痰时避免过度刺激，以免引起持续呛咳，使瘘口处渗出过多胃液流入气道及胸腔引起继发感染。患者肺泡灌洗液查见嗜麦芽窄食单胞菌、屎肠球菌，使用密闭式吸痰管，保证通气治疗效果，同时预防交叉感染。③管道护理：妥善固定呼吸机管路，避免过度牵拉、移位，每班检查气管插管长度、固定松紧度，以能伸入一指为宜。④体位引流：加强体位管理，床头抬高30°～45°，协助患者大体位翻身。⑤保持管道通畅：患者既往吸烟史、痰液较多且黏稠，为Ⅲ度黏痰，并带有血丝。加强气道湿化管理，湿化强度由3挡调至5挡，按需吸痰，保持呼吸道通畅，及时倾倒集水杯内冷凝水，6小时后患者痰液为Ⅱ度黏痰，给予继续5挡湿化，严密观察，根据痰液性状调整湿化强度。12小时后痰液转为Ⅰ度，易于吸出，逐渐减小湿化至4挡，之后患者痰液一直保持为Ⅰ度。⑥患者人机对抗明显，持续呛咳，为缓解患者呛咳，减少氧耗，减轻呼吸窘迫状态及意外拔管风险，给予瑞芬太尼镇痛、右美托咪定浅镇静，根据患者病情动态制定镇静目标。

4.如何做好患者肺康复管理　患者既往行化疗、免疫治疗，急性呼吸窘迫综合征，肺部炎性渗出明显。虽然患者双下肢查见肌间静脉血栓，但抗凝药物联合康复干预能大大改善患者预后。所以给予患者个体化的肺康复训练，促进患者呼吸功能康复。①有氧运动训练：根据患者病情开展早期活动。急性期，主要以被动活动为主，床旁护士及康复师辅助患者肢体关节活动，摆放功能体位，每2个小时翻身1次。稳定期，指导患者主动行握拳、松拳、旋腕、抬臂等动作并增加上肢功率自行车、下肢功率自行车等抗阻力量训练等。②气道廓清：协助患者进行体位引流，根据痰液等分泌物所处的位置不同，采取不同的体位引流方式，如坐位、俯卧位、侧卧位和头低足高位等不同体位。雾化吸入能湿化气道、保护呼吸道功能、稀释痰液、解除呼吸道痉挛。协助患者拍背咳痰和机械排痰，患者存在气管瘘口，排痰时须密切关注气管插管、瘘口引流管刻度，以防移位。该患者痰液黏稠，不宜咳出，遵医嘱给予乙酰半胱氨酸雾化吸入。③呼吸功能训练：拔除气管插管后指导患者缩唇呼吸、腹式呼吸、吹气球训练，每次30分钟，每天3次。

5.如何进行感染控制 患者肺泡灌洗液查见嗜麦芽窄食单胞菌、屎肠球菌，严格执行手卫生、接触隔离，每班使用1000mg/L含氯消毒液擦拭病房内物体表面，每日使用空气负离子消毒机消毒2次。患者最高体温39.0℃，采用冰毯物理降温，遵医嘱留取痰培养、血培养送检，根据培养结果合理使用抗菌药物，控制肺部感染。

【总结与反思】

1.护理亮点 吻合口瘘是食管癌术后最严重的并发症之一。术后持续胃肠减压、瘘口护理、针对性的全程营养支持，规范的气道管理改善通气及早期康复治疗，积极控制感染，是护理食管癌术后吻合口瘘的关键所在。针对该患者我们采用针对性的营养液选择，分段式目标喂养，动态进行胃肠功能评估，出现胃肠道并发症时积极处理，动态调整方案，提高机体免疫力，促进伤口愈合。规范的气道护理，有效减少了胃内分泌物进入气道，使肺部感染得到了控制。

2.护理反思 食管癌术后并发食管气管瘘患者较多，诱发因素较多，重在预防。我科收治食管癌术后患者较多，如何预防食管气管瘘的发生尤为重要。加强多学科合作，准确评估危险因素，做好围手术期管理，制订全程个体化护理管理方案。术前可适当给予营养干预，提高机体免疫力，保证营养摄入，纠正营养不良，加强呼吸功能训练。术后做好呼吸道管理，鼓励患者早日下床活动，适当给予患者吸痰、充分引流等治疗，制订合理的营养方案，加强管道护理，从根本上减少吻合口瘘的发生，降低吻合口瘘的发生率，促进患者早日康复，达到治愈目标。

知识拓展

1.食管癌新辅助治疗 目前，新辅助治疗联合手术是目前主要的治疗方式，具体包括新辅助化疗、新辅助放疗、新辅助放化疗和新辅助免疫治疗等，均能够改善患者的预后，让患者的生存获益。但选取何种新辅助治疗方式仍需结合患者的临床分期、病理类型及肿瘤病变部位等多种因素，并需考虑患者生存率及预后生活质量问题。

2.食管癌术后并发吻合口瘘的原因 食管癌术后并发吻合口瘘的原因包括①全身营养情况：食管癌患者由于长期进食困难，易造成贫血、低蛋白血症、水及电解质紊乱、维生素和微量元素缺乏。此类患者手术耐受能力差，吻合口组织愈合迟缓，在一定程度上增加了吻合口瘘发生率。②基础疾病：糖尿病、高血压、肾功能不全、既往慢性肝病是食管癌术后吻合口瘘发生的高危因素。③类固醇药物的使用：类固醇类药物会影响各类伤口愈合，长期或短期、低剂量或高剂量的使用均会不同程度地影响创面愈合。④新辅助治疗：食管癌的放疗及化疗可能会引起食管气管瘘，其发生率约为14%，会增加吻合口瘘发生率。因此，手术计划应包括对术前放射野的关键评估，以确保放化疗后吻合口选择在合适的位置。⑤术中因素和解剖结构：食管没有吸收及分泌功能，动脉血供贫乏，术中游离太长易致吻合口缺血。⑥心理因素：患者出现焦虑、恐慌、畏惧等情绪，易引起内分泌系统的功能失调，增加术后吻合口瘘等并发症的发生风险。

3.痰液的分度及判断标准　临床上一般根据痰液黏稠程度将痰液分为三度，其判断标准如下：①Ⅰ度（稀痰）。患者痰液呈米汤样或白色泡沫样，易咳出，吸痰后吸痰管内壁无痰液滞留。②Ⅱ度（中度黏痰）。患者痰液颜色呈白色或黄白色，质地比较黏稠，用力咳嗽时可以咳出，但痰液有拉丝情况，吸痰后会出现少量痰液滞留在吸痰管内壁上，但是比较容易被水冲干净。③Ⅲ度（重度黏痰）。患者的痰液大多呈黄色黏稠状，可伴有血丝或呈血痰，且不易咳出，吸痰时会有大量痰液滞留在吸痰管内壁处，且不容易被水冲干净，吸痰管常因负压过大而发生塌陷。

参考文献

靳智勇，任海燕，梁俊国，2017. 肠内营养辅助治疗对食管癌患者术后吻合口瘘的预防及对免疫能力、愈合进程及营养恢复的影响［J］. 中国免疫学杂志，33（7）：1076-1081.

任娜，吕静，2016. 食管癌围术期呼吸道管理的护理研究进展［J］. 中国老年学杂志，36（7）：1769-1772.

庄佩杏，黄沐川，林丽璇，等，2020. 食管癌根治术后并发吻合口瘘的原因及预防护理进展［J］. 全科护理，18（11）：1312-1316.

第二节　舌癌患者微波消融同步放化疗的护理实践难点解析

【病例简介】

女，67岁，因舌部肿块行颌面颈部增强MR：舌体及舌根左份不规则软组织占位，约4.9cm×3.7cm。病理报告：舌部组织查见鳞状上皮高级别上皮内瘤变/原位鳞状细胞癌；颏下、左侧颌下及双侧颈部多发增大淋巴结，考虑淋巴结转移；给予行舌肿瘤消融术2次，术后给予放疗及同步化疗，放疗总剂量：舌原发灶GTV2.5Gy×10f＋2Gy×15f＋2Gy×5f，颈部淋巴结转移灶GTVNn：GTV2.5Gy×10f＋2Gy×15f＋2Gy×5f＋2.3Gy×3f，放疗期间给予卡铂100mg ivgtt dl×2同步化疗。

患者因呼吸困难，咳嗽，出现明显气道梗阻、肺部感染转入ICU。心率125～130次/分，呼吸28次/分，血氧饱和度80%，实验室检查：血红蛋白69g/L，中性粒细胞比例93.9%，C反应蛋白166.86mg/L，Lac 4.9mmol/L，白蛋白28.9g/L，APACHE Ⅱ评分为20分，死亡危险系数57.3%。

入科后，给予经皮行气管切开后呼吸困难缓解，胸部CT示：双肺弥漫分布大片磨玻璃密度影。口腔内残余舌体呈菜花状，散在出血点，痰培养查见大肠埃希菌、克柔念珠菌、耐甲氧西林金黄色葡萄球菌（methicillin-resistant *Staphylococcus aureus*，MRSA），肺泡灌洗送灌洗液宏基因组高通量测序（mNGS），查见嗜麦芽窄食单胞菌。床旁超声提示左心衰竭，口腔肿瘤疼痛明显，NRS评分8分，给予舒芬太尼、布托啡诺、地佐辛、氢吗啡酮、局部利多卡因等镇痛；泰能＋卡泊芬净＋万古霉素＋磺胺抗感染；安置营养管加强肠内营养、祛痰、呼吸机辅助呼吸等综合治疗。转入第15天，患者心率105次/分，呼吸23次/分，血压126/49mmHg，血氧饱和度99%，血红蛋白117g/L，Lac 2.1mmol/L，白蛋白39g/L，中性粒细胞$4.81×10^9$/L，持续喉罩吸氧，CT提示感染较前减轻，转回病房继续治疗。

【临床诊断】

舌癌微波消融同步放化疗后；气道梗阻；肺部感染；疼痛；低蛋白血症。

【主要治疗】

1. 持续呼吸机辅助治疗。
2. 抗感染治疗。
3. 纠正低蛋白血症。
4. 纠正贫血。
5. 肠内、肠外营养治疗。

【护理难点及护理措施】

1. 微波消融术后的护理要点

（1）术后护理：①治疗完毕，穿刺点用无菌纱布包扎，观察穿刺部位有无渗血、出血。嘱患者卧床休息24小时，给予心电监护，严密观察生命体征的变化并记录。②术后禁食4～6小时后可进食高蛋白、高热量、含维生素易消化的清淡食物。

（2）术后并发症：①出血。患者凝血功能异常，手术部位邻近血管丰富，术后观察局部体征变化，必要时可行床旁检查。②疼痛。是微波消融（MWA）最常见的并发症，部分患者持续术后2周以上，对疼痛明显者对症使用镇痛药物。③消融综合征。低热、恶心、呕吐等不适（1～2周）。④发热。密切观察体温变化，必要时给予补液治疗；体温高于38.5℃时，给予对症处理。⑤误穿其他脏器。邻近组织观察有无血肿，功能障碍。

2. 如何管理患者的人工气道 危重症患者气道管理质量不佳会导致相关并发症的发生，加重患者的病情，延长患者住院时间，增加治疗费用。该患者气道管理重点包括：①导管固定。由于患者舌部及颌面部肿瘤较大，若强行插管，可导管肿瘤破溃大出血，患者颈部皮肤放疗后改变，气管切开难度大，若导管意外脱出再插管的风险高，插管困难，可能危及患者的生命，因此导管的妥善固定极为重要，气切导管采用双系带固定，松紧以两指为宜，并且每2小时评估导管的深度，必要时约束患者肢体，烦躁时给予药物镇静，避免拔管。②气道湿化。患者痰液黏稠，同时气切导管伴有血痂，给予气管内注入3ml过氧化氢浸泡血痂，待血痂软化后给予吸痰管吸出，保证导管的通畅，同时持续使用加温加热湿化装置进行气道湿化，使用呼吸机专用雾化器实施带机雾化，乙酰半胱氨酸300 mg＋硫酸特布他林雾化液1mg 每日雾化3次，每次雾化10～15分钟，雾化结束后抽取5ml灭菌注射用水继续雾化10～15分钟，保证药物充分发挥作用。雾化过程中严密观察患者的生命体征及有无缺氧、窒息表现。在患者脱机过程中，使用文丘里加温湿化吸氧，保证气道的湿化，有利于痰液的排出。③落实口腔护理。患者舌部肿瘤大，分泌大量唾液及分泌物，务必保证口腔内清洁卫生，采用0.02%氯己定溶液、康复新液及利多卡因漱口，先给予0.02%氯己定溶液漱口，再口含康复新液5分钟，再给予利多卡因5ml＋生理盐水50ml反复含漱，减轻口腔疼痛，该患者自述口腔疼痛明显减轻。

3.如何有效落实该患者多重耐药菌感染措施　①将患者隔离安置：将患者进行单间隔离；床旁挂隔离标识牌，患者的腕带、病历夹、床头卡贴接触隔离标识。②无菌技术操作：严格执行无菌技术操作规程，特别是在实施各种侵入性操作时避免污染。③严格执行手卫生标准，在接触患者、进行操作时戴手套，脱手套前先给予洗手或使用速干手消毒剂进行手消毒。该患者肿瘤生长在口腔，口腔分泌物及黏液较多，床上备双层黄色垃圾袋，该患者擦拭过的纸巾置于内，及时更换黄色垃圾袋。④清洁消毒管理：仪器设备采用1000mg/L的含氯消毒剂每天两次擦拭、消毒；地面每天使用500mg/L的含氯消毒剂拖地2次；该患者换下的床单被套、衣物单独包装，使用双层黄色塑料袋装好，并贴多耐标识，并向洗衣房说明，加强消毒处理。⑤抗感染治疗：患者入ICU时痰培养查见大肠埃希菌及克柔念珠菌，给予亚胺培南西司他丁及卡泊芬净抗感染；入ICU 4天后呼吸道病原菌核酸及气管吸出物细菌培养及鉴定：耐甲氧西林金黄色葡萄球菌及大肠埃希菌，调整抗生素为万古霉素联合亚胺培南西司他丁钠抗感染治疗，继续卡泊芬净抗真菌治疗；入ICU 9天后，纤维支气管镜肺泡灌洗送灌洗液mNGS查见嗜麦芽窄食单胞菌，加用磺胺抗感染。⑥每班填写多耐核查表，按表内护理措施严格执行。

4.如何有效控制重度癌痛　对于癌痛治疗，以阿片类药物为基础的三阶梯药物治疗是最常用的方式。患者入科时NRS评分高达8分，属于重度疼痛，治疗第1天，给予地佐辛静脉泵入，镇痛效果不佳，治疗第3天给予布托啡诺静脉泵入，该患者NRS评分高达7分，治疗第4天给予舒芬太尼静脉泵入，首次泵入时该患者疼痛有缓解，NRS评分5分，持续泵入5天后，患者自觉疼痛加剧，调整剂量后疼痛无缓解，请疼痛科医生会诊后考虑为难治性癌痛，使用氢吗啡酮患者静脉自控镇痛（PCIA）治疗，剂量2mg/h，根据疼痛情况调整泵速，口腔黏膜给予利多卡因5ml＋生理盐水50ml含漱，该患者NRS评分8分逐渐降至NRS评分2分。

5.如何保证患者营养治疗达标　重症患者常合并代谢紊乱和营养不良，应进行全面的营养评估。在患者入ICU 24～48小时，在血流动力学稳定的情况下，尽可能实施营养支持治疗。该患者NRS 2002评分6分，属于重度营养风险患者。患者入科时体重50kg，按照目标能量25～30kcal计算，需求能量为1500kcal，前期遵医嘱给予肠外营养输注，每天能量达到了750kcal，后期予以安置营养管，加用肠内营养TPF 500ml管喂2次/天，能量达到1500kcal。

【总结与反思】

1.护理亮点　舌鳞状细胞癌是最常见的口腔恶性肿瘤，目前手术合并放疗或化疗是其治疗的主要方法。但对于一些不能手术治疗或治疗后效果不佳的患者，寻求合适替代手术的辅助疗法十分重要。该患者未行手术治疗，根据自身病情遵医嘱行微波消融术及同步放化疗，术后出现了严重的肺部感染、气道梗阻及口腔黏膜重度疼痛，临床做好有效清理呼吸道，保持呼吸道通畅、疼痛护理及多重耐药菌的感染隔离措施极为重要。

2. 护理反思　微波消融技术作为一种微创疗法已经广泛应用于临床，但其应用于舌鳞状细胞癌治疗方面的文献报道少之又少，由于临床护理案例极少，护士缺乏相关理论知识学习，患者术后出现了并发症未引起重视并且未及时就医，因此，护理人员需掌握微波消融术后的护理常规，做好健康宣教，帮助患者建立治疗疾病的信心，指导患者出院后遇到相关并发症应及时到院就诊，以免耽误病情。

知 识 拓 展

1. 微波消融　微波消融（microwave ablation，MWA）是指在超声引导下经皮肤将微波、射频、激光等消融针插入靶器官，发射微波、射频、激光信号，使局部温度增高，当温度达到60℃以上时，肿瘤细胞可产生不可逆性死亡，当温度达120℃以上时，肿瘤及扩大消融的区域可完全坏死，达到手术切除效果。高热能杀死癌细胞，对正常组织无损伤、无副作用，这是高热治癌有别于射线治癌和化疗治癌的独特优点。MWA属于微创手术，患者损伤小，恢复快，并且操作相对简单，安全性高，无放化疗不良反应，对免疫系统的损伤小。更重要的是该技术适合中晚期、不能开刀、术后复发或转移性肿瘤，还可多次施治。此外，MWA与其他消融技术相比具有热效率高、抗热沉效应好、可消融肿瘤范围较大、对皮肤损伤小以及治疗过程中疼痛感轻等特点，可用于有心脏起搏器等金属材料患者的消融手术。

2. 耐甲氧西林金黄色葡萄球菌　耐甲氧西林金黄色葡萄球菌（methicillin-resistant *Staphylococcus aureus*，MRSA）是临床常见的多重耐药菌之一，被称为"超级细菌"。MRSA是一种临床常见的高毒性多重耐药致病菌，是皮肤软组织化脓性感染、呼吸道肺炎、心血管感染性心内膜炎和全身菌血症感染的主要病原体。重症医学病房（ICU）是多重耐药菌感染的高发区域。

参考文献

彭晓琳，2022. 超声引导下热消融治疗甲状腺疾病的研究进展［J］. 中国微创外科杂志，28（2）：170-174.

乔红亮，丁宁，邓凯红，等，2023. 耐甲氧西林金黄色葡萄球菌感染新型控制策略研究新进展［J］. 中国临床药理学与治疗学，28（6）：676-687.

中国研究型医院学会互联网医院分会，2022. 中国肿瘤微创治疗技术指南［J］. 癌症进展，20（18）：1838-1855.

第三节　气管腺样囊性癌患者行气管袖式修复术后的
护理实践难点解析

【病例简介】

女，34岁，因颈前区肿块入院，颈部超声示：颈前正中约22cm×17cm×16cm实质性占位。电子支气管镜检查示：气管左前壁新生物生长，新生物上缘距声带2cm，下缘距隆突8cm，长度约1cm。电子支气管镜下取活检标本，病理及免疫组化示：气管肿块，腺样囊性癌。术前准备就绪后，在全身麻醉下行气管肿瘤扩大切除术＋颈段气管袖式切除＋断端吻合术（切除5个气管环后行断端吻合）＋甲状腺部分切除＋中央区淋巴结清扫＋喉返神经解剖术，术后带气管插管，下颌与前胸壁之间缝线固定呈曲颈含胸位转入ICU，入ICU时体温36.2℃，心率86次/分，呼吸18次/分，血氧饱和度99%，呼吸机辅助呼吸，APACHE Ⅱ评分35分，死亡系数88.7%。术后1天带气管插管行床旁胸部X线片检查，气管插管的尖端及气囊位置均在吻合口下方，气管吻合口无异常。入住ICU期间，加强对患者的气道管理、持续曲颈含胸位、肠内加肠外营养治疗、酒石酸布托啡诺和右美托咪定镇痛镇静治疗及早期活动。术后6天顺利拔除气管插管，CT检查吻合口愈合良好，无呼吸困难，术后8天转回病房继续治疗。

【临床诊断】

气管腺样囊性癌。

【主要治疗】

1.手术切除治疗。
2.肠外加肠内营养治疗。
3.阶段式镇痛镇静治疗。

【护理难点及护理措施】

1.气管袖式切除断端吻合术后的气道管理　气管袖式切除断端吻合术后，气管局部张力高，术后带气管插管时间较长，护理的难点和重点在于人工气道及术后体位的管理。①确保气管插管的尖端位置正确：气管插管的尖端及气囊位置均应在吻合口下方，隆突上方。因此，气管插管的固定尤为重要，过深影响患者通气，舒适度降低；过浅易致气囊摩擦吻合口、吻合口受压、缺血、坏死，一旦导管移位，则易致吻合口断裂。②气囊管理：气管袖式切除断端吻合术后，完整的气道生理结构改变，促进吻合口愈合是患者恢复的关键，所以气囊管理尤为重要。合适的气囊压力既可避免气囊压力过高使气道发生缺血性损伤而形成溃疡、炎症及瘢痕，降低气管吻合术后发生吻合口瘘的风险，又能保证患者气囊与气管壁间的密闭性，防止漏气、口咽部分泌物流入及胃内容物的反流误吸，降低呼吸机相关性肺炎的发生率。指南推荐气囊内压力保持在25～30cmH$_2$O，最佳气囊压力设置应该随着气道压力及胸腔压力的变化而变化。在该患者的护理过程中我们采用了电子气囊测压表持续监测气囊压力，再结合呼吸机容积时间曲线图动态调整气囊压力。在不影响通气的情况下，将气囊压力维持在15～22cmH$_2$O。③妥善固定：带管期间，采用绸胶布将气管插管和牙垫紧密固定，防止患者咬闭气管插管；采用双重固定法固定气管插管，先用寸带对气管插管行初步固定，再用胶布对气管插管行蝶形固定。④口腔护理：每日行口腔护理4次，口腔护理时，双人配合更换胶布、寸带及牙垫，并随时观察气管插管的插入长度及固定情况，一旦发现固定带松脱，立即予以更换。⑤吸痰护理：按需吸痰，避免痰液堆积堵塞气道或引发呛咳致气管插管移位。⑥护理记录：常规记录生命体征外，重视每班护士动态检查并详细记录气管插管置入长度及固定情况，在口腔护理、吸痰、呼吸机人机对抗、呛咳反射及翻身前后仔细观察并记录气管插管有无移位，并对气管插管深度、气囊压力、呛咳频率、痰液情况进行床旁、书面交接。

2. 曲颈含胸位的落实　曲颈含胸位是气管外科手术后为减轻气管吻合口张力而采取的一种术后强迫体位：下颌贴紧前胸，头颈前倾30°。气管重建术后，为减轻气管吻合口张力，需让患者保持曲颈含胸位。为防止患者术后因长时间体位不适，出现不自觉的头颈后仰导致气管吻合口处撕裂，将下颌处皮肤与胸骨上段胸壁皮肤吊缝，起到一定的固定作用。另外，将患者安置睡气垫床，抬高床头30°～60°，患者肩背部、头颈部各放置一软枕抵抗头颈后仰及直立位特性，保持患者曲颈含胸位的同时，让患者自己调整体位来缓解腰背部疼痛，既能提高患者的舒适度，又能起到受压部皮肤局部减压的作用。

3. 阶段式镇痛镇静　当麻醉变浅后患者躁动、气道痉挛、呼吸机人机对抗等均会使气道峰压升高，可能导致气压伤及气管插管移位进而影响吻合口的愈合。因此，术后机械通气期间需要充分的镇痛镇静。根据2013年发布的重症监护病房患者镇痛镇静谵妄临床实践指南，使用Richmond躁动-镇静评分（RASS）及重症监护疼痛观察工具（CPOT），每小时对患者进行镇痛、镇静评估，实施个体化护理评估方案：①术后1天采用丙泊酚＋咪达唑仑＋芬太尼联合用药，使患者呈深镇静状态，控制躁动和疼痛，减少应激反应，提高机械通气协调性，RASS评分控制在-5～-4分，CPOT评分＜3分。②术后2天采用右美托咪定＋舒芬太尼的浅镇痛镇静方案，患者器官功能改善，为抑制躁动、预防意外拔管、提高舒适度，CPOT评分＜3分。③术后3～5天，患者处于术后恢复阶段，患者清醒配合，可自主表达疼痛，可采用数字评定量表（NRS）评分进行疼痛评估，控制患者NRS评分＜3分，以缓解疼痛，进行早期活动，减少带气管插管的时间。

4. 术后早期活动有效实施　ICU患者早期活动可以预防肺部并发症、谵妄、下肢静脉血栓等，改善神经肌肉功能，预防ICU获得性肌无力，缩短住院时间，减少住院费，改善预后。应由康复治疗师、呼吸治疗师、主管医生共同制订患者的活动计划。在生命体征平稳、充分镇痛的基础上，术后1天由康复师及责任护士辅助患者进行床上被动的四肢功能训练，上下肢伸收、水平外展、旋转，手腕足踝旋转及抗阻力运动，每天2次，每次15～30分钟。术后2天指导患者进行主动握拳、松拳、四肢伸收、外展、旋转、抬臀、手踝及足踝运动及抗阻力训练，每天3次，每次10～15分钟。术后3天，1名呼吸治疗师固定好气管插管及呼吸机，2名护士协助患者坐于床边，康复师指导患者活动，进行四肢对抗重力及阻力训练，每天2次，每次15～30分钟。术后4天，2名护士协助患者下床坐立于床旁椅，康复师指导患者进行四肢活动，体位转移对抗重力训练，每天2次，每次10～15分钟。术后5天，2名护士协助患者先坐于床边，然后过渡到站立于地面，据患者主诉延长站立时间，对抗重力及负重训练，每天2次，每次15～20分钟。术后6天，2名护士协助患者床边1m内行走，每天2次，每次15～20分钟。活动过程中，需保持曲颈含胸位，每次活动前，允许患者适应5～10分钟，一旦生命体征不平稳或患者不能耐受，停止活动并卧床休息。

【总结与反思】

1.护理亮点　气管袖式切除断端吻合术后，护理难度极大。防止气管插管移位是减少术后并发症的关键所在。曲颈含胸位能有效地减轻气管吻合口张力，促进气管吻合口的愈合。因此，在整个护理过程中需要经验丰富的护理团队密切配合。

2.护理反思　气管袖式切除断端吻合术后，因长期保持曲颈含胸位会产生身体不适，所以容易发生气管吻合口瘘。我们在临床护理中应密切关注患者情况，当患者出现发热、呼吸困难、进行性皮下气肿、呼吸音及声音改变等异常症状时，应及时行胸部CT及纤维支气管镜检查，确保及时识别吻合口瘘。

知 识 拓 展

气管吻合口瘘是气管切除手术后最严重的并发症之一，常因手术操作不当、局部感染、呼吸道压力过高和吻合口张力过大等原因导致。术后需保持曲颈含胸位半个月左右，以后稍可活动，逐步增加颈部伸展程度，术后3个月内不能抬头望月，只能平视，不宜剧烈运动，避免头颈部突然过伸。术后1个月、3个月定期复查，检查吻合口愈合情况、气道是否有瘢痕挛缩及气道狭窄。若气管切除手术后出现呼吸困难、口唇发绀、伤口处剧烈疼痛，深呼吸、咳嗽时胸腔或纵隔引流管内有大量气体溢出，应高度警惕气管吻合口瘘。

参考文献

卢俐君，梅维，谷霞，等，2020. 超长气管切除联合碳纤维环加牛心包生物人工气管移植患者的护理［J］. 护理学杂志，35（21）：45-48.

陶绍霖，康珀铭，沈诚，等，2020. 气管袖状切除及端端吻合重建术治疗良恶性气管狭窄的临床分析［J］. 局解手术学杂志，29（10）：804-807.

薛孟华，闫小龙，朱以芳，等，2019. 胸部钝性伤合并气管、支气管断裂的诊断与治疗［J］. 创伤外科杂志，21（9）：667-670.

杨雪，叶丽娟，谭小波，2016. 一例气管肿瘤切除术后吻合口瘘患者的护理［J］. 中国实用护理杂志，32（1）：51-52.

第四节 淋巴瘤患者行CAR-T治疗的护理实践难点解析

【病例简介】

女，17岁，近2年反复入院共14次，进行化疗、靶向治疗、免疫治疗等。本次因呼吸困难、胸闷气紧加重、血氧饱和度低、新型冠状病毒感染转入ICU。入科时心率135次/分，呼吸28次/分，血压88/50 mmHg，血氧饱和度90%。动脉血气分析示：PaO_2 80mmHg、$PaCO_2$ 35mmHg、PaO_2/FiO_2 99mmHg。实验室检查：白细胞$1.11×10^9$/L，血小板$76×10^9$/L，降钙素原10.75ng/ml，APACHE Ⅱ评分20分，死亡危险系数32.23%。CT检查：肺部感染。

患者在转入ICU前已完成第3次外周血单个核细胞采集，入ICU后行抗感染、升白细胞、血小板等对症治疗后，感染得到控制的同时做好预防感染相应措施，于入住ICU第14天行FC方案即氟达拉滨30 mg/（m²·d）＋环链酰胺300 mg/（m²·d）清淋化疗，于化疗结束第2～3天回输嵌合抗原受体（chimeric antigen receptor，CAR）-T细胞，即回输CAR-T细胞治疗。

继续观察16天后生命体征平稳，顺利转回普通病房继续治疗。

【临床诊断】

弥漫大B细胞淋巴瘤；骨髓抑制；肺部感染。

【主要治疗】

1. 抗新冠、抗感染，抗病毒治疗。
2. 雾化、镇咳祛痰治疗。
3. 升白细胞、血小板治疗及保护性隔离。
4. FC（氟达拉滨＋环链酰胺）方案化疗。
5. CAR-T细胞回输治疗。

【护理难点及护理措施】

1. 肺康复的全过程管理 患者肺部感染较重，新型冠状病毒感染检测持续阳性，氧饱和度低，呼吸急促，给予抗感染治疗及肺康复是关键。我科肺康复小组为该患者制订了康复操训练，具体措施包括如下。

（1）呼吸训练（腹式呼吸、缩唇呼吸）：每种方式训练10～20分钟，每天2次。①腹式呼吸：嘱患者取立位、半卧位或坐位，左右手分别放在腹部和胸部，全身肌肉放松，静息呼吸，用鼻深吸气，腹部凸起，胸部不动，呼气时缓慢把气体呼出，收缩腹部使之凹陷，每分钟呼吸7次或8次。②缩唇呼吸：嘱患者呼气时将嘴唇缩紧成鱼嘴状或口哨状，缓慢呼出气体；有效咳嗽咳痰（强调无痰也需要进行有效咳嗽以促进肺复张）。③呼吸操训练，是将腹式呼吸、缩唇呼吸与扩胸、弯腰、下蹲等动作结合一起的锻炼方法，每次30分钟，每天3次。

（2）体位训练：包括高侧卧位（即床头抬高30°～40°，患者上半身斜靠于床，双上肢每次高举约10秒，以完成3次呼吸为宜，双下肢自然下垂于床边）、床上侧坐位（即患者端坐于床，双下肢自然下垂于床边）、前倾站立位（即面对墙站立，双下肢与肩同宽，上半身前倾，双上肢撑扶于墙）的体位训练，每种体位训练10分钟，每天3次。俯卧位通气可促进患者背部肺泡复张，调节前胸壁灌注，改善通气血流比例，从而提高其氧合指数，改善治疗效果。

（3）物理治疗：患者俯卧位时给予体外机械排痰系列多频振动治疗仪，先使用低频率，待患者适应后，逐渐增加频率至其耐受目标值，由外向内、从下至上排痰，每次15～20分钟，每天3次。

（4）药物治疗：遵医嘱给予静脉输注左氧氟沙星、头孢哌酮舒巴坦钠等抗感染，乙酰半胱氨酸雾化稀释痰液。肺康复全过程管理是从低强度、低训练频率开始，遵循"逐渐递增，循序渐进"的康复原则，护士作为患者康复训练的主要指导者，耐心讲解与全程陪伴，采用他人的成功案例激励患者，鼓励其积极参与训练，进行自我管理。患者入科14天左右肺部感染症状及实验室指标都有所改善。

2. 该患者CAR-T细胞回输治疗如何全程护理 CAR-T细胞免疫疗法适用于经二线或系统性治疗后复发或难治性大B细胞淋巴瘤患者，该患者肿瘤反复复发，经全院淋巴瘤专家会诊讨论后，决定实施CAR-T细胞免疫疗法，具体治疗实施方法为：CAR-T细胞回输前14天，采用第二代CAR-T技术，采集患者外周血进行分离、净化及基因修饰，具体为CD3基础上纳入CD19和CD22，有单靶或双靶作为刺激信号，进行基因修饰的病毒均为慢病毒，T细胞经过基因改造，装载上CAR（具有识别肿瘤抗原的受体和共刺激分子），体外扩增后，回输到体内。全程护理具体包括以下步骤：

（1）全程预防感染，进行保护性隔离：细胞回输后肿瘤受累部位出现局灶性炎症，甚至骨髓抑制，因此预防感染是CAR-T细胞回输治疗关键。①风险评估：保持口腔清洁，无牙周炎、溃疡等；上呼吸道无咳嗽咳痰，经过一系列治疗后患者新型冠状病毒核酸检测持续阳性，N基因CT值波动于19.61～27.53，O基因CT值波动于18.94～26.93，均小于正常值38，患者自觉无相应不良症状；保持大便通畅，予双歧杆菌调节肠道菌群，无腹泻、便秘发生；每日行会阴护理，无腹痛，无白带异常，患者穿一次性内裤，每日更换；全身皮肤完好无破损，无甲沟炎等。②隔离与消毒：患者置单间隔离，严格执行无菌技术；仪器设备采用500mg/L的含氯消毒剂擦拭消毒，每日2次；地面每天使用500mg/L的含氯消毒剂拖地2次。房间内不放垃圾，等离子空气消毒机24小时持续空气消毒。③人员：患者外出检查时戴口罩，减少通过呼吸道接触外面的病原菌；医务人员接触患者前后均应严格按照"七步法"洗手，进入房间的流程依次为洗手—戴口罩、一次性帽子、手套—穿隔离衣—进入病室，病室门口内外均设脚垫（500mg/L有效氯浸泡的湿毛巾），随时清洗更换；家属限制性探视，一般情况下不允许家属床旁陪伴，患者因未成年，只留1名家属陪护，要求陪护人员健康且不能外出，在病室内戴口罩，穿隔离衣、戴一次性帽子，接触患者皮肤及分泌物前后需要清洁双手，患者家属外出后将不再进入病房。④饮食：患者采用低菌饮食，是预防继发感染的有效措施之一，保证食物新鲜卫生、清淡易消化，进食前所有食品均需微波炉消毒3～5分钟方可使用。⑤基础护理：每日协助病因进行口腔护理（根据患者感染菌落种类，给予碳酸氢钠溶液、制霉菌素、复方氯己定、生理盐水交替漱口）、会阴冲洗、修剪指甲等。⑥药物治疗：患者白细胞计数$1.11×10^9$/L，给予升白细胞治疗，使其值维持在正常范围内。

（2）通路选择：回输CAR-T细胞要求粗、直，富有弹性的血管，可放置16～20G外周留置针或符合管径要求的中心静脉导管。根据患者病情、治疗方案、持续时间、经济情况、获得护理支持的资源、穿刺部位、输液工具特性、既往使用静脉导管情况、操作者的能力为原则，保证输液治疗快速、安全、有效和高质量。患者在2021年植入了手臂输液港，手臂输液囊袋的切口小，隧道短，疼痛减轻，对胸部摄片、颈部以及上胸部肿瘤、放射性皮炎或伴有呼吸功能损害的患者，手臂输液港是较好的选择。治疗前评估患者输液港性能是否完好：触摸港体的位置及走行未见异常，患者未诉穿刺点压痛等不适，测量臂围无异常，抽吸回血好且冲无阻力，导管通畅，穿刺部位周围皮肤组织无肿胀、瘀斑、血肿等。

（3）回输前FC化疗时的观察及护理：患者在行CAR-T细胞回输前4天进行FC方案预处理，具体为采用氟达拉滨30 mg/（m^2·d）和环磷酰胺300 mg/（m^2·d），于化疗结束第2～3天回输CAR-T细胞。其不良反应主要有中性粒细胞减少、白细胞减少、贫血和血小板减少的血液毒性，会增加感染的风险，因此，预防感染是关键。如患者在接受预处理化疗后合并活动性感染、新发抗移植物抗宿主病（GVHD）或预处理化疗相关的严重不良反应（如心肺功能不全、严重低血压等），需暂缓输注CAR-T细胞，待病情控制后再回输，CAR-T细胞输注时间至多推迟至预处理化疗结束后第14天，如超过第14天应根据血象情况再次予以预处理方案化疗。

（4）回输时的护理：①药品管理。CAR-T细胞药物属于外购药品，做好药品交接，查看内容包括物流人员身份、产品批号信息、随货检验报告、外观完整性、运输途中温度（<-60℃）；通过与厂家沟通，8：00将药品送达科室，在治疗室进行开箱复温，30～45分钟完成复温。②预处理。遵医嘱回输前30分钟给予抗过敏药物盐酸异丙嗪25mg肌内注射，口服塞来昔布胶囊200mg。③输注。经2名护理人员共同核对信息无误后输注药物，输注前将细胞液轻轻地充分摇匀，输注过程中每5～10分钟将储细胞液袋轻轻摇晃，指端轻弹输血器的滴壶和管路，避免细胞凝聚、黏附于管壁，保持输注通畅；持续心电、血压、呼吸、氧饱和度监测；输注全程由医护共同床旁守护、严密观察；药品输注，于复温开始120分钟内完成，60分钟内输注完毕。④备用药。提前备好托珠单抗，为了确保随时能用，与药房沟通后，提前取回病房，纳入交接班。

（5）回输后并发症观察。常见的并发症包括：①细胞因子释放综合征（cytokine release syndrome，CRS）。可由感染、移植、药物、基因缺陷等因素诱发，发生率约为90%，严重CRS（≥3级）为5%左右。按照CRS分级标准（详见知识拓展表7-4-1）对CRS的严重程度进行分级。在回输CAR-T细胞后每4小时进行体温监测，如果患者出现严重的毛细血管渗漏综合征和低血压，需要氧气支持。CRS导致严重的凝血功能障碍时，给予输注冷沉淀和新鲜冷冻血浆。患者还可能发生巨噬细胞活化综合征或噬血细胞性淋巴组织细胞增多症，一线的干预方式主要是支持性护理。若患者出现：心脏超声提示左心室射血分数小于40%；肌酐较CAR-T输注前升高2.5倍；去甲肾上腺素维持剂量大于2μg/min超过48小时，即使中间有中断用药；去甲肾上腺素不能维持收缩压在90mmHg以上；需吸氧浓度大于50%持续超过2小时；缺氧需机械通气；APTT超过正常上限2倍，临床有明显出血；肌酸激酶超过正常上限5倍，持续2天以上，则采用托珠单抗（tocilizumab）进行干预。若采用支持干预和托珠单抗治疗后仍未完结，则可以采用甲泼尼龙直接阻断T细胞活化。患者在回输CAR-T细胞后第3日体温波动在38～38.3℃，监测患者血常规、降钙素原、C反应蛋白等指标与感染进行鉴别，同时口服塞来昔布胶囊200mg，4小时后体温恢复正常，未出现严重的CRS不良反应。②神经系统症状。密切观察患者可能出现的神经相关症状，包括意识模糊、幻觉和谵妄等，患者未出现上述症状。③B细胞发育不良。患者存在B细胞再生障碍，每月输注免疫球蛋白，以维持IgG水平高于500mg/dl，同时预防患者皮肤破损，预防感染风险。④肿瘤溶解综合征。大量的肿瘤细胞被破坏、裂解，释放出裂解产物所导致的临床综合征，每天检测尿酸和电解质，根据其监测指标接受别嘌醇等抗尿酸和平衡电解质处理；严格记录患者的24小时出入量，同时监测患者的肝肾功能，患者未出现肿瘤溶解综合征。

【总结与反思】

1.护理亮点　CAR-T回输时，患者的前期准备是关键，因患者感染较重，抗感染治疗时，肺部康复训练要根据患者具体情况逐渐递增，循序渐进。全程做好预防感染的措施，及时评估患者的口腔、皮肤、呼吸道、消化道等情况，保证均无异常，将患者感染风险降到最低，预防CRS严重不良反应的发生。CAR-T回输前做好预处理，回输后护理核心是其并发症的观察及处理，通过密切监测病情，即监测生命体征、症状观察及血液学指标的变化等，及早识别并处理了CAR-T回输后的早期并发症，患者未出现严重不良反应。

2.护理反思　CAR-T治疗在ICU较少见，护理人员对其治疗护理流程相对陌生。在进行治疗前，护理人员首先学习CAR-T相关知识，包括对患者的评估，如何预防感染，如何评估静脉通畅以及CAR-T回输后相关并发症的识别及处理。除此之外，还需做好健康宣教，帮助患者建立治疗疾病的信心，从而提高依从性。

知 识 拓 展

1.肺康复　肺康复（pulmonary rehabilitation，PR）是一种以证据为基础，针对有症状呼吸道疾病患者采用多学科的综合训练项目进行全面系统的干预管理，它将临床护理技巧与艺术、患者生理和行为方式结合起来，重建患者由于呼吸困难和体能失调所受限的肺功能容积。

2. CAR-T细胞免疫疗法　CAR-T细胞免疫疗法是通过调动机体自身的抗肿瘤能力，达到精准靶向地清除肿瘤细胞的目的，同时避免对健康细胞产生过度的毒性，其中嵌合抗原受体（chimeric antigen receptor，CAR）T细胞免疫疗法以其特异性成为最具有前途的细胞免疫疗法，通过CAR基因修饰的T细胞过继移植，在血液系统恶性肿瘤的治疗中显示出了显著的疗效。

3.CRS分级标准（表7-4-1）

表 7-4-1 CRS 分级标准

分级	CTCAE 4.0标准	Lee DW 标准
1级	轻度：无症状或轻度症状；仅临床或诊断发现；无须治疗	无危及生命的症状：只需对症治疗，如发热、恶心、疲劳、头痛、肌痛、不适
2级	中度：最小的、局部的或非侵入性治疗指征；年龄相关性日常生活活动受限	症状需要适度干预并缓解：需氧量＜40%，或低血压（仅需补液或一种低剂量升压药物），或2级器官毒性
3级	重度或重要医学意义：但不会立即危及生命；需住院治疗或延长住院时间指征；致残；自理性日常生活活动受限	症状需要积极干预才能缓解：需氧量＞40%，或低血压（需大剂量或多种升压药物），或3级器官毒性，或4级转氨酶升高
4级	极重度：危及生命，需紧急治疗	危及生命的症状：需要机械通气，或4级器官毒性（不包括转氨酶升高）

参考文献

李科瑾，智晓旭，孟爱凤，等，2022. 淋巴瘤患者病耻感与生活质量的相关性研究［J］. 护理学杂志，37（21）：76-78.

张晓玲，高远，刘春梓，等，2023. 完全植入式输液港维护及并发症处置专家共识疗专业委员会.［J］. 中华医院感染学杂志，33（16）：2401-2404.

中国医师协会血液科医师分会，中华医学会血液学分会，2022. 嵌合抗原受体T细胞治疗多发性骨髓瘤中国血液临床专家共识（2022年版）［J］. 中华血液学杂志，43（4）：265-271.

中华护理学会静脉输液治疗专业委员会，2022. 中华护理学会静脉输液治静脉导管常见并发症临床护理实践指南. 中华现代护理杂志，28（18）：2381-2395.

Chen X，Wang Y，Ruan M，et al，2020. treatment of testicular relapse of B-cell acute lymphoblastic leukemia with CD19-specific chimeric antigen receptor T cells［J］. Clin Lymphoma Myeloma Leuk，20（6）：366-370.

LiuY，LiangB，LiuY，et al，2021. Cytokine release syndrome is an independent risk factor associated with platelet transfusion refractoriness after CAR-T therapy for relapsed/refractory acute lymphoblastic leukemia［J］. Front Pharmacol，12：702152.

Wierda WG，Byrd JC，Abramson JS，et al，2019. NCCN Guidelines insights：chronic lymphocytic leukemia/small lymphocytic lymphoma version 2. 2019［J］. JNatl Compr Canc Netw，17（1）：12.

Zhang BF，Li HZ，Liu WB，et al，2021. Adoptive cell therapy of patient-derived renal cell carcinoma xenograft model with IL-15-induced gamma delta T cells［J］. Med Oncol，38（3）：245-257.

第五节　胸腺瘤患者并发免疫相关性重症肌无力的
护理实践难点解析

【病例简介】

男，67岁，10年前行"胸腺瘤及左肺上叶癌根治术"，1周前出现全身酸痛，伴有胸闷、气促不适。X线提示：两肺散在纤维灶；右肺散在结节灶。血生化检查提示：乳酸脱氢酶1210U/L，肌酸激酶11919U/L，肌钙蛋白T 0.916ng/ml，肌红蛋白（MYO）> 3000ng/ml，肌酸激酶同工酶（CK-MB）223.10ng/ml，脑利钠肽117.4pg/ml。因"左肺腺癌术后复发综合治疗后、横纹肌溶解综合征"入院。

心电图示：完全性右束支传导阻滞，Ⅲ度房室传导阻滞，考虑免疫性肌炎累及心肌、横纹肌溶解，予以注射用甲泼尼龙琥珀酸钠160mg（4月22日～4月30日）、500mg（5月1日～5月4日）、240mg（5月5日～5月9日）、120mg（5月10日～5月28日）；人免疫球蛋白25g自4月23日～4月28日使用，停用2天后，遵医嘱自4月29日～5月3日继续使用人免疫球蛋白25g冲击治疗，同时给予异丙肾上腺素维持心率，并行临时心脏起搏器置入术。予溴吡斯的明（120mg bid）改善肌无力，行气管插管予以呼吸机辅助通气。

转入ICU第4天，行经皮气管切开术，定期予纤支镜吸痰，查胸部X线片并床边B超评估患者肌无力情况，监测患者动脉血气分析及电解质情况，定期行脱机训练，逐渐加强肠内营养。后予以注射用甲泼尼龙琥珀酸钠逐步减量（5月29日～6月4日80mg、6月5日～6月11日60mg、6月12日～6月17日40mg、6月18日～6月25日30mg、6月26日～6月30日20mg）。患者于5月28日、5月31日行2次血浆置换治疗后，乙酰胆碱受体（AChR）及肌酸激酶（CK）均恢复正常。

患者在ICU治疗期间，出现大便隐血（+++），给予抑酸护胃治疗后好转。治疗期间患者影像学提示肺部感染、肺不张，规律纤维支气管镜吸痰，痰培养结果先后提示：鲍曼不动杆菌、肺炎克雷伯菌、嗜麦芽窄食单胞菌。根据药敏结果使用注射用哌拉西林钠他唑巴坦＋左氧氟沙星氯化钠注射液抗菌治疗，规范纤维支气管镜吸痰，感染情况好转。给予人免疫球蛋白27.5g（7月1日～7月5日），自7月1日起予以注射用甲泼尼龙琥珀酸钠40mg＋溴吡斯的明60mg口服，每天3次，以及沙丁胺醇2喷，每天2次。目前给予呼吸肌管理脱机训练，呼吸机模式ASV［每分通气量（MinVol）：120%，呼气末正压（PEEP）：5cmH$_2$O，氧浓度（FiO$_2$）：50%］，肠内营养1500ml/d，生命体征平稳。

【临床诊断】

左肺腺癌术后复发综合治疗后；横纹肌溶解综合征；完全性右束支传导阻滞；Ⅱ度房室传导阻滞；重症肌无力。

【主要治疗】

1. 抗感染治疗。
2. 溴吡斯的明改善肌无力。
3. 异丙肾上腺素维持心率，临时心脏起搏器置入术。
4. 免疫治疗。
5. 血浆置换治疗。
6. 抑酸护胃治疗。

【护理难点及护理措施】

1. 如何做好免疫相关重症肌无力的病情观察　使用免疫检查点抑制剂治疗肿瘤，易引起既往重症肌无力病情加重或复发，以及新发重症肌无力，甚至出现肌炎及心肌炎。既往研究表明，免疫检查点抑制剂引起神经肌肉损害的死亡率约为30%。因此，早期的诊断及治疗选择显得尤为重要。免疫检查点抑制剂相关重症肌无力多见于70岁以上患者，通常发生在免疫检查点抑制剂治疗后的2～6周，且免疫检查点抑制剂相关重症肌无力出现的时间越早，预后越差。重症肌无力通常发生在免疫检查点抑制剂治疗的早期，首次出现重症肌无力症状的中位时间为4周（6天至16周），大部分出现在免疫检查点抑制剂治疗2周后。在免疫检查点抑制剂治疗开始的3～4个月均存在出现相关重症肌无力的可能。有重症肌无力病史的患者及免疫检查点抑制剂治疗较早阶段或肿瘤有效缓解的患者可能更易发生重症肌无力。另外，免疫检查点抑制剂相关不良反应具有一定的药物选择性，重症肌无力常见于抗PD-1/PD-L1治疗者。

2. 大剂量糖皮质激素使用后的护理要点　患者使用大剂量糖皮质激素治疗，导致患者机体抵抗力降低，并且使用呼吸机，不能经口进食，口腔内的温度、湿度等适宜微生物生长，为病原微生物在口腔内迅速繁殖创造了条件，容易引起口腔疾病；因此，要根据患者口腔情况选择含氯漱口水给予口腔护理，每天2次，必要时增加次数。同时，注意观察患者口腔内有无真菌感染、出血、溃疡等现象。糖皮质激素的大量使用易引起高血压、高血糖、高血脂、应激性溃疡、消化道出血、感染、水钠潴留、低血钾等并发症，该患者在使用激素期间，出现大便隐血（＋＋＋），遵医嘱及时给予抑酸、保胃等治疗后，症状缓解。护理人员应该密切观察患者病情和生命体征变化，注意倾听患者主诉，若临床治疗过程中出现发热、白细胞计数异常、肝功能异常、蛋白尿等症状或指标异常，应通知医生并及时处理。

3. 血浆置换治疗过程中不良反应的预防和处理　血浆置换治疗及护理过程的安全质量控制是关键。①治疗前评估：评估患者病情、适应证、禁忌证及过敏史，查看患者血常规、血凝四项、肝肾功能、电解质等情况，配合医生做好交叉配血、建立血管通路等血浆置换前的准备工作；同时取得患者或其家属知情同意，并签署知情同意书。②治疗过程护理：血浆置换过程中动态监测患者有无不适、生命体征及有无过敏反应的出现，床旁备齐肾上腺素等急救药物；密切观察机器运行情况，及时处理报警，减少血泵停转而导致的治疗暂停。③治疗后护理：治疗结束前5～10分钟停止分离血浆，继续予补充血浆，保证稳定的血容量，避免出现低血压。治疗结束断开管路，按常规封管等操作规程执行，后续观察留置右股静脉导管肢体动脉搏动、皮肤温度、颜色等，预防下肢深静脉血栓形成。

4.如何进行早期肺康复锻炼　该患者呼吸肌无力，在机械通气期间如不及时采取相应干预措施，可能会出现呼吸机依赖，脱机困难。经过多学科会诊后，在加强营养支持的同时由主管医生对患者病情进行评估，适时进行早期肺康复锻炼。肺康复是一项以证据为基础、多学科的综合干预方法，通过开展积极的呼吸肌训练和一般运动训练，以提高呼吸肌和周围肌肉的力量，维持理想的肺功能状态，能够提早改善患者预后。有研究表明在患者入住ICU 24小时内，只要病情允许，达到实施早期肺康复的指标就可以逐渐开始进行肺康复治疗。由主管医生、呼吸治疗师、康复师、责任护士共同制订早期肺康复计划并予以实施。①该患者四肢肌力在3级以上，全面评估患者各项指征符合进行早期肺康复训练后由责任护士协助患者进行主动肢体关节活动和体位的改变，通过循序渐进的方式，实现"床内卧位-床内坐位-床旁坐位-床边坐位"的体位转变。②主动呼吸循环技术包括腹式呼吸、胸廓扩张呼吸和用力呼气技术，每组训练由3～4次腹式呼吸和1次胸廓扩张运动、3～4次腹式呼吸和3～4次胸廓扩张运动或2～3次用力呼气运动组成，3组/次，3次/天。③动态关注患者病情，严格掌握终止康复训练的指征，包括平均动脉压<60 mmHg或>110 mmHg，心率<40次/分或>130次/分，呼吸<12次/分或>35次/分，$SpO_2 \leqslant 90\%$，患者出现意外事件如坠床、跌倒、管路脱出等，患者出现不适症状要求停止肺康复训练。

5.该患者的健康宣教　在饮食上指导家属准备以高蛋白、高能量、易消化的食物为主。根据患者病情从鼻肠管注入食物，患者更易消化，对肠道刺激小，能够促进患者的机体早日恢复。对有必要的患者可经静脉补充一些白蛋白、氨基酸类的药物，维持好患者的呼吸动力，使患者及早脱机。气管切开对于患者会造成一定的损伤，尤其是意识清楚的患者对气管导管耐受性较差。因此，患者在治疗护理的操作中会在生理上及心理上表现出各种不适，这就需要我们对患者有耐心。患者往往希望能够尽快撤掉呼吸机，同时又怕撤机后病情会出现反复，表现出恐惧的心理，为了提高患者的适应能力，护士应适时向患者提供有意义的信息，并同患者互相交流，教患者如何放松和有效配合护理工作等。

【总结与反思】

1.护理亮点　免疫检查点抑制剂相关重症肌无力几乎不能自行缓解，一旦发现需立即住院。治疗方面，首先是停用免疫检查点抑制剂。此外，目前发现该类患者胆碱酯酶抑制剂的治疗反应差，尽管甲强龙冲击在自发性重症肌无力患者的治疗中不被推荐作为一线疗法，但在免疫检查点抑制剂相关重症肌无力的治疗研究中大剂量甲泼尼龙冲击联合丙种球蛋白或血浆置换被推荐作为重要的治疗措施。患者病程较长，护理难度大，加之使用呼吸机辅助通气，沟通困难，更加需要护理人员应用较强的护理专业技术及针对性的护理措施，促进患者早日康复，回归家庭、回归社会。

2.护理反思　免疫检查点抑制剂相关重症肌无力患者症状好转后，是否能继续应用免疫检查点抑制剂治疗目前尚无定论，尽管有研究报道了继续使用免疫检查点抑制剂治疗后并没有再次出现重症肌无力症状恶化的病例，但目前还没有充足的病例数来证明恢复免疫检查点抑制剂治疗的安全性。因此，我们应该提高对疾病的临床认识，在起病早期及进展期将患者纳入危重症的临床护理管理。预防和控制感染、预防并发症是本病护理的关键；另外，正确的心理引导、加强非药物护理以及营养支持等也非常重要。通过临床表现和指标进行分级来判断这些不良反应的严重程度，根据不良反应的严重程度，掌握好处理不良反应的用药和停止免疫药物的指征尤为重要。

知 识 拓 展

1. 重症肌无力　重症肌无力（myasthenia gravis，MG）是一种由自身抗体介导的获得性神经-肌肉接头（neuromuscular junction，NMJ）传递障碍的自身免疫性疾病，以由于抗乙酰胆碱受体的致病性抗体或神经肌肉斑块的其他成分引起骨骼肌麻痹为特征。目前，对MG的治疗仍以胆碱酯酶抑制剂、糖皮质激素、免疫抑制剂、静脉注射免疫球蛋白（intravenous immunoglobulins，IVIG）、血浆置换（plasma exchange，PE）以及胸腺切除为主。MG全球患病率为（150～250)/100万，预估年发病率为（4～10)/100万。我国MG发病率约为0.68/10万，女性发病率略高，住院病死率为14.69‰，主要死亡原因包括呼吸衰竭、肺部感染等。

2. 横纹肌溶解综合征　横纹肌溶解综合征（rhabdomyolysis syndrome，RM）是由于肌肉损伤引起横纹肌破坏和崩解，导致包括肌酸激酶、肌红蛋白、醛缩酶、乳酸脱氢酶及电解质等肌细胞内的成分进入细胞外液及血循环的一组临床综合征。RM包括临床无症状的肌酸激酶升高及危及生命的肌酸激酶极度升高、电解质紊乱和急性肾损伤（acute kidney injury，AKI）等。10%～60%的RM患者可发生AKI。

参考文献

中国免疫学会神经免疫分会，空军军医大学唐都医院，2021. 中国重症肌无力诊断和治疗指南（2020版）[J]. 中国神经免疫学和神经病学杂志，28（1）：1-12.

Dias M，Rosa JL，Soares M，et al，2022. Thymoma and myasthenia gravis – an observational study at a tertiary center [J]. Port J Cord Thorac Vase Surg，29（2）：31-38.

Gilhus NE，Hovland SIB，2022. User involvement in myasthenia gravis research [J]. Frort Neurol，13：839769.

第六节　肠癌放化疗免疫治疗并发CMV肠炎患者的护理实践难点解析

【病例简介】

男，59岁，因"便血2月余"入院。肠镜提示：直肠近肛门癌，结肠多发息肉。病理：（直肠近肛门、活检）腺癌伴溃疡形成，（乙状结肠）管状腺瘤伴低级别上皮内瘤变。腹部CT：脂肪肝，左肾囊肿。盆腔MRI：距肛门约3.0cm直肠恶性肿瘤。患者纳入TORCH（奥沙利铂＋特瑞普利单抗＋卡培他滨），行2个疗程化疗联合免疫治疗：第1天奥沙利铂220mg＋特瑞普利单抗 240mg＋卡培他滨片早3片晚4片，第2～14天卡培他滨片早3片晚4片。直肠病灶＋盆腔淋巴引流区放疗4次。

第3疗程：XELOX＋PD-1抗体治疗。第1天奥沙利铂200mg＋特瑞普利单抗240mg＋卡培他滨片早3片晚4片，第2～14天卡培他滨片早3片晚4片。

第4疗程：XELOX＋PD-1抗体治疗。第1天奥沙利铂180mg＋特瑞普利单抗240mg＋卡培他滨片早3片晚4片，第2～14天卡培他滨片早3片晚4片。同时给予止吐、护胃、护肝等对症处理。

第5、6疗程：XELOX＋PD-1抗体治疗。第1天奥沙利铂160mg＋特瑞普利单抗240mg＋卡培他滨片早3片晚4片，第2～14天卡培他滨片早3片晚4片。过程顺利。

患者病程中间断有便血，实验室曾发现血小板3度以上下降，因"下消化道出血"由病区转入ICU，血常规结果：血红蛋白40g/L，血小板$12×10^9$/L。遵医嘱输入血浆、血小板并予床旁肠镜检查。患者血压低，给予去甲肾上腺素及垂体后叶素升压治疗，注射用矛头蝮蛇血凝酶及氨甲环酸注射液止血治疗，羟乙基淀粉氯化钠注射液扩容，进行IBP及PICCO监测，给予冰盐水250ml＋去甲肾上腺素16mg，50ml/6h，温盐水250ml＋凝血酶散30 000U，50ml/6h，交替纳肛对症治疗。经会诊诊断为"巨细胞病毒（CMV）肠炎"，同意处理意见，要求血红蛋白维持70g/L，使用柳氮磺吡啶8粒纳肛。

转入1周后，患者家属要求转回当地医院治疗。

【临床诊断】

直肠癌放化疗后；下消化道出血；CMV肠炎；贫血。

【主要治疗】

1.维持血流动力学稳定，保证组织有效灌注。
2.氨基水杨酸制剂减轻肠道炎症。
3.抗感染治疗。
4.甲泼尼龙、人免疫球蛋白激素冲击。
5.止血治疗。
6.纠正贫血。

【护理难点及护理措施】

1. CMV肠炎腹泻、腹痛如何护理　CMV是一种双链 DNA病毒，在全球普通人群中的血清阳性率高达83%，它不仅会引起亚临床感染，还会引起严重的组织侵袭性疾病。无论是在免疫功能低下还是免疫功能正常的患者，胃肠道是CMV感染的常见部位。胃肠道CMV感染具有不同的临床表现并且可导致较高的死亡率，其中以感染结肠最为常见。①病情的观察：大便性状、颜色等。②遵医嘱规范化治疗：根据患者自身情况选择相应的药物治疗。③肛周皮肤护理：不可采用碱性制剂清洗肛周；频繁的便血会引起肛门皮肤黏膜糜烂，便后应及时用软纸擦干，保持肛门皮肤干燥。若发生失禁性皮炎，可局部涂抹炉甘石，若破损可使用鞣酸软膏对症处理。对腹痛、腹泻的对症治疗，要权衡利弊，使用抗胆碱能药物或止泻药如地芬诺酯（苯乙哌啶）或洛哌丁胺；重症患者因有诱发肠穿孔的危险，故应禁用。

2. 怎样有效预防与控制肠道炎症反应　①氨基水杨酸制剂：5-氨基水杨酸（5-ASA）和柳氮磺吡啶（简称SASP）用于轻、中度溃疡性结肠炎（UC）的诱导缓解及维持治疗。可联合5-ASA栓剂局部用药或灌肠剂灌肠。SASP疗效与5-ASA相似，但不良反应较多。②糖皮质激素：用于对5-ASA疗效不佳的中度及重度患者的首选治疗。一般给予泼尼松口服40～60mg/d，重症患者常先给予氢化可的松200～300mg/d或地塞米松10mg/d，静脉滴注7～14天后，改为泼尼松60mg/d，口服，病情好转后逐渐减量至停药。③免疫抑制剂：硫唑嘌呤或巯嘌呤可用于对糖皮质激素治疗效果不佳或对糖皮质激素依赖的慢性持续型病例。相当部分患者表现为激素依赖，多因减量或停药而复发，所以需要较长时间用药，应注意观察药物不良反应。加用免疫抑制剂如硫唑嘌呤或巯嘌呤作维持用药的患者，用药期间应监测白细胞计数，注意观察白细胞减少等不良反应。某些抗菌药物如甲硝唑、喹诺酮类药物，长期应用不良反应大，故临床上一般与其他药物联合短期应用。

3. 下消化道出血的病情观察　密切观察生命体征；观察排泄物的颜色、次数、量、性状，估计出血量及程度，准确记录24小时出入量。同时，应密切观察患者末梢循环、尿量等变化，注意保暖，并及时记录便血次数；补充血容量，及时配好血型和备血，以备输血时用。应尽快输液，开始时输液宜快，及早纠正低血容量，待补足血容量后输液速度应适度，尤其老年患者，防止因输液过快、过多而发生急性肺水肿；关注患者意识状态，若发生休克或意识障碍立即通知医生，予以抢救；绝对卧床休息，保证睡眠，减少和消除外界不良刺激，可减少出血和促进止血。

4. 肠炎患者的营养支持该如何实施　肠炎患者应尽早开始营养支持治疗，以保证代谢平衡，减少蛋白流失并促进愈合。对于营养方式，肠外营养优先于肠内营养，可减轻肠道黏膜消化代谢负担，缓解肠道炎症进展。

5. CMV肠炎患者的体液管理　由于腹泻导致体液丢失，同时经口摄入量减少，CMV肠炎患者需补足容量，以预防外周组织器官低灌注及休克。补液量取决于体液丢失量，过度补液会导致肺部、皮肤及胃肠道水肿。补液应通过外周静脉或中央静脉导管，准确记录患者出入量，每日监测调整，实行个体化体液管理。

6. 对于CMV肠炎患者如何有效提高药效护理　药物浓度监测：对药物优化和改进药物治疗方案具有指导意义，根据监测结果优化剂量、调整治疗间隔或是否加用免疫抑制剂。提高患者用药依从性和认知行为干预：采取教育、心理治疗、视听觉提醒系统、奖励及契约制度、简化用药方案等策略。

7. 对于肠炎引发腹泻、便血患者如何有效缓解其焦虑情绪　患者腹泻便血后常会紧张不安，产生恐惧心理，护士应及时处理血便，减少患者的不安情绪，同时安慰和关心患者，消除其焦虑、恐惧等心理。让患者保持安静，说明安静和休息有利于止血，以免因精神紧张导致反射性血管扩张，加重出血。告诉患者经积极治疗病情会很快好转。推荐对患者进行焦虑、抑郁、心理治疗需求等方面的常规评估及干预，必要时心理科医生介入干预。

【总结与反思】

1.护理亮点　本病例患者免疫不良反应属于肿瘤免疫治疗后胃肠毒性反应。CMV肠炎临床少见，若不能及时诊治，可导致消化道大出血、巨结肠等严重并发症。当存在免疫缺陷或多重慢性病、一般情况较差的患者出现腹痛、腹泻、便血、发热等症状时，应想到CMV大肠炎。

2.护理反思　炎性肠病（IBD）患者是CMV大肠炎的易感人群，CMV感染与难治性溃疡性结肠炎（UC）关系密切。当UC患者出现高热，之前稳定的病情迅速恶化，内镜下出现特征性溃疡并且强化治疗3天内仍无效果时，需警惕合并CMV感染。尽早抗病毒治疗可改善CMV大肠炎的预后。对于患有IBD及其他肠道基础疾病的患者，抗病毒治疗同时，应兼顾肠道原发病的治疗。而CMV肠炎异质性较大，未来仍需进一步的临床观察和研究。

知 识 拓 展

　　肿瘤免疫治疗就是通过重新启动并维持肿瘤-免疫循环，恢复机体正常的抗肿瘤免疫反应，从而控制与清除肿瘤的一种治疗方法，包括单克隆抗体类免疫检查点抑制剂、治疗性抗体、癌症疫苗、细胞治疗和小分子抑制剂等。免疫治疗药物可能会引起明显的不良反应，其中以胃肠毒性反应最为多见。部分溃疡性结肠炎（UC）患者会出现巨细胞病毒（CMV）感染，这通常与糖皮质激素等免疫抑制药物有关。由于CMV感染的症状与UC很相似，因此这两种疾病的鉴别存在困难，需要在高度临床怀疑的情况下通过组织病理学检查以确认诊断。如果不进行有效的抗病毒治疗，CMV肠炎的预后非常差。CMV肠炎患者容易出现贫血、低白蛋白血症和CRP水平升高。至于病毒学检测，所有患者CMV IgG均呈阳性，然而，只有约1/3的患者为CMV IgM、病毒血症或CMVpp65抗原血症阳性。在组织取样上，胃镜和结肠镜是2种主要方式。内镜下，溃疡是主要表现，其次是息肉样病变和炎症。其病理组织学特点是镜下发现典型的CMV包涵体，或少数表现为非典型淋巴细胞炎性浸润。

参考文献

Yeh PJ，Chiu CT，Lai MW，et al，2021. Clinical manifestations，risk factors，and prognostic factors of cytomegalovirus enteritis［J］. Gut Pathogens，13：53.

Yeh PJ，Chiu CT，Lai MW，et al，2021. Cytomegalovirus gastritis：clinicopathological profile［J］. Dig Liver Dis，53（6）：722–728.

Zuhair M，Smit GSA，Wallis G，et al，2019. Estimation of the worldwide seroprevalence of cytomegalovirus：a systematic review and meta-analysis［J］. Rev Med Virol，29（3）：e2034.

第七节　肠癌患者术后并发免疫相关性垂体炎的护理实践难点解析

【病例简介】

男，63岁，因"无明显诱因出现腹痛、排便困难、脓血便"至医院就诊。肠镜：乙状结肠癌。给予吉西他滨＋顺铂（GC）方案化疗6个周期，PD-1抑制剂免疫治疗3个疗程。末次免疫治疗3个月后行经腹腔镜下直肠前切除手术＋复杂肠粘连松解术，术后恢复可。患者既往肾脏恶性肿瘤手术史，入院前曾化验检查血钠偏低（105mmol/L）。

术后第5天，患者自述腹部胀痛、恶心、胸闷，呕吐2次透明水样胃液，起床站立排尿时出现呕吐、头晕、心慌等症状。急查血钠：115.0mmol/L，给予补液及补钠后患者出现烦躁不安，对答轻度不切题。心率150次/分，血压70/50mmHg，呼吸22次/分，血氧饱和度96%。实验室检查：皮质醇93.6nmol/L；皮质醇33.6ng/ml。因患者出现血压明显降低、心率增快、烦躁不安、对答轻度不切题，将患者转入ICU密切监护。患者尿量多、低钠，评估尿比重、尿电解质情况；结合患者内分泌激素检查结果，考虑免疫相关性垂体炎，给予经验性氢化可的松激素治疗，限制性补钠治疗。

转入第3天，心率76次/分，血压125/68mmHg，呼吸20次/分，血氧饱和度97%，血钠134 mmol/L。患者生命体征平稳，由ICU转回普通病房。

【临床诊断】

直乙交界结肠恶性肿瘤；左肾恶性肿瘤术后综合治疗后；免疫相关性垂体炎；低钠血症。

【主要治疗】

1.抗感染治疗。

2.激素治疗。

3.纠正低钠血症。

4.静脉营养支持治疗。

5.肠内营养支持治疗。

【护理难点及护理措施】

1.如何做好免疫相关性垂体炎的病情观察　垂体炎是与免疫检查点抑制剂（ICPis）治疗相关的最常见的内分泌免疫相关不良反应（irAE）之一。单药治疗中，细胞毒性T淋巴细胞相关蛋白4（CTLA-4）抑制剂伊匹单抗诱发垂体炎的发生率较高，PD-1抑制剂诱发的垂体炎发生率仅为0.4%，PD-L1抑制剂诱发的垂体炎发生率＜0.1%。联合治疗会明显增加垂体炎的发生。①高发人群及高危因素：与其他常见类型垂体炎不同，ICPis相关垂体炎在男性中更多见，常见于60岁以上的男性，药物剂量是影响ICPis相关垂体炎的另一重要因素。②发病时间：垂体炎发生的时间与ICPis种类有关，联合治疗时出现垂体炎相对较早（平均30天），PD-1/PD-L1抑制剂治疗时易在3～5个月出现。③临床表现：因ICPis相关垂体炎的临床症状多不典型，最常见的症状是头痛和疲乏；免疫治疗期间密切观察患者有无神经精神症状、视觉障碍、失眠、胃肠道症状等；如出现幻觉、记忆力减退、情绪波动、意识模糊或尿崩症，及时通知医生，严重者可发生肾上腺危象，典型表现有低血压或休克、发热、厌食、恶心、呕吐、意识障碍、电解质紊乱如低钠血症和高钾血症等，应及时干预。④激素水平：ICPis相关垂体炎在诊断时常有多种激素缺乏，其中促甲状腺激素（TSH）减少为86%～100%，卵泡刺激素（FSH）、促性腺激素（LH）减少为85%～100%，促肾上腺皮质激素（ACTH）减少为50%～73%，因此应密切监测患者的激素水平。

2.免疫治疗期间如何做好垂体炎相关不良反应的预防　ICPis相关垂体炎诊断依赖于垂体靶腺激素测定及垂体磁共振成像（MRI）。其预防包括①全面、定期评估垂体功能：对于接受ICPis治疗的患者，在治疗前、治疗期间及治疗后均应密切监测垂体激素水平，注意有无垂体功能减退的临床征象。②避免诱因：注意避免感染等诱因，当出现可能导致垂体危象的诱因时应积极治疗，控制诱因。③早期积极治疗：当临床上有可疑垂体功能减退的征象（恶心、呕吐、乏力、低血压、低钠血症等）出现时，应立即启动糖皮质激素治疗，避免垂体危象或肾上腺危象的发生。④长期用药监测：通常肾上腺皮质功能不全难以恢复，所以需要长期糖皮质激素替代治疗。

3.如何纠正低钠血症及怎样做好相关并发症的预防　严重的低钠血症未及时治疗，可能出现脑水肿，但过快纠正低钠可能导致渗透性脱髓鞘（ODS）的发生。临床上应明确补钠的适应证、控制适当的补钠速度、设定合理的补钠目标，减少ODS的发病风险。一般的治疗目标是使血钠较快（重度症状者1小时内；中度症状者24小时内）上升5 mmol/L以上以及低钠症状得到改善，但要限制第1个24小时内血钠上升不超过10mmol/L，其后每24小时不超过8 mmol/L，直至血钠达到130 mmol/L以上；其次是看低钠的发生速度，强调慢性低钠患者的病因诊断与治疗，对于症状无或轻微的慢性轻度低钠血症患者，反对仅以升高血钠作为治疗的目标。

4.如何做好患者的容量管理　患者出现尿崩症状，低血容量性休克，严重的电解质紊乱。低血容量性休克属于一种较为常见的危急综合征，死亡率较高。低血容量性休克补液的原则旨在迅速纠正有效血容量不足，维持器官灌注和功能，包括快速补液、使用晶体溶液、使用胶体溶液、监测血流动力学等。快速补液时，患者有呼吸困难、咳嗽、咳粉红色泡沫痰等肺水肿、心力衰竭征象时，应及时调整输液的速度，并遵医嘱给予保钾利尿剂和强心剂，同时要密切观察液体的出入量。重症超声评估可助力危重患者的容量管理，及时评估下腔静脉的宽度进行临床补液指导。密切监测患者的血流动力学参数和代谢状态，实行个体化的液体管理，同时做好尿量及尿比重的监测，纠正患者电解质紊乱及维持酸碱平衡。

5.患者的健康宣教　做好随访项目及频率的宣教：①垂体靶腺轴激素测定。包括HPT轴（TSH、游离甲状腺素（FT_4）、游离三碘甲状腺原氨酸（FT_3），HPA轴（停用氢化可的松24小时后测ACTH、皮质醇），HPG（睾酮/雌二醇、FSH、LH），生长激素（GH）、胰岛素样生长因子（IGF-I）及催乳素。此外，生化检验如电解质、血渗透压、尿渗透压及尿比重亦需同步检查。前6个月可每月复查1次，后6个月可每3个月复查1次，此后至少每2年复查1次。由于部分激素轴功能是否恢复取决于患者的临床状态和用药依从性，内分泌专科医师定期咨询至关重要。②需再次内分泌干预的时机。垂体炎的发生时间差异较大，需按照上述随访频率及时筛查并至内分泌科门诊就诊。随访过程中若出现新发症状或原有症状加重，或经历应激状态（如感染等），均需再次至内分泌科就诊。③长期随访可及时发现ICPis相关垂体炎发生垂体功能减退的时机并评估各轴系的恢复情况，垂体靶腺轴激素前6个月可每月复查1次，后6个月可每3个月复查1次，此后至少每2年复查1次；垂体MRI每3个月复查1次。

【总结与反思】

1. 护理亮点　免疫治疗相关垂体炎的发生与过度免疫激活相关，是一种自身免疫反应。免疫治疗相关垂体炎是最常见的免疫检查点抑制剂相关不良反应，通常发生于使用免疫检查点抑制剂后的第8～10周，最早可在第4周，最晚则发生于治疗后第19个月，如何做好免疫治疗相关垂体炎的病情观察及在免疫治疗期间如何做好相关不良反应的预防至关重要。

2. 护理反思　免疫治疗相关垂体炎的临床症状多不典型，而发生肾上腺危象典型表现有低血压或休克、发热、厌食、恶心、呕吐、意识障碍、电解质紊乱如低钠血症和高钾血症等，上述情况与脓毒血症相似，术后患者往往被鉴别为脓毒血症而延误抢救时机。出现严重低钠血症时，严格遵循补钠原则，防止ODS的发生。

知 识 拓 展

1. ICI相关垂体炎　①有明确的ICI使用病史，且垂体炎的发病在使用ICIs药物之后；②假如在使用ICI前基线垂体功能正常，使用ICI后垂体激素缺乏≥1种（必须包括TSH或ACTH），且存在MRI结果异常；或用药后垂体激素缺乏≥2种（必须包括TSH或ACTH）以及有头痛和其他症状。

2. 渗透性脱髓鞘综合征　渗透性脱髓鞘综合征（ODS）又称渗透性髓鞘溶解综合征，是由于神经细胞髓鞘破坏造成的一种少见的非炎性脱髓鞘疾病。ODS大多数病例是在纠正低钠血症的过程中发生的，包括脑桥中央髓鞘溶解（CPM）和脑桥外髓鞘溶解（EPM）。这两种综合征都源于白质暴露于渗透活性物质导致对称性髓鞘破坏，常累及脑桥、含有大量有髓纤维的灰质及皮质灰白质交界区。累及脑桥被盖部临床上可出现四肢瘫、假性延髓性麻痹、意识障碍，累及脑桥外部位可出现运动障碍、癫痫、认知和精神行为改变。

参考文献

陈漂红，李建薇，刘肖珩，等，2022. 免疫检查点抑制剂相关垂体炎的研究进展［J］. 成都医学院学报，17（2）：244-252.

李俊敏，彭涛，付振强，等，2019. 渗透性脱髓鞘综合征9例临床分析［J］. 中国实用神经疾病杂志，22（10）：1045-1051.

吴江洪，翟冬妍，张彩玲，等，2021. 动脉血乳酸水平及乳酸清除率在低血容量性休克患者液体复苏中的应用价值［J］. 中国实用医药，16（16）：100-102.

杨涛，赵家俊，2021. 免疫检查点抑制剂引起的内分泌系统免疫相关不良反应专家共识［J］中华内分泌代谢杂志，37（1）：1-16.

第八节　乳腺癌患者化疗后并发免疫相关性肝损伤的护理实践难点解析

【病例简介】

女，45岁，右乳癌多发淋巴结转移（pT2N3M1，Ⅳ期）。行sitra方案队列C C1D1治疗：sitravatinib 70mg＋tislelizumab 200mg＋白蛋白紫杉醇120mg。8周后感觉乏力、食欲缺乏，查肝功能：谷丙转氨酶562.2U/L，谷草转氨酶362.5U/L，白蛋白33.9g/L。嘱停口服sitravatinib，因Ⅲ度转氨酶升高，给予四联保肝治疗（复方甘草酸苷注射液＋多烯磷脂酰胆碱胶囊＋还原性谷胱甘肽＋维生素），联合甲泼尼龙1mg/kg，患者突发腹胀、呼吸急促、呼吸困难加重，心率78次/分，血压145/96mmHg，呼吸39次/分，血氧饱和度96%，急诊转入ICU。

转入时实验室检查：谷丙转氨酶116U/L，谷草转氨酶129U/L，白蛋白32.4g/L，乳酸脱氢酶17.2 U/L，前白蛋白105mg/L。白细胞16.6×10⁹/L，血红蛋白104 g/L，血小板180×10⁹/L，凝血酶原时间17.7秒，纤维蛋白原0.94g/L，D-二聚体12.65μg/ml。CT检查：腹膜积液，双侧胸腔积液伴两下肺膨胀不全。

转入ICU后即行胸腔、腹腔穿刺引流术。腹水生化：谷丙转氨酶53.5 U/L，谷草转氨酶39.1U/L，白蛋白13.5g/L，前白蛋白36 mg/L。转入第4天，患者腹胀加重，腹水白蛋白小于25 g/L，SAAG大于11g/L，结合病史考虑为肝脏疾病导致腹腔积液，遵医嘱予以呋塞米片20mg口服，2次/天，螺内酯加量2片口服，2次/天，控制患者腹水；患者肝功能ALT、AST升高，考虑为药物相关性肝损伤，加用复方甘草酸苷注射液40ml静脉滴注，1次/天，多烯磷脂酰胆碱胶囊456mg口服，1次/天，还原型谷胱甘肽1.8g静脉滴注，1次/天保肝治疗。

转入第7天，游离三碘甲腺原氨酸＜1.64 pmol/L，促甲状腺激素7.1138 mU/L，给予口服左甲状腺素钠片对症治疗免疫检查点抑制剂相关甲状腺炎。血小板78×10⁹/L。转入第11天，患者肝酶指标较前好转，腹水情况未见改善，凝血功能严重异常，继续利伐沙班口服抗凝，氨甲环酸抗纤溶，优甲乐补充替代治疗。家属要求转回当地医院治疗。

【临床诊断】

右乳癌多发淋巴结转移（pT2N3M1，Ⅳ期）；腹水；Ⅲ度转氨酶升高；纤溶亢进。

【主要治疗】

1. 纠正贫血治疗。

2. 抗感染治疗。

3. 抗纤溶治疗。

4. 免疫治疗。

5. 利尿治疗。

6. 降胆红素、保肝治疗。

7. 降脂、抗凝治疗。

8. 营养支持治疗。

【护理难点及护理措施】

1.免疫治疗过程中如何早期识别免疫相关性肝脏毒性反应　首先对免疫相关性肝损伤要明确诊断，因此，对所有接受免疫检查点抑制剂（ICI）治疗的患者均应在每个治疗周期前检测血清转氨酶和胆红素，并对ICI相关肝脏毒性的症状和体征进行评估。ICI相关肝脏毒性最常见的表现为无症状性谷丙转氨酶（GPT）和（或）谷草转氨酶（GOT）升高，伴或不伴有胆红素升高。一般无特征性的临床表现，有时伴有发热、疲乏、恶心、呕吐、食欲缺乏、早饱、易出血等非特异性症状，胆红素升高时可出现皮肤巩膜黄染、茶色尿等。ICI相关肝损伤的诊断是排除性诊断，即需排除其他导致肝损伤的因素后方可诊断是否为免疫相关肝炎。对于ICI相关肝炎的分级诊断标准在不同的指南、专家共识中存在差异，仅用通用的不良事件评价标准（CTCAE）进行免疫相关不良反应（irAE）的严重性分级，可能导致免疫相关肝炎严重程度被低估。应同时参考肝功能Child-Pugh分级（肝性脑病、腹水、血清胆红素、血清白蛋白浓度及凝血酶原时间），在评估免疫相关肝炎时应作为重要参考指标。

2.如何做好免疫相关性肝损伤的治疗及病情监测　糖皮质激素是最常见的治疗免疫性肝损伤的方法。肝炎通常在适当的治疗后4～6周即可消退，但若仍未消退，则应重新考虑其他原因，并在必要时再次行诊断和鉴别诊断的相关检查。密切观察病情变化及做好肝功能监测，落实肝损伤不同级别的治疗及病情监测。1级免疫相关肝炎患者可继续进行ICI治疗，但需每周监测肝功能。2级及以上免疫相关肝炎患者一般采用一线糖皮质激素治疗，二线治疗依然推荐较为宽泛的靶向T淋巴细胞、B淋巴细胞、细胞因子和自身抗体的药物。但由于缺乏依据免疫组织病理学进行的分层治疗选择，其临床应用性不高。对于3、4级免疫相关肝炎患者，如果糖皮质激素治疗48～72小时irAE无明显改善，或者减量即导致症状复发，此时可考虑增加免疫抑制剂（如吗替麦考酚酯等，但不推荐英夫利西单抗，因为英夫利西单抗有致肝细胞毒性及肝衰竭的潜在风险）治疗，这类患者一般建议永久停用ICI。在临床实践中，对于免疫相关肝炎，尤其3级以上的患者，早期静脉输注丙种球蛋白也有助于改善预后。多数免疫相关肝炎患者经过治疗，能够逆转免疫治疗引起的肝损伤，预后良好。

3.如何进行肝衰竭患者的感染预防及控制　感染既是肝衰竭发展过程中最常见的并发症，又是诱发或加重肝衰竭的病因之一。30%～57%的慢加急性肝衰竭（ACLF）由细菌感染诱发，而发生感染的 ACLF 患者的病死率是无感染患者的4倍。肝衰竭患者免疫力低下，是发生感染的高危人群。肝衰竭、肝脏微循环障碍、全身性炎症反应、免疫功能缺失紊乱和肠道微生态的紊乱，这些均为感染的发生提供了基础。本患者采取层流病房保护性隔离，监测体温，注意观察感染灶的症状、体征及其变化情况，做好各种检验标本的采集及送检，遵医嘱正确配制和输注抗生素等药物。

4.如何落实纤溶亢进治疗的观察与护理　正常情况下，人体凝血系统与抗凝纤维蛋白形成与溶解系统维持动态平衡，以保持血流的通畅，抗凝物质是由肝脏及血管内皮细胞生成，肝损伤患者易伴发脾功能亢进，且后期免疫紊乱、免疫失衡和脾脏的滞留破坏，致使血小板破坏增多，导致抗凝及纤溶异常，此患者采用输注人纤维蛋白原、人凝血酶原复合物、氨甲环酸、输注血小板抗纤溶治疗，护理上加强观察患者有无出血倾向，如瘀点、紫癜、瘀斑、皮肤黏膜紫癜和血小板减少等。如果需要快速升高血小板，可以联用静脉免疫球蛋白。3～4级毒性需暂停ICI治疗，密切随访及治疗，如恢复到1级可继续治疗；予以泼尼松1～2 mg/（kg·d）口服，如无缓解或恶化，继续使用泼尼松，并联合静脉免疫球蛋白；严重者应用利妥昔单抗、促血小板生成素受体激动剂。

5.如何落实免疫性肝损伤患者的护理　用药过程中注意观察患者皮肤、巩膜是否有黄染，是否有食欲缺乏、恶心、呕吐、厌油腻等消化道症状，是否有皮肤瘙痒等。如出现上述情况，立即告知医生，并密切监测肝功能情况，尽早进行对症治疗。症状明显时或起病初期嘱患者卧床休息，以促进肝脏血液循环，有利于肝脏恢复。肝衰竭患者的营养特点是蛋白质及能量营养不良，对于合并感染的患者蛋白质分解更为明显，主要以肌肉组织消耗为主，对能量和蛋白质的需求更加迫切，会出现糖原合成减少，蛋白质、脂肪代谢障碍。合理饮食可改善患者营养状况，促进肝细胞再生修复。指导患者遵循"高热量、高纤维素、低脂、易消化清淡饮食"原则，稳定期进高蛋白饮食，重症肝损害期严格限制蛋白摄入，以防肝性脑病发生。欧洲肠内和肠外营养学会（ESPEN）指南建议肝衰竭患者应避免禁食超过3小时，因此鼓励患者在睡前加餐，短肽为蛋白水解物，较蛋白质、游离氨基酸等更好地吸收且吸收速度更快，而且肽比蛋白质在胃内滞留的时间短，能够减轻胃下垂感与腹胀感等不适症状。

【总结与反思】

1.护理亮点　免疫检查点抑制剂（ICI）在肿瘤领域取得了令人瞩目的疗效，使肿瘤治疗进入免疫治疗的新时代。但随着ICI的广泛使用，免疫相关不良反应（irAE）也随之而来。肝脏是人体重要的代谢和消化器官，ICI引起的肝脏不良事件应引起临床医生的关注。早发现、早诊断、规范治疗是改善预后的关键。在医生关注的同时，护理上也要加强观察，关注肝脏毒性反应的临床表现，加强免疫治疗期间用药反应，加强健康宣教。

2.护理反思　ICI相关肝损伤的诊断是排除性诊断，即需排除其他导致肝损伤的因素后方可诊断是否为免疫相关肝炎。ICI相关肝炎的分级诊断标准在不同的指南、专家共识中存在差异，仅用通用的不良事件评价标准（CTCAE）进行irAE的严重性分级，可能导致免疫相关肝炎严重程度被低估。应同时参考肝功能Child-Pugh分级（肝性脑病、腹水、血清胆红素、血清白蛋白浓度及凝血酶原时间），在评估免疫相关肝炎时应作为重要的参考指标。

知识拓展

1.肝衰竭　肝衰竭是多种因素引起的严重肝损伤，肝脏合成、解毒、排泄和生物转化等功能发生严重障碍或失代偿，出现以凝血功能障碍、黄疸、肝性脑病、腹水等为主要表现的一组临床症候群。

2.免疫性血小板减少症　免疫性血小板减少症是一种复杂的、多种机制共同参与的获得性自身免疫性疾病，为临床最常见的血小板减少性疾病。主要是由于患者对自身血小板抗原的免疫失耐受，导致血小板受到免疫性的破坏和生成抑制，以致出现程度不等的血小板减少。临床以自发性的皮肤、黏膜及内脏出血，血小板计数减少，骨髓巨核细胞发育、成熟障碍等为特征。特发性血小板减少性紫癜（ITP，原发免疫性血小板减少症）患者进行血清可溶性PD-1和PD-L1检测，发现PD-1和PD-L1在ITP患者中均降低，并且与血小板计数存在正相关，在没有PD-1抑制监管下，持续激活的T细胞可能会导致ITP的炎性反应。血清可溶性PD-1可能导致PD-1/PD-L1信号通路的功能障碍，其表达水平与ITP患者的严重程度有关。使用血清可溶性PD-1去激活PD-1/PD-L1可以恢复ITP患者助性T细胞（helper T cell，Th细胞）1/Th2和调节性T细胞（regulatory T cell，Treg细胞)/Th17细胞亚群的失衡，但抗PD-1可能通过增强γ干扰素（interferon-γ，IFN-γ）的产生而加重疾病。

参考文献

白敏，伍青，2022. 肿瘤免疫治疗相关不良反应护理研究进展［J］. 现代医药卫生，38（2）：249-253.

蔡静静，杨光霞，张雪梅，等，2023. 信迪利单抗致肺癌患者免疫性血小板减少1例并文献复习［J］. 中国肺癌杂志，26（9）：717-720.

刘天舒，余一祎，艾罗燕，等，2023. 中国消化道肿瘤免疫治疗不良反应专家共识（2023年版）［J］. 肿瘤综合治疗电子杂志，9（2）：26-60.

第九节　肝癌伴肠穿孔患者并发急性肺栓塞行EMCO辅助治疗的护理实践难点解析

【病例简介】

男，71岁，因肝癌术后无明显诱因出现腹痛入院，CT示：肠穿孔。立即行急诊手术：剖腹探查、直肠支架取出、直肠修补、肠减压、肠造瘘、腹腔引流。术后8天，患者因突发晕厥，意识丧失转入ICU。入ICU时：体温36.2℃，心率140次/分，呼吸35次/分，血氧饱和度89%，血压在去甲肾上腺素1.2μg/（kg·min）下维持在90/60mmHg左右，右下肢水肿。超声检查：右心明显增大，肺动脉压增高，三尖瓣及肺动脉瓣中度反流，右下肢静脉血栓。心电图检查：室性期前收缩，右心室肥大复极异常。急诊CT肺动脉造影：左、右肺动脉干及其各分支广泛栓塞。血气分析：pH 7.41，PaO$_2$ 60.8mmHg，PaCO$_2$ 23.9mmHg，Lac 2.28mmol/L。实验室检查：凝血酶原时间18.5秒，活化部分凝血活酶时间41.0秒，D-二聚体5478.53ng/ml。肌酸激酶同工酶6.69ng/ml，超敏肌钙蛋白1.42ng/ml，肌红蛋白82.3ng/ml，B型脑钠肽前体683pg/ml，APACHE Ⅱ评分48分，死亡系数97.9%。诊断为急性肺栓塞。立即行气管插管呼吸辅助呼吸。经重症医学科、心血管内科、麻醉科、ECMO团队及介入手术室专业人员组成医、技、护多学科诊疗（MDT）后，治疗方案为：在体外膜肺氧合（extracorporeal membrane oxygenation，ECMO）辅助下行介入溶栓术。

ECMO团队立即行ECMO辅助治疗，模式为VA-ECMO，静脉置管位置选择右颈内静脉，动脉置管位置选择左股动脉。在ECMO辅助下转运患者到介入手术室行介入溶栓术。在平均动脉压维持在70mmHg以上的情况下逐渐减少去甲肾上腺素用量，溶栓术后2天，复查心脏彩超示：右心室舒张功能较之前明显改善，肺动脉压较前降低。溶栓术后4天，患者循环稳定，予以ECMO撤机，撤机后复查血气分析：pH 7.46，血氧分压91mmHg，血二氧化碳分压28.5mmHg，血氧饱和度95%，乳酸1.1mmol/L。溶栓术后8天转出ICU。

【临床诊断】

急性肺栓塞；肝癌术后肠穿孔；右下肢深静脉血栓。

【主要治疗】

1.直肠修补术、肠造瘘。
2.抗感染治疗。
3.抗休克治疗。
4.ECMO支持治疗。
5.介入溶栓术。

【护理难点及护理措施】

1.ECMO辅助治疗急性肺栓塞时需要监测哪些指标

（1）凝血功能监测：ECMO是体外循环的一种，全身抗凝是维持ECMO系统正常运转的必要措施。ECMO期间抗凝不足时，ECMO系统有血栓形成的风险，而抗凝过度又会引起致命的出血，因此维持机体合适的抗凝状态尤为重要。临床上可通过以下监测手段来动态评估凝血效果，如弥散性血管内凝血（DIC）、活化凝血时间（ACT）、APTT、抗 X a因子、抗凝血酶（AT）、血栓弹力图（TEG）、D-二聚体、纤维蛋白降解产物（FDP）等。

（2）血小板监测：①ECMO辅助时，血液与膜式氧合器的人工材料表面接触后，血小板被激活、聚集，发生形态及脱颗粒等改变，导致血小板功能降低。②肝素是全身抗凝的常用药物，肝素、鱼精蛋白以及它们形成的复合物可激活体内补体，温度的变化会激活蛋白酶、激肽链系统，许多生物活性物质的释放激活血小板，使血小板黏附、聚集功能障碍，也会导致血小板功能降低。③长时间的肝素使用会诱发血小板逐渐减少，一般在ECMO运行后18～24小时，循环中血小板数量会明显减少，因此血小板的监测至关重要。

（3）肝肾功能监测：ECMO辅助期间，由于存在严重的代谢性酸中毒以及大量血管活性药物的应用，肝、肾等脏器也存在一定程度的缺血和功能不全。应注意监测肝肾功能的变化，出现异常时，应采取有效措施积极处理，避免多器官功能衰竭的发生。

（4）血糖监测：ECMO支持的患者存在强烈的应激反应，机体常存在严重的胰岛素抵抗、糖异生增强、糖利用减少，导致血糖显著性升高。过高的血糖可使血浆渗透压增加，引起细胞脱水，增加神经系统及其他脏器并发症的发生。

（5）血流动力学监测：①急性肺栓塞患者由于严重的内环境紊乱，血流动力学波动较大，血压很难维持在理想状态。ECMO辅助期间平均动脉压不宜太高，维持在50～60mmHg即可，使患者的心肺得到充分的休息。②ECMO静脉管路的负压监测反映引流是否通畅，因此监测需及时、准确。ECMO期间，静脉管路的负压应小于40mmHg，如超过40mmHg则提示静脉引流差，需查找原因。另外，应注意对静脉管路的负压的监测不应过于绝对，还应结合中心静脉压和静脉管路是否存在摆动或摆动幅度来综合判断静脉管路的引流状况。③临床上可借助超声进行血流动力学监测，心脏超声测量左右心室长短径、右心室三尖瓣环收缩期位移（TAPSE）、流速－时间积分（VTI）、射血分数（EF）、腔静脉内管道位置等。VA-ECMO还需利用超声关注主动脉瓣开闭状态。

（6）血气及电解质监测：维持酸碱、水和电解质的平衡，维持内环境的稳定是急性肺栓塞患者ECMO辅助中的关键工作。维持正常的酸碱平衡和血气有利于保持机体内环境的相对稳定，提供良好的组织氧供。ECMO辅助期间注意监测水、电解质，保持其在正常范围。进行ECMO辅助的急性肺栓塞患者一般开始辅助时血气结果很差，往往表现严重的代谢性酸中毒和水、电解质失衡。内环境严重紊乱的纠正不可能立竿见影，需要一个长期的过程，才能逐步改善。因此，血气及电解质需长期动态的监测。该患者在5天的ECMO辅助期间，每日行凝血图、血栓弹力图、血常规、生化电解质及肝肾功等检验，每2小时行床旁ATC检测及动脉血气分析，根据各种检验指标适时调整抗凝剂的剂量及ECMO的各项参数。ECMO辅助期间血糖波动在9～13mmol/L，血流动力学稳定，平均动脉压波动在48～56mmHg。

2. ECMO辅助治疗急性肺栓塞护理要点　①血流动力学的观察：稳定循环，记录ECMO运行后的各项血流动力学参数，动态监测并比较循环指标。②呼吸、氧合的观察与呼吸机参数的调整：动态监测并比较呼吸指标。呼吸功能好转的指标包括动脉血氧分压升高、氧饱和度升高、二氧化碳分压下降、酸碱紊乱逐渐纠正；在机体缺氧状况好转的同时，逐渐减少呼吸机设定参数，ECMO辅助期间机械通气原则是实施保护性机械通气，维持正常的血气。③密切观察ECMO管道插管处出血和渗血情况：每日消毒穿刺点及周围皮肤更换敷料，如出血及渗血较多，应增加消毒及更换敷料的频次；同时注意监测ACT、血小板、体温等指标，如有异常报告医生及时处理；ECMO管道做好缝线固定及二次固定，如发现缝线脱落应及时通知医生重新缝合。妥善固定导管位置，避免牵拉、打折、移位。④密切观察动脉置管侧肢体的血供情况：如通过末梢皮肤颜色、温度及末梢血氧饱和度来评估组织灌注情况及机体缺氧状况，准确记录发生异常的时间、部位，及时报告医生。⑤观察患者头面部是否肿胀：组织氧供恢复后可出现不同程度的血管通透性增高现象，导致皮下疏松结缔组织水肿，该现象在头面部表现较为明显。⑥严格按时执行血气分析及凝血监测（ACT、APTT）：血气分析及凝血监测是反映ECMO支持效果及凝血情况的重要指标，如有异常应及时报告医生，并配合医生调整ECMO相关参数。⑦每班做好检查及交接班：检查ECMO床旁常备物资是否齐备；检查ECMO主机、驱动泵、氧合器、空氧混合器及水箱是否正常运行；检查各管路是否紧密连接，并做二次固定，环路内是否有血栓及气泡；检查空氧混合器、氧气管、氧合器连接是否紧密，氧合器是否有血栓及渗漏。每日测定氧合器膜前、膜后血气，监测膜前、膜后压力评估氧合器的氧合功能。该患者存在右下肢静脉血栓，经股静脉置入ECMO导管后有进一步加重下肢静脉血栓的风险，且需在ECMO辅助下行介入溶栓术，因此置管部位选择了左侧股动脉及右侧颈内静脉，动脉导管处安置了侧肢导管辅助左下肢供血。ECMO辅助治疗第1～2天，置管处渗血渗液明显，予以每班消毒穿刺点及周围皮肤并更换敷料；ECMO辅助治疗第3天置管处渗血渗液明显减少，予以每日消毒及更换敷料。ECMO辅助治疗第2天患者左足皮温较右下肢稍低，左足给予棉垫包裹保暖并运用升温毯进行左足局部升温。在5天的ECMO辅助期间，患者左下肢供血良好。床旁ECMO交接班，采用核查清单（checklist）进行交接，保证ECMO各个环节的安全。

3. ECMO患者院内转运的实施　该患者病情危重、复杂、变化快，并且转运时携带仪器设备、治疗管道、药物较多，占用空间大，不易通过走廊、电梯通道等，导致转运难度大。①立即成立ECMO转运小组，转运小组由重症医生1名、重症护士1名、呼吸治疗师1名、ECMO医生1名、ECMO护士2名组成，讨论转运相关事项及应急预案。②转运前重症医生负责评估患者病情及相关科室的联络衔接工作，保证绿色通道的畅通；重症护士负责转运设备、抢救物品及药品的准备；呼吸治疗师负责气道管理、转运呼吸机及便携式吸痰器的准备；ECMO医生负责优化转运路线，保证走廊、电梯等通道的可行性，确保距离尽可能短及选择最安全路线，确保转运过程的通畅；ECMO护士负责ECMO转运物品的准备并运用ECMO转运核查清单对相应物资进行清点。③为避免准备工作的缺项或遗漏等人为过失，各项准备工作完成后由重症医生作为转运总指挥对所有准备事项进行汇总清点（内容包括设备、人员、导管、药物、观察要点等）。④转运期间各小组成员各司其职，全程严密监测，保证转运安全，尽可能保证病情监测及治疗措施的连续性，并清晰记录转运期间患者的生命体征、意识状态、监测指标、治疗情况。⑤介入溶栓期间ECMO医生及护士应注意氧合器放置水平，避免过高或过低造成血泵停转导致空气栓塞的风险；观察ECMO流量及转速，ECMO动静脉管路血液颜色，置管部位有无出血，置管侧肢体肢端皮肤颜色、皮温及动脉搏动情况。历时2小时，患者顺利完成介入溶栓术，安全转回ICU，途中无不良事件发生。

4. ECMO辅助治疗的常见并发症的预防　ECMO是一把"双刃剑"，虽然有着强大的心肺功能支持功能，但也易引发多种并发症。①出血与栓塞：抗凝是急性肺栓塞治疗的基础。ECMO的非生物表面可促进炎症反应，导致抗凝物质消耗和促凝成分的活化，因此急性肺栓塞患者在ECMO辅助期间血液会处于一种持续高凝状态，血栓栓塞发生率高达20%。尽管目前使用肝素涂层环路，ECMO辅助期间仍需抗凝。抗凝过度易引起出血，抗凝强度不足易导致血栓形成或栓塞。出血是最常见的并发症，多见于插管位置、手术切口及肺、消化道、颅内等部位，栓塞常见的部位有肺、心、脑、四肢等。ECMO维持治疗时应尽可能减少不必要的有创操作，避免加重出血风险；对患者凝血功能进行持续监测与评估，除AT、APTT、ACT的监测外，还可通过血栓弹力图来反映血液凝固的动态变化，监测多种原因导致的凝血功能异常，减少出血的关键是维持合适的抗凝强度。②溶血：溶血是ECMO常见的并发症，对于接受ECMO治疗的患者，定期监测血浆游离血红蛋白、血清总胆红素值，发现溶血时及时去除病因，给予利尿剂、碱化尿液等对症治疗，必要时予以血浆置换。③氧合器功能障碍：氧合器是ECMO的气体交换装置，可将含氧量较低的血液氧合形成含氧量较高的氧合血。氧合器功能障碍主要包括气体交换功能下降、氧合不全、血浆渗漏等。氧合器功能障碍主要与氧合器的类型有关。在ECMO的管理中应合理地选择膜肺，密切关注装置的使用情况，一旦发生血浆渗漏、血栓形成、氧合不全等情况，立即更换氧合器。④感染：接受ECMO支持治疗的患者，处于发生医院内感染的高危状态，发生感染的原因可能与深部动静脉置管、手术创伤、机械辅助治疗时间长、无菌操作不到位等因素有关。此外，ECMO装置的中空纤维膜可被微生物定植，成为潜在的真菌、细菌感染源，患者本身的机体应激、免疫功能低下也增加了感染的风险。最常见的是呼吸道及肺部感染，其次是泌尿道和血流感染。ECMO支持期间是机器控制体温，因此感染症状不易被察觉。确诊感染的金标准仍然是血培养，血常规、CRP和PCT等指标监测对感染诊断有帮助。ECMO长时间维持也是发生感染的另一高危因素，当患者病情好转达到撤机标准时应及时撤机。

5. VA-ECMO辅助下Harlequin综合征的观察及护理　Harlequin综合征又称"南北综合征"，是VA-ECMO的已知并发症。当心脏功能得到恢复，但肺部功能不佳时容易发生。因左心室射出的血流与从降主动脉进入的ECMO血流形成对顶血流，造成左心室射出的血液流向身体的上部（心脏、大脑等），而含氧高的ECMO血液大部分流向下半身（内脏循环、肾脏、下肢等）。若患者肺衰竭，就会出现上半身氧合不足，而下半身氧合充分的情况。因此，对于该患者采取在右上肢进行血氧饱和度监测、右侧桡动脉血压监测及动脉血气采集，并关注有创动脉血压波形及脉压，给予肺保护性机械通气支持以保证心脏充分氧供。该方法可及时发现患者有无Harlequin综合征的发生。经过严密监测，患者未发生Harlequin综合征，ECMO顺利撤机。

【总结与反思】

1. 护理亮点　急性肺栓塞患者血流动力学不稳定的主要原因是急性肺动脉高压、右心功能不全和低氧血症。如果药物治疗失败或没有条件进一步诊治，会出现生命危险，而ECMO在临床上可为急性肺栓塞患者提供机械辅助支持，快速干预维持患者生命，为急性肺栓塞患者的后续治疗争取宝贵时间。ECMO患者的转运难度大，需组织专业团队，进行周密的计划及准备才能保证患者的生命安全。

2. 护理反思　ECMO是一把"双刃剑"，虽然有着强大的心肺支持功能，但也易引发很多并发症，如出血、溶血、栓塞、氧合器功能障碍、感染等。如何有效地预防并发症才是护理ECMO患者的重中之重。

知 识 拓 展

ECMO的历史最早可以追溯到半个世纪以前世界上第一例体外循环心脏外科手术。1953年，美国医生吉本成功为一名患者实施房间隔缺损修复术。这一手术的关键在于使用了吉本所设计发明的一个机器，短时间替代患者的心肺功能，辅助血液供氧，实现体外循环运转45分钟，这是最早的人工心肺机。这个看似简单的技术设备，经历了60多年的技术沿革才发展成熟。美国从20世纪70年代开始就在ECMO上投入重金，但治疗成功的重复性不高，只对于新生儿呼吸衰竭的支持疗效较好，ECMO一度不被看好。随着工艺与设备的不断进步，以及行业协会在培训和推广等方面的不断努力，到2000年之际，ECMO才取得突破，开始大面积推广，ECMO的新时代正式开启。我国直到2002年，才首次使用ECMO救治了一名急性暴发性心肌炎患者，成为中国内地最早一例真正意义上的ECMO支持病例。此后，越来越多的危重症患者从中获益，适应证逐渐扩展到各种大手术的术中护航。

参考文献

柳巧丽，李传圣，2022. 非体外循环冠脉旁路移植术后心肺功能衰竭患者ECMO治疗与护理［J］. 护理学杂志，37（22）：48-50.

冉鱼华，许小明，张洪涛，等，2023. 成人体外膜肺氧合患者院内转运管理最佳证据总结［J］. 现代临床护理，22（4）：57-63.

赵月月，张丽，杨亚新，等，2022. ECMO专科护士培训方案的构建［J］. 护理学杂志，37（9）：69-73.

第十节　乳腺癌患者术后并发酮症酸中毒的护理实践难点解析

【病例简介】

女，50岁。B超检查：右乳局部腺体结构紊乱并导管扩张，右侧腋窝多发淋巴结。病理：右侧乳腺中级别导管内癌伴坏死。既往史：糖尿病，服用药物二甲双胍、阿卡波糖、格列美净。手术外伤史：心脏起搏器置入术，服用药物阿司匹林。

手术当日在全身麻醉气管插管下行右单侧乳房单纯切除术＋右前哨淋巴结活检术，术后戴起搏器转入监护室。术后血糖监测情况异常，血酮体1.96mmol/L、尿葡萄糖阳性（＋＋＋＋）、尿酮体阳性（＋＋＋），术后并发酮症酸中毒。给予降糖治疗。

转入3天后，患者血糖8.9mmol/L，生命体征平稳，转回普通病房继续治疗。

【临床诊断】

乳房恶性肿瘤；术后并发酮症酸中毒。

【主要治疗】

1.胰岛素静脉治疗。

2.使用胰岛素持续泵入治疗。

3.阿卡波糖50mg，三餐前口服；二甲双胍0.5g，三餐前或后口服；德谷门冬双胰岛素注射液，早餐前16U皮下注射，晚餐前8U皮下注射。

【护理难点及护理措施】

1.补液、静脉滴入小剂量胰岛素，纠正糖尿病酮症酸中毒 术后第1天，医护人员积极与患者及其家属沟通病情，糖尿病酮症酸中毒处理的原则为大量补液的同时予以小剂量胰岛素静脉滴入。向患者及家属介绍目前情况下可能采取的治疗方案、相关风险及防范措施，患者及其家属知情并同意。主要护理措施如下：①迅速建立2条静脉通路，遵医嘱大量补液，第1~2小时输液1000~2000 ml，24小时静脉输注4000 ml液体，饮水量2500 ml。②0.9%氯化钠注射液+小剂量胰岛素持续静脉滴注4 U/h，当血糖降至13.9 mmol/L时，由0.9%氯化钠注射液调换为5%葡萄糖注射液+小剂量胰岛素静脉滴注，每2小时监测血糖1次。③使用胰岛素泵前评估患者腹部皮肤情况，避开红肿、硬结及瘢痕；操作前用生理盐水清洁皮肤；向患者讲解胰岛素泵日常使用的注意事项，加强巡视，重点观察输注部位是否出现红肿、硬结、瘙痒等，胰岛素泵使用期间监测三餐前后及睡前血糖。患者使用静脉胰岛素及胰岛素泵时床头均备好抢救用物，一旦发生危险及时进行抢救。次日患者酸中毒纠正，血pH为7.380，血酮体为0.1 mmol/L，尿酮体转为阴性。

2.改善患者的营养失调 ①每日评估营养状态，患者前期禁食，后期调整为低盐低脂糖尿病饮食。②根据糖尿病饮食指导原则，少食多餐，定时定量，根据患者身高、体重、营养状况制订饮食计划。③加强鸡蛋、牛奶等富含优质蛋白的食物的摄入，同时避免吃辛辣、油腻的食物，以免加重病情。④准备食物时在满足患者营养需求的同时尽量兼顾患者喜好。

3.感染的预防和控制 ①严格执行无菌操作技术。②每班监测体温，若体温超过38.5℃，则密切监测体温，通知医生，做好正确留取血常规、血培养，配合医生做好伤口换药。③严密观察与感染相关的早期征象。④按医嘱规范使用抗生素。⑤鼓励患者进食营养丰富的饮食。⑥加强静脉通道及引流管的护理，必要时留取引流液培养。

4.静脉血栓如何防控 ①遵医嘱使用气压泵，协助患者在床上进行下肢功能锻炼，可促使整个机体的功能恢复，促进血液循环，防止血栓形成。②协助患者下床活动及进行功能锻炼。③遵医嘱使用抗凝药物，监测凝血指标。

5.疼痛的管理 ①每班评估疼痛，观察、记录疼痛的性质、程度、时间、发作规律、伴随症状及诱发因素。②给予心理护理。③遵医嘱给予镇痛药，观察并记录用药后的效果。④取患者舒适卧位。

6.压力性损伤的预防和控制　①床单位清洁平整，保持皮肤干燥，减少局部摩擦。②注意营养均衡，饮食清淡，保持大便通畅。③定时协助患者翻身，必要时给予气垫床及水垫减压护理，每班观察皮肤情况并记录。

7.不良心理状态的管理　①评估患者焦虑原因及程度。②与患者解释病情及治疗进展。③保持环境整洁、安静，保证患者睡眠稳定。④积极开导患者，指导家属给予关爱及精神支持。

8.如何开展健康教育工作　糖尿病酮症酸中毒患者通过治疗可有效缓解，对出院患者需要做好健康教育工作，警惕复发。①饮食管理：严格控制饮食，避免食用含糖量高的食物，以免导致血糖升高，加重病情。同时，患者可以适当进食富含蛋白质的食物，如牛奶、鸡蛋等，有助于补充机体所需营养。②控制血糖：注意控制血糖，可以在医生指导下使用胰岛素注射液、降糖药进行治疗。同时，患者要避免私自用药，以免出现不良反应。③注意监测血糖。④生活管理：注意预防感染；适当运动；多注意休息；避免情绪激动，以免加重病情。

【总结与反思】

1.护理亮点　糖尿病酮症酸中毒患者的护理核心是控制血糖升高。而血糖升高的诱发因素又体现在护理的各个方面，比如营养失调、感染、血栓、疼痛、压力性损伤、不良心理状态等。有效地落实血糖管理措施是护理糖尿病酮症酸中毒患者的关键所在。

2.护理反思　糖尿病酮症酸中毒在糖尿病患者手术后极易发生，因此护理人员需要学习酮症酸中毒疾病的护理，掌握酮症酸中毒的临床表现，多为血糖升高、口渴、多饮、多食、多尿、体重下降等。护理重点在血糖管理、改善机体营养、预防和控制感染、防控血栓、缓解疼痛、防控压力性损伤、改善焦虑情绪等。除此之外，还需要做好健康宣教工作，帮助患者建立起治疗疾病的信心，并指导患者出院后做好血糖管理，预防酮症酸中毒的复发。

知识拓展

糖代谢紊乱急剧加重，导致高血糖、高血酮、酮尿、脱水、电解质紊乱等意识障碍者为糖尿病酮症酸中毒昏迷。该疾病起病前可有多尿、烦渴多饮和乏力症状的加重；失代偿阶段出现食欲缺乏、恶心、呕吐、腹痛，常伴头痛、烦躁、嗜睡等症状，呼吸深快，呼气中有烂苹果味（丙酮气味）。若病情加重，可出现严重失水现象，尿量减少、皮肤黏膜干燥、眼球下陷，脉快而弱，血压下降、四肢厥冷；到晚期各种反射迟钝甚至消失，终至昏迷。

参考文献

崔佳，王萍，翟公伟，2023. 基于H2H营养管理模式的集束化护理在糖尿病酮症酸中毒合并心力衰竭患者中的应用［J］. 齐鲁护理杂志，29（23）：90-92.

何峰, 2023. 强化健康宣教和饮食管理对糖尿病酮症酸中毒患者健康知识水平及症状控制的影响 [J]. 吉林医学, 44 (8): 2374-2377.

徐晓娣, 2020. 饮食干预管理和健康教育对糖尿病酮症酸中毒患者护理效果观察 [J]. 保健文汇, (2): 275-276.

第一节　晚期肺癌患者靶向治疗后并发重度腹泻合并AKI行CRRT治疗的护理实践难点解析

【病例简介】

男，68岁，因无明显诱因出现腰痛就诊。胸及全腹CT增强＋三维重建：左肺下叶后基底段紧贴胸膜处结节，肝内数个结节，考虑转移瘤可能。病理学：左肺下叶占位，穿刺标本：查见腺癌。基因检测：查见*EGFR-20*突变，PD-1/PD-L1阴性。患者无手术指征。治疗方案：口服靶向药物阿法替尼40mg qd，共服用23粒，服药期间患者出现腹泻（5～6次/天），伴恶心、呕吐，予以调整阿法替尼用量及对症处理，3天后未见明显缓解，末次口服靶向药物治疗后患者上述症状明显加重，腹泻9～10次/天，并出现呼吸困难、烦躁不安，由救护车送至我院急诊科。入急诊科后患者出现心搏骤停，立即行心肺复苏、气管插管，胸外按压5分钟后心搏恢复，转入ICU。心率56次/分，呼吸22次/分，血压测不出，双瞳等大，右侧瞳孔形不规则，双侧瞳孔直径4mm，对光反射均消失，无尿。实验室检查：白细胞13.64×10⁹/L，白蛋白28.3g/L，肌酐1637μmol/L，尿酸1151μmol/L，钾7.04mmol/L，凝血酶原时间24.5秒，活化部分凝血活酶时间109.1秒。APACHE Ⅱ评分52分，死亡危险系数98.33%。予以补液、输血、抗感染、床旁CRRT、纠正低蛋白血症、抗炎、镇痛镇静等对症支持治疗。

转入第4天停用镇痛镇静，患者能呼叫睁眼，按吩咐动作；转入第6天予以拔除气管插管；转入第8天查血，肌酐186μmol/L，尿酸102μmol/L，钾4.04mmol/L，将持续血液净化治疗改为间断血液净化治疗。

转入第13天，患者病情相对平稳，转出ICU。

【临床诊断】

心脏搏复苏术后；高钾血症；多器官功能衰竭（呼吸、循环、肾）；肺腺癌；肠道感染；血容量不足性休克。

【主要治疗】

1.抗感染治疗。

2.血管活性药物维持血压。

3.悬浮血液纠正贫血及纠正凝血障碍。

4.CRRT治疗。

【护理难点及护理措施】

1.心肺复苏后患者的管理　①复苏后目标体温管理（targeted temperature management，TTM）：患者首先应采用目标体温管理，目标温度选定32～36℃，并至少维持24小时，因为神经系统损伤是心搏骤停患者最常见的致死原因之一，开展体温管理是减轻脑损伤、实现脑复苏的重要内容。入科后立即予以使用冰毯降温仪精确控制体温，使用冰帽时，应将棉布或干毛巾垫在患者双耳及后颈部，以免发生冻伤；使用冰毯时，应将毯子平铺于患者的背部，上端与患者肩峰齐平，不能覆盖至颈部，以防刺激副交感神经导致心动过缓，冰毯上铺一层吸水性较好的薄棉单，便于浸湿后及时更换，从而提高患者舒适度。该患者72小时内体温维持在36～37.3℃，前24小时维持体温在36℃，后经医生评估后逐步复温，复温速率为0.25～0.50℃/h，72小时后撤去冰毯、冰帽。目标体温管理期间加强对并发症的观察，如心律失常、下肢深静脉血栓、皮肤损伤、电解质异常等。患者在此期间未发生心律失常、深静脉血栓及皮肤损伤。②镇痛镇静管理：目标体温管理期间，对于目标温度低于36℃的重症患者，应进行镇痛镇静治疗。镇痛镇静可以降低患者的代谢速率，使得机体组织氧耗的需求变化尽可能适应受到损害的氧输送状态，减轻各器官的代谢负担，为器官功能的恢复赢得时间创造条件。遵医嘱使用咪达唑仑联合舒芬太尼镇痛镇静，制定镇痛镇静目标，Richmond躁动-镇静评分（Richmond agitation and sedation scale，RASS）维持在−2～0分，重症监护疼痛观察工具（critical care pain observation tool，CPOT）评分＜2分。采用持续性微量泵泵入的给药方式，每小时使用CPOT及RASS评分进行镇痛镇静深度的评估，根据评分结果调节咪达唑仑及舒芬太尼泵速，如果评分在目标值范围内，给予当前剂量持续泵入。③血流动力学目标管理：心搏骤停（cardiac arrest，CA）患者进入ICU后，在开始的3天内由于复苏后心肌功能障碍导致的心血管系统衰竭是导致患者死亡的首要原因，所以连续有创血压监测和中心静脉通路是必不可少的。患者血流动力学极不稳定，入科时血压测不出。因患者补液通道为外周静脉留置针，遵医嘱静脉泵入间羟胺稀释液维持血压，并于B超引导下行桡动脉穿刺置管，行连续有创动脉血压监测，随后医生于床旁行中心静脉穿刺置管后遵医嘱泵入去甲肾上腺素稀释液，暂停泵入间羟胺稀释液，维持平均动脉压＞65 mmHg，并给予安置中心静脉压（central venous pressure，CVP）监测装置，行CVP监测。向患者家属交代输血治疗必要性、输血的相关风险及替代异体输血的方法，家属表示理解并签署输血治疗知情同意书，遂予以联系输血科准备输血。前3天内共输注新鲜冷冻血浆1800ml、悬浮红细胞4U、冷沉淀凝血因子10U，均无输血不良反应，并加用20%人血白蛋白。输血期间，根据患者血流动力学情况调节去甲肾上腺素稀释液泵速，于第3天暂停泵入去甲肾上腺素稀释液，循环稳定。④神经功能评估管理：神经系统查体是评价CA后昏迷患者预后的重要依据，判断的指标包括脑干反射（角膜反射消失，瞳孔对光反射消失）、运动反射（对疼痛刺激无运动反应或出现异常伸肌运动反应）以及是否发生肌阵挛。复苏后出现癫痫发作的患者多提示预后不良，有报道表明CA复苏后约1/4的患者会发生脑部神经元的过度放电引起的癫痫。为防止该患者颅内温度升高引起脑细胞代谢增快、异常放电继而导致癫痫发生，在进行亚低温治疗的同时联合持续镇痛镇静治疗，整个治疗周期，患者无癫痫发生。转入第4天停用镇痛镇静药后双瞳等大形圆，直径均为2mm，对光发射均灵敏，呼叫睁眼，按吩咐动作。

⑤复苏后通气管理：自主循环恢复后不久，患者可能因出现外周血管收缩而导致外周脉搏血氧监测困难或结果不可靠，在这些情况下，在滴定FiO_2之前，需要进行动脉血液取样，为了避免患者缺氧，需要使用最高的可获得的氧体积分数，直至可以测定SaO_2或动脉氧分压，当SaO_2为100%时需要减少FiO_2，维持SaO_2在94%以上即可。患者入科后调节呼吸机模式为同步间歇指令通气（synchronized intermittent mandatory ventilation，SIMV），参数设置为：F 15次/分、潮气量400ml、PEEP 5cmH$_2$O、PS 12cmH$_2$O、FiO_2 100%。在动脉氧合血红蛋白饱和度＞94%的前提下，入科4小时后FiO_2由100%逐渐下调至40%，严格落实预防呼吸机相关性肺炎的集束化护理措施。转入第6天，拔除气管插管，给予高流量机进行序贯吸氧。

2.如何做好生长因子受体酪氨酸激酶抑制剂相关性腹泻的病情观察 肺癌是全球最常见的恶性肿瘤之一，发病率和死亡率逐年增长，据相关数据报道，我国肺癌年龄标准化发生率（age-standard incidence rate，ASIR）为39.76/10万，年龄标准化死亡率（age-standard mortality rate，ASMR）高达21.57/10万。表皮生长因子受体（epidermal growth factor receptor，EGFR）突变率在肺癌患者中占比最高，约占50.2%。表皮生长因子受体激酶抑制剂（epidermal growth factor receptor-tyrosine kinase inhibitor，EGFR-TKI）是针对*EGFR*突变的肺腺癌患者临床常用的靶向药物，包括阿法替尼、吉非替尼等。在目前已公布的不同EGFR-TKI的Ⅲ期临床研究中，腹泻的总体发生率报道为9.5%～95.2%，≥3级的发生率为1%～14.4%。临床表现：大便次数明显增多和大便性状的改变。通常，腹泻时的大便性状可表现为稀便、水样便、黏脓便或脓血便。严重腹泻时，患者可出现口渴、皮肤黏膜弹性变差等脱水症状，少数患者还会伴有明显中毒症状（烦躁、精神萎靡、嗜睡、面色苍白、高热或体温不升、外周白细胞计数明显增高等）表现。对于EGFR-TKI治疗前无腹泻而治疗后出现腹泻症状者，或EGFR-TKI治疗前已有腹泻而治疗后腹泻症状显著加重者，均应考虑EGFR-TKI导致腹泻的可能性。该患者腹泻严重，解水样便9～10次/天，病情观察内容包括：①确认出现腹泻症状的时间及持续时间；②记录排便次数及排便性状；③评估该患者是否有发热、晕眩、痉挛等症状，以排除伴随其他更严重副作用的可能；④评估患者的饮食特点与对先前治疗的依从性。

3.如何做好EGFR-TKI相关性腹泻的预防 ①收集患者接受EGFR-TKI治疗开始前6周的大便信息，以便更好地评估EGFR-TKI导致腹泻的状况；②在治疗开始前收集患者同时服用的其他药物以及其他临床状况，以便评估药物对消化系统潜在的影响，对可能导致消化系统不良反应的药物相互作用也应进行评估；③EGFR-TKI治疗期间应低脂低纤维饮食，忌食用咖啡因、酒精、奶制品、脂肪、纤维、橘子汁、葡萄汁以及辛辣食物，少食多餐；不得服用泻药，除非有医嘱。

4.患者进行持续肾脏替代疗法治疗的护理措施 该患者长时间严重腹泻导致体内的水分过度流失，致使有效血容量减少，导致肾脏处于缺血的状态，从而诱发了急性肾损伤（acute kidney injury，AKI），入科后血肌酐值为1637μmol/L、尿素值为63.46 mmol/L，采用连续静脉血液透析滤过（continuous venovenous hemodia filtration，CVVHDF）治疗模式。检查结果：凝血酶原时间24.5秒，活化部分凝血活酶时间109.1秒，凝血功能障碍，出血风险较高。采用枸橼酸抗凝方式进行治疗，5天后血肌酐值下降至165μmol/L，尿素值下降为10.47mmol/L，8天后改为间断CRRT治疗，总治疗时长为242小时，无出血等血液透析相关并发症发生。具体护理措施如下。

（1）管道护理：①治疗前。准确评估导管功能，使用注射器检查导管是否通畅、血流是否充足，保证在1秒内回抽出3～4ml封针液及血液。②治疗中。密切监测引血压力和回血压力，及早发现导管功能障碍并采取相应措施，如调整抗凝策略等。③治疗后。由于该患者凝血功能障碍，封管液为4%枸橼酸，治疗间歇每12～24小时需进行导管维护，穿刺点每天进行换药，包裹导管的纱布每天更换，并固定于皮肤，导管末端的肝素帽每日更换，每日对导管留置的必要性进行评估，尽早拔管，避免发生导管相关并发症，该患者行CRRT治疗期间，无导管堵塞、感染、脱出等并发症发生。

（2）皮肤管理：由于患者长时间持续CRRT治疗，且腹泻严重，CRRT置管部位为股静脉置管，患者翻身、髋关节屈曲等均可能影响血流量，甚至导致血流中断，引起输入端压力过低而报警，进而影响CRRT治疗效果。因此，为保障治疗顺利，为该患者安置肛管，CRRT治疗过程中取仰卧位，为预防压力性损伤的发生，分别于患者腰部、大腿根部及小腿处垫厚软枕，以悬空骶尾部及足跟，保证治疗顺利完成的同时达到局部减压的效果，患者凝血功能障碍，整个治疗过程密切观察皮肤有无出血点及瘀斑。

5.营养支持管理　早期营养支持治疗的启动时间不宜超过48小时，急性疾病早期（前3天）应用低能量营养支持治疗（低于目标能量的70%）。该患者服用靶向药后长时间腹泻，行营养风险筛查，NRS 2002评分6分，提示患者有营养风险，需制订营养计划。经超声评估胃肠道情况后，予以安置胃管后给予管喂肠内营养液（康全甘400ml qd），并给予容量泵控制管喂速度，该患者肠道耐受差，持续腹泻，给予管喂蒙脱石散、双歧杆菌四联活菌片、万古霉素止泻，改善肠道菌群，经营养科医生会诊后，予联合肠外营养（力能500ml＋双肽500ml）支持治疗。营养支持过程中，抬高床头30°以上，注意管喂营养液的速度、温度、浓度、清洁度，注意观察患者有无腹胀、腹泻、恶心、呕吐等并发症，注意监测患者的血糖及其他实验室检查结果，采取相应的预防及护理措施，以减少并发症的发生。患者在ICU期间体重未再进行性下降，转出ICU前查白蛋白36.4g/L。

6.腹泻患者该如何管理　应对腹泻进行合理评估，了解腹泻的严重程度，确认出现腹泻症状的时间及持续时间，记录排便次数及排便性状。1～2级：不需要减量或停药，密切观察，预防脱水，停用软便剂，每天饮用1L等渗液体，改变饮食（清淡饮食、少食多餐、避免摄取乳制品）；2级：腹泻时间超过48小时，考虑补液治疗，每天饮用1～1.5L等渗液体；3级及以上：需住院监测，停药直到缓解至1级及以下。

【总结与反思】

1.护理亮点　EGFR-TKI导致腹泻的确切机制尚不明确，有研究提示可能与氯离子的过度分泌有关。EGFR-TKI治疗后，腹泻发生的频率较高，甚至可能出现临床上较为严重的腹泻，做好EGFR-TKI治疗的病情观察及相关不良反应的预防至关重要。本例患者长时间严重腹泻导致AKI的发生，治疗时间为24小时，经过医护人员的精心照护，无压力性损伤等并发症发生，在ICU期间体重无进行性下降。

2. 护理反思　非小细胞肺癌的治疗周期较长，出院后需要继续口服分子靶向药物治疗，容易给患者的心理、身体带来很大的负面影响。由于患者对所服靶向药物的相关知识了解不够，出院后缺少相应的督促，会在服药依从性方面出现思想懈怠，不能完全遵医嘱服药，病情不能得到很好的控制，甚至出现病情恶化，因此，如何管理好EGFR-TKI导致的不良反应，提高患者接受EGFR-TKI药物治疗的依从性成为一个迫切问题。

知识拓展

腹泻分级。0级：无腹泻；1级：大便次数增加每天＜4次，造瘘口排出物轻度增加；2级：大便次数增加每天4～6次，造瘘口排出物中度增加，日常生活中工具使用受限；3级：大便次数增加每天≥7次，需要住院治疗，造瘘口排出物重度增加，日常生活中自理能力受限；4级：危及生命，需要紧急治疗；5级：死亡。

参考文献

中华医学会急诊医学分会复苏学组，中国医药教育协会急诊专业委员会，成人心脏骤停后综合征诊断和治疗中国急诊专家共识组，2021. 成人心脏骤停后综合征诊断和治疗中国急诊专家共识［J］. 中国急救医学，41（7）：578-587.

中国抗癌协会肺癌专业委员会，2019. EGFR-TKI不良反应管理专家共识［J］. 中国肺癌杂志，22（2）：57-81.

中国重症血液净化协作组，2023. 重症血液净化血管通路的建立与应用中国专家共识（2023）［J］. 中华医学杂志，103（17）：1280-1295.

朱小琼，蒋栋铭，沈佳莹，等，2023. 不同人类发展指数国家肺癌发病率和死亡率分析［J］. 上海预防医学，35（4）：305-313.

第二节　盆腔恶性肿瘤伴骨转移患者并发高钙血症行CRRT治疗的护理实践难点解析

【病例简介】

男，20岁，因"发现盆腔占位15天，高钙血症"急诊转入ICU。全腹平扫加增强：盆腔内巨大不规则软组织肿块，考虑恶性肿瘤性病变。累及范围：膀胱右前方软组织结节，盆腔及左侧髂血管旁增大淋巴结，均考虑肿瘤转移所致；左侧输尿管中上段及左肾盂轻度积水；扫及胸腰骶椎、双侧髂骨、耻骨、股骨头多发骨质破坏，考虑骨转移；上腹部实质性脏器未见异常占位征象。病理组织诊断：横纹肌肉瘤，倾向腺泡状横纹肌肉瘤。实验室检查：钙4.43mmol/L，尿素14.82mmol/L，肌酐298μmol/L，尿酸729μmol/L。心率80次/分，血压158/92mmHg，呼吸22次/分，血氧饱和度95%，神志清楚，四肢活动正常，给予床旁安置颈内静脉CRRT导管，行CRRT降血钙治疗，给予左氧氟沙星抗感染等对症支持治疗。

转入ICU第3天，查钙2.83mmol/L，给予依降钙素继续降血钙，转回普通病房继续治疗。

【临床诊断】

高钙血症；肾功能不全；盆腔恶性肿瘤侵犯左输尿管；骨继发恶性肿瘤。

【主要治疗】

1. CRRT治疗。
2. 药物降血钙治疗。
3. 抗感染治疗。

【护理难点及护理措施】

1. 如何进行高钙血症患者的病情观察　高钙血症是临床常见的电解质紊乱。①临床表现：高钙血症的临床表现多变，呈非特异性，与病因无关，而与血钙的绝对升高程度和升高速度密切相关；轻度高钙血症一般无症状，血钙浓度快速升高的中重度高钙血症可导致厌食、恶心、呕吐、便秘、腹痛、急性胰腺炎、消化性溃疡、嗜睡、意识模糊、昏迷、焦虑、认知功能障碍、抑郁、QT间期缩短、心律失常、梗死样ST段抬高和AKI等。②病情观察：早期高血钙多无明显症状，患者出现疲乏、食欲缺乏、烦渴、恶心和体重下降等，多认为是化疗药物不良反应或原发肿瘤病情进展而加强对症治疗，以后病情迅速恶化，血生化检查提示血钙明显升高，才引起重视。该患者无明显临床表现，血钙明显升高，应严密监测该患者的电解质变化，发现异常及时报告医师，尽早治疗。加强护患沟通，注意观察该患者的精神状态及意识状态变化，判断患者的记忆力、注意力、思维能力是否正常，观察患者四肢活动耐力、食欲，有无恶心、腹胀及便秘等症状，严密观察生命体征，记录24小时尿量。

2. 如何做好高钙血症行CRRT治疗患者的护理　①压力性损伤的预防：该患者发生了骨转移，易发生病理性骨折，活动受限，且CRRT治疗期间患者翻身、颈部活动等均可能影响血流量，甚至导致血流中断，引起输入端压力过低而报警，进而影响CRRT治疗效果。身体受压部位及缺乏脂肪组织保护、无肌肉包裹或肌层较薄的骨隆突处容易发生压力性损伤，如骶尾部、肩胛部、肘部、足跟部等，在这些易发生压力性损伤的部位，给予该患者皮肤外贴保护贴或垫厚软枕，在保证治疗顺利完成的同时达到局部减压的效果。②饮食护理：给予高热量、高蛋白、高维生素、易消化的低钙饮食。为该患者制订个体化膳食计划，减少牛奶、蛋黄、豆制品、虾、泥鳅、海参、松子、海带和木耳等高钙食品摄入，注意饮食卫生，不食生冷、隔夜食物，嘱患者不要擅自服钙剂等，食物尽量做到色、香、味齐全，鼓励患者少食多餐，保证营养素摄入。患者CRRT治疗期间由于长时间卧床易导致腹胀、便秘的发生，指导患者多饮水，多吃新鲜蔬菜、水果，帮助患者顺时针方向按摩腹部促进肠道蠕动。该患者CRRT治疗期间未发生压力性损伤，无腹胀、便秘发生。

3.无钙置换液如何配制 此CRRT治疗方案采取CVVHDF治疗模式,配制了不含钙的置换液:生理盐水3000ml＋注射用水820ml＋5%葡萄糖170ml＋50%硫酸镁3.2ml。置换液在CRRT中起着关键的作用,能够帮助平衡容量和调节溶质,置换液成分与浓度应与人体血浆离子浓度接近,并做到无菌、无热原,达到静脉输液标准。需要强调的是,手工配制置换液时,必须在相对无菌的环境下进行无菌操作,如果患者在CRRT治疗过程中突然出现原因未明的寒战、抽搐及高热等情况,在排除其他原因后,需考虑置换液污染的可能,应立即更换置换液,并对疑似污染的置换液进行细菌学检测。开始治疗后,主要监测该患者体内钙离子、碱剩余及钠离子等内环境指标及体外滤器后钙离子水平的变化。

4.患者的心理护理 恶性肿瘤骨转移合并高钙血症患者,病情已属晚期,但该患者年轻,不仅要承受面对死亡的恐惧,还要承受疼痛等不适的折磨,感情上容易依赖亲属,希望得到亲属的关怀、照顾。我院ICU每日16:00～16:30为家属床旁探视时间,家属探视前后进行手卫生处理、戴口罩、戴帽子、穿隔离衣后床旁陪伴患者,每日使用等离子空气消毒机进行病室消毒12小时以上,做好患者家属接触隔离健康宣教,有传染性疾病者禁止探视;探视过程中,加强与患者及其家属的沟通,采取解释、安慰、鼓励等方式减轻患者的不良情绪,家属能参与患者的全程治疗与护理,从而可以提高患者及其家属满意度。医护人员多关心、体贴患者,用举例法、榜样法等开导患者,多与患者交流,尽量满足患者需求,使患者保持心情愉快,提高生活质量。

【总结与反思】

1.护理亮点 中重度高钙血症可导致包括急性肾损伤(AKI)在内的多器官系统损害,高钙血症所致AKI通常可随着高钙血症的缓解而缓解,因此早期识别和早期干预至关重要,应结合患者的具体情况及时选择合理的治疗方案。

2.护理反思 高钙血症多发生在晚期肿瘤患者中,易被其恶病质及转移灶症状所蒙蔽,临床应仔细观察加以区分,对于恶性肿瘤患者应动态监测血钙水平变化,避免漏诊及延迟治疗。

知 识 拓 展

高钙血症 正常成人血钙通常在2.15～2.60 mmol/L(8.6～10.4mg/dl),血钙浓度超过正常上限但＜3.0 mmol/L(12.0mg/dl)为轻度高钙血症,血钙浓度3.0～3.5mmol/L(12.0～13.9mg/dl)为中度高钙血症,血钙浓度＞3.5mmol/L(14.0mg/dl)为重度高钙血症。病因:根据是否由甲状旁腺激素(PTH)介导,高钙血症病因可分为PTH依赖和非PTH依赖两类。非PTH依赖性高钙血症的病因包括恶性肿瘤、维生素D中毒、内分泌失调(甲状腺毒症、肾上腺功能不全等)、药物相关(噻嗪类利尿剂、锂、乳-碱综合征、维生素D、维生素A)、肾移植、制动等;原发性甲状旁腺功能亢进和恶性肿瘤是高钙血症的最常见病因,占所有病例的90%以上。

参考文献

雷满霞，邓军，谢翠华，2019. 1例微波消融术治疗原发性甲状旁腺功能亢进患者的护理［J］. 护理
　学报，26（8）：51-52.

彭丹，2022. 高钙血症致急性肾损伤的研究进展［J］. 肾脏病与透析肾移植杂志，31（6）：585-589.

中关村肾病血液净化创新联盟专家组，2023. 连续性肾脏替代治疗置换液临床应用分类专家共识［J］.
　中国血液净化，22（10）：21-725.

第三节　肺癌患者经胸腔灌注化疗并发AKI伴重度高钾血症行CRRT治疗的护理实践难点解析

【病例简介】

男，67岁，因呼吸困难、咯血至医院就诊。CT及病理检查提示：右肺腺癌cT3N3M1cIVB期，并伴有大量胸腔积液。给予顺铂胸腔灌注化疗1周后，因急性肾衰竭、重度高钾血症转入ICU，意识呈昏睡状，心率136次/分，心电图表现为T波高尖，血压96/53mmHg，血氧饱和度88%，立即行经口气管插管呼吸机辅助呼吸。实验室检查：钾8.6mmol/L，尿素氮29.7mmol/L，肌酐866μmol/L，尿酸746μmol/L。24小时尿量200ml。超声检查示：右侧胸腔大量积液约1000ml。APACHE Ⅱ评分40分，死亡系数80.8%。予以补钙、比例糖水、碳酸氢钠、利尿等降钾治疗并紧急行连续性肾脏替代治疗/血液净化（CRRT），行右侧胸腔穿刺置管引流。CRRT治疗6小时后意识呈嗜睡状，复查血钾：6.3mmol/L。持续CRRT治疗3日后，实验室检查：钾4.6mmol/L，尿素氮3.52mmol/L，肌酐46.1μmol/L，尿酸35μmol/L。在CRRT支持下继续给予顺铂胸腔灌注化疗2次。

入ICU第5天后，右侧胸腔积液明显减少，予以拔除胸腔引流管及气管插管并暂停CRRT治疗。第7天后转出ICU，继续抗肿瘤治疗。

【临床诊断】

右肺腺癌；恶性胸腔积液；急性肾衰竭；高钾血症。

【主要治疗】

1. 顺铂胸腔灌注化疗。
2. CRRT治疗。
3. 胸腔穿刺置管引流。
4. 静脉钙剂治疗。
5. 等比例胰岛素和葡萄糖治疗。

【护理难点及护理措施】

1.顺铂胸腔灌注不良反应的观察及防治措施 顺铂（CDDP）是治疗各类实体癌最有效和使用最普遍的化疗药物之一，顺铂胸腔灌注已被证实可较好地改善积液症状。胸腔内给药，药物局部浓度高，能较好地发挥抗癌药的效果，并使脏壁两层胸膜产生化学炎症，导致胸膜腔粘连，胸腔闭塞固定，达到控制胸腔积液的目的。顺铂是目前常用的金属铂类化学药物，主要不良反应为严重呕吐、肾毒性、骨髓抑制。①为预防不良反应的发生，该患者在注药前遵医嘱静脉注射盐酸格拉司琼，同时给予水化及对症支持治疗。胸腔穿刺时嘱患者不要咳嗽，以免剧烈咳嗽针尖划破肺组织，将胸腔积液充分引流后，胸腔内注入生理盐水冲洗及化疗药物。胸腔注药后，为使药物在胸腔内均匀分布，便于吸收及提高疗效，注药后要变更体位。该患者改变体位的方法与顺序为：去枕平卧位—左或右侧卧位—俯卧位—右或左侧卧位各15分钟，共2小时，更换体位时注意观察患者的反应及能否耐受，不能耐受时每种体位可以适当缩短时间，增加次数，同时注意防止敷料脱落导致导管脱落。注药后，注意观察穿刺部位敷料有无渗血、渗液，患者呼吸困难是否得到改善，注意生命体征的变化，尤其是体温、血压、胸痛反应。②肾毒性是顺铂最主要的毒不良反应反应之一，发生率高达25%～35%，主要为肾小管损伤，多为可逆性，反复高剂量治疗可致持久性轻至中度肾损害，因此其临床应用剂量和临床效用常受到肾毒性的限制。目前除水化外尚无有效预防顺铂所致肾毒性的手段。水化过程严格记录出入量，严密观察生命体征。当患者发生急性肾衰竭时，往往表现为少尿或无尿，高钾血症。高钾血症时心电图显示为高尖T波。因此，在治疗前后进行了肝肾功能、血常规、尿常规监测，胸部X线、B超及心电图检查。使用顺铂时易出现食欲缺乏，恶心呕吐，饮食上宜选用易消化、清淡可口的食物，并鼓励患者少食多餐。对于呕吐严重的患者严格记录出入水量，评估脱水情况，必要时查电解质，进行补液、止吐、营养支持治疗。该患者在ICU期间通过胸腔灌注前充分的预处理及CRRT辅助下行顺铂胸腔灌注化疗2次，未出现恶心呕吐及急性肾衰竭。

2.如何进行紧急降钾 高钾血症是常见的临床急症，高钾血症可诱发室性心律失常，是心搏骤停的常见原因之一，最新指南将高钾血症分为三度：轻度（5～5.5mmol/L），中度（5.6～6.0mmol/L），重度（＞6.0mmol/L）。该患者血钾8.6mmol/L，属于重度高钾血症，高钾血症病死率约为14.1%，重度高钾血症病死率高达30.7%。早期识别并及时紧急治疗高钾血症对于降低病死率至关重要。静脉钙剂治疗、等比例胰岛素和葡萄糖治疗、静脉碳酸氢钠治疗、利尿及CRRT治疗是紧急降钾的常用措施。①葡萄糖酸钙或氯化钙：轻度高钾血症时，膜内外K^+的浓度比降低，静息电位负值减少，细胞膜部分除极，膜兴奋性增加，临床上常表现为肌肉轻度震颤。严重高钾血症时，细胞膜持续除极，使膜上的钠（Na^+）通道失活，膜兴奋性反而降低，临床上常表现为心脏传导受损和（或）神经肌肉无力或麻痹。葡萄糖酸钙或氯化钙可使阈电位绝对值变小，膜静息电位与阈电位差值接近正常，细胞兴奋性恢复正常。临床上钙剂常与促进细胞外K^+进入细胞内的治疗方法联合应用，从而快速缓解患者的高血钾症状。②胰岛素和葡萄糖：胰岛素通过结合胰岛素受体，激活细胞膜上的钠-钾泵，细胞外的K^+被转运入细胞内，血清K^+浓度下降。同时，胰岛素可通过葡萄糖转运蛋白，将葡萄糖转运至细胞内，从而降低血糖。胰岛素适用于各种类型的高钾血症，尤其是急性肾衰竭患者。为避免使用胰岛素后血糖过低，应同时给予葡萄糖。③碳酸氢钠：碳酸氢钠可升高机体的 pH 值，纠正酸中毒，使细胞内的氢离子（H^+）转移到细胞外，通过 H^+-K^+ 交换体将细胞外的 K^+ 转移至细胞内，从而降低血钾浓度。临床上一般用于高钾血症合并代谢性酸中毒的患者。④利尿剂：常用排钾利尿剂有呋塞米、托拉塞米、噻嗪类利尿剂，排钾利尿剂可抑制氯化钠及 K^+ 的重吸收；而输送到远曲小管和集合管的 Na^+ 增加，又促使 Na^+、K^+ 交换增加，从而使 K^+ 的排泄进一步增加。在该患者入 ICU 时，血钾 8.6mmol/L，立即给予 20mg 呋塞米、葡萄糖酸钙 1g 静脉注射；碳酸氢钠注射液静脉滴注；胰岛素 50U＋5% 葡萄糖注射液 50ml 静脉泵入，并积极准备行 CRRT 治疗。

3. CRRT 治疗过程的护理要点　CRRT 是治疗重度高钾血症最快、最有效的方法。CRRT 通过其生物物理机制，完成对溶质及水的清除和转运，其基本原理是通过弥散、对流及吸附，清除血液中各种内源性和外源性"毒素"。通过超滤和渗透清除体内潴留的水分，同时纠正电解质和酸碱失衡，使机体内环境接近正常从而达到治疗的目的。CRRT 清除 K^+ 主要通过弥散完成，即依靠浓度梯度使 K^+ 通过半透膜从高浓度侧（血液）向低浓度侧（透析液）转运，因此透析液中 K^+ 浓度较低，一般设定在 2.0～2.5mmol/L，使血液与透析液在 CRRT 中形成 K^+ 弥散梯度，从而降低血钾浓度。由于细胞内液的补充作用在 CRRT 结束后仍然存在，故 CRRT 后可能出现血钾浓度反弹的情况。当重度高钾血症危及生命时，应和其他降钾措施同时使用。

（1）CRRT 前的准备与护理：首先要对患者和家属做好心理指导，安慰患者，使其消除恐惧等不良心理因素。其次，除准确无误地执行医嘱以外，还要随时记录患者病情的动态变化，主动参与治疗方案的制订和调整。由于 CRRT 管路复杂、接头多，加之血流量大，一旦发生滑脱或者断开，就会造成大出血，因此在引血前要再次确认管路连接是否正确。

（2）CRRT 治疗过程中的观察与护理：持续心电监护，随时观察记录心率、血压、体温、呼吸、中心静脉压的变化，每 1～4 小时检测血气分析或血生化指标，了解水、电解质及酸碱平衡，及时发现和处理各种异常情况并观察疗效；正确记录输入、排出量，及时调整血泵流速和超滤液量，以免容量过多引起肺水肿、心力衰竭或超滤过多引起的低血压等并发症；在医生指导下正确使用抗凝剂，观察抗凝剂量是否适宜，有无出血或凝血；一旦出现出血倾向，及时汇报医生处理；严密观察跨膜压（TMP）值的变化，发现早期凝血，及时汇报医生调整抗凝剂量，预防滤器凝血的发生。血管通路的连接必须无菌，更换置换液时注意无菌操作。血透配套 24 小时更换一次。CRRT 导管每天消毒，无菌贴膜覆盖。注意保持 CRRT 导管周围皮肤清洁、干燥，观察穿刺处有无红肿、渗出，并观察有无发热等全身反应。治疗过程中保持管道通畅，应检查管道有无打折、扭曲、脱落，体位改变时管路要随体位移动。一旦出现输入或回输压力报警，提示导管紧贴血管壁或打折，及时寻找原因并处理。

（3）并发症处理：①低血压。是 CRRT 中常见的急性并发症之一。低血压可导致心律失常和肾血流量减少，加重肾脏损伤。预防措施：超滤开始时速度宜慢，血流量和滤出量缓慢增加，根据体内水钠潴留的情况制订超滤指标；严格记录出入液量，滤出的速度根据上肢血压、中心静脉压、水钠潴留的情况和输液的量及速度来调控，避免因容量不足产生的低血压或容量过多引起的心脏负担加重。同时，维持透析液中钠离子不低于135mmol/L，钙离子为1.25～1.5mmol/L，可减少低血压的发生。②皮肤护理。由于患者病情危重，长期卧床，全身水肿和末端循环障碍，皮肤抵抗力和愈合力减低，弹性差，容易受到损伤。该患者在CRRT辅助下行顺铂胸腔灌注，胸腔灌注后2小时要频繁更换体位，为减少更换体位时导致的CRRT导管贴壁或打折，在行CRRT导管置管时采用超声引导下穿刺置管，保证穿刺的成功率及导管的最佳位置。为防止因更换体位导致的CRRT导管移位，在导管维护时，对导管进行了有效的二次加固。由于CRRT治疗时间长，患者意识障碍，自主活动受限，予以睡气垫床，每2小时协助患者翻身；保持衣服、被褥干燥柔软，床单整洁，翻身时保持血管通路通畅。在CRRT治疗期间，患者无导管移位、压力性损伤等并发症的发生。

【总结与反思】

1. 护理亮点　顺铂胸腔灌注化疗是治疗肺癌伴恶性胸腔积液的主要治疗方案之一，顺铂胸腔灌注化疗后，常见不良反应为严重呕吐、肾毒性、骨髓抑制，用药前应给予止吐药预防严重呕吐的发生。水化是预防顺铂肾毒性的有效方法，水化过程中应严格观察患者出入量及电解质情况，及时发现患者有无肾衰竭的表现。当肾衰竭时往往会伴有高钾血症的表现，患者会表现为疲乏无力、四肢松弛性瘫痪、腱反射消失、动作迟缓、嗜睡等症状，心电图上会呈现T波高尖。护士必须掌握顺铂的不良反应，加强预防，并能早期发现，积极处理。

2. 护理反思　重度高钾血症病死率高，时限性紧迫，早期识别并及时高效地落实降钾措施对于降低病死率至关重要。CRRT是治疗重度高钾血症最快、最有效的方法，但操作相对复杂，上机准备时间较长，因此，对于危及生命的重度高钾血症，在CRRT准备期间，可同步予静脉使用钙剂、等比例胰岛素和葡萄糖、静脉输注碳酸氢钠、利尿等降钾措施进行处理，进而达到高效降钾的目的，提高抢救成功率。

知 识 拓 展

　　恶性胸腔积液即指恶性肿瘤相关的胸腔积液，占全部胸腔积液的38%～53%，大多数病例于其积液中可发现恶性肿瘤细胞，且对于胸腔积液伴纵隔或胸膜表面转移性结节者，无论发现恶性肿瘤细胞与否，均可诊断为恶性胸腔积液。恶性胸腔积液以肺癌、乳腺癌及淋巴瘤所致最为常见。恶性胸腔积液相关的肿瘤类型存在性别差异，男性以肺癌、淋巴瘤、胃肠道肿瘤为多，而女性则以乳腺癌、女性生殖道肿瘤、肺癌及淋巴瘤最为常见。针对恶性胸腔积液的治疗，除常规对因治疗原发病、对症胸腔插管引流外，给予抗癌药物胸腔内灌注日益得到关注。

参考文献

吴瑶，付阳阳，唐晗琪，等，2023. 急诊高钾血症治疗现状及现状及预后影响因素研究［J］. 中华危重病急救医学，35（3）：321-325.

姚琴，吴稚冰，马胜林，2017. 胸腔循环热灌注化疗恶性胸腔积液的疗效观察和护理［J］. 浙江临床医学，19（6）：1162-1163.

第四节 非霍奇金淋巴瘤患者行甲氨蝶呤化疗后并发甲氨蝶呤排泄延迟行CRRT治疗的护理实践难点解析

【病例简介】

男，35岁，因非霍奇金淋巴瘤行大剂量甲氨蝶呤（high dose metho-trexate，HD-MTX）化疗，HD-MTX长时间作用于肿瘤细胞能克服肿瘤细胞对MTXD的耐药性而达到目的。用药后24小时甲氨蝶呤（metho-trexate，MTX）血药浓度85.2μmol/L，属于HD-MTX排泄延迟而转入ICU。入科时心率105次/分，呼吸22次/分，血压108/55mmHg，血氧饱和度96%。

患者用药后24小时血清肌酐159.12μmol/L，尿量减少［＜0.5ml/（kg·h）］，出现急性肾损伤，尿液pH波动在6～8，血红蛋白65g/L、白细胞$1.2×10^9$/L、中性粒细胞$1×10^9$/L、血小板$85×10^9$/L，APACHE Ⅱ评分20分。予以行连续性血液净化治疗，模式：连续静脉-静脉血液透析（continuous veno-venous hemodialysis，CVVHD）＋血液灌流（hemoperfusion，HP）。患者入科第1～6天，持续行CVVHD治疗，第1天、第3天、第5天行CVVHD＋HP治疗，其中HP治疗4小时。

转入第7天，甲氨蝶呤血药浓度降至正常，第8天顺利转出ICU。

【临床诊断】

非霍奇金淋巴瘤；甲氨蝶呤排泄延迟；急性肾损伤（AKI）。

【主要治疗】

1.股静脉留置双腔导管行CRRT治疗。

2.给予水化措施。

3.给予升白细胞、升血小板治疗。

【护理难点及护理措施】

1.该患者个体化治疗模式的选择 甲氨蝶呤排泄解救措施包括补充大剂量亚叶酸钙（calcium folinate，CF）、补充羧肽酶G2等，但目前羧肽酶G2尚未广泛应用于临床。Smith研究显示，在甲氨蝶呤延迟排泄时，如果不能获得或者暂时不能获得羧肽酶G2并出现急性肾损伤时，建议应用血液净化治疗减轻毒性反应。研究报道，连续性血液净化治疗模式包括连续性静脉血液滤过、血液灌流、血浆置换，均对治疗甲氨蝶呤蓄积有积极作用。甲氨蝶呤分子量为454.45，接近中分子物质分子量大小，但甲氨蝶呤的药代动力学受多种因素影响，个体差异较大，模式选择上应根据病情，选择相应的治疗模式。可根据发病时间、药物蓄积时间、治疗效果及时调整治疗模式等。患者在化疗后

24小时出现甲氨蝶呤排泄延迟，甲氨蝶呤血药浓度85.2μmol/L，于门诊行血液透析治疗3次，联合水化、利尿、亚叶酸钙解救，但效果不佳，SCr 159.12μmol/L，转入ICU治疗。因为甲氨蝶呤广泛分布于体内各组织，分布容积（volume of distribution，Vd）为0.4～0.8L/kg，蛋白结合率为50%，为增加对于蛋白结合部分的甲氨蝶呤的清除，治疗模式上选用CVVHD联合HP，血液灌流时间4小时/次，隔日1次。治疗第7天，患者甲氨蝶呤血药浓度下降至0.24μmol/L。

2.该患者容量管理　应用MTX化疗前和化疗中需采用水化措施加强静脉补液，鼓励患者多饮水，要求尿量每日至少达2000～3000ml，若＜2000ml/d会明显减少MTX排泄。在患者肾功能损伤后，MTX的排泄受到严重影响，患者自身液体调节能力减弱或丧失，容量耐受区间变窄，患者容量状态完全依赖于医护人员对于血液净化设备的参数调整和对患者的观察。做好血液净化治疗的容量管理，直接影响患者的预后。该患者血流动力学稳定，医生设定治疗时长的总液体平衡目标，护士根据治疗时长，平均到每小时，匀速超滤。准确记录患者24小时出入量：置换液量、废液量、冲洗血管通路液体量、脱水量、静脉入量、胃肠营养入量、尿量、大便、引流量及非显性脱水量；该患者血液净化治疗期间，医生设定每日总超滤量在3000～4000ml，同时床旁超声助力，实时监测患者下腔静脉宽度等进行容量评定，每小时超滤量根据实时数据监测结果及时调整血液净化治疗参数。患者在整个治疗过程中，血流动力学稳定，未出现容量负荷过多或不足的情况。

3.该患者CRRT治疗过程中的病情监测　①预防低血压的发生：在血液净化治疗过程中，低血压是最常见的急性并发症，因体外循环管路及血液灌流器内含血流总量近300～400ml，患者循环容量减少，增加了低血压发生率。医护人员需要根据患者情况及时补充液体容量和调整血管活性药物的剂量，维持稳定的血流动力。该患者入科时舒张压在正常低限，为保证血液净化治疗的顺利进行，遵医嘱预防性使用间羟胺50mg＋生理盐水50ml静脉泵入，根据输液速度及小时脱水剂量动态调整血管活性药物的泵入速度。患者在治疗期间生命体征平稳。②监测患者尿液状况：密切监测患者尿液pH值、尿量及尿常规，使用精密记尿器记小时尿量，尿液pH≤7时立即告知医生，医生根据pH值和尿蛋白值调节碳酸氢钠药量。患者在治疗期间每小时监测一次尿pH值，其尿pH为波动在7～7.4，口服碳酸氢钠片0.5g/次，3次/天，并鼓励患者多喝苏打水，以碱化尿液，禁食含有果酸的水果及饮料，每日尿量在2000～3000ml。

4.该患者出现骨髓抑制后如何预防感染　HD-MTX会影响骨髓造血功能，易造成患者产生严重骨髓抑制并继发感染等症状。患者行HD-MTX治疗后出现骨髓抑制，血红蛋白65g/L，白细胞$1.2×10^9$/L，粒细胞$1×10^9$/L，临床医务人员给予相关治疗及护理措施预防感染。具体措施如下：①遵医嘱用药。每日监测血常规，给予人粒细胞刺激因子注射液300μg皮下注射1次/天、重组人血小板生成素1.5万U皮下注射1次/天。②保护性隔离。患者住单间病房，保持房间干净整洁，等离子空气消毒机净化病房内空气16h/d，密切监测体温变化，减少探视，避免交叉感染。做好基础护理，保持全身皮肤清洁，观察皮肤及黏膜有无出血点，保持大便通畅。③口腔感染的预防。HD-MTX化疗时会直接造成口腔黏膜的改变，口腔内血管网丰富，大剂量用药血药浓度增加，会加重口腔黏膜上皮细胞的损害，常在用药1～3天后出现口腔黏膜溃疡，发生率高达40%～50%。

临床护理人员为该患者配制漱口液：使用利多卡因注射液5ml加入5%碳酸氢钠注射液250ml中，漱口3次/天，CF 100mg加入生理盐水500ml中，漱口3次/天。指导患者掌握正确含漱方法：每次口含5～10ml漱口液后仰头，让其流到咽部后停留约10秒，再在口腔内停留约30秒，并鼓动两颊晃动，使漱口液与口腔黏膜充分接触后吐出。治疗期间患者未出现口腔黏膜炎。

5.该患者出血的观察与预防　HD-MTX用药后会引起骨髓抑制，导致血小板减少，增加了患者出血的风险。连续性血液净化治疗时会对血小板造成消耗，加之治疗过程中使用抗凝剂，增加了患者出血的风险。该患者出血的观察及预防的主要措施如下：①做好伤口出血处理。患者血小板计数（platelet，PLT）85×10⁹/L，在血液净化治疗时出现股静脉穿刺导管处少许渗血，及时更换无菌敷料，予沙袋压迫20分钟未再继续出血，未出现其他出血现象。②做好患者基础护理。密切观察全身皮肤及口腔黏膜有无出血点，指导患者进食易消化、清淡、少刺激的无渣饮食，温度低于38℃，减少对口腔黏膜的刺激。保持大便通畅，避免因便秘导致颅内出血，排便不畅时给予开塞露塞肛。在进行各项护理操作时动作轻柔，注射后适当延长注射部位的按压时间。③密切监测血液指标。每日监测患者血常规及活化凝血时间（activating clotting time，ACT），结合血气分析中滤前滤后钙离子水平，及时调整枸橼酸钠的用量，预防枸橼酸过量引起出血。治疗过程中每2小时监测滤前及滤后血气分析结果，滤后血气分析结果中，钙离子控制在0.25～0.5mmol/L。当钙离子＜0.25mmol/L时，提示枸橼酸抗凝过度，需降低枸橼酸泵速。患者在治疗过程中钙离子一直维持在正常范围内。

【总结与反思】

1.护理亮点　临床在使用HD-MTX治疗的过程中，虽然可做到足量水化、碱化尿液及亚叶酸钙解救等措施，但因甲氨蝶呤在人体内的代谢及排泄存在着较大的个体差异，导致部分患者出现较大的毒性反应，如肾衰竭、骨髓抑制、胃肠道反应、肝功能损害等。目前哪种血液净化治疗方式对清除甲氨蝶呤更有效，以及血液净化治疗开始的时机尚无统一的标准或指南，应遵循个体化治疗，根据患者病情及治疗效果选择合适的血液净化治疗方案。

2.护理反思　在血液净化治疗期间，应密切监测治疗参数、MTX血药浓度及血常规，做好容量管理，避免低血压及心功能不全等不良反应，严密观察有无化疗毒副反应，避免出血及感染的发生，加强营养支持，提高机体免疫力，让患者能够平稳顺利地度过化疗周期，提高生存质量。

知 识 拓 展

1.非霍奇金淋巴瘤　非霍奇金淋巴瘤是最常见的淋巴系统恶性肿瘤，起源于T淋巴细胞、B淋巴细胞或NK细胞，是一组异质性的淋巴细胞增殖性恶性肿瘤疾病。

2.大剂量甲氨蝶呤　大剂量甲氨蝶呤（HD-MTX）可以透过血脑屏障，是迄今治疗NHL的一线药物。甲氨蝶呤（MTX）为一种二元弱酸，主要经肾脏排泄，它可在体内停留数周，产生蓄积毒性。在使用HD-MTX治疗时，可导致尿中浓度超饱和，因结晶引起肾内阻塞或直接肾小管毒性及入球小动脉血管收缩引起肾低灌注，导致

AKI，即使在应用HD-MTX前采取充分水化、碱化尿液的措施，患者发生肾衰竭的概率仍有1.8%，在肾衰竭患者中死亡率约为4.4%，急性肾损伤又会使MTX的清除率下降，从而使MTX的血药浓度升高，出现排泄延迟现象。机体长时间暴露在高浓度的MTX下会导致胃肠道反应，口腔黏膜溃疡，骨髓抑制，肝、肾、心脏损害及神经毒性反应等，甚至可能危及患者生命。

参考文献

黎顺发，2020. 大剂量甲氨蝶呤在成人与儿童非霍奇金淋巴瘤患者中的群体药动学研究［D］. 广州：暨南大学.

李冰，李晓卿，王晓敏，2019. 血液净化治疗大剂量甲氨蝶呤延迟排泄3例［J］. 中华实用儿科临床杂志，34（11）：870-872.

詹其林，丁美琪，潘民，等，2008. 大剂量甲氨蝶呤治疗急性淋巴细胞白血病和淋巴瘤副作用观察［J］. 内科急危重症杂志，14（4）：207-209.

中国临床肿瘤学会（CSCO），中国临床肿瘤学会抗白血病联盟，中国临床肿瘤学会抗淋巴瘤联盟，2019. 大剂量甲氨蝶呤亚叶酸钙解救疗法治疗恶性肿瘤专家共识［J］. 中国肿瘤临床，46（15）：761-767.

Crom WR，1998. Methotrexate//Grochow LB，Ames MM. A clinician's guide to chemotherapy pharmacokinetics and pharmacodynamics. Baltimore：Williams and Wilkins：311-330.

Pardo M，Lanaux T，Davy R，et al，2018. Use of charcoal hemoperfusion and hemodialysis in the treatment of methotrexate toxicosis in a dog.［J］. J Vet Emerg Crit Care（San Antonio），28（3）：269-273.

第五节　淋巴瘤患者化疗后并发高三酰甘油血症急性胰腺炎行双重滤过血浆置换的护理实践难点解析

【病例简介】

女，43岁，因确诊NK/T细胞淋巴瘤，行DDGP方案第2周期第8天吉西他滨1200mg化疗后，因"腹痛，恶心呕吐"入ICU。心率109次/分，呼吸24次/分，血压114/84mmHg，血氧饱和度96%。查体：痛苦面容，扪及腹软，叩诊呈鼓音，中上腹压痛，无明显反跳痛。完善相关检查，实验室检查：三酰甘油46.16mmol/L，胆固醇17.66mmol/L，淀粉酶264U/L，脂肪酶574U/L，钠128.2mmol/L，葡萄糖10.53mmol/L。全腹CT：胰腺体积稍增大，胰腺颈部周围脂肪间隙模糊，待排急性胰腺炎可能。予以补液、抗感染等对症支持治疗，行双重滤过血浆置换（double filtration plasmapheresis，DFPP）治疗5h/d，持续3天，患者腹痛好转，各项检查指标正常，转出ICU。

【临床诊断】

NK/T细胞淋巴瘤；高三酰甘油血症急性胰腺炎。

【主要治疗】

1. 降血脂治疗。
2. 抑制胰腺分泌。
3. 抗感染治疗。
4. 控制血糖。
5. 双重滤过血浆置换。

【护理难点及护理措施】

1.高三酰甘油血症急性胰腺炎的病情观察　除具有急性胰腺炎（acute pancreatitis，AP）患者的一般临床表现外，高三酰甘油血症急性胰腺炎（hypertriglyceridemic acute pancreatitis，HTG-AP）患者还具有如下特征：①血清三酰甘油水平显著升高。血清三酰甘油水平 ≥ 1000mg/dl（11.30mmol/L）是 HTG-AP 发病时最重要的特征。②淀粉酶升高不明显。约 50% 的 HTG-AP 患者血、尿淀粉酶水平无明显升高。③假性低钠血症。由于血脂容积效应，HTG-AP 患者血钠测定值常较实际值低 10mmol/L 左右。④合并症多见。HTG-AP 患者多合并糖尿病、肥胖症等代谢性疾病。⑤ "重症化" 倾向。国内一项大型、多中心研究表明，HTG-AP 患者急性肾衰竭、急性呼吸窘迫综合征、SAP 发生率均高于非 HTG-AP 患者。⑥复发率高。国内研究发现，HTG-AP 患者的复发率显著高于胆源性 AP 患者；国外研究发现，约 32% 的 HTG-AP 患者存在复发性胰腺炎。复发性 HTG-AP 多见于血清三酰甘油水平未控制、血糖控制不佳的糖尿病患者及酗酒者。⑦诱因隐匿、发病年轻化。丙泊酚、雌激素、三苯氧胺、口服避孕药、β受体阻滞剂、糖皮质激素、噻嗪类利尿剂、恩替卡韦等药物均可诱发 HTG-AP；同时，HTG-AP 患者家族成员多存在常染色体隐性遗传性脂蛋白脂肪酶（LPL）缺乏性疾病，但此类疾病患者多为年轻人且发病诱因隐匿，不易被发现及诊断。针对该例患者应密切观察患者腹痛、恶心呕吐症状有无缓解，关注相关检验指标，如血清三酰甘油、血钠，密切监测血糖变化。

2.高三酰甘油血症急性胰腺炎患者的护理措施有哪些　①症状护理：腹痛是 HTG-AP 患者最主要的临床症状。除疼痛外，各种有创操作及 ICU 环境因素、患者对疾病的认知因素等均可使重症型 HTG-AP 患者产生焦虑、惊恐、抑郁、躁动、谵妄等，从而导致治疗配合度降低并影响预后。合理的镇痛镇静治疗不仅可降低机体代谢及氧耗以适应受损器官的氧供需水平，还可减轻各种应激所致病理性损伤、促进受损器官功能恢复，有利于改善重症型 HTG-AP 患者预后。该患者腹痛、恶心呕吐，予以禁食、胃肠减压，给予盐酸昂丹司琼注射液止吐及酒石酸布托啡诺稀释液镇痛对症处理，使用注射液用艾司奥美拉唑钠及生长抑素减少胰液分泌，保护胃肠黏膜。阿托伐他汀钙片及非洛贝特胶囊降血脂。胰岛素控制血糖，联合依诺肝素钠注射液，促进血管内皮细胞表面的脂蛋白脂肪酶释放，促进肝脏的三酰甘油水解酶释放。头孢曲松抗感染。②病情观察：观察该患者腹部体征，腹痛、腹胀、恶心呕吐等症状是否有所改善，有无出血倾向。严密监测患者生命体征变化、血流动力学、面色和意识状况，记录小时尿量等循环监测。每 6 小时监测一次血糖。每日监测实验室检查结果：血清三酰甘油水平、肝肾功能、C 反应蛋白（CRP）及降钙素原等。该患者入科第2日DPFF治疗后查血：三酰甘油15.61mmol/L，胆固醇11.31mmol/L，淀粉酶97U/L，脂肪酶262U/L，腹痛较前稍缓解。入科第3日查血：三酰甘油12.93mmol/L，胆固醇4.40mmol/L，腹痛较前明显缓解。③营养支持：予以禁食24小时，HTG-AP患者的营养支持方法首选肠内营养（enteral nutrition，EN），在发病72小时内绝对禁止脂肪乳剂的输入，防止加重胰腺病理损伤。该例患者禁食、胃肠减压，给予20%人血白蛋白及复方氨基酸注射液（15）双肽（2）注射液＋10%葡萄糖注射液进行营养支持，在ICU期间患者体重无进行性下降，转出前查白蛋白35.4g/L。

3.高三酰甘油血症急性胰腺炎预防措施 ①健康教育：对于存在高血脂、脂肪肝或者家族性高血脂病史者，需建立监测血脂的理念，调整饮食结构，改变生活方式，如规律饮食、避免暴饮暴食、减少脂肪摄入，以及进行规律的体力活动、控制体重等。②药物预防：如不能有效控制血清三酰甘油水平，可服用常规口服降脂药，首选贝特类降脂药，力争将血清三酰甘油水平控制到500mg/dl（5.65mmol/L）以下。③基础护理：需积极治疗原发病如糖尿病、甲状腺功能减退症等代谢性疾病，并谨慎使用可导致药源性脂蛋白代谢紊乱的药物，包括雌激素、口服避孕药、抗反转录病毒药物等。妊娠是HTG-AP的常见诱因，因此妊娠妇女应常规检测血脂水平。

4.双重滤过血浆置换相关护理措施有哪些 HTG-AP近年来发病率逐渐升高，易引起多脏器功能衰竭，预后差，治疗的关键在于尽快降低血清三酰甘油水平。目前国内外用以降低血清三酰甘油水平的血液净化治疗模式主要为血液滤过、血液灌流和血浆置换。与血液灌流、血液滤过相比，血浆置换降低血清三酰甘油水平的效果更明显，而若条件允许，则可优选血浆吸附、DFPP。DFPP是目前最为快捷有效降低血清三酰甘油的措施之一，是将经一级膜分离出来的血浆，利用血浆成分分离器进一步分离患者血浆中相对分子质量远远大于白蛋白的致病因子并丢弃。将含有大量白蛋白的血浆成分回输至体内，可调节机体免疫系统、清除抗体、恢复细胞免疫功能和网状内皮细胞吞噬功能，与使用大量新鲜冷冻血浆的单重血浆置换相比，其可不用或仅使用少量血液制品进行补液，感染风险有所降低。该患者经右股静脉留置双腔导管（导管长度200mm，直径11F），患者血小板数目$22×10^9$/L，采用4%枸橼酸钠注射液抗凝，血流速为130ml/min，治疗模式为DFPP，治疗时间为5h/d。①防止体外凝血：上机前使用0.9%氯化钠溶液充分预充管路及滤器；充分评估导管通畅性，在血液净化导管的引血端接5ml注射器，松开导管夹，快速回抽，如果在1秒内能顺利抽出3～4ml封管液和血液，即证明导管的血流量可达到180～240 ml/min，可以正常使用；治疗过程中密切观察滤器压力指标，血浆分离器的膜孔径一般为0.2～0.6μm，红细胞直径平均为7.2μm，与血浆分离器的膜孔径较为接近，在较高跨膜压的作用下，有可能变形、被挤进血浆分离器的膜孔中，发生破碎溶血，因此，进行血浆置换治疗时，保持跨膜压小于60～100mmHg较为安全。治疗过程中密切追踪并动态处理抗凝检测结果，及时调整抗凝药物的剂量，以减少抗凝相关的并发症。②防止低钙及过敏：血浆置换前可给予地塞米松等预防变态反应的发生，尽管如此，血浆置换时仍可能发生变态反应，最常见的症状是轻度变态反应，如皮疹、皮肤瘙痒、寒战、发热发冷、口唇及全身麻木等，血浆置换过程中如果出现变态反应，需要根据变态反应的严重程度决定处理方案；上机前，遵医嘱给予地塞米松注射液5mg静脉注射，治疗过程中给予葡萄糖酸钙注射液持续静脉泵入，根据查血结果动态调节葡萄糖酸钙注射液泵速；在开始治疗前和开始治疗后1小时测量体内、体外血清游离钙浓度，然后按照治疗方案进行，每2小时进行1次监测。③预防低血压：密切监测患者生命体征变化，如出现低血压，根据患者情况及时补充液体容量或使用血管活性药物升高血压，维持稳定的血流动力学，准确记录患者每小时的入液量和出液量，维持液体平衡。该例患者治疗过程中未发生低钙、过敏、低血压等并发症，无非计划下机发生。

【总结与反思】

1.护理亮点　鉴于近年来HTG-AP发病率的不断升高及其对个人、家庭、社会所造成的近期与远期危害，如何更早地预防和有效阻断HTG-AP及HTG-AP的诊断与治疗得到人们的重视。有研究表明，HTG-AP患者即使延迟进行血浆置换也仍可对降低病死率有利，但由于血浆置换成本较高、存在过敏等输血并发症发生风险、操作技术相对复杂等，对护理人员的专业知识及技能有较大考验。

2.护理反思　HTG-AP易重症化、易复发，但其针对性治疗方法与其他病因所致AP并不完全相同，尤其是原发HTG的治疗方案尚未统一，临床救治工作存在一定困难。做好HTG-AP的病情观察、早期识别HTG-AP、个体化选择适当的治疗方案至关重要。

知识拓展

1.急性胰腺炎　急性胰腺炎（AP）是多种病因导致胰酶在胰腺内被激活后引起胰腺组织自身消化、水肿、出血甚至坏死的炎性反应。临床以急性上腹痛、恶心、呕吐、发热和血胰酶增高等为特点。HTG-AP发病机制：①Havel理论。Havel理论即游离脂肪酸（free fatty acid，FFA）假说，该假说认为血浆中血浆乳糜颗粒（chylomicron，CM）阻塞胰腺毛细血管导致经三酰甘油脂蛋白代谢分解的FFA在胰腺聚集、造成胰腺微循环障碍及钙超载，最终引发HTG-AP，目前该假说已被广泛接受。②胰腺微循环障碍。HTG患者血液处于高凝状态，胰腺毛细血管床内大量沉积的FFA和CM可导致毛细血管堵塞并诱发胰腺微循环障碍，加之血小板聚集导致血栓素A_2和前列环素比例失衡而进一步加重胰腺微循环障碍。③蛋白激酶C（protein kinase C，PKC）活化。胰腺腺泡细胞内存在大量、多种PKC亚型，可被FFA激活并进一步导致胰腺细胞损伤。④炎性反应。FFA可诱导炎性介质释放，引起瀑布样炎性级联反应，进而导致细胞膜受体活性改变及细胞器破坏，造成胰腺腺泡细胞损伤甚至多器官功能衰竭。⑤遗传学因素。高达77.8%的脂蛋白脂肪酶（lipoprtein lipase，LPL）基因S447X突变的高脂血症患者会罹患HTG-AP。研究发现，囊性纤维化跨膜传导调节因子（cysticfibrosis transmembrane conductance regulator，CFTR）突变/变异/单倍型及肿瘤坏死因子启动子多态性可能是HTG-AP的潜在发病机制。目前，*CFTR*变异已作为我国HTG患者易患AP的预测因素。

2.高三酰甘油血症急性胰腺炎　HTG-AP诊断标准：①急性、突发、持续、剧烈的上腹部疼痛并可向背部放射；②血清淀粉酶和（或）脂肪酶水平＞参考范围上限3倍；③增强CT或MRI呈AP典型影像学改变（胰腺水肿或胰周渗出积液）。符合上述标准中的2项，其次需合并高三酰甘油血症，血清三酰甘油水平≥1000mg/dl（11.30mmol/L）或血清三酰甘油水平500～1000mg/dl（5.65～11.30mmol/L）但血清呈乳糜状，然后还应排除其他病因，如胆石症、创伤等。

参考文献

《高甘油三酯血症性急性胰腺炎诊治急诊专家共识》专家组，2021. 高甘油三酯血症性急性胰腺炎诊治急诊专家共识［J］. 中国全科医学，24（30）：3781-3793.

张官文，董晨明，陈宇，等，2023. 双重滤过血浆置换治疗高脂血症性急性胰腺炎临床疗效的Meta分析［J］. 中国中西医结合急救杂志，30（1）：60-65.

中国重症血液净化协作组，中国重症血液净化协作组护理学组，2021. 中国重症血液净化护理专家共识（2021年）［J］. 中华现代护理杂志，27（34）：4621-4632.

第六节　肺癌患者俯卧位通气下行CRRT治疗的护理实践难点解析

【病例简介】

女，81岁，肺癌，高血压史，糖尿病史。1周前受凉后出现发热，外院治疗无效，症状进一步加重，急诊转入ICU。患者入科时意识障碍，无尿，烦躁不安，双侧瞳孔直径约2mm，对光反射迟钝，心率98次/分，呼吸28次/分，体温38.5℃，血压137/58mmHg，血氧饱和度86%。血气分析：PaO_2 14.8mmHg，FiO_2 60.0%，PaO_2/FiO_2 246.6mmHg。实验室检查：尿素52.40mmol/L，肌酐632μmol/L，葡萄糖22.76mmol/L，C反应蛋白256.96mg/L，白细胞15.56×10⁹/L，中性粒细胞比例91.3%，降钙素原10.17ng/ml。痰培养查见耐碳青霉烯肺炎克雷伯菌、烟曲霉复合群、白念珠菌。APACHE Ⅱ评分为37分，死亡危险系数86.82%，静脉血栓栓塞风险（Caprini）评分7分，行连续性肾脏替代治疗（CRRT）。

入科时患者意识障碍，立即配合医生行床旁气管插管术，给予呼吸机支持治疗，1周后患者意识恢复，呼吸机支持参数为：SIMV模式，PEEP 5cmH₂O，F 15次/分，PC 15cmH₂O，FiO_2 40%。多次脱机试验，脱机困难，带管20天，医生与家属沟通同意后床旁协助医生行经皮气管切开术，继续呼吸机支持治疗，给予孟鲁司特减轻气道反应，特布他林雾化解痉，积极补液抗休克、血管活性药物维持血压等治疗措施。气管切开1周后顺利停机，更换喉罩吸氧。间断俯卧位治疗，机械辅助排痰、叩击排痰及纤维支气管镜吸痰，改善肺部通气情况；俯卧位治疗的同时间断进行CRRT治疗，停用可能加重肾功能损伤的药物，间断10余次CRRT治疗后患者无尿情况得以改善，全天维持小便10～20ml/h，肾功能监测尿素9.81mmol/L，肌酐68μmol/L，联合头孢哌酮钠舒巴坦钠、亚胺培南西司他丁、头孢他啶阿维巴坦及卡泊芬净抗感染治疗。经过1个月的治疗疗程，患者病情稳定，喉罩吸氧，吸氧浓度41%，血氧饱和度98%，顺利转回病房，继续相关支持治疗。

【临床诊断】

重症肺炎；呼吸衰竭；病毒性肺炎；2型糖尿病；肺癌。

【主要治疗】

1. CRRT治疗。
2. 俯卧位通气治疗。
3. 营养支持、维持内环境稳定。
4. 抗感染、祛痰等对症支持治疗。

【护理难点及护理措施】

1. CRRT管道如何护理

（1）置管前如何评估：该患者无尿，肾功能监测尿素59.51mmol/L，肌酐569μmol/L，拟行CRRT治疗。①同家属沟通，讲解治疗原理、目的、效果及可能出现的不良反应，签署血液净化通路建立知情同意书。②医护予以床旁共同评估血管情况，选择合理的穿刺位置，患者因治疗需求要间断俯卧位，优先选择右侧颈内静脉为穿刺部位。③穿刺前将移动消毒机推至床旁行至少30分钟的空气环境消毒，减少产生尘埃的操作，同时限制非操作人员的进出。④协助医生准备用物，维持室温在25℃，将患者置于平卧位，头偏向一侧，先行B超定位穿刺部位。⑤协助常规消毒，消毒面积予以最大无菌范围化，准备2%利多卡因协助医生行局部麻醉处理，值班医生在无菌原则下穿无菌衣、戴口罩、戴帽子、戴无菌手套行无菌操作。⑥置入长度15cm，置管成功后予以缝线加透明敷贴固定导管，行床旁胸片定位导管尖端位置，检查回血，封管备用。

（2）上机的评估：①先用5ml的注射器抽去动、静脉管路内的封管液，6秒内不间断抽取，相当于血液流速200ml/min，确认管道是否通畅，并查看弃去的血液是否有血凝块，再用20ml的生理盐水冲管。②充分预充管路，可以轻轻拍打滤器，使滤器内的小气泡随着冲洗液排出，监测并维持管路连接的紧密性，采血时避免反复穿刺同一位置并选用1ml小针头，以防漏气及气泡的产生。③动、静脉血液采集：滤器前和滤器后采血尽量同时，采血后立即送检。

2. CRRT治疗下的俯卧位护理措施　CRRT治疗模式多样，且操作步骤多、治疗期间需持续监护与处理，任何一步操作不规范都会影响到患者的治疗效果，甚至出现严重的护理不良事件。

（1）CRRT治疗翻身前的护理：①该患者病情危重，采用一对一护理，翻身前与医生共同评估患者生命体征、血氧饱和度、呼吸机模式、气道峰压、潮气量、报警线设置等参数；检查CRRT管道是否妥善固定，缝线有无脱落，确定导管是否在血管内。②观察置管穿刺点周围有无红、肿、热、痛等感染迹象，消毒置管部位2遍，更换无菌敷料；消毒导管口2遍，用5ml注射器回抽封管肝素液及可能形成的血凝块。如抽出不畅，切忌推注盐水，以免栓塞脱落导致栓塞，如有血栓形成，可采用肝素或尿激酶封管溶栓；一般采用尿激酶溶栓法，用生理盐水4ml稀释一支尿激酶，在导管静、动脉腔内分别注入2ml配制液，持续30分钟后，将被溶解的血凝块或纤维蛋白进行回抽，弃去注入抗凝剂，连接血路管道，连接处用无菌治疗巾覆盖，导管口连接处给予无菌纱布保护。③检查穿刺部位有无出血或血肿。

（2）CRRT治疗过程中的管路管理：①充分清理口鼻腔及气道分泌物，给予高浓度氧气吸入2分钟。备齐抢救物品、药品及器械，在5名有经验的医护人员的基础上，增加1～2名工作人员，1人检查并维持CRRT机器运转正常，1人保护翻身过程中CRRT导管的安全性，避免翻身过程中CRRT导管打折、扭曲、脱落，保证引血正常，并预留足够的活动长度。②该患者病情危重，由专人24小时护理，每2小时更换头部、肢体体位，避免过度屈曲外旋；观察CRRT穿刺点有无出血倾向，敷贴有无卷边、湿脱等迹象，一旦发现及时处理；每小时观察管路的连接和固定情况，避免管路松动和气泡产生，同时观察管路有无渗液及血栓的形成。③CRRT治疗期间，为避免患者躁动不安导致导管侧孔贴壁引起引血不畅、血流量不足而报警影响治疗效果，对患者双上肢实施保护性约束，以防患者因烦躁而拔出导管，每2小时检查约束部位皮温及循环情况，对该患者使用诺扬稀释液充分镇痛，辅助右美托咪定稀释液浅镇静，据病情实时调节泵速，最大限度地保证CRRT治疗的顺利进行。④尽量避免在治疗过程中输注血液制品及脂肪乳剂等肠外营养液，以免增加血液黏滞度造成凝血，合理选择血管，计算液体总量，规划用药顺序，建立有效的补液通路，确保治疗的顺利进行，若治疗过程CRRT机器报警处理需要时间过长，需及时回血以免血凝块产生。⑤确定俯卧位治疗方案后，该患者已进行肠内营养支持，在实施前1小时暂停营养液的管喂，连接胃肠减压器进行负压吸引，回抽胃液，避免翻身操作过程中误吸，翻身后充分评估患者病情变化，继续营养支持，预防胃内容物反流，优先推荐幽门后喂养。

（3）CRRT下俯卧位的护理：该患者PaO_2 88.2mmHg，FiO_2 60.0%，PaO_2/FiO_2 147mmHg，CRRT治疗的情况下拟行俯卧位治疗。①人员及物品准备：至少5名工作人员，包含医生1名、重症专科护士4名，另有2名人员协助，且工作年限都在3年以上，有丰富的临床经验，应变救急能力强，携用物至床旁。②人员站位分工：医生位于床头，负责保护患者的呼吸机管道、人工气道及头部位置安置；1人保护颈部CRRT管路安全，1人确保CRRT治疗机器在翻身过程中运转正常，2人位于床头左右两侧，患者上身肩部位置，负责保护固定上半身及相关管道安全；剩余2人位于床尾左右两侧，患者腰臀部，负责保护固定下半身及相关管道安全。站位固定，整理管道妥善固定管路，更换胸前壁监护线路至背部对应位置进行监护，线路及管道保持与身体纵轴方向一致，预留足够的长度，确定好翻身方向。③置患者于上下两层中单之间，将患者肩颈至臀腿部用中单呈夹心包裹，同时向上卷至最紧，确定翻转方向，由医生发出口令，协同其余4人同时将患者托起，先移向床的一侧；同时用力将患者沿身体纵轴向翻转90°成侧卧位；观察生命体征平稳，再翻转90°转为俯卧位。翻转后观察生命体征及血流动力学是否平稳，妥善安置头部位置，固定人工气道并保持通畅，检查CRRT管道有无脱出、扭曲、打折，确定机器运转正常。④俯卧位时可引起皮肤黏膜的压迫受损，将该患者头部给予凝胶垫垫高，使颜面部悬空，对该患者面部受压部位给予水胶体保护，留出管道安全位置，避免受压影响通气效果，在该患者双肩部、胸部、髂骨、膝部、小腿部及骨隆突处垫软枕或凝胶垫减压，将骨隆突处贴泡沫敷贴保护，为了便于观察将泡沫敷贴进行开窗处理。⑤CRRT治疗中严格控制液体入量，监测肾功能，记小时尿量，使用血液加温器预防低体温。⑥对该患者每4小时监测一次动脉/静脉血气分析，频繁采血会带给患者极大的身心伤害，反复穿刺有出血风险，且增加临床护士的工作量，对该患者采血时通过留置动脉针采集，先消毒，弃去前端无效腔容积3倍的血液（约5ml）后进行采集，采集量0.5～1ml，静脉血用1ml空针从血液透析滤过管的取样口进行采集，立即送检，关注pH值、钾离子（K^+）、钙离子（Ca^{2+}）、钠离子（Na^+）、氯离子（Cl^-）、碳酸氢根离子（HCO_3^-）、碱过剩（BE）等含量，根据血气分析结果对症用药处理，保证患者内环境稳定。⑦动态关注跨膜压的变化，当跨膜压＞250mmHg，充分评估患者治疗情况，考虑非计划下机。⑧对该患者持续24小时心电监护，经上肢桡动脉建立并监测有创动脉血压维持血流动力学的稳定，必要时合理使用血管活性药物。⑨密切监测预防并发症：如出血、低血压、血流不畅、感染、空气栓塞、低体温、枸橼酸中毒、低钙血症、高钠血症、代谢性碱中毒等。CRRT治疗过程中出现红色报警时立刻正确地排除，黄色及绿色报警需及时处理，尽可能地延长CRRT治疗效果。该患者经过多次间断CRRT治疗，监测肾功能：尿素9.81mmol/L，肌酐68μmol/L，CRRT治疗取得一定疗效，多次俯卧位后氧合指数明显改善，血气分析监测PaO_2/FiO_2 481.5mmHg，根据病情适当下调吸氧浓度，待病情平稳后转回病房继续对症治疗。

（4）CRRT治疗常见的并发症及护理：①出血。治疗前评估凝血功能，对该患者每6小时监测一次APTT，维持在正常值的1.5～2倍，每2小时翻身时观察穿刺部位局部情况，发现渗血时可给予局部加压、冷敷，限制活动，根据病情选择或停止抗凝剂。②低血压。治疗期间严密监测超滤量与血压的变化关系，该患者有高血压病史，监测动态血压的同时对比并维持无创血压收缩压在120～130mmHg，使用镇静药物时加大监测频次，必要时给予间羟胺稀释液小剂量维持血压。③血流不畅。原因包括导管尖端贴壁和血管痉挛；贴壁时可采取调整导管位置或旋转导管使血流通畅；患者因体位不耐受，偶有躁动，遵医嘱给予右美托咪定稀释液小剂量镇静，并给予诺扬稀释液充分镇痛，RASS评分控制在-5～-4分，提高患者的舒适度及治疗的顺应性，每日对患者进行唤醒评估，调节镇痛镇静药物泵速。④感染。观察穿刺局部皮肤有无红、肿、热、痛、发热伴脓性分泌物。该患者的护理措施：每天一次局部换药，时刻关注保持置管处皮肤清洁、干燥。⑤空气栓塞。检查并保持管路连接是否紧密，观察有无空气，严防空气输入，以免引起凝血。⑥低体温。保持室温25℃，每1小时检查患者皮温，采取棉被及暖气保暖措施，该患者CRRT治疗期间持续使用管道加热器，维持体温在36～37℃。⑦神经麻痹及损伤。肢体过度屈曲外旋。将肢体置于自然屈曲功能位，减少神经肌肉张力或损伤；双臂可置于头两侧或躯体两侧，至少每2小时调整1次肢体位置。⑧评估俯卧位时机及指征。加强基础疾病管理，改善营养。⑨心血管并发症。因腹内压、胸内压改变影响回心血量，导致血流动力学不稳定、心律失常等，严重者心搏呼吸骤停。密切监测血流动力学、SpO_2、动脉血气分析、呼吸机参数，首次实施俯卧位30分钟、4小时及恢复仰卧位前复查血气分析，关注相关指标变化。生命体征不平稳及动脉血气恶化立即恢复仰卧位；一旦发生心搏骤停，应先暂停CRRT治疗，一人及时回血下机，一人进行反向心肺复苏，待病情基本稳定后再恢复仰卧位继续常规救治。

3.该患者营养支持的注意事项　重症俯卧位通气患者营养不良发生率高达82.9%，营养支持虽然不能完全阻止和逆转重症患者的病情转归，但可以有效改善营养状态，减少并发症，缩短ICU治疗时间和住院时间，减少住院费用，降低感染率。对于重症且无法自主摄入，血流动力学稳定，胃肠功能正常者，建议在入院的24～48小时选择合适的工具进行营养筛查并启动肠内营养支持。该患者摄入不足，NRS 2002营养风险评估6分。考虑其胃肠功能完好，医生根据病情制定个体化营养支持治疗方案。管喂时注意事项：①患者有十余年糖尿病史，选用瑞代肠内营养乳剂给予营养支持，操作过程注意清洁，减少操作过程中因污染导致腹泻等不良反应。②管喂时抬高床头大于30°，预防反流、误吸，俯卧位前1小时暂停管喂，翻身后严密观察，无不良反应及体位不耐受，适当抬高床头10°，继续20ml/h容量泵控制下进行管喂，每班B超评估胃肠蠕动，加用消化道促动力剂枸橼酸莫沙必利分散片，1片/次，3次/天；给予盐酸甲氧氯普胺10mg肌内注射促进胃肠蠕动，1次/天，内镜下安置空肠营养管，拔除胃管；腹泻时留取大便标本送检，提示球杆比20∶1，肠道菌群紊乱，加用万古霉素管喂抗阳性菌治疗，500mg加生理盐水100ml，4次/天，每次25ml；加用双歧杆菌调节肠道菌群，3次/天，一次420mg；8天后患者腹泻明显，菌群失调，加用蒙脱石散止泻，3g/次，3次/天；加用制霉菌素抗肠道真菌治疗，3次/天，一次50万U；保持床单整齐、平整，给予紫草油及造口粉保护肛周皮肤，保持干燥，避免浸渍样改变，1周后患者腹泻明显缓解，继续加强观察。③对重症患者以低剂量起始喂养，5～7天逐渐达到目标喂养量；对于因喂养不耐受导致入住ICU 7～10天仍未达60%目标喂养量者，可补充肠外营养。该患者未实施俯卧位治疗时：管喂速度从20ml/h开始，第1日给予患者500ml总量，无腹胀、腹泻等不适，每小时增加20ml泵速，最大滴速100ml/h，第2日调整营养液总量为1000ml/d。患者开始俯卧位治疗时：速度维持在20ml/h，容量泵控制管喂速度，有腹胀、腹泻时不主张立刻停止管喂，先减慢速度，优先幽门后喂养，遵医嘱给予药物治疗，腹泻大于5次以上，俯卧位时间大于8小时，告知医生后减少营养液总量，在多方面评估后选择是否终止营养支持。④靠近患者鼻端10cm处予以加温器维持管喂温度在39℃，并使用液体报警器在墨菲滴管上方，实施双重监测，以防营养液走空。⑤《恶性肿瘤患者康复期营养管理专家共识》建议起始能量为25～35kJ/（kg·d），蛋白质目标需要量为1.2～1.5g/（kg·d），具体按个体差异考虑，该患者第1天管喂量为500ml，无不良反应后给予1000ml/d。⑥胃肠道不良反应：呕吐或反流、误吸、腹胀、腹泻、消化道出血、肠鸣音减弱或消失、便秘、胃残余量≥500ml/24h。该患者高龄、俯卧位治疗，属误吸高风险者，结合床旁B超4小时评估一次胃残余量，科学动态联合管理。⑦高血糖或低血糖都将增加危重患者的死亡率，需进行严密监测血糖，实施个体化并细化血糖管理，血糖控制在6.1～11.1mmol/L，尽早发现及时干预。该患者入科时血糖22.76mmol/L，立刻给予胰岛素注射液皮下注射，2小时后监测血糖降至20.3mmol/L，遵医嘱给予胰岛素注射液50个U＋50ml生理盐水2ml/h静脉泵入，1小时后复查血糖，若降低＞4.4mmol/L，每小时降低2U的胰岛素稀释液泵速，之后每2小时监测一次血糖值。该患者启动营养支持后，血糖波动变化尤其明显，皮下注射胰岛素注射液控制不佳，医生指示营养液管喂开始时给予小剂量胰岛素稀释液静脉泵入控制血糖，控制血糖波动在

10～12mmol/L，每2小时监测一次血糖水平。患者血糖持续波动变化，遵医嘱安置动态血糖仪进行动态监测，每8小时进行一次手动监测进行校对。总之，通过胰岛素稀释液的静脉泵入及有效的动态血糖监测，成功将患者血糖波动范围控制在10～11.5mmol/L，早期的营养支持加个体化的血糖监测、细致的控制，有效改善了患者的预后，提高了生存率。

【总结与反思】

1.护理亮点　俯卧位是一种经济、符合病理生理特征的肺保护通气策略的重要技术之一，适用于呼吸困难、难以纠正的低氧血症者。在充分评估患者耐受性、安全性和舒适度，以及有效镇痛镇静的情况下，患者尽可能地维持俯卧位≥8小时，最长维持14小时，提前进行干预措施，极大地减少了压力性损伤的发生，适宜的呼吸支持模式及有效的气道管理，充分的痰液引流，使其氧合得到改善，肺顺应性增加，顺利脱机拔管。早期的营养支持，配合有效的血糖管理，大大提高了生存率。而随着CRRT治疗广泛应用于临床，且CRRT治疗模式的多样化，使之成为危重症患者脏器功能支持的重要手段之一。

2.护理反思　俯卧位时颜面部及足趾部是易被忽视的压力性损伤好发部位，而压力性损伤的发生又将导致局部创面的暴露，增加了感染的风险，进一步影响到俯卧位的治疗效果。需要临床医护人员严格把控俯卧位的适应证，警惕相关并发症，实施过程中关注细节管控，预防并减少不良事件的发生。同时，为了保证CRRT治疗的顺利进行，对于临床护士的综合能力及整体素质要求较高，不仅仅需要护士熟练掌握相关理论知识和实践技能，还需要极强的观察评估能力、应变能力、沟通协调能力和良好的心理素质等。

知识拓展

1.内毒素吸附　内毒素吸附是一项特殊的血液灌流技术，以体外血液灌流吸附柱来吸附内毒素的体外血液净化吸附治疗，用于内毒素血症（革兰氏阴性杆菌）所致的严重脓毒血症或感染性休克患者，采用多黏菌素B纤维吸附柱能特异性地吸附血液中的内毒素，拥有较强的内毒素吸附能力和细胞因子去除特性，使患者体内的毒素水平迅速下降，改善患者的血流动力学，并能最终提高感染休克患者的生存率。血流量常采用100～120ml/min，治疗时间为2～2.5小时，1次/天，2次为一个疗程。

2.氧合指数　氧合指数PaO_2/FiO_2可反映患者氧合情况及呼吸功能改变。氧合指数正常范围波动在400～500mmHg，＜300mmHg提示气体交换异常，＜200mmHg，提示中至重度低氧血症。

参考文献

侯锦，李奇，李尊柱，2022. 俯卧位通气患者肠内营养安全性和有效性的Meta分析［J］. 中华护理杂志，57（17）：2149-2155.

李融融，于康，2023．中国营养学会肿瘤营养管理分会．恶性肿瘤患者康复期营养管理专家共识
（2023版）［J］．中华临床营养杂志，31（2）：65-73．

易金燕，杨丽，钟博华，等，2023．CRRT治疗病人血液透析滤过管采血行血液学检测的研究进
展［J］．护理研究，37（16）：2928-2933．

第九章

肿瘤急危重症患者VTE管理

第一节　肺癌术后10小时合并高危肺栓塞患者的护理实践难点解析

【病例简介】

女，57岁，患者因"无明显诱因咳嗽咳痰1月余"入院。患者身高156cm，体重53kg，生命体征平稳，术前D-二聚体0.15μg/ml。

患者在全身麻醉下行"胸腔镜右肺上叶癌根治术"，手术时间为13：20～15：15，术中未发生特殊情况，术后转入ICU，Caprini评分为7分。19：00顺利撤下呼吸机，拔除气管插管。次日凌晨1：00患者突发低血压、呼吸困难，心电监护：心率137次/分，呼吸40次/分，血压81/55 mmHg，血氧饱和度80%，立即行气管插管呼吸机辅助呼吸、床旁血气分析、抽血送检、置入锁骨下双腔深静脉导管，遵医嘱给予重酒石酸去甲肾上腺素稀释液静脉泵入，维持患者血流动力学稳定。血气分析：pH 7.262，$PaCO_2$ 30.8mmHg，PaO_2 52.3mmHg。凝血检查：APTT 26.7秒，D-二聚体2.45μg/ml，FDP 8.9μg/ml，肌钙蛋白 I 1.599ng/ml，BNP 1254pg/ml。立即行床旁超声心动图，结果显示：右心增大，左房、左室体积变小，三尖瓣轻-中度反流（图9-1-1），左胫后静脉及小腿肌间静脉血栓形成，心电图提示 $S_I Q_{III} T_{III}$ 改变，Q波异常，T波改变（图9-1-2），确诊为高危肺栓塞，立即给予溶栓治疗，动态监测凝血象，溶栓结束后立即给予抗凝治疗。

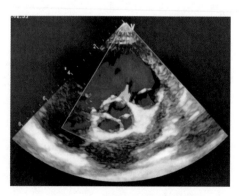

图9-1-1　床旁超声心动图

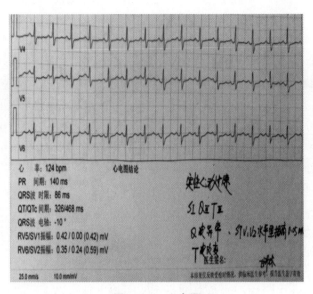

图9-1-2　心电图

转入第2天拔除气管插管，给予面罩和无创呼吸机治疗，暂停去甲肾上腺素稀释液的泵入。

转入第3天。患者心率88次/分，呼吸20次/分，血压119/65 mmHg，血氧饱和度97%，生命体征平稳顺利转回病房。

【临床诊断】

右肺上叶癌；急性肺栓塞。

【主要治疗】

1.有创呼吸支持维持患者氧疗。

2.维持患者血流动力学稳定。

3.溶栓治疗。

4.抗凝治疗。

5.院外抗凝治疗。

【护理难点及护理措施】

1.溶栓治疗　根据2018版《中国肺血栓栓塞症诊治与预防指南》，强调对急性肺栓塞早期死亡风险进行危险分级，主要依据包括"是否存在休克或低血压""是否存在右心功能不全或心肌损伤"等，并依据危险因素进行分级治疗。该患者立即行床旁超声心动图，提示右心增大，左房、左室体积变小，三尖瓣轻-中度反流，左胫后静脉及小腿肌间静脉血栓形成，心电图提示$S_I Q_{III} T_{III}$改变，Q波异常，T波改变，并且血流动力学不稳定，各项结果提示为高危肺栓塞。根据2018版《中国肺血栓栓塞症诊治与预防指南》推荐，高危肺栓塞需立即溶栓。①溶栓：患者确诊为急性高危肺栓塞后，立即给

211

予阿替普酶50 mg静脉泵入2小时行溶栓治疗，指南推荐每2～4小时监测PT或APTT，当其水平＜正常值2倍时，规范抗凝，降低出血风险，首选普通肝素，再用低分子肝素。②病情观察：在溶栓过程中，严密监测患者生命体征变化、面色和意识状况，有无发绀、意识模糊等情况，是否有出血倾向（包括口腔、鼻腔、皮肤黏膜等），特别是颅内出血症状。③实验室指标：定时监测血气分析指标，观察患者PaO_2、$PaCO_2$、血流动力学变化；同时监测患者APTT和D-二聚体变化。该患者在溶栓3小时后，血气分析示血红蛋白下降，同时APTT＞正常值2倍，为危急值，立即通知医生，医生立即行床旁B超，结果示胸腔中量积液，立即请胸外科医生会诊，床旁行胸腔穿刺，引出胸液约400 ml。由于患者阿替普酶已泵入完毕，医生示立即给予低分子肝素抗凝。

2.抗凝治疗　①抗凝：由于该患者胸腔已有出血，遵医嘱立即给予普通肝素1.25万U溶解于50 ml生理盐水中静脉泵入。患者CTA检查示，溶栓抗凝3天后，血栓变小，抗凝25天后绝大部分血栓完全溶解（图9-1-3，图9-1-4）。②病情观察：由于该患者为高危肺栓塞患者，因此在抗凝过程中要密切观察是否出血。护理过程中尽量减少穿刺；操作完成后，延长按压时间；避免局部血管张力增高诱发出血；定期检测患者凝血情况；密切观察患者生命体征及意识变化，警惕颅内出血。③实验室指标：密切监测患者的凝血功能；定期复查尿常规、大便隐血等。严密观察患者生命体征变化，包括意识、瞳孔、皮温及颜色，同时观察呼吸频率、节律及深度，发现异常及时处理。监测患者CVP，了解心功能和血流量情况。该患者CVP波动在6～8cmH$_2$O。口腔护理时，动作要轻柔，观察患者口腔黏膜、牙龈有无出血征象。在患者溶栓和抗凝过程中，未发生出血情况。

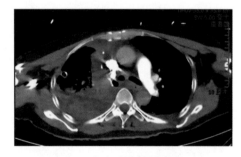 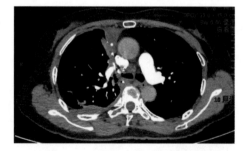

图9-1-3　患者确诊肺栓塞时CTA　　　图9-1-4　溶栓、抗凝25天CTA

3.基础护理　①保持环境安静，空气流通，限制亲友探视，预防院内感染，为患者提供舒适、安静、整洁的诊疗环境。②遵医嘱使用镇痛镇静药物以减轻患者痛苦，准确评估患者的意识及镇静深度。③加强口腔护理、会阴护理、导尿管护理。④落实轻翻身措施，预防压力性损伤。根据Braden动态评分，采取相应护理措施，悬空骶尾部及足跟。该患者在溶栓过程中禁翻身，予以腰背部及大腿处垫软枕，悬空骶尾部。患者由高危肺栓塞转为中危肺栓塞后，予以吊床更换床单元，减少搬动，同时保持皮肤干燥、床单平整，避免局部皮肤长期受压、破损。⑤为防止栓子脱落，要求患者绝对卧床，避免剧烈活动。同时保持大便通畅，必要时给予开塞露通便，该患者使用乳果糖10ml 3次/天，保持大便通畅。

4.早期活动　早期下床活动不仅有利于缓解部分患者下肢疼痛及肿胀症状，还可降低重症肺炎等并发症发生率，提高患者生活质量。对急性期VTE患者，如果抗凝治疗有效、患者能耐受，可鼓励早期下床活动。早期运动是预防下肢深静脉血栓形成的关键，但在活动前，护士需对患者进行全面评估，选择合适的运动方法、时间及强度，达到预防静脉血栓形成、防止肺栓塞的目的。

5.出院随访　该患者病情稳定后遵医嘱出院，要求该患者按时服用抗凝药物至少3个月，定期返院检查其凝血功能，在用药期间学会自我观察出血现象。出院时，责任护士行相关健康宣教：①培养正确的生活习惯，低脂低盐饮食；②若大便不通畅，勿用力排便，防止血栓脱落，必要时给予通便药物；③适当多饮水，降低血液黏稠度；④不可久卧，适当进行血栓操；⑤加强对肺栓塞症状的认识，正确识别肺栓塞的早期症状，做到早发现、早诊断、早治疗。

【总结与反思】

1.护理亮点　患者术后并发症的预防以及及时处理是护理核心。而急性肺栓塞在肿瘤患者围手术期的发生率并不低。当发生肺栓塞时及时的抢救与配合以及整个过程中的病情观察非常重要，同时，我们也要关注患者的出院随访，及时指导患者配合检查，真正做到早发现、早诊断、早治疗。

2.护理反思　对肿瘤患者，特别是术后患者，应重视肺栓塞的易患因素，增强诊断意识，提高诊断技能，有助于早期的临床鉴别诊断或排除肺栓塞发生。本例是肺癌术后患者，术前 D-二聚体值高，术后Caprini评分7分，为深静脉血栓（DVT）高危患者。根据该患者临床症状，早期评估确诊，我科快速、有效地开展抢救处理，及时采取溶栓、抗凝治疗及其他对症护理，患者的生命安全得到保障，最后顺利出院。因此，早发现、早诊断、早治疗高危肺栓塞，是挽救患者生命的保障。

知识拓展

1.急性肺血栓栓塞　急性肺血栓栓塞是来自静脉系统或右心的血栓阻塞肺动脉或其分支所致疾病，以肺循环和呼吸功能障碍为主要临床和病理生理特征。收缩压持续＜ 90 mmHg（1 mmHg＝0.133 kPa）或需升压药被定义为高风险的肺血栓栓塞症（PTE）。高风险PTE患者可出现血压下降、低血压甚至休克，其发生率约为23%。呼吸困难、胸痛、咯血被称为"肺栓塞三联征"。

2.肺栓塞的危险分层　对于确诊的PTE，进行危险分层对肺栓塞患者的预后评估和临床治疗指导具有重要的价值，已成为肺栓塞诊断策略中不可或缺的关键步骤。国内指南推荐的危险分层方法见表9-1-1。

表 9-1-1　肺血栓栓塞症危险分层

危险分层	休克或低血压	影像学（右心室功能不全）[a]	实验室指标（心脏生物学标志物升高）[b]
高危	+	+	+/-
中高危	-	+	+
中低危	-	+/-[c]	-/+[c]
低危	-	-	-

　　a 右心功能不全（RVD）的诊断标准：影像学证据包括超声心动图或 CT 提示 RVD。超声检查符合下述表现：①右心室扩张（右心室舒张末期内径/左心室舒张末期内径 > 1.0 或 0.9）；②右心室游离壁运动幅度减低；③三尖瓣反流速度增快；④三尖瓣环收缩期位移减低（< 17 mm）。肺动脉造影（CTPA）检查符合以下条件也可诊断 RVD：四腔心层面发现的右心室扩张（右心室舒张末期内径/左心室舒张末期内径 > 1.0 或 0.9）。

　　b 心脏生物学标志物包括心肌损伤标志物（心脏肌钙蛋白 T 或 I）和心力衰竭标志物（BNP、NT-proBNP）。

　　c 影像学和实验室指标两者之一阳性。

参考文献

母其蕊，2023. 肝癌合并肺栓塞的临床特征和危险因素分析［D］. 昆明：昆明医科大学.

伍家利，2023. 恶性肿瘤合并肺栓塞死亡相关危险因素分析［D］. 泸州：西南医科大学.

汪钰滨，冯银合，谢玲俐，等，2022. 急性肺栓塞危险分层及预后评估研究进展［J］. 中国呼吸与危重监护杂志，21（11）：827-831.

中华医学会呼吸病学分会肺栓塞与肺血管病学组，中国医师协会呼吸医师分会肺栓塞与肺血管病工作委员会，全国肺栓塞与肺血管病防治协作组，2018. 肺血栓栓塞症诊治与预防指南. 中华医学杂志，98（14）：1060-1087.

第二节　胃癌骨转移合并肺栓塞致呼吸心搏骤停患者的抢救配合的护理实践难点解析

【病例简介】

　　女，49 岁，患者因无明显诱因出现右上腹疼痛，门诊以"胃恶性肿瘤"收入院。病理诊断：（胃体糜烂黏膜）查见少量印戒细胞癌组织。全身骨显像示：顶枕部区、胸骨、双侧多支肋骨、胸椎多个椎体等多处骨转移。患者入院呼吸急促，胸廓正常，无胸骨叩痛，双侧呼吸运度对称，听诊呼吸急促，双肺呼吸音清，双下肺闻及散在湿啰音。

　　患者自入院起，在病房多次出现气紧，氧饱和度低，给予氧疗后，患者气紧缓解，胸部 CTA 示无肺栓塞征象。患者左侧胸腔积液安置胸腔引流管。后因"呼吸困难"急诊转入 ICU，心电监护：心率 140 次/分，呼吸 30 次/分，血压 105/76mmHg，血氧饱和度 88%。查体：神志清楚，呼吸急促，双肺呼吸音粗，双肺闻及散在湿啰音。血气分析：pH 7.454，$PaCO_2$ 24.8mmHg，PaO_2 78.8mmHg，HCO_3^- 17.6mmol/L，Hb 106g/L，HCT 33%，Na^+ 135.7mmol/L，K^+ 4.18mmol/L，$A\text{-}aDO_2$：359.2mmHg，a/A 0.2，Lac

5.6mmol/L，FiO_2 70%。实验室结果：降钙素原1.43ng/ml；白细胞17.68×10⁹/L，中性粒细胞14.76×10⁹/L，网织红细胞百分率4.30%，C反应蛋白85.49mg/L。患者转入后APACHE Ⅱ评分14分，死亡危险系数18.65%，静脉血栓栓塞症（VTE）评分5分。

入科后给予高流量吸氧，升级抗生素为美罗培南加强抗感染，同时予以护胃抑酸、维持水、电解质平衡等对症支持治疗，同时完善心脏彩超、双下肢血栓筛查、凝血图、心肌标志物、细胞因子、G试验等感染指标筛查。8小时后，患者突然出现血压下降，最低降至56/42mmHg，立即调大升压药剂量，给予床旁气管插管有创呼吸机辅助呼吸，患者心电监护示室颤，立即予以胸外心脏按压、电除颤、肾上腺素静脉推注、纠酸等抢救治疗；同时完善心脏彩超见右心明显增大压迫室间隔，呈D字征，三尖瓣大量反流，右肺动脉可见高回声团块影，局部血流阻断，符合肺栓塞征象；与患者家属沟通病情、治疗方案及风险后，患者家属同意行阿替普酶溶栓治疗。经过15分钟抢救，患者心率133次/分，呼吸15次/分，血压112/71mmHg，血氧饱和度95%，抢救成功。继续给予心搏骤停后高级生命支持技术以及抗凝治疗。

转入3天后患者顺利拔除气管插管，停血管活性药物。5天后患者心率101次/分，呼吸20次/分，血压109/64mmHg，血氧饱和度97%，顺利转回普通病房继续抗肿瘤治疗。

【临床诊断】

胃恶性肿瘤；心律失常；肺部感染伴呼吸衰竭；肺继发恶性肿瘤；胸腔积液。

【主要治疗】

1.序贯氧疗：面罩-高流量-有创呼吸支持。

2.维持患者血流动力学稳定。

3.溶栓治疗。

4.心搏骤停后高级生命支持治疗。

【护理难点及护理措施】

1.多学科抢救配合落实　①与转入科室配合（抢救药品及物品的准备）：患者转入ICU前，病房责任组长与转入病房责任护士了解患者基本情况，如生命体征、意识，是否存在感染等情况，根据患者的病情预见性地准备抢救药品（升压药、强心药、抗心律失常等）以及物品（气管插管、气管切开、呼吸机等）备用。②与药房配合（特殊、贵重药物的准备）：为了改善肺栓塞患者的临床结局，2019年开始我科组建了一支肺栓塞多学科快速反应团队，该团队成员包括了临床医生、护士专业团队，主要工作内容是为肺栓塞患者提供最佳的、个体化的诊疗及护理方案。肺栓塞患者常见治疗方案、抢救方案我科医务人员均知晓。根据指南推荐，对于急性高危PTE，若无溶栓禁忌，建议进行溶栓治疗，溶栓药物包括阿替普酶（rt-PA）、尿激酶、重组链激酶。由于该患者出现低血压，属于高危肺栓塞，通过我科肺栓塞多学科快速反应团队讨论，最终决定使用rt-PA进行溶栓。由于rt-PA药品昂贵，需要医院特批，因此当班责任组长提前联系住院药房，告知该患者可能会使用该药，药房提前备好该药，为患者争取抢救时间。对该患者下达医嘱使用rt-PA，责任组长立即取回药物，仅仅只用2分钟，为患者节约了抢救时间。

2. 序贯通气治疗如何实施 研究显示，对呼吸功能衰竭患者及早进行有效的筛查与评估是科学管理呼吸困难的基础。患者入住ICU后，主管医生评估患者呼吸困难分级，根据患者主诉、实验室指标综合评估患者氧疗装置。该患者入住ICU初始给予面罩吸氧，患者血氧饱和度维持在85%～89%，后更换为经鼻高流量湿化氧疗（high flow nasal cannula，HFNC），SpO_2维持在88%～93%，患者诉呼吸困难症状不能有效缓解。护理人员备呼吸机、安装呼吸机管路、协助医生行床旁气管插管术，初始参数为SIMV，潮气量400ml，频率15次/分。PEEP：$5cmH_2O$，PS：$12cmH_2O$，FiO_2：100%。经过积极溶栓、抗凝治疗1天后患者FiO_2逐渐下降至50%。2天后，拔除气管插管，实施全时段高流量吸氧2天，维持氧合指数＞300 mmHg，期间逐渐下调氧流量和氧浓度。最后过渡至双鼻塞吸氧，氧流量由5 L/min逐渐下调至3 L/min，生命体征平稳。在整个序贯氧疗期间，临床护理人员最重要的是患者病情评估、观察、及时向医生反馈，保证患者氧合指数，维持患者生命安全。

3. 合理选择静脉通路 一名合格的护理人员，不能只做一个执行医嘱的护理人员，应该具有评判性思维，具有预见性护理的能力。因此，ICU责任护士应根据患者目前状况，预判患者今后可能存在的治疗，及时评估患者（治疗时间、治疗方案、血管情况、所用药物的pH和渗透压、化验指标及患者自身经济情况）。主动静脉治疗是指在实施静脉治疗前提前对患者进行静脉护理评估，选择合理的输液方式，确保患者得到更为安全的静脉治疗。该患者入住ICU后，仅仅带入一条浅静脉通道，责任护士进行病情及血管评估，考虑患者可能输注肠外营养及血管活性药物，根据评估结果和后续治疗时间，建议主管医生行深静脉置管。在医生与家属沟通病情时，责任护士给予等离子空气消毒机进行房间空气消毒30分钟，最大限度地保证无菌屏障。主管医生与该患者家属沟通，行右锁骨下双腔CVC置管术，置入顺利，置入长度15cm，胸部CT提示导管尖端位于上腔静脉第七肋间。该患者安置深静脉通道为后续的药物治疗、肠内营养治疗提供了便利。

4. 早期活动方案实施 2019年欧洲呼吸学会（ERS）和欧洲心脏病学会（ESC）联合发布了第4版急性肺栓塞诊断和管理指南，其中在肺栓塞急性期治疗意见中并没有提出绝对卧床制动等相关内容，该患者发生了肺栓塞伴发呼吸心搏骤停，我科医务人员通过循证制定了肿瘤患者肺栓塞阶梯式早期活动方案。该患者血压低，使用升压药，患者属于血流动力学不稳定的高危肺栓塞。血流不稳定高危肺栓塞患者的早期活动方案具体如下。①溶栓期（2小时）：禁止患者翻身。②溶栓后（3～4小时）：由2名护士分别站在患者两侧，协助患者进行抬高臀部，每小时进行局部减压。③抗凝期间（1～5天）：a.清醒患者每2小时在床上自主缓慢的活动（自行平行移动，左、右侧交替轻翻身），无下肢血栓进行泵踝运动；b.若患者为非清醒患者，责任护士协助患者每2小时进行翻身，同时协助患者进行被动活动。④充分抗凝期（≥5天）：a.清醒患者：床旁的坐位-站立-下床活动，以患者自觉症状以及需求为主，循序渐进地进行；b.若患者为非清醒患者，责任护士协助患者每2小时进行翻身，同时协助患者进行被动活动。通过实施血流不稳定高危肺栓塞早期活动方案，该患者在入住ICU期间未发生压力性损伤及新发静脉血栓栓塞症（VTE），同时患者整体舒适度、满意度高。

5.肺康复功能锻炼如何实施　肺康复主要用于慢性呼吸道系统疾病或呼吸重症患者的康复。该患者由于CPR后给予了镇痛镇静治疗措施，肺功能存在一定损伤，因此我科肺康复团队主要采取一系列呼吸功能锻炼方式帮助患者进行肺功能恢复。①综合评估：肺康复团队收集患者病史，全面评估患者身体情况，包括各脏器功能、运动能力、认知水平、心理状态和日常生活能力等。②康复训练内容：根据综合评估结果，制订个体化肺康复计划，包括呼吸模式训练（控制性深呼吸、腹式呼吸、缩唇呼吸）、有效咳嗽训练等。③康复训练仪器：包括呼吸训练器、床上脚踏车、振荡排痰仪、振动正压呼吸治疗系统、助行器、气球等。该患者在ICU期间，主要肺康复治疗以深呼吸＋腹式呼吸＋缩唇呼吸组合训练为主，气球为辅。深呼吸＋腹式呼吸＋缩唇呼吸具体实施方法：协助患者半卧位，放松腹肌，双手掌分别放于上腹部和胸部，置于胸部的手掌保持不动，抑制胸廓运动，置于腹部的手掌随呼吸运动上下移动；首先经鼻缓慢深吸气，放在腹部的手掌随着吸气缓缓抬起；屏气3秒；再将口唇缩成吹口哨状缓慢呼气，尽量延长呼气时间，2次/天，每次10～20分钟。气球使用方法：取坐位，平直上身，含住气球进行吹气，然后放气，训练10～15分钟后，以正常呼吸休息，2次/天。以上肺康复锻炼方式均根据患者恢复情况，逐渐增加训练次数和持续时间。该患者在我科期间通过呼吸功能锻炼，氧疗由有创呼吸机改为高流量吸氧最后更改为双鼻塞吸氧，患者氧合指数得到极大改善。

【总结与反思】

1.护理亮点　对于肿瘤患者来说，其肺栓塞发生率较其他患者要高，高危肺栓塞患者的整个时期抢救配合、序贯氧疗、有效的静脉通道、早期活动方案的实施等非常重要。对于一些疑似肺栓塞的患者，早期识别及诊断非常重要，能够及时抢救患者的生命。

2.护理反思　对于疑似高危肺栓塞的患者，临床护理工作者应及早识别，早期筛查是否存在深静脉血栓，早期给予干预，防止因血栓脱落导致致死性的肺栓塞发生。

知识拓展

1.肺栓塞　肺栓塞是以各种栓子阻塞肺动脉或其分支为其发病原因的一组疾病或临床综合征，包括肺血栓栓塞症（PTE）、脂肪栓塞综合征、羊水栓塞、空气栓塞、肿瘤栓塞等，其中PTE为肺栓塞的最常见类型。引起PTE的血栓主要来源于下肢的深静脉血栓（DVT）。PTE的致死率和致残率都很高。新近国际注册登记研究显示，其7天全因病死率为1.9%～2.9%，30天全因病死率为4.9%～6.6%。2009～2015年国人PTE注册登记研究初步结果显示：急性PTE住院病死率呈进一步下降趋势。

2.肺栓塞危险因素　肺栓塞危险因素包括3个方面：静脉血流淤滞、血管内皮损伤和血液高凝状态的因素（Virchow三要素）均为VTE的危险因素，包括遗传性和获得性两类。①遗传性因素：由遗传变异引起，常以反复发生的动、静脉血栓形成为主要临床表现。②获得性因素：是指后天获得的易发生VTE的多种病理生理异常，多为暂时性或可逆性的。如高龄、手术、创伤、急性内科疾病（如心力衰竭、呼吸衰竭、感染等）、某些慢性疾病（如抗磷脂综合征、肾病综合征、炎性肠病、骨髓增殖性疾病等）、恶性肿瘤、吸烟、肥胖、高胆固醇血症、高血压和糖尿病等。因此对于具有危险因素的患者，我们应及早识别及干预。

参考文献

邓雨阳，曾莹，田丹，等，2023. 成人心搏骤停患者体外心肺复苏急诊救治的最佳证据总结［J］. 中华急危重症护理杂志，4（8）：753-759.

李成成，殷利，吕俭霞，等，2023. 阶梯式早期活动方案在肿瘤患者肺栓塞中的应用. 中国实用护理杂志，39（19）：1441-1447.

兰美娟，曾妃，梁江淑渊，2022. 双肺移植患者肺康复方案的构建及应用［J］. 中华护理杂志，57（6）：659-665.

唐如冰，李繁荣，韦珏伶，等，2022. 终末期肿瘤患者呼吸困难管理的证据总结［J］. 中华护理杂志，57（14）：1690-1695.

汪钰滨，冯银合，谢玲俐，等，2022. 急性肺栓塞危险分层及预后评估研究进展［J］. 中国呼吸与危重监护杂志，21（11）：827-831.

杨玲莉，周春兰，赵慧慧，等，2022. 脑卒中患者呼吸肌训练的最佳证据总结［J］. 护理学报，29（15）：49-53.

中华医学会呼吸病学分会肺栓塞与肺血管病学组，中国医师协会呼吸医师分会肺栓塞与肺血管病工作委员会，全国肺栓塞与肺血管病防治协作组，2018. 肺血栓栓塞症诊治与预防指南［J］. 中华医学杂志，98（14）：1060-1087.

第三节　超体重宫颈癌患者合并下肢深静脉血栓的护理实践难点解析

【病例简介】

女，55岁，患者在外院确诊为"宫颈磷癌ⅠB"，未行手术。既往体健，体重84kg，身高160cm，BMI 32.8kg/m²，为进一步治疗来我院就诊。我院给予放疗，外照DT48Gy/24F/5周期，盆腔淋巴结60Gy/24F/5周期，右腹股沟淋巴结60Gy/24F/5周期。后分次行后装放疗4次，A点剂量12Gy/2f，B点剂量6Gy/2f。后行化疗，总计4个周期，每周期具体方案：第1天多西他赛100mg静脉滴注，第2～4天顺铂40mg静脉滴注。

因"宫颈癌末次放化疗后7个月，双下肢水肿10天，发热、白细胞低"转入ICU。入院时神志清楚，精神状态差，间断性腹部绞痛，口服镇痛药物后NRS评分2～3分；腰部及以下重度凹陷性水肿，双下肢肌力4级；左小腿前侧见大量散在水疱及破溃并有大量黄色渗液，局部皮肤颜色暗红，皮温高，有痛觉，NRS评分6分，见图9-3-1。测量左、右下肢下腿围为35cm、35.5cm；上腿围45.5cm、51cm。实验室检查：红细胞3×10⁹/L，白细胞1.2×10⁹/L，血小板80×10⁹/L，血红蛋白83g/L，钾4.95mmol/L，D-二聚体16.35mg/L，纤维蛋白原降解产物39μg/ml。立即行床旁血管超声检查示：双侧股静脉、腘静脉血栓。患者双下肢血栓，根据患者身高体重计算该患者低分子肝素6000AxaIU，每12小时1次，皮下注射。患者白细胞低，给予重组人粒细胞刺激因子注射液（惠尔血）300μg，每天1次，皮下注射，同时给予注射用亚胺培南西司他丁钠（泰能）抗感染治疗。患者诉疼痛，给予盐酸羟考酮缓释片（奥施康定）镇痛治疗。皮肤科会诊：苯扎溴铵喷涂每日3次，汇涵术泰护创液喷涂每天3次。

转入3天后，患者双下肢肿胀明显消退，主诉疼痛减轻，左小腿及破溃均结痂，大多结痂脱落，皮温、颜色正常，患者无痛觉，皮肤愈合良好，间断腹泻。使用抗生素后，体温正常。测量左、右下肢下腿围为35cm、35cm；上腿围45.5cm、47cm。实验室检查：白细胞 $2.97×10^9$/L，血小板 $78×10^9$/L，血红蛋白89g/L，钾4.95mmol/L，D-二聚体10.75mg/L。

转入5天后，测量左、右下肢下腿围为35cm、35cm；上腿围45.5cm、46cm。实验室检查：白细胞 $4.97×10^9$/L，血小板 $89×10^9$/L，血红蛋白112g/L，钾4.55mmol/L，D-二聚体6.82mg/L。患者生命体征平稳，顺利转出ICU。

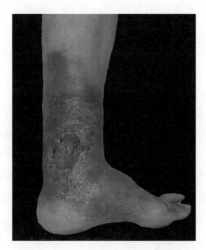

图9-3-1　患者下肢腿部情况

【临床诊断】

宫颈癌放化疗后；深静脉血栓形成。

【主要治疗】

1.低分子肝素抗凝治疗。

2.抗感染治疗。

3.给予升白细胞治疗。

4.镇痛治疗。

【护理难点及护理措施】

1.**深静脉血栓形成的护理** ①该患者入院时确诊为深静脉血栓，责任护士自入院起每班测量并记录患者双下肢（上腿围、下腿围）变化，若周径增加，提示血栓加重。②密切观察水肿部位皮肤颜色、温度、感觉、痛觉，该患者皮肤颜色苍白、温度无明显变化、感觉下降、痛觉减低。③每天触摸双足背动脉搏动及股动脉搏动状况，该患者肥胖、肿胀状况加重，动脉搏动不易触及，临床责任护士用示指用力按压，直至触摸动脉。④观察患者末梢血供状况，给予保暖，避免按摩肿胀肢体，预防栓子脱落。⑤该患者使用抗凝药物，其间应重点观察患者口腔、牙龈有无出血，体温、脉搏、呼吸、血压、血氧饱和度、便血、尿液等基本生命体征的变化。⑥关注患者凝血功能指标，该患者静脉采血后立即凝血，D-二聚体最高时16.55mg/L，凝血酶原时间37.4秒，证实凝血功能差。⑦床旁配抢救药品及物品，如呼吸机、升压药等。DVT最严重的并发症是栓子脱落致肺栓塞，一旦发生肺栓塞死亡率极高，所以预防十分重要。肺栓塞的临床表现是患者出现呼吸困难、胸痛、咳嗽、咯血等症状。如果患者突然出现呼吸困难、口唇发绀、烦躁不安等症状，高度提示发生肺栓塞，此时迅速按铃呼叫医生，同时立即将患者平卧，指导患者避免深呼吸及咳嗽，避免搬动或剧烈翻身，氧气面罩高浓度吸氧，配合医生抢救用药。肺栓塞重在预防、及时发现和充分的抢救准备。治疗期间该患者未发生肺栓塞。

2.**皮肤护理**

（1）压疮预防及压疮期皮肤护理：①动态评估。患者入院时Braden评估量表评分13分，之后随着病情加重，Braden评分降至10分。②患者绝对卧床，床头抬高20°～30°、床尾抬高10°～15°。考虑患者为重度凹陷性水肿，身体受压不平整物体后极易出现压痕，为预防气垫床的凹凸缝隙造成患者局部皮肤集中受压，加用水凝胶垫。每半小时按时给予翻身，避免拖、拉患者，双腿间垫软枕，避免双腿叠放受压，翻身时检查受压皮肤有无压痕及压红。同时，使用翻身枕辅助翻身，并使用赛肤润油涂抹全身受压皮肤。③患者间断腹泻，因液体及尿液刺激极易损伤皮肤，及时用35～40℃温水清洗肛周及骶尾部皮肤，晾干后涂抹皮肤保护膜以及造口粉，并肛周垫少许软纸，以便及时吸收肛周液体，保持肛周皮肤干燥。④根据医嘱留置尿管，减少尿液刺激，避免尿不湿不透气及摩擦皮肤。安置尿管时，动作轻柔。⑤吸氧时，氧气管受压处皮肤，初始垫纱布，避免压迫脸颊及耳根，常观察皮肤颜色状况，后发现受压状况不能解除，贴水胶体敷料保护。

（2）左下肢破溃皮肤护理给予苯扎溴铵喷涂3次/天，汇涵术泰喷涂3次/天，两种间隔使用，保持肢体清洁，及时用棉签蘸取0.9%生理盐水清除渗液，避免摩擦，使用枕头抬高双下肢。患者左小腿水疱逐渐破溃，渗液逐渐减少，约5天破溃逐渐结痂，最后所有破溃均结痂后痂皮脱落，皮肤愈合良好，颜色变淡恢复正常颜色，皮温正常，患肢痛觉消失。

3.**疼痛护理** 责任护士在患者入院评估时对疼痛进行筛查与评估，采用数字疼痛评估量表（NRS）进行评估，教会患者熟悉评估表内容，学会正确表达疼痛，以便护士动态、全面地评估患者疼痛的部位、性质、程度、影响因素、睡眠状况、伴随症状、用药名称、剂量、用法、用药反应等，根据评估结果及时调整用药、观察用药反应、预防与处理不良反应。可以说护士在患者疼痛控制的全程发挥着重要的作用。患者入院时主诉大腿胀痛，NRS评分在5～6分，遵医嘱给予患者口服盐酸羟考酮缓释片（奥施康定），10mg，每12小时1次，NRS评分控制在1～2分。同时给予右美托咪定浅镇静，患者嗜睡后，对疼痛不敏感。在镇痛镇静期间，患者疼痛评分控制在0～1分。由于盐酸羟考酮缓释片存在便秘、恶心呕吐、头晕等不良反应，因此主动询问患者主诉，给予对症处理。患者入住我科期间存在一次大便难解，给予开塞露对症处理后缓解。

4.发热护理　①患者最高体温38.9℃，为患者抽取血培养、查血，查找发热原因。同时给予物理降温，30分钟复测体温，根据温度，每4小时测量体温。②协助患者进食进水。③观察患者出汗状况，保持衣物、床单元清洁、干燥，避免受凉感冒。④保持病室每天至少通风两次，每次30分钟以上，同时持续给予空气消毒。⑤医务人员尽量减少出入患者病房，护理该患者护理人员无生病现象。⑥保持患者口腔、肛周、会阴等皮肤、黏膜清洁，避免交叉感染及自身感染。⑦每日每4小时观察患者体温变化，及时汇报、及时处理。⑧定期抽血送检，根据患者的白细胞及中性粒细胞结果对症处理，维持其在正常范围，预防感染。⑨输液、抽血、置入动脉等操作时严格无菌操作，按时更换导管敷料及配件，观察用药反应，预防不良反应，减少感染机会。

【总结与反思】

1.护理亮点　本例护理案例为晚期肿瘤患者，护理难度大、难点多，症状方面，包括重度凹陷性水肿、多发深静脉血栓、破溃皮肤与压疮、白细胞低等。此种情况下，我们的护理重点：①皮肤护理。该患者既有水肿又有皮肤破溃，护理难度大。皮肤伤口敷料的选择、压力性损伤预防健康教育都非常重要。需要责任护士具备丰富的经验与耐心。经过精心护理，患者的破溃皮肤恢复很快，约3天时，破溃已愈合。②深静脉血栓。该患者超重，但考虑该患者处于骨髓抑制期，有高出血风险，使用低分子肝素进行抗凝治疗，但剂量为6000AxaIU，预防出血。该患者3天后下肢各周径开始减小。在此过程中，护理人员的观察、记录与及时、准确地用药非常重要。

2.护理反思　深静脉血栓患者在临床上很常见，有些患者没有临床症状，有些患者有明显症状。对于体重超重者，如果患者未述不适，临床护理人员可能会忽视患者腿围的变化，有可能会忽略患者是否存在血栓。建议对于肥胖患者，应及时行血管超声检查，筛查患者是否存在深静脉血栓，早预防、早发现、早治疗。此次护理案例，既是对患者身、心、社、灵全方位的照护，也是改善症状的舒适照护；既姑息治疗，也提高患者生存质量，同时兼顾患者的心理、精神支持，是整体护理的最好诠释。在当今肿瘤高发的社会现状下，希望更多的患者得到优质、温馨的护理服务，希望我们为患者减轻一分病痛。

（知）（识）（拓）（展）

1.深静脉血栓　深静脉血栓（DVT）是血液在深静脉内不正常凝结引起的静脉回流障碍性疾病，常发生于下肢。根据其形成的部位分为中央型、周围型和混合型深静脉血栓。中央型深静脉血栓（髂-股静脉血栓，亦称近端DVT）是指包括腘静脉及以上的血栓。周围型深静脉血栓是指腘静脉以下的血栓（亦称远端DVT），包括小腿肌肉静脉丛和小腿深静脉。混合型深静脉血栓即周围型和中央型深静脉血栓同时存在。根据严重程度分为常见型DVT和重症DVT，包括股青肿（下肢深静脉严重淤血）和股白肿（伴有下肢动脉持续痉挛）。

2.诊断DVT的影像学检查　目前临床上常用于诊断DVT的影像学检查有彩色多普勒超声（血管加压超声、超声造影）、CT静脉成像（computed tomography venography，CTV）、磁共振静脉成像（magnetic resonance venography，MRV）、静脉造影；对PE进行诊断的检查还有CT动脉成像（computed tomography arteriography，CTA）、通气血流灌注比值（ventilation blood perfusion ratio，V/Q）。

参考文献

鲁若敏，张跃，封颖毅，2021.延续护理干预对肥胖产妇产褥期下肢深静脉血栓形成的预防效果［J］.血栓与止血学，27（6）：1079-1080.

刘俊杰，唐博，2023.肥胖患者预防及治疗静脉血栓栓塞症抗凝策略的研究进展［J］.局解手术学杂志，32（11）：933-937.

孙建华，徐园，李雅楠，等，2023.成人重症患者深静脉血栓医护一体快速筛查流程的构建［J］.护理学杂志，38（24）：37-39，43.

王晶晶，周艳辉，胡红娟，2021.妇科肿瘤围手术期患者深静脉血栓预防及管理的最佳证据总结［J］.护理管理杂志，21（7）：479-484，490.

武媛杰，王园园，王雪霞，等，2023.新型口服抗凝药治疗病态肥胖或高体重静脉血栓栓塞患者的有效性及安全性Meta分析［J］.中国循环杂志，38（2）：195-201.

第四节　血小板减少的鼻咽癌患者合并导管相关性血栓的护理实践难点解析

【病例简介】

男，46岁，体重65 kg，因"鼻咽癌放化疗后2周，乏力1周"急诊入院治疗。患者入院时心肺腹查体未见异常，既往体健。化疗方案为"顺铂＋吉西他滨＋卡瑞利珠单抗"，入院时带入外院留置的左手中心静脉导管（PICC），左、右臂围均为28cm。实验室检查：D-二聚体定量650 ng/ml，凝血功能正常，血小板15×10^9/L，余未见异常。患者Caprini评分为7分为血栓高危，患者内科出血风险为高危，因此未予预防性抗凝治疗。患者转入后APACHE Ⅱ评分14分，死亡危险系数18.65%。

患者晨起后述右上肢酸胀感明显，查体左上臂及前臂围均较右上肢大2cm，左上肢红肿，皮温增高（图9-4-1）。急查D-二聚体定量3648ng/ml，心电图、床边胸部X线片及心脏彩超均未见异常，血管超声示：左锁骨下静脉、腋静脉、贵要静脉血栓形成，血管内均未见血流信号。患者左上肢导管相关性静脉血栓诊断明确，且血栓范围大，处于急性期，随时有可能因血栓脱落导致急性肺栓塞危及生命，需给予启动抗凝治疗或溶栓治疗。

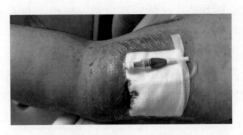

图9-4-1　患者PICC置管部位

经过多学科诊疗，最终确定抗凝方案为：保留左上肢PICC置管，在药物性促血小板生成治疗的基础及24小时密切监护下注射低分子肝素钙，低分子肝素钙由预防性抗凝剂量（5125 U，1次/天）逐渐过渡到治疗性低剂量抗凝剂量（5125U，每12小时1次），最后到治疗性高剂量抗凝剂量（6150 U，每12小时1次），其间动态监测生命体征、肝肾功能、血常规、大便隐血等。

转入ICU第7天，患者主诉左上肢无明显酸胀感，查体左、右臂围等大，皮温对称，左上肢无红肿，复查血管彩超示左锁骨下、腋静脉、贵要静脉血栓治疗后大部分再通。治疗期间患者生命体征平稳，肝肾功能未见异常，未发现有皮下出血、牙龈出血等活动性出血，未出现肝素诱导的血小板减少症、肝功能损害等。

转入ICU第8天，患者血小板$72×10^9$/L，患者顺利转出ICU。

【临床诊断】

鼻咽癌；血小板减少；深静脉血栓形成。

【主要治疗】

1.升血小板治疗。

2.抗凝治疗。

3.镇痛治疗。

【护理难点及护理措施】

1.该患者出血风险高，是否进行抗凝　抗凝与出血风险评估：①该患者血小板减少的原因为化疗药物对骨髓巨核细胞的抑制作用导致的血小板生成不足及过度破坏，但血小板质量并无明显影响。同时，该患者并无肿瘤浸润骨髓导致的骨髓持续性造血功能下降，亦无脾功能亢进或其他自身免疫性疾病导致的外周血小板破坏增加的疾病。为此，该患者的骨髓造血功能下降为暂时性的，在促血小板生成药物（重组人血小板生成素注射液）持续作用下，随着时间的推移，患者血小板逐渐上升。②该患者血压、凝血功能、肝功能正常，既往无出血病史，近期无活动性出血症状，一定程度上减少了出血风险。③本科室为重症监护室，能及时发现并处理患者的各种突发状况。该选择何种抗凝剂？根据《加拿大癌症患者导管相关性血栓的治疗共识》，对于癌症患者的导管相关性上肢静脉血栓，建议首选低分子肝素钙抗凝治疗。低分子肝素钙与普通肝素相比，具有安全性高、疗效稳定、半衰期长、生物利用度高、较少引起血小板减少等优点。同时，当出现出血时，可给予相应剂量的鱼精蛋白进行逆转。该患者使用低分子肝素进行抗凝治疗，治疗期间未出现出血症状。

2. 如何进行个体化抗凝治疗　根据《中国肿瘤相关静脉血栓栓塞症预防与治疗专家指南（2015版）》，对于肿瘤患者应用低分子肝素钙，预防性抗凝的剂量为 2000～5000U/d，治疗性抗凝剂量为 80～100 U/kg，每12小时1次。结合本院低分子肝素钙剂量为6150 U/支情况，拟予低分子肝素钙用量如下：当患者血小板 < 30×10^9/L 时，予以预防性剂量且取其高值，即5125 U/d；当30×10^9/L ≤血小板< 50×10^9/L 时，给予低剂量治疗性抗凝剂量，即80 U/kg，每12小时1次，约5125U，每12小时1次；当血小板≥ 50×10^9/L，给予高剂量治疗性抗凝剂量，即100 U/kg，每12小时1次，约6150 U，每12小时1次。另外，根据《癌症患者上肢导管相关性深静脉血栓形成指南（2014版）》，患者左上肢PICC无明显感染迹象且有应用的必要性，位置正确，在抗凝的基础上可予以保留。为此，在征得患者本人及其家属同意并签署知情同意书后，本科室给予患者定制了个体化的抗凝方案，最终取得抗凝成功且未出现活动性大出血等并发症，使患者避免了出现急性肺栓塞危及生命及左上肢出现血栓后综合征等远期后遗症。

3. 血小板减少合并导管相关性血栓患者抗凝期间病情观察　①抗凝治疗首先要备齐抢救器械及药物，治疗前要测凝血酶，治疗后每4小时监测凝血酶，动态观察凝血功能。②护理人员要注意观察出血倾向，特别是胃肠道、颅内出血，应密切观察患者皮肤、齿龈有无出血，注射部位有无血肿，避免不必要的肌内注射，静脉穿刺尽量一次成功，拔针后适当延长按压时间。③注意大小便颜色改变，定时查大小便隐血试验。④应告知患者勿用力咳嗽，以防咯血，勿挖鼻，选用软毛牙刷，不用锋利的剃刀等。由于该患者血小板低，责任护士告知患者应卧床休息，暂时不能下床活动。

4. 当确诊为导管相关性血栓时，导管是否拔除　目前多个指南均不推荐常规拔除导管，特别不建议在血栓急性期的初始阶段拔管，除非有立即拔除导管的其他原因，例如合并导管相关的血流性感染、不可复位的导管尖端异位；慢性期拔除导管后应再次超声检查评估血管通畅性的恢复状况，并请相关科室指导后续治疗。如果仍然需要该导管通路，可在抗凝治疗下继续保留导管，并正常用于临床治疗。相关研究分析了症状性导管相关静脉血栓保留导管治疗的预后，导管相关性静脉血栓并未进展，大多数患者的症状都得到了充分的控制，超声提示大部分患者静脉血栓血管实现再通，导管相关静脉血栓具有较好的预后。因此，拔管不是导管相关性血栓的唯一处理方式，更不是治疗方式。需要权衡患者的治疗对导管的依赖程度、血栓加重风险、血栓导致其他并发症的风险以及重新建立静脉通路的难度。总之，把导管相关性血栓治疗还原到患者整体疾病治疗中，决定拔管的必要性。该患者经专科护士进行综合评估，建议不拔除该PICC。

5. 对于症状性导管相关性静脉血栓的处理　①肿胀的处理：适当抬高患肢，并使用静脉血管活性药物，如黄酮类（如地奥司明）、七叶皂苷类。在深静脉血栓非急性期可以使用物理治疗，如加压弹力袜、间歇气压治疗，如对于血栓性浅静脉炎导致的肿胀症状，可局部进行50%硫酸镁湿热敷。②疼痛的处理：疼痛多来源于严重肿胀以及局部炎症刺激。给予局部用药如外涂多磺酸粘多糖乳膏、双氯芬酸钠乳膏，50%硫酸镁湿热敷，芩柏软膏外敷，如意金黄散外敷，75%乙醇湿敷等，也可外用敷料如水胶体敷料，或理疗以缓解疼痛、肿胀等不适症状。研究显示，单药地奥司明或联合多磺酸粘多糖，可缓解穿刺静脉局部疼痛。对于症状较明显者，口服和（或）外用非甾体抗炎药（NSAID）类药物，如布洛芬、双氯芬酸等。该患者入科后自述左上肢酸胀感，且伴有疼痛，NRS评分4分，遵医嘱使用多磺酸粘多糖乳膏外涂，2次/天，并联合酒石酸布托啡诺注射液（诺扬）镇痛，患者整个住院期间NRS评分1分。

【总结与反思】

1. 护理亮点　该患者为血小板减少合并导管相关性血栓，且存在血栓临床症状，个体化的抗凝、对血栓症状的处理是重要的治疗及护理措施。

2. 护理反思　该患者为血小板减少合并导管相关性血栓，在整个治疗及护理过程中，医生评估患者的整体情况给予抗凝治疗，护理人员最重要的是观察患者是否存在出血症状，特别是颅内出血，及时观察及记录。同时护理人员也要评估患者导管功能，决定是否拔除PICC，防止因拔除PICC导致血栓脱落而引起肺栓塞。

知识拓展

1. 导管相关性血栓　导管相关性血栓（catheter related thrombosis，CRT）是患者静脉内置管后常见的并发症之一。据相关研究报道，导管相关性血栓的发生率为16%～41%，导管相关性血栓的形成可能会导致肢体肿胀和疼痛等不适体验，甚至引发肺栓塞，从而危及患者的生命。

2. 导管相关性血栓的危险因素

（1）置管过程相关危险因素：①穿刺血管和部位的选择；②穿刺操作和技术的原因。

（2）导管材质及类型相关危险因素：①导管材质；②导管类型。

（3）患者个体患病情况及治疗相关危险因素：①患者个体情况及基础疾病：年龄≥60岁，超重或肥胖（BMI≥35kg/m²），活动量少、卧床时间＞3天。实验室指标：血常规异常，如血小板计数＞$300×10^9$/L，白细胞计数＞$10×10^9$/L，血红蛋白浓度＜100g/L；凝血常规异常，如凝血酶原时间＜9秒，血浆纤维蛋白原浓度＞4g/L，活化部分凝血活酶时间＜20秒，D-二聚体浓度＞500μg/L。静脉血栓栓塞症的恶性肿瘤类型，各种遗传性或获得性血栓形成倾向内科合并症，1个月内有严重肺部疾病、败血症、充血性心力衰竭、动脉血栓栓塞症、脑卒中等疾病。1个月内有外科手术、石膏固定、急性脊髓损伤等外科合并症。1个月内有妊娠或产后。静脉血栓史或静脉血栓家族史。②肿瘤疾病。③治疗因素：a.避孕药、肝素诱导的血小板减少症和激素替代治疗等有增加血栓的风险；b.输注速度过快；c.药物化学性刺激；d.其他用药因素；包括靶向治疗（特别是贝伐珠单抗、重组人血管内皮抑制素）、沙利度胺和（或）来那度胺加高剂量地塞米松、激素替代治疗、他莫昔芬/雷洛昔芬、己烯雌酚、表皮生长因子受体酪氨酸激酶抑制剂、肝素诱导的血小板减少症、红细胞生成素等。

（4）与静脉导管其他并发症相关的风险因素。

参考文献

郭相江，张岚，2021. 导管相关性静脉血栓处理原则 [J]. 中国实用外科杂志，41（12）：1352-1356.

罗秀，傅昌芳，2020. 1例化疗后重度血小板减少合并下肢静脉血栓患者的药学服务 [J]. 中国现代应用药学，37（10）：1229-1232.

谭雍，2022. 免疫性血小板减少症合并动静脉血栓的初步临床研究 [D]. 苏州：苏州大学.

吴文瑾，徐亦虹，柳小琳，等，2022. 中心静脉置管患者导管相关性血栓风险预测模型的系统评价 [J]. 中华护理杂志，57（23）：2834-2842.

周新艺，安然逊，孙建华，等，2023. 中心静脉导管相关性血栓风险预测模型研究进展 [J]. 中国护理管理，23（10）：1592-1595.

第五节　食管癌术后肺栓塞合并肝素诱导血小板减少患者的护理实践难点解析

【病例简介】

男，61岁，胸下段食管鳞癌放疗、序贯化疗、免疫治疗2周期后术后20余天，因术后出现呼吸困难，下肢静脉血栓形成，CT示吻合口瘘，抗感染治疗效果差，转入我院ICU。

入室后立即给予床旁气管插管，氧浓度100%，外周血氧饱和度80%～90%，体温38.6℃，窦性心动过速，心率波动在101～145次/分，呼吸窘迫，33～50次/分，血压下降，血压82/47mmHg，予间羟胺维持血压。血气分析：pH 7.484，$PaCO_2$ 37.1mmHg，PaO_2 53.7mmHg，Lac 2.9mmol/L。实验室检查：白细胞$14.34×10^9$/L，中性粒细胞$13.74×10^9$/L，血红蛋白122g/L，血小板$61×10^9$/L，CRP 101.35mg/L，白蛋白29.7g/L。床旁血管超声提示：左侧腘静脉、胫后静脉及双侧小腿肌间静脉血栓形成。双下肢深静脉彩超查见原股浅静脉血栓未见，D-二聚体20.83μg/L，怀疑静脉血栓脱落导致肺栓塞。予低分子肝素钠抗凝，腹腔引流液查见屎肠球菌，给予泰能联合万古霉素抗感染，镇痛镇静、保肝、纠正低蛋白血症治疗。

入ICU第2天，患者突发氧饱和度下降，人机对抗，呼吸机送气困难，床旁听诊未闻及呼吸音，床旁试穿出气体，予行胸腔闭式引流术；患者血小板危急值$6×10^9$/L，血红蛋白83g/L，立即停用低分子肝素钠抗凝，给予升血小板治疗，输注辐照单采血小板及悬浮红细胞；患者高热，加用卡泊芬净抗感染。入ICU第3天，行床旁气管切开，FiO_2 50%，心率67次/分，呼吸16次/分，血压120/75mmHg，血氧饱和度97%。血气分析：pH 7.502，$PaCO_2$ 36mmHg，PaO_2 123.5mmHg，Lac 2.1mmol/L。实验室检查：白细胞$7.13×10^9$/L，中性粒细胞$6.70×10^9$/L，血红蛋白83g/L，血小板$89×10^9$/L。肺泡灌洗液提示肺炎克雷伯菌和嗜麦芽窄食单胞菌阳性。备齐急救物资，护送患者外出行肺动脉造影（CTA）及内镜检查，胸部CTA示：右肺动脉干及其分支、左肺动脉上下叶分支造影剂充盈缺损，考虑肺栓塞。内镜下安置瘘口引流管，禁翻身，给予低分子肝素钠抗凝治疗。患者氧饱和度下降至83%，考虑急性肺栓塞，立即给予介入定向溶栓及安置下腔静脉滤网，阿替普酶溶栓治疗。入ICU第4天，介入下取栓溶栓治疗，拔除肺动脉导管及鞘管。入ICU第6天，患者肌酐249μmol/L，停用依诺肝素及氟康唑，给予肝素泵注全身抗凝治疗，根据活化部分凝血活酶时间动态调整肝素泵注速度，密切监测患者凝血功能。

入ICU第8天，患者神志清楚，脱机训练，感染指标较前明显下降。入ICU第9天，拔出气管插管、停用呼吸机，高流量氧疗。入ICU第12天，转出ICU。

【临床诊断】

食管吻合口瘘；急性肺栓塞；呼吸衰竭；重症肺炎；凝血功能障碍；低蛋白血症；药物性血小板减少症；电解质代谢紊乱。

【主要治疗】

1.持续呼吸机辅助通气及序贯氧疗，预防低氧血症。

2.舒适化镇痛镇静，降低机体应激，防止血栓脱落。

3.肝素诱导血小板减少，血红蛋白下降，予以暂停肝素抗凝，输注血小板及红细胞悬液，补充凝血因子。

4.介入定向溶栓，安置下腔静脉滤网，行全身肝素泵注抗凝。

5.安置瘘口引流管，引流脓液。

6.合理使用抗生素，抗感染治疗。

【护理难点及护理措施】

1.如何做好急性肺栓塞合并肝素诱导血小板减少症患者的抗凝溶栓 急性肺栓塞（acute pulmonary embolism，APE）是严重的心血管疾病，年发病率为39/10万～115/10万，每年可导致30万人死亡，抗凝治疗是其最为重要的治疗手段，有助于改善患者临床预后，常用的抗凝药物主要有低分子肝素、普通肝素。肝素诱导性血小板减少症（heparin induced thrombocytopenia，HIT）是由肝素及其衍生类药物（包括低分子肝素、普通肝素）诱导、免疫介导引起的一种以血小板减少为特征的并发症，主要表现为血小板减少、血小板激活和血栓形成。急性肺栓塞合并肝素诱导血小板减少症往往面临抗凝溶栓和出血两个问题的平衡。在患者出现HIT后，应采取以下措施：①立即停用肝素类抗凝药物以及配制的含有低分子肝素和普通肝素的封管液及导管冲洗液，改用非肝素类肠外抗凝药，包括选择性X因子抑制剂磺达肝癸钠和直接凝血酶抑制剂阿加曲班、比伐卢定；华法林；直接口服抗凝药包括利伐沙班、达比加群和阿哌沙班等。该患者出现HIT后，立即停用低分子肝素钠6000U皮下注射，因血小板危急值，选择静脉输注血小板及悬浮红细胞，快速补充凝血因子，未使用非肝素类肠外抗凝药。②当血小板≥$50×10^9$/L时进行标准剂量抗凝治疗，当血小板＜$50×10^9$/L时需要调整抗凝治疗剂量，选择50%标准剂量或者预防剂量进行抗凝治疗，或者考虑输注血小板同时进行标准剂量抗凝治疗。该例患者在进行血小板输注后，保持血小板在$80×10^9$/L以上，进行标准剂量低分子肝素钠4000U皮下注射抗凝治疗。③为减轻全身系统性抗凝增加出血风险，该例患者进行外科介入导管定向溶栓（catheter-directed thrombolysis，CDT），在溶栓的过程中，密切监测纤维蛋白原评估溶栓的安全性；监测D-二聚体评估溶栓的有效性，并且通过每6小时左右监测血常规、凝血、纤维蛋白降解产物等指标动态调整肝素稀释液泵注速度；溶栓过程中，通过每日2次血气分析动态观察患者血红蛋白情况，必要时抽取血常规检查，当血红蛋白每下降10g/L或3个百分点时认真查找出血点，维持活化部分凝血活酶时间在60～80秒。

2.下腔静脉滤器置入术后观察与护理　介入手术置入下腔静脉滤器（inferior vena cava filter，IVCF）后观察及护理：①穿刺部位护理。术后取平卧位，穿刺点加压包扎6小时，穿刺肢体伸直制动8小时，8小时后指导患者用手紧压穿刺处向健侧转动体位，避免屈膝、屈髋。患者经股静脉穿刺行滤器置入术，术后穿刺处"8"字绷带法加压包扎，绷带不宜过紧，注意观察绷带包扎部位以下的皮肤颜色、温度及有无瘀斑，以免压力过大造成皮肤缺血性坏死。观察穿刺部位有无血肿和渗血，保持伤口敷料清洁干燥。②肢体护理。抬高术侧肢体15°～30°，指导患者做足趾、足背伸屈和踝关节活动，利于静脉回流，减轻肿胀。观察足背动脉搏动情况、皮肤颜色和温度及毛细血管充盈时间，询问患者穿刺侧下肢有无疼痛及感觉障碍。在两侧下肢大腿、小腿中部及踝部3处同一水平做标识，每天定时测量并与健侧对比肢体周径，观察治疗效果。③预防出血。观察患者穿刺点及全身有无渗血或出血倾向，观察口腔、牙龈有无出血点，每天观察大便颜色，严格遵医嘱给药，定时检查患者的凝血功能。

3.如何做好经急性肺栓塞合并肝素诱导血小板减少症导管定向溶栓的围手术期护理
（1）术前护理：①精神心理障碍成为肺血栓栓塞症（PTE）发病的独立危险因素，急性PTE患者发病时的极度紧张、恐惧、焦虑、濒死感、绝望等负性情绪与创伤后应激障碍（post-traumatic stress disorder，PTSD）阳性症状呈正相关，此时患者渴望得到最佳和最及时的救治。加强患者心理护理，结合患者心理活动与真实需求，有针对性地进行心理疏导。②合并深静脉血栓（DVT）的患者将患肢垫高，高于心脏20°～30°或使用下肢静脉疾病专用抬腿垫，促进下肢静脉血液回流，减轻患肢肿胀、疼痛程度；避免患肢腘窝处垫枕，以免阻滞下肢深静脉血液回流；合并急性DVT的患者需患肢制动，严禁患肢按摩、热敷、理疗及剧烈运动。③保持患肢处于功能位，可行踝泵运动、足趾训练，避免因患肢受压或长时间弯曲而引起静脉回流不畅。④患肢观察：观察并记录患肢周径、皮肤温度与颜色、感觉、运动、肿胀情况、疼痛程度、末梢循环等。⑤皮下注射抗凝药物时，采用抗凝剂改良皮下注射技术有效减少患者皮下瘀斑、硬结等不良反应的发生率，减轻注射部位疼痛的程度。⑥生活指导：清醒患者若无禁忌，进食低盐、低脂、清淡易消化、富含纤维素的食物；保持大便通畅，避免用力排便、剧烈咳嗽等可能引起静脉压升高的因素。

（2）术后护理：①床旁交接：导管室/介入手术室护士与ICU责任护士共同核对留置导管/鞘管的名称、穿刺入路、溶栓导管头端置入部位、置入/外露长度、固定情况及三通开关位置；正确使用管道标识（使用不同的颜色标识粘贴于管道远端增加辨识度，并在标识上清楚标注管道的名称、置入时间、置入/外露长度）。②交接CDT使用药物的名称、总量、输注路径和速度、用药开始时间、管道通畅性、接头部位衔接情况，使用带螺口的一次性连接管，以防管道滑脱。③经股静脉穿刺者，术后6小时内术侧肢体伸直、制动，患肢进行踝泵运动。④经颈静脉穿刺者取平卧位，头部平放或略偏向对侧，避免大幅度活动，活动范围双向不宜超过30°，卧床休息24小时，避免诱发局部出血。

【总结与反思】

1.护理亮点 急性肺栓塞合并肝素诱发血小板减少症患者存在抗凝溶栓和出血的矛盾，通过介入定向导管溶栓和下肢静脉滤器置入术，保证患者的治疗安全性，避免因系统性抗凝导致出血以及担心出血延迟患者溶栓的情况出现，通过术前术后的医护一体化、针对性的治疗与护理，未见并发症发生，患者肺栓塞得到有效治疗的同时，感染得到控制，最终成功脱机，转回病房。

2.护理反思 临床护理过程中，患者疾病往往会出现相互矛盾的临床症状，护理人员不仅需要具有"先救命再治病"的临床权衡利弊的思维，也希望拥有"趋利避害，寻求最优解"的探索意识。

知 识 拓 展

1.肝素诱导性血小板减少症 肝素诱导性血小板减少症（heparin induced thrombocytopenia，HIT）分为Ⅰ型和Ⅱ型，两种类型在形成机制、发生时间、临床处理和结局等方面均显著不同。Ⅰ型为良性过程，发生率为10%～20%，通常发生在使用肝素后的1～2天，血小板计数可轻度降低，一般不低于$100×10^9/L$，不会导致血栓或出血事件，在不停用肝素类药物的情况下可自行恢复，不需要停药和特殊处理。Ⅱ型为免疫相关性，其主要特征是血小板计数显著降低、伴/不伴有严重血栓栓塞风险，其中血栓形成及栓塞并发症是导致HIT患者死亡和病残的主要原因，尽管现有治疗已经明显改善了临床结局，但因HIT导致患者截肢及死亡的比例仍高达20%～30%。

2.导管定向溶栓 导管定向溶栓（catheter directed thrombolysis，CDT）是一种治疗中危/高危肺栓塞的局部溶栓方法，通过导管持续输注溶栓剂至栓塞部位，快速溶栓改善肺部血流灌注，改善氧合和心肌劳损，定位精准可重复，用于肺栓塞的诊断和治疗。CDT方式包括超声辅助CDT（usCDT）和标准CDT。usCDT需要借助EKoSonic血管内系统，结合多侧孔药物输注导管和多元素超声芯线，利用高频、低功率超声波来改善溶栓药物对血栓的渗透，使纤维蛋白链松弛，暴露溶栓药物的结合位点。标准CDT利用尾纤导管从股总静脉或颈内静脉置入肺动脉，然后经多侧孔导管输注溶栓剂直接作用于血栓，无其他任何机械附件的干预。

参考文献

焦小净，邝土光，龚娟妮，等，2021. 系统性溶栓治疗急性肺栓塞合并重度血小板减少一例［J］. 中华结核和呼吸杂志，44（10）：909-911.

中国静脉介入联盟，中国医师协会介入医师分会外周血管介入专业委员会，国际血管联盟中国分部护理专业委员会，2023. 致命性肺血栓栓塞症急救护理专家共识［J］. 中华现代护理杂志，29（17）：2241-2250.

朱秋皎，潘涛，柏振江，等，2021. 导管定向溶栓治疗儿童高危肺栓塞一例并文献复习［J］. 中国小儿急救医学，28（5）：440-443.

第十章

肿瘤急危重症患者肺康复管理

第一节 食管癌术后并发ARDS患者肺康复的护理实践难点解析

【病例简介】

男，66岁，因"吞咽困难梗阻6月余"至我院就诊，胃镜检查示：食管距门齿24cm处黏膜隆起2.0cm×1.8cm，表面糜烂；病理检查示：鳞状细胞癌形成。行"食管癌三切口根治术＋胸导管结扎术＋食管再造术"。

术后1天患者咳痰无力，痰液黏稠，经纤维支气管镜吸痰后，转回病房。术后2天，因"呼吸困难，血氧饱和度70%～85%"转入ICU，呼吸30～38次/分，血气分析：PaO_2 77.4mmHg，$PaCO_2$ 42.1mmHg，PaO_2/FiO_2 77.4mmHg。听诊：双肺呼吸音粗，闻及大量干、湿啰音；胸片提示双肺广泛实变，渗出，双侧胸腔少量积液。行气管插管、呼吸机辅助呼吸，实施肺保护通气策略，加强人工气道管理，预防呼吸机相关肺炎（VAP），合理化镇痛镇静，减轻应激，实现器官保护。

该患者入科后，行俯卧位通气治疗8日，每日10～18小时，FiO_2 较前改善，PaO_2 95.2mmHg，$PaCO_2$ 39mmHg，PaO_2/FiO_2 238mmHg，继续抗感染，逐步行康复锻炼，脱机训练。最终顺利脱机，病情趋于稳定，顺利转出ICU。

【临床诊断】

食管癌；急性呼吸窘迫综合征（acute respiratory distress syndrome，ARDS）；肺部感染。

【主要治疗】

1.行气管插管呼吸机辅助呼吸，实施肺保护通气策略，俯卧位通气。

2.镇痛镇静治疗。

3.抗感染治疗。

4.肠内营养支持治疗。

5.抗血栓治疗。

【护理难点及护理措施】

1.如何有效实施肺保护性通气策略　机械通气是 ARDS 治疗的基本手段，但在发挥治疗作用的同时，正压通气这种非生理性通气方式会对肺造成损伤，需要实施肺保护性通气策略。小潮气量（4～8ml/kg）或限制平台压（不超过 30～35cmH_2O），适宜呼气末正压（PEEP）的策略可显著降低 ARDS 患者的病死率。护士是患者的第一观察者，密切观察患者的生命体征及病情变化，实施肺保护性通气策略需掌握相关观察和护理要点：①密切观察血氧饱和度情况，行动脉血气分析 2 次/日，及时汇报医生或呼吸治疗师，根据情况调节呼吸机参数及模式，为观察效果适当增加动脉血气分析频次。②对呼吸机常见模式及参数有一定的了解，并密切监测参数情况，如潮气量（ARDS 患者机械通气常使用压力控制通气模式，患者的舒适性及氧合改善效果较好，但易因患者肺部或气道情况变化时未及时更改呼吸机参数而发生通气不足或通气过度）、每分通气量、呼吸频率、气道峰压、平台压等；合理设置报警限，出现异常立即报告医生或呼吸治疗师以便及时处理。③关注呼吸机波形，如出现锯齿状提示管路积水或痰液潴留，潮气量波形不能回至基线提示可能气囊漏气或管路漏气等。④应熟悉呼吸机的特点和性能，运行时，正确分析报警的原因并及时处理。⑤听诊双肺呼吸音，如听到湿啰音提示可能有痰液潴留，呼吸音弱或未听到呼吸音提示可能单肺通气或发生气胸。⑥按机械通气患者的护理常规做好相应护理：气囊压力监测、吸痰护理、抬高床头等。⑦落实集束化护理措施预防呼吸机相关肺炎（ventilator associated pneumonia，VAP）的发生。该患者身高 167cm，目标潮气量 350～400ml，呼吸机模式 P-A/C，F 15 次/分，PC 15cmH_2O，PEEP 12cmH_2O，FiO_2 90%，设置峰压报警 35～40cmH_2O，根据每分通气量及潮气量调节呼吸频率及压力值。逐渐降低支持参数：模式 P-A/C，R 14 次/分，PC 10cmH_2O，PEEP 8cmH_2O，FiO_2 55%；过渡至稳定期时，模式 P-SIMV，F 15 次/分，PC 10cmH_2O，PEEP 5cmH_2O，FiO_2 40%；脱机训练时，模式 PSV，PS 8～10 cmH_2O，PEEP 5cmH_2O，FiO_2 40%。

2.如何实施俯卧位通气及预防并发症的发生　俯卧位通气是治疗 ARDS 的重要措施，为保证 ARDS 患者有效地执行俯卧位操作，由科室肺康复小组（由医生、呼吸治疗师、护理组长、呼吸治疗护士等组成）根据中华护理学会团体标准及临床指南制定操作流程，录制操作视频，并对全科护士进行俯卧位通气的理论及技术培训，同时对相关操作及护理要点进行考核。为保证患者安全及有效执行操作流程，在操作时，由高年资护士或护理组长主持，充分评估患者，备好用物，合理分配人员（医生必须到场）。翻身后，密切观察生命体征及管路情况。制定相应护理措施预防相关并发症：如非计划性拔管、反流与误吸、压力性损伤、血流动力学不稳定等。制订完善的应急预案，如意外拔管、血流动力学不稳定或心搏骤停等紧急情况发生时能有效地实施抢救，保证患者安全。该患者俯卧位通气时间较长，胸壁发生 2 期压力性损伤（表皮破损），未发生意外拔管等其他并发症。

3.如何有效预防 VAP 的发生　VAP 是在建立人工气道（气管插管或气管切开）并进行机械通气时发生的肺炎，VAP 的发生将明显延长患者的通气时间和住院时间，增加病死率和医疗负担。预防 VAP 需要集束化护理措施的落实：患者带管期间，抬高床头30°～45°；每4～6小时使用气囊测压表监测气囊压力，维持在25～30cmH$_2$O；严格落实手卫生，避免交叉感染；通过口腔护理机及负压牙刷进行口腔清洁，选择聚维酮碘溶液清洁口腔，预防口腔细菌滋生，每日至少2次；及时清理口鼻腔分泌物及倾倒呼吸机管路冷凝水；呼吸治疗师每日加强床旁督导，评估患者痰液引流情况，指导并督促床旁责任护士及时行吸痰护理及声门下吸引、加强气道廓清技术，结合雾化治疗、胸背部物理治疗、体位引流等方法促进气道分泌物的排出；在康复期，进行每日唤醒、浅镇静、认知功能锻炼；根据患者病情，尽早开展早期康复活动（被动活动、床上活动、床边坐立、站立等）；评估患者拔管指征，尽早停机拔管。

4.如何做好患者镇静管理　适当的镇痛镇静不仅可以缓解患者不适，减少痛苦；同时可以减少氧耗量，改善人机配合，避免或减轻呼吸机相关肺损伤（VALI）的发生。ARDS患者在严重的早期阶段需要深镇静，同时可能需要神经肌肉阻滞剂（neuromuscular blocking agents，NMBA）来改善机械通气，NMBA诱导呼吸肌麻痹会明显加重清醒患者的恐惧，因此建议在使用之前进行深度镇静。俯卧位容易导致患者出现较大的生理不适，在翻身和俯卧过程中必须优化镇痛镇静。患者病情好转，呼吸机人机同步好，为了早期康复和尽早脱离呼吸机、预防谵妄和加强患者交流等，宜实施以镇痛为先的舒适化浅镇静。通过采用ARDS患者全局镇痛镇静策略，对该患者采取"ABCDEF"集束化治疗：A.疼痛评估和管理，采用重症监护疼痛观察工具（CPOT）每日4次，动态观察患者疼痛评分，将其维持在0～3分；B.唤醒和呼吸试验，患者康复期，每日唤醒，进行认知功能锻炼，每日评估自主呼吸试验（SBT）并进行脱机锻炼；C.选择最佳镇静药物（尽量避免苯二氮䓬类药物），使用右美托咪定进行镇静，根据患者体重，尽可能滴定至最浅程度的镇静，维持Richmond躁动-镇静评分（RASS）在-2～0分；D.评估和管理谵妄，通过重症监护谵妄筛查量表（ICDSC），每日评估患者是否存在谵妄的情况，并早期识别亚谵妄状态，及早干预；E.早期活动，指导患者活动，根据患者病情，进行主动和被动渐进功能锻炼，借助康复仪器设备进行渐进抗阻训练和活动；F.尽可能的家庭参与，采用弹性探视制度，指导家属参与患者的康复训练。

5.如何实施早期活动促进患者肺康复　ARDS患者除具有不适宜肺康复训练的基础性疾病或身体评估不合格者，在ICU治疗的全程中均适合进行肺康复训练，并且越早介入肺康复训练的患者，可能获益更大：能尽早脱机，降低肺部并发症如呼吸机相关性肺炎等的发生率，降低ARDS致死率和致残率，缓解患者抑郁焦虑等不良情绪，缩短ICU住院时间，减少整体入院费用，最大可能地恢复患者日常活动能力，提高生存质量。该患者根据病程情况分阶段针对性实施肺康复措施。

（1）第一阶段，病情危重，处于深镇静状态，间断行俯卧位治疗，主要护理措施：被动活动关节及肢体，每次15～20分钟，每日2～3次，肢体置功能位；有效执行俯卧位通气治疗，俯卧位时行胸背部物理治疗每日2～3次，加强痰液引流；未行俯卧位时，行大体位翻身（翻身角度大于45°），每2小时翻身一次；根据患者病情，通过呼吸机参数对患者进行肺复张训练。

（2）第二阶段，患者处于浅镇静或合作配合期，持续呼吸机治疗，主要通过锻炼促进患者肺功能及肌力等的恢复，加强气道廓清控制肺部感染。主要措施：首先通过每日对病情的监测评估生命体征及有无相关禁忌证，同时评估肺功能水平，明确患者是否具备开展肺康复训练所需要的条件，如呼吸肌的肌力、肌张力、胸廓活动度、营养状态、运动能力等。训练方法：①体位训练。通过逐渐摇高床头 15°～60° 或特制治疗床来实现体位改变，过渡至端坐位、直立体位；转移训练，即重复床、椅（或轮椅）之间的坐立转换。②呼吸训练。腹式呼吸及缩唇呼吸训练。训练方法：平静呼吸，腹肌收缩，缩唇徐徐呼气，将一手放在腹部，以感知腹部起伏，呼与吸时间比为 2∶1，每分钟呼吸 10 次左右，每次训练时间 10～15 分钟，每日 2～3 次，熟练后可增加次数和时间。③"4S" 肺康复运动。空中踏脚踏车训练，即采用仰卧位，抬高下肢，空中踏脚踏车，训练度均从最低开始，随后训练中根据患者恢复情况以每次 10% 的圈数增加，训练期间进行心率监观，确保心率低于 120 次 / 分，反复 5～10 次，循环 3 组，组间休息每次 10 秒；臂力训练，即双上肢紧握床栏，支撑上身离开床面，再缓慢放松双手，让上半身回落于床上，重复 8～10 次，循环 3 组，组间休息 10 分钟，3 次 / 天；拱桥支撑运动，即仰卧位，双上肢支撑腰部抬起离开地面，双下肢垂直于地面，大腿前侧与下腹部呈一直线，腹部、大腿前侧、小腿和地面呈三角形，重复 5～10 次，循环 3 组，组间休息 10 分钟，3 次 / 天。④电针及穴位按摩等中医治疗。⑤做好气道湿化、振动排痰等气道廓清技术。

（3）第三阶段，患者间断脱机或脱机后，主要加强肺功能的锻炼、关节肌肉的活动，促进肺功能康复，为患者回归生活做好准备，防止肢体功能缺失。训练方式可同第二阶段，训练强度根据病情较前增加。同时由于患者病情明显改善，为该患者增加了更多样化的训练方式，如呼吸操、八段锦等中医方法。

【总结与反思】

1. 护理亮点　ARDS 患者成功救治的关键在于机械通气治疗与早期的俯卧位治疗，而机械通气治疗主要采取肺保护性通气策略，因此在此期间的护理尤为重要。ARDS 患者的康复，全程的肺康复尤其后期的运动训练至关重要，通过康复训练能改善 ARDS 患者的呼吸困难症状和肺功能障碍，使机械通气患者能尽早脱机，降低肺部并发症如呼吸机相关性肺炎等的发生率，降低 ARDS 致死率和致残率。

2. 护理反思　肺保护性通气策略实施的过程中离不开护理人员对呼吸机运行及人机配合程度等的密切关注，涉及相对专业的呼吸机相关技术及理论，需针对性地进行相关培训。ARDS 患者的全程肺康复，需要专业的团队执行，早期的评估和干预更能促进患者的成功救治与康复。因此重症医学科成立一个专业的肺康复团队十分必要，同时离不开护士的参与，需要护士对肺康复专业知识进行学习与掌握。

知识拓展

1. ARDS　ARDS 是一种以肺泡毛细血管急性弥漫性炎症损伤为主要表现的肺损伤，主要临床表现为低氧血症，影像学检查可见双肺致密影，伴随增多的生理性无效腔和较低的肺顺应性。2012 年，柏林（Berlin）标准提出，ARDS 按低氧严重程度分为三类：轻度 ARDS，200mmHg < PaO_2/FiO_2 ≤ 300mmHg；中度 ARDS，100 mmHg < PaO_2/FiO_2 ≤ 200mmHg；重度 ARDS，PaO_2/FiO_2 ≤ 100mmHg。对于 ARDS

预后的Meta分析结果验证，ARDS严重程度越高，患者使用呼吸机的时间越长，病死率越高。

2.俯卧位通气 俯卧位通气（prone position ventilation，PPV）的概念由Bryan在1974年首次提出，指在实施机械通气时协助患者置于俯卧位的体位，具有促进患者塌陷的肺泡复张、改善通气血流比例及呼吸系统的顺应性，同时减少机械通气相关性肺损伤的作用，是机械通气治疗的一种保护性肺通气策略。

参考文献

李静怡，张玉侠，蒋进军，等，2022. 有创机械通气患者俯卧位实施方案的构建［J］. 中国护理管理，22（1）：52-57.

中华医学会灾难医学分会，中国医师协会急救复苏与灾难医学分会，中国医学救援协会救援防护分会，2022. ARDS患者肺康复训练专家共识［J］. 中国急救复苏与灾害医学杂志，17（4）：421-426.

Chanques G，Constantin JM，Devlin JW，et al，2020. Analgesia and sedation in patients with ARDS［J］. Intensive Care Med，46（12）：2342-2356.

Gattinoni L，Busana M，Giosa L，et al，2019. Prone positioning in acute respiratory distress syndrome［J］. Semin Respir Crit Care Med，40（1）：94-100.

第二节 胸腺瘤患者术后并发重症肌无力危象的护理实践难点解析

【病例简介】

男，43岁，因劳累后出现胸闷、气短2月余就诊，胸部CT示纵隔巨大肿物，行手术切除，术后病理示胸腺恶性肿瘤。术后2天患者感胸闷、气短，咳嗽咳痰无力转入ICU，动脉血气分析：pH 7.33，PaO_2 72mmHg，$PaCO_2$ 66 mmHg，血氧饱和度86%。紧急行气管插管呼吸机辅助呼吸。查血抗AChR抗体及抗Musk抗体均阳性，行血浆置换3次。给予抗胆碱酯酶药物治疗、糖皮质激素治疗及免疫治疗，抗感染治疗。

机械通气12天，肺部感染控制，给予无创呼吸机、高流量序贯治疗，患者呼吸困难症状缓解，血氧饱和度监测能在93%以上，自主呼吸能满足机体基本需要，转出ICU。

【临床诊断】

胸腺瘤；重症肌无力；重症肌无力危象。

【主要治疗】

1.气管插管、呼吸机支持治疗，序贯通气呼吸支持治疗。

2.抗感染治疗。

3.抗胆碱酯酶药物治疗、糖皮质激素治疗及免疫治疗。

4.早期活动及脱机训练。

5.血浆置换治疗。

【护理难点及护理措施】

1.如何做好患者呼吸治疗及气道管理　早期建立人工气道，进行机械通气治疗是救治重症肌无力危象（myasthenic crisis，MC）患者的关键，改善氧合，减少呼吸肌做功。采用压力控制或压力支持通气模式时，患者舒适性及改善氧合等较好，但容易忽略因病情变化引起的潮气量或通气不足，应及时监测血气分析，观察$PaCO_2$变化。根据肺部感染、血气分析结果、肌力等情况逐渐降低氧浓度、压力及PEEP等呼吸支持的力度，防止呼吸肌失用性萎缩，减少机械通气时间。无创序贯脱机，可减少呼吸机相关性肺炎，避免呼吸机依赖。目前国内高流量吸氧（HFNC）装置的引进及其在呼吸治疗的明显效果已得到广泛认可，患者舒适性、痰液性状、氧合指标等均较好。相关文献报道，当重症肌无力患者无创通气失败时，HFNC可作为一种补救治疗措施，甚至可作为一种非侵入性通气治疗的替代方式。HFNC的高流量气体可通过冲刷鼻咽部的解剖无效腔，增加二氧化碳的清除，减少其重吸收，改善肺泡通气。该患者行机械通气12天，拔出气管插管改为无创通气3天，然后给予高流量吸氧过渡，根据患者呼吸状态及$PaCO_2$情况，间断短时间使用无创通气，8天后呼吸困难症状明显缓解，自行出院。嘱家属购买家用呼吸机及吸氧装置，教会家属正确使用方法。感染是肌无力危象最常见的诱发因素，一项长达10年的回顾性分析显示，在重症肌无力患者中高达80.6%的危象事件由感染诱发。由于重症肌无力患者呼吸肌无力，不能有效牵拉肺部运动，因此会出现咳嗽无力、咳痰不畅，加重呼吸困难，更易导致肺部感染。该患者入科时痰液黏稠，中量，胸部CT提示两肺下叶少许亚段性肺不张实变。严格落实各项防控措施，预防肺部感染加重：①进行体温监测。发热会加快呼吸频率，加重呼吸肌无力。每4小时监测1次，体温≥37.5℃时立即汇报医生。体温≥38.5℃时，给予物理降温或药物降温，及时评估效果。②及时清除气道分泌物。用乙酰半胱氨酸溶液300mg及硫酸特布他林雾化溶液5mg雾化吸入治疗，每天2次，每次15～20分钟。使用呼吸机时，使用振动筛孔雾化装置（不需要气流驱动，对患者的潮气量影响较小，同时产生更小的气溶胶能作用于小气道位置）。③雾化吸入后进行胸部叩击治疗。叩击频率为80～100次/分，或使用振动排痰仪，每天3次，每次15～30分钟。患者平稳期，使用无创或高流量时，行雾化吸入、振动排痰仪后，使用主动循环呼吸技术（active circle of breathing techniques，ACBT）（包括呼吸控制、胸部扩张、用力呼气）协助患者咳痰，方法如下：先嘱患者行深呼吸10～15次，鼻子缓慢吸气，憋气2～3秒，再缩唇缓慢呼气；再嘱患者放松，即平静呼吸1～2分钟；最后嘱患者用力呼气、咳痰。

2.如何实施患者早期活动及脱机训练　重症肌无力（myasthenia gravis，MG）患者伴不同程度的呼吸肌无力。呼吸肌的锻炼主要为吸气肌训练，训练方式包括肌力训练和耐力训练。该患者吸气力量较差，潮气量不足，给予如下措施进行锻炼。

（1）吸气肌力训练：①使用呼吸训练器，即断开呼吸机，使用呼吸训练器连接气管导管；选择增加肺活量、改善肺功能的呼吸训练器，以吸气训练为主。每天训练2次，每次30分钟。②膈肌训练：患者取仰卧位，在腹部放置沙袋或重物进行挺腹练习，吸气时腹部隆起，呼气时腹部下陷。第一阶段重量为500g，训练时长为10～15分钟，每日2次，在患者可以自主顺利完成的条件下，对其采取Borg主观劳累计分法计分，若计分为3～5分，可以进行下一阶段训练，每阶段训练以500g为基准逐渐增加重量，上限为3kg，持续呼吸抗阻力训练，直至脱机成功。另外，可通过膈肌功能锻炼电疗仪或者调节呼吸机触发方式压力值等方式锻炼膈肌功能，并可通过超声、X线检查等方式评估膈肌功能。

（2）吸气肌耐力训练：包括脱机与带机训练，带机时一般选择PSV模式，参数的设置以保证患者舒适且潮气量5～6ml/kg为原则，随着患者呼吸肌耐力的增加逐渐降低支持力度并不断延长训练时间。为减少患者机械通气时间、住院时间和血栓、肢体功能障碍等并发症的发生，需同时对患者实施肢体渐进性抗阻训练：在医护人员的协助下，患者上半身和下半身成120°，进行上肢上举练习，初始频率每5分钟2次，顺利完成的基础上，若Brog计分为3～5分，以2次为幅度增加，以每5分钟10次为上限，每天2次。在上肢训练可顺利进行的情况下同步开始下肢训练，患者腿部平放于床位上，伸直并抬高30°，并呈交叉位，训练时间为10分钟，每天2次，起始频率为每10分钟1次，在可以接受的程度上，若患者Brog计分为3～5分，逐渐增加频次，最高不超过每10分钟5次。患者呼吸抗阻和四肢抗阻训练均能顺利实施的情况下，在医护人员和家属的陪护下，可每天2次坐于床沿尝试抗阻力抬腿运动，或离床行走坐到桌前椅。在抗阻力锻炼过程中严密监控患者的异常反应和各项生理指标，出现异常即刻停止锻炼，恢复机械通气。该患者行锻炼期间均未发生并发症。

3.如何行血浆置换术护理 治疗前做好心理护理，消除患者恐惧紧张心理。选择合适的血管置管。抽血查凝血功能、电解质等，交叉配血，取血浆1500～2000ml备用。严格无菌操作及查对制度。预防并发症：治疗前给予地塞米松5～10mg静脉注射；尽量使用制备时间短的新鲜血浆，备好抗过敏药物；观察血压，必要时使用盐酸多巴胺注射液泵入维持血压；定时检测钙离子，防止低血钙；注意保暖。治疗结束后重点观察尿量、水电解质变化情况。观察留置导管穿刺部位有无红肿、渗血、渗液等，每天换药一次；生理盐水脉冲式冲管后使用肝素钠稀释液或枸橼酸液封管，严格按照导管标识剂量注射封管液，量不足易引起导管堵塞，量过多易引起患者出血倾向。该患者行3次血浆置换，分别置换血浆1500ml、2000ml、1500ml，无并发症发生。

4.如何做好重症肌无力患者病情观察，早期识别肌无力危象前状态 肌无力危象前状态最常见的临床表现为呼吸困难、$PaCO_2$升高、球部肌无力、咳痰费力、口腔分泌物增多等。但由于有呼吸困难的重症肌无力患者长期耐受缺氧和（或）高二氧化碳状态，临床表现并不典型，有些患者甚至在气管插管时SpO_2仍维持在正常水平，因此，及早识别肌无力危象难度较大。可采取以下护理措施：①动态监测血气分析。密切监测该患者的$PaCO_2$变化，每4小时复查血气分析，及时将结果汇报医生。②呼吸系统体征监测。护士密切观察患者呼吸频率、节律、SpO_2等变化，及时询问患者主诉，有呼吸困难加重或其他症状时及时汇报医生，并进行对症处理。

5.如何做好患者用药观察及护理 ①抗胆碱酯酶药物：常用新斯的明或溴吡斯的明。使用时确保准确的剂量及用药时间，剂量不足会加重肌无力症状，剂量过大易引起毒蕈碱样反应。如出现心率减慢、恶心、呕吐、瞳孔缩小、腹痛腹泻、多汗、流涎等毒蕈碱样症状时，可给予阿托品或长托宁拮抗。使用抗胆碱酯酶易引起胃肠功能亢进，出现腹痛、腹泻等不适。一般进食后30分钟给药，避免肠道蠕动亢进致营养物质丢失。注意鉴别胆碱能危象及反拗危象：胆碱能危象是因胆碱酯酶抑制剂用量过大所致乙酰胆碱在神经肌肉接头处过多蓄积；反拗危象是MC中极少见的一种，患者常在用药期间出现对药物的反应性及敏感性降低，致全身肌无力、呼吸肌麻痹，主要见于全身型MG患者；均应立即停用抗胆碱酯酶药物并大量输液，待患者度过危象期后再调整抗胆碱酯酶药物或更换其他药物。②糖皮质激素及免疫球蛋白：大剂量激素可降低抗感染及抗肿瘤的免疫功能、升高血糖、诱发上消化道出血，长期使用会致水钠潴留而增高血压等副作用。使用时注意胃液和大便颜色有无异常，并给予抑酸、监测控制血糖、纠正电解质紊乱。输注免疫球蛋白应密切观察是否出现过敏反应并及时处理。③其他药物：多黏菌素类、氨基糖苷类、四环素类抗生素，镇静药、阿片类镇痛药、神经肌肉阻滞剂等可致肌无力症状加重，应尽量避免使用，如使用应严格遵医嘱并密切观察用药后反应。气管插管机械通气时，实行浅镇痛镇静方案，避免加重肌无力症状。

【总结与反思】

1.护理亮点 胸腺瘤术后MG患者，由于特殊的病理生理，手术、药物、肺部感染等诱发呼吸困难，发生危象，需行机械通气。临床通过密切观察病情，规范使用药物，做好呼吸道管理、控制肺部感染。由于机械通气时间较长，容易出现脱机困难，需要行早期活动及肺功能锻炼，特别是患者病情平稳后需及时启动渐进式脱机训练方案时，评价效果，做好有效的沟通和心理护理，增强信心，减少通气时间和并发症，促进康复。

2.护理反思 MC主要表现为急性呼吸功能衰竭，若抢救不及时，患者可因呼吸肌无力而窒息或呼吸功能不全而死亡；而临床患者较为少见，护理人员对该疾病的知识可能欠缺，需加强相关知识的学习和培训。同时患者一旦发生MC治疗时间较长，涉及用药、呼吸道管理、血透等全方位的护理，只有保证各方面的护理质量，才能有效促进患者康复。

知识拓展

1.重症肌无力危象 胸腺瘤是前纵隔内的较常见肿瘤，主要发生在胸腺上皮细胞，10%～45%的病例合并重症肌无力。MG是一种由神经-肌肉接头处传递功能障碍所引起的自身免疫性疾病，临床主要表现为部分或全身骨骼肌无力和易疲劳，活动后症状加重，经休息后症状减轻。严重时出现MC：吞咽、咳痰无力及呼吸困难等症状，死亡率高达15%～50%。约20%的患者中MC出现于MG诊断后的2年内，在神经肌肉疾病引起的呼吸衰竭中占1/3。MC患者在院依赖呼吸机的时间长达12～23天，老龄、晚发型及MC前较严重的临床评分均可延迟脱机时间，胸腺瘤手术后约有10%

的MG患者出现MC。

2.渐进性抗阻力训练　恢复呼吸相关肌肉组织的功能性是患者最终脱离呼吸机可进行自主呼吸的根本条件，人体呼吸相关肌肉主群主要包括颈部肌肉、膈肌、胸部和腹部肌肉群。其中膈肌是呼吸肌群的运动主体，通过扩大膈肌的运动范围可以提高肺部的伸缩能力，增大通气。长期进行机械通气的患者未进行自主呼吸，呼吸肌出现失用性萎缩，肌纤维重建，导致呼吸肌能力和功能下降，人工气道的建立会在一定程度上损伤呼吸肌。因此，在脱机过程中进行呼吸肌功能重建是非常重要的。在抗阻呼吸训练过程中，可间接性促进膈肌的活动性，增加通气量，增加患者对脱机的耐受性，提高脱机间隔，有助于摆脱呼吸机依赖。呼吸道平滑肌也可获得锻炼，可增加排痰效率，有助于降低呼吸机相关肺炎和感染等并发症的发生率。

参考文献

罗苏珊，奚才华，杨磊，等，2023. 重症肌无力危象多学科协作的华山经验［J］. 中国临床神经科学，31（5）：550-557.

柳月，王琳，袁媛，王婷，2023. 早期抗阻训练对重症患者呼吸机脱机成功的影响［J］. 中华急危重症护理杂志，4（8）：695-699.

王娜，蔡小霞，刘赟，2018. 重症监护室患者早期活动的研究进展［J］. 护士进修杂志，33（12）：1082-1086.

王辰，2016. 呼吸治疗教程（M）. 北京：人民卫生出版社：181-185.

第三节　食管癌患者术后并发肺功能不全行高流量氧疗的护理实践难点解析

【病例简介】

男，65岁，因"体检发现食管肿瘤，稍有吞咽困难"于我院就诊，上消化道内镜示食管胸下段隆起型新生物（性质？），胃角溃疡病性质（性质？）。超声胃镜：食管胸中段癌侵犯至外膜外伴周围淋巴结肿大。放化疗后，行食管癌三切口根治术＋胸导管结扎术＋食管再造术，术后3日出现呼吸困难转入ICU。心率136次/分，呼吸30次/分，血氧饱和度89%，动脉血气分析：PaO_2 55.4mmHg，$PaCO_2$ 39.3mmHg。听诊：双肺呼吸音粗，闻及大量湿啰音。胸片提示双下肺实变，散在炎症。诊断为呼吸衰竭，给予面罩吸氧，呼吸困难症状缓解不明显，改为经鼻高流量吸氧，并给予舒普深抗感染治疗，气道廓清技术，促进排痰。转入第7天，复查CT示：双肺炎症较前消散，患者呼吸困难症状缓解，生命体征平稳，血氧饱和度96%。动脉血气分析示：PaO_2 96.3mmHg，$PaCO_2$ 39.3mmHg，转回普通病房。

【临床诊断】

食管癌；肺部感染。

【主要治疗】

1.舒普深抗感染治疗。

2.特布他林缓解气道痉挛。

3.高流量氧疗。

4.气道廓清治疗。

【护理难点及护理措施】

1.如何应对急性呼吸困难患者　对于急性呼吸困难患者，应立即采取下列措施：保持气道通畅，行半卧位或端坐位；吸氧，首先给予双鼻塞或面罩吸氧，待医生充分评估后选择合适的氧疗方式；建立静脉通路，采血进行实验室检查；建立心脏和脉搏血氧监测，心电图（ECG）；床旁准备好气道管理设备，吸痰用物、插管用物；筛查性检查，包括评估气道困难度和寻找可快速逆转的病因（张力性气胸、心脏压塞、上呼吸道异物）；X线、CT检查；床旁超声对急性呼吸困难患者的诊断和指导治疗有重大的应用价值，特别是肺实变、肺栓塞、肺不张、气胸、肺水肿、急性呼吸窘迫综合征（ARDS）等疾病的监测及评估。该患者转入ICU后，由护理组长和医生组织抢救工作，合理分配人员，分工明确，备齐抢救用物，准确及时行相关操作，有效地保障了患者的生命安全。

2.如何做好高流量吸氧患者的护理

（1）心理护理：使用治疗仪前需向患者及其家属详细解释使用的目的、意义和相关注意事项，告知经鼻高流量吸氧的优点，包括操作简单、舒适无痛苦等，消除患者的焦虑、恐惧心理，提高患者依从性。讲解经鼻高流量吸氧机的基本结构和取戴方法，让患者了解治疗及护理，取得患者信任，以达到良好的治疗效果。

（2）实施：准备供氧设备，使用前确认仪器运行正常；应先安装管路，连接湿化用水、氧气、氧气表等装置，试运行正常，湿化用水应使用灭菌注射用水或无菌蒸馏水；应按照开机—设置初始参数—戴鼻塞—送气的顺序进行操作；根据患者鼻孔大小选择合适的鼻塞，以不超过鼻孔孔径的1/2为宜，调节固定带确保鼻塞与管路紧密连接。根据医嘱设置氧流量、FiO_2和温度，设置不同类型呼吸衰竭参数。指导患者有效呼吸，即用鼻吸气，用嘴呼气。该患者为Ⅰ型呼吸衰竭，初始设置为30～40L/min，待耐受后逐渐上调至50～60L/min，FiO_2维持92%～96%，温度设置31～37℃，根据患者的耐受及舒适度，以及痰液的黏稠度调节。

（3）评估效果，根据情况及时调整：①密切观察患者神志、生命体征、呼吸困难程度、呼吸频率、发绀情况、患者耐受情况及气道分泌物情况。②使用经鼻高流量吸氧1～2小时应进行动脉血气分析，如症状和PaO_2无改善甚至恶化，应考虑改为无创或有创通气。因此应做好应急护理，须保证急救设备及常备药物齐全，尤其是气管插管器材。

（4）撤离，原发病控制或症状好转后，应逐渐降低参数，如流量≤30L/min，$FiO_2 < 40\%$，可考虑撤离高流量装置。停止使用时，应先关闭氧气源，再取下鼻塞，再关机，拔除电源、气源。待装置冷却后，取下湿化液罐。使用结束后将仪器消毒备用。

（5）并发症预防：注意鼻塞佩戴松紧适宜，避免长时间受压发生压力性损伤，可预防性贴新型敷料保护（水胶体、泡沫敷料等）；及时观察并添加湿化液，保证加温湿化的连续性和湿化效果。应及时清除冷凝水，防止冷凝水倒流，管路的最低端一定要低于患者。该患者行高流量吸氧7天，流速由55L/分钟逐渐降低至30L/min，FiO_2由初始的70%逐渐下降至40%，使用前一日，由于患者的不耐受，出现张口呼吸，PaO_2改善不明显同时出现$PaCO_2$波动变化，经呼吸指导及健康宣教后均较前好转，呼吸困难症状逐渐缓解，更改为双鼻塞吸氧。

3.如何做好患者气道廓清和肺康复　气道廓清治疗由呼吸治疗师或其他医疗保健者实施，旨在通过物理或机械的方式，协助患者将气道分泌物排出，以减少与分泌物滞留相关的并发症。研究表明，气道廓清可有效清除气道分泌物，降低肺部感染发生率，缩短重症监护病房住院时间。该患者肺部感染，双下肺实变，咳痰能力较差，为促进肺康复，针对性地采取措施。首先评估该患者痰液及咳痰能力：痰液黄色，痰液黏稠度Ⅲ度（黏稠呈坨状样痰），有咳嗽反射但弱，不能产生明显的气流。采取以下措施：①首先通过乙酰半胱氨酸溶液300mg及硫酸特布他林雾化溶液5mg雾化吸入治疗，每天2次，每次15～20分钟，稀释痰液，扩张气道，缓解气道痉挛。②选择合适体位结合振动排痰方式。早期患者呼吸困难症状明显，常端坐位，行胸背部物理治疗（高频振动排痰仪、手叩击背部等）；患者能耐受的情况下，予以90°侧卧位，行手叩击背部或机械辅助排痰，左右侧卧位交替；根据患者耐受程度选择合适的强度和时间，一般每天2～3次，每次15～30分钟。③辅助患者咳痰。由于患者术后3天，伤口疼痛仍明显，咳嗽时不能有效发力或发力方式不正确。给予适当镇痛药物；向患者讲解咳嗽的机制原理，帮助患者找到正确的发力方式（肩部、上肢及咽喉部放松，咳嗽时胸腹部肌肉收缩，胸腹腔压力增加产生气流促进痰液排出）；如胸腹部无伤口可双手放置胸部两侧或单手掌放置腹部通过适当加压的方式促进患者咳痰，该患者腹部有伤口，咳痰时双手置于腹部两侧向正中方向轻轻挤压以防止患者咳痰时肌肉张力引起的疼痛加剧；护患沟通，指导患者使用主动循环呼吸技术（active circle of breathing techniques，ACBT），能更好地促进气道分泌物的排出；如患者仍不能自行咳出，可通过按压喉部气管或鼻导管经后鼻腔吸痰等方式刺激患者咳嗽反射；必要时医生行纤维支气管镜气道内吸痰。根据患者呼吸困难程度及耐受情况，及早行呼吸训练及肢体功能锻炼。呼吸训练方式主要有深呼吸、腹式呼吸、深呼吸功能训练器、吹气球等。通过肢体功能锻炼能促进咳痰力量的提高，肺通气增加，肺功能恢复，同时有利于防止肢体功能发生障碍。该患者排痰困难，行纤维支气管镜气道内吸痰一次，通过有效实施气道廓清技术，逐渐能自行咳出痰液。

【总结与反思】

1.护理亮点　高流量的运用越来越广泛，通过对该呼吸衰竭患者的应用起到了有效的治疗效果，避免了气管插管及机械通气治疗，缩短了入住ICU时间，减轻了患者痛苦及经济负担。通过全程有效的护理措施落实，保证了高流量治疗效果，促进患者康复。

个体化针对性地实施气道廓清技术在促进患者肺部感染的控制及呼吸困难症状的缓解方面发挥了极为重要的作用。

2.护理反思　高流量的使用毕竟是最近才流行起来的，护理及操作规范也在逐步完善，在使用过程中应总结经验，不断学习相关研究成果，更好地指导临床工作，服务于患者。气道廓清技术虽然早已经开始推广并运用于临床，但调查及研究发现，仍有部分护士对于气道廓清技术的理解和掌握程度不够，作为ICU重要的治疗手段，需进一步加强培训与运用。

知 识 拓 展

1.高流量作用机制　①冲洗鼻咽部解剖无效腔。造模实验研究显示，高流量氧气吸入可以有效冲刷气道里的CO_2，其冲刷解剖无效腔的作用与增加的气体流量相关，流量越高，减少解剖无效腔的作用越明显；②提供与人体温度相近的加湿气体。减轻了干冷气体对呼吸道的刺激，降低了患者对空气的敏感度；③提供相对稳定的氧浓度。当气流流量高于吸气流量时可保证稳定性，因此高达 60 L/min 的气流流速可维持氧浓度的稳定性；④减少呼吸做功，可提供符合生理所需的加温、加湿气体，通过产生持续气道正压机械性扩张鼻咽部，从而减少吸气阻力，进一步减少患者的呼吸做功；⑤可维持相对稳定的呼气末正压（PEEP），保证呼气过程中有足够的压力使肺泡保持开放状态，增加气血交换，改善氧合，维持呼气末肺泡的稳定性，以防止肺不张的发生。

2.呼吸困难　呼吸困难是指无法舒适呼吸的感觉，是一种主观的呼吸不适感，包括多种性质不同、强度不一的感觉，这种感受来自多种生理、心理、社会和环境因素的相互作用，并可能引起继发性生理和行为反应。主观上感觉空气不足，呼吸费力；客观上表现为呼吸运动用力，严重时可出现张口呼吸、鼻翼扇动、端坐呼吸甚至发绀、呼吸肌参与呼吸运动，并且可有呼吸频率、深度、节律的改变。对呼吸困难性质的分类有多种，按病程分为急性呼吸困难与慢性呼吸困难；急性呼吸困难是指病程3周以内的呼吸困难，慢性呼吸困难是指持续3周以上的呼吸困难。按病因可分为肺源性呼吸困难、心源性呼吸困难、中毒性呼吸困难、血源性呼吸困难和神经精神性呼吸困难，其中肺源性呼吸困难又分为呼气性、吸气性和混合性呼吸困难。不同疾病的呼吸困难评估方法也多有不同，目前尚无通用的呼吸困难评估方法。对急性呼吸困难者应首先评估其生命体征是否平稳，症状是否进行性加重，迅速判断气道、呼吸和循环情况，以便进一步临床处理；对慢性呼吸困难者，应侧重于评估呼吸困难症状的影响和负担，以便进行长期治疗与管理，主要通过综合问卷或疾病特异性问卷等方法评估。需紧急评估的征象：心率 > 120次/分、呼吸频率 > 30次/分、脉搏血氧饱和度（SpO_2） < 90%、精神状态下降、三四征、使用辅助呼吸肌、难以说完整句话、喘鸣、无法仰卧、不对称的呼吸音或叩诊音、散在湿啰音、出汗及发绀等。

参考文献

曹晓花，侯亭如，李文强，2023. 经鼻高流量湿化氧疗在ICU急性呼吸衰竭患者中的应用［J］. 齐鲁护理杂志，29（17）：160-162.

刘晓英，隋永芹，吴萌萌，等，2023. 经鼻高流量氧疗的生理效应及应用进展［J］. 河北医药，45（6）：923-927.

齐晓玖，吴欣娟，高艳红，等，2023.《成人经鼻高流量氧疗护理规范》团体标准解读［J］. 中华急危重症护理杂志，4（2）：136-139.

第四节 肺癌患者免疫治疗后并发4级免疫性肺炎行俯卧位通气治疗的护理实践难点解析

【病例简介】

女，55岁，右肺癌1年余，行替雷珠单抗免疫治疗，出现胸闷、气短伴咳嗽咳痰1周，进行性加重伴呼吸困难4天入ICU。患者神志清楚，脉搏90次/分，呼吸26次/分，血压108/72mmHg，体温36.9℃，血氧饱和度89%，痰多，自主咳嗽差，给予双鼻塞吸氧，吸氧浓度41%，血氧饱和度3分钟后升至96%，立即完善相关检查。胸部CT检查：右肺癌术后，支气管残端少许软组织影，双肺散在炎症，双肺胸膜稍增厚。实验室检查：白细胞$5.29×10^9$/L，血气分析：$PaCO_2$ 41.3mmHg，$PaCO_2/FiO_2$ 94.3mmHg。行床旁支气管镜检查并留取肺泡灌洗液送宏基因组高通量测序（mNGS）及呼吸道病原菌检测，予以头孢哌酮钠舒巴坦钠抗炎、更昔洛韦抗病毒、解痉祛痰等对症支持治疗。

转入第3天，患者体温38.9℃，胸部CT检查：右肺癌术后，支气管残端少许软组织影，较前稍增厚，双肺散在炎症及间质性炎变，较前明显，双肺胸膜稍增厚，较前相似。mNGS结果：检出金黄色肺炎链球菌、肺炎链球菌、流感嗜血杆菌，未检出真菌及病毒，停用头孢哌酮钠舒巴坦钠，予以美罗培南、万古霉素抗感染治疗。

转入第5天，患者活动后心慌气短明显，给予持续高流量吸氧及俯卧位通气治疗，每天12小时，改善氧合，体温37.3℃，考虑感染仍较重，不能排除免疫性肺炎，加用甲泼尼龙琥珀酸钠治疗，并给予艾司奥美拉唑保胃，余继续对症支持治疗。

转入第8天，胸部CT检查：右肺癌术后，支气管残端少许软组织影，较前类似，双肺散在炎症及间质性炎变，较前变化不明显，双肺胸膜稍增厚，局部较前减轻。白细胞计数$4.19×10^9$/L，血气分析：$PaCO_2$ 27.9mmHg，PaO_2/FiO_2 119.7mmHg，患者自主呼吸平稳，呼吸道病原体核酸阴性。

转入第9天，患者症状较前明显好转，由高流量吸氧改为双鼻塞吸氧，吸氧浓度调节为41%，体温正常，停用万古霉素、美罗培南，予以头孢哌酮钠舒巴坦钠抗感染，继续激素治疗，由ICU转回普通病房。

【临床诊断】

肺恶性肿瘤；免疫性肺炎；呼吸衰竭。

【主要治疗】

1.抗感染治疗。

2.激素治疗。

3.俯卧位通气治疗。

【护理难点及护理措施】

1.如何做好免疫检查点抑制剂相关性肺炎患者的病情观察　抑制剂相关性肺炎（checkpoint inhibitor pneumonitis，CIP）是指由免疫检查点抑制剂（immune checkpoint inhibitor，ICI）治疗引起的胸部影像学上出现新发浸润影和在临床上没有检测到新的感染或肿瘤进展等情况下，出现呼吸困难和（或）其他呼吸体征/症状（包括咳嗽和活动后气短等）。目前临床所知CIP的发病率为2%～5%，有研究称在真实世界中CIP发生率可高达19%，病死率甚至可达12.8%～22.7%，此外，不同ICI类型所致的CIP发生率也不同。与应用细胞毒性T淋巴细胞相关抗原4（CTLA-4）阻断剂相比，接受程序性死亡分子1（PD-1）阻断剂及其配体（PD-L1）阻断剂治疗的患者CIP发生率更高。①发病时间：CIP大多发生在免疫治疗的早期，其中位发病时间约为3个月，但在免疫治疗的任何时间甚至治疗结束后都有可能出现。②临床表现及体征：CIP是一种非感染性的肺部炎症性病变，在临床上的症状并不典型，其表现形式复杂，无特异症状，1/3患者可无任何症状。CIP常见症状如呼吸困难（53%）、咳嗽（15%）、胸痛、发热等，进展严重时还有可能发生急性呼吸窘迫综合征、呼吸衰竭。鉴于CIP临床无典型表现，对所有接受ICI治疗的患者，一旦发生明显的呼吸道症状，尤其是新发或是原有症状明显加重，都应该警惕CIP的发生。CIP患者的体征也缺乏特异性，包括口唇发绀、呼吸加快、呼吸困难、胸痛等，双肺常可闻及湿啰音或Velcro啰音。该患者呼吸困难症状明显，应密切观察患者生命体征的变化，特别是血氧饱和度及患者呼吸的状态，观察呼吸困难症状有无改善，关注血气分析结果。

2.如何护理免疫检查点抑制剂相关性肺炎患者　①病情观察：严密监测患者各项生命体征，观察呼吸困难的症状有无明显变化。②采用合理体位：患者取半卧位，将床头抬高30°，并用软枕支撑患者的身体，操作过程中注意考虑患者的舒适度。采用半卧位可以较好地防止胃内容物出现反流情况，使胃内细菌的逆向定植明显减少，此外，半卧位还可以有效促进患者心肺功能的好转。③改善通气：保持患者呼吸道通畅，定期为患者擦净口腔内分泌物；定时给予雾化吸入，协助翻身拍背，评估痰液的颜色、性状、量；保持病室温度18～22℃，湿度50%～60%；喂水、喂食的时候动作要轻柔，避免引起患者呛咳。④关注实验室检查结果：血气分析、痰培养结果等。

3.如何进行激素治疗不良反应的观察及处理　糖皮质激素是CIP治疗的基础用药，可控制70%～80%的CIP。不良反应的预防及观察：①诱发消化道出血：遵医嘱给予预防性使用胃黏膜保护剂，口服激素可于进餐时服用，静脉输注时先给予护胃处理后再给予甲泼尼龙静脉输注，观察患者有无出现呕血、黑粪、胃部不适、食欲缺乏等症状，若存在上消化道溃疡病史者慎用，要密切监测病情变化。②水钠潴留：严格记录24小时尿量，观察患者全身有无水肿情况。③血压升高：严密监测并记录血压值。④血糖升高：加强血糖监测，每天监测早餐前和3餐后血糖，血糖升高者遵医嘱给予餐前胰岛素治疗，做好相关饮食指导。⑤骨质疏松：长期使用激素可能导致骨质流失，造成骨质疏松，应指导患者注意预防跌倒坠床，注意补充钙剂和维生素D。⑥脂肪重新分布、向心性肥胖：告知患者停药后可逐渐恢复，不必恐惧。通过预防，该患者未发生激素治疗不良反应。

4.该患者的俯卧位通气治疗如何开展

（1）翻身前：①解释及评估。评估该患者生命体征是否相对平稳，能否耐受俯卧位通气；向患者解释操作目的及方法，取得患者的同意和配合，评估患者皮肤受压区域，并考虑俯卧后受压区域的支撑方法。②误吸预防。俯卧位通气前2小时停止进食，鼻胃管置入者检查有无胃潴留，若有胃潴留则应回抽胃内容物。③物品准备。翻身单（可承担患者重量且大小合适的单子）、泡沫敷料数张、枕头、硅胶软枕数个。④患者准备。确定俯卧位通气翻转方向，整理各管路、线路的方向，应与身体纵轴方向一致，所有管路均需预留足够的长度以便翻身，可断开非必要的线路，夹闭非紧急管路，并放置在床的同一侧，根据仪器设备的连接情况及操作的方便性，决定患者是由左向右还是由右向左翻身，患者若能自行翻身，则需提前与患者沟通好翻身方法及方向；检查所有伤口、切口敷料情况，必要时先更换敷料；在患者面部颧骨处、胸前区、髂骨及其他骨隆突俯卧位易受压处垫上泡沫型减压敷料或硅胶软枕。

（2）翻身时：翻身前或翻身过程中将电极片移至肩/臀部，翻身后将电极片贴在患者的背部，尽量缩短断开心电监护的时长；可通过手动法（3人法、5人法及信封法）或自动翻身床进行俯卧位通气，其中信封法的安全系数最高。

（3）翻身后：调整所有管路、线路的位置，并妥善固定，开放夹闭的管路；将患者头偏向一侧，头部垫减压枕，妥善安置患者体位，避免胸腹部持续受压，避免生殖器受压，妥善安置患者四肢的位置，确保舒适，避免压迫臂丛神经，并最大限度地保护患者关节的功能；每2小时更换1次体位，可进行间歇性侧卧，即3/4右侧或左侧俯卧位；建议俯卧位通气持续时长＞12小时/天；严密监测该患者生命体征，关注患者舒适度，嘱患者过程中如有不适，及时告知医务人员，当出现明显并发症（如严重血流动力学不稳定）时需考虑终止俯卧位通气；嘱患者自行改变体位前须告知医务人员，避免非计划拔管、坠床等不良事件的发生；俯卧位时应谨慎进食，进食时取头高足低位，酌情使用促进胃动力的药物。该患者按计划完成俯卧位通气治疗，期间无误吸、压力性损伤等并发症发生。

【总结与反思】

1.护理亮点　CIP大多发生在免疫治疗的早期，其中位发病时间约为3个月，但在免疫治疗的任何时间甚至治疗结束后都有可能出现，做好CIP的病情观察、相关不良反应的预防及处理至关重要。俯卧位通气治疗对患者体位要求较高且治疗时间较长，充分的解释、准备，安全的翻身过程，合理的肢体摆放，以及预见性地避免并发症的发生，有助于清醒患者有效、安全、舒适地完成治疗。

2.护理反思 CIP是一种相对少见但有潜在致命威胁的严重免疫相关不良反应（immune-related adverse events，irAEs），CIP引起的死亡事件约占PD-1/PD-L1抑制剂相关死亡的35%。迄今尚无前瞻性试验来评价CIP的最佳管理方法，各大指南已发布的关于CIP的管理均基于肺炎的临床严重程度。因此，CIP的早期识别和及时管理尤为重要。然而，CIP缺乏典型的临床症状和影像学表现，血清学标志物也无特异性，且很难彻底除外感染，导致部分CIP的早期诊断困难。识别CIP的高危人群，早期诊断、及时治疗，对于改善患者预后和生活质量、减少住院费用具有重要意义。

知 识 拓 展

1.免疫检查点抑制剂相关性肺炎患者的诊断标准 ①ICI用药史。②新出现的肺部阴影（如磨玻璃影、斑片实变影、小叶间隔增厚、网格影、牵拉性支气管扩张及纤维条索影等）。③除外肺部感染、肺部肿瘤进展、其他原因引起的肺间质性疾病、肺血管炎、肺栓塞及肺水肿等。同时符合以上3条即可诊断CIP。如果符合以下条件可进一步支持CIP的诊断：新发或加重的呼吸困难、咳嗽、胸痛、发热及乏力等；动脉血气分析提示低氧血症，肺功能检查提示DLCO降低，限制性通气功能障碍；诊断不明时可进行活检，进行活检前需要进行风险获益评估。同时还可以观察患者是否具有抗菌治疗无效而激素治疗有效、停用ICI后症状有所缓解而再次用药会复发的特点。

2.免疫检查点抑制剂相关性肺炎患者的高危因素及预防措施

（1）高危因素：①免疫联合治疗：包括联合免疫、联合放疗、联合化疗、联合分子靶向治疗、联合抗血管治疗等；②高龄：年龄≥70岁；③亚洲人群；④有烟草暴露史；⑤合并肺部基础疾病（支气管哮喘、慢性阻塞性肺疾病、肺间质纤维化）、基线肺功能受损；⑥后线治疗。另外，研究表明，基线外周血嗜酸性粒细胞≥ $0.125×10^9$/L，发生CIP的风险增加。IL-6、IL-10、乳酸脱氢酶水平升高或淋巴细胞计数、白蛋白水平降低与CIP有关。

（2）预防措施：对于接受免疫治疗的肺癌患者，通过护士对其进行治疗副作用的健康宣教和早期症状识别教育，提供独特的毒性管理至关重要。①健康宣教：免疫治疗开始前应评估患者对疾病的理解程度、对治疗的想法建议、对监测和报告潜在irAEs的能力。介绍患者免疫检查点抑制剂的作用机制、基本原理和潜在毒性，包括出现的症状和时间、现有的免疫治疗教育资源。指导患者在以下情况下通知肿瘤医疗团队：出现任何新的体征或症状，包括严重疲劳、胸痛、咳嗽、气短、发热等。在教育患者及其照顾者时，应充分考虑到他们的学习能力和语言、文化等障碍，提供个性化、准确、安全的信息来源。②基线监测：患者免疫治疗开始前询问病史、进行体格检查、实验室检查及影像学检查等，完善基线资料，包括：常规胸部影像学检查、血氧饱和度（静息和活动时）、脉搏、血常规、肝肾功能、电解质、甲状腺功能检测（thyroid function test，TFT）、红细胞沉降率（erythrocyte sedimentation rate，ESR）。预先存在肺部疾病的患者，治疗前可行肺功能检查（pulmonary function test，PFT）和6分钟步行试验评估肺功能。③早期识别：在ICI治疗期间，每4～6周复查静息或活动时血氧饱和度，以及常规肺部影像学检查，异常结果给予相应处理。在每次随访时应进行临床症状及不良事件症状的评估，同时评估患者是否需要家庭护理支持服务，根据异常结果给予相应处理。对于所有新发的呼吸系统症状（上呼吸道感染、咳嗽、喘息、呼吸困难等）需要更多的氧气及完善的胸部CT检查。对于治疗后出现任何疑似肺炎的患者，都应进行肺内科会诊，非典型症状，如发热和干咳也应进行传染病咨询。当CIP与肺癌进展、肺部感染及其他相关疾病难以鉴别时，可通过支气管镜或肺穿刺活检进一步确诊。

参考文献

王杰，蒋士卿，王涛，2022. 免疫检查点抑制剂相关性肺炎的研究进展［J］. 实用临床医药杂志，26（10）：135-138，143.

徐敏玲，张莉，陈丽富，等，2021. 肺癌患者免疫检查点抑制剂相关肺炎预防与管理的最佳证据总结［J］. 现代临床护理，20（6）：74-81.

中华医学会呼吸病学分会肺癌学组，2019. 免疫检查点抑制剂相关肺炎诊治专家共识［J］. 中华结核和呼吸杂志，42（11）：820-825.

第十一章

肿瘤急危重症患者护理超声应用

第一节　超声在肿瘤重症患者VTE管理中的护理实践

【病例简介】

女，68岁，患者因化疗后重度骨髓抑制伴发热转入ICU，体温39℃，心率106次/分，呼吸20次/分，血压152/75mmHg；静脉血栓栓塞风险Caprini评分6分。实验室检查：白细胞$0.44×10^9$/L，血小板$76×10^9$/L，血栓分子标志物血栓调节蛋白8.4TU/ml，凝血酶-抗凝血酶Ⅲ复合物17.00ng/ml，组织型纤溶酶原激活剂-抑制剂1复合物13.30ng/ml，纤溶酶-α_2纤溶酶抑制剂复合物1.60μg/ml。遵医嘱给予升白细胞、升血小板、抗感染等对症支持治疗。入ICU第2天，床旁超声血栓筛查提示：右下肢全程静脉血栓、左侧胫后静脉血栓（图11-1-1，图11-1-2），给予依诺肝素4000Axa 1次/天抗凝治疗。患者存在静脉血栓脱落风险，尤其是大栓子脱落可能引起致命性肺栓塞，介入病区会诊示：可考虑行下腔静脉造影及滤器置入术。

入ICU第3天，行下腔静脉造影及滤器置入术，过程顺利。入ICU第4天，血常规示：血小板$108×10^9$/L，白细胞$17.75×10^9$/L。故停用升白细胞及血小板药物，患者血小板计数回升，药物抗凝出血风险较前减小，故调整依诺肝素钠剂量为4000Axa 每12小时1次继续抗凝治疗。

入ICU第7天，患者体温36.7℃，心率86次/分，呼吸16次/分，血压131/76mmHg，下肢深静脉血栓稳定，转回普通病房继续治疗。患者下腔静脉滤器于置入后第42天取出，患者双侧肌间静脉、腓静脉、右侧腘静脉仍有血栓形成，继续予以抗凝治疗、随访。

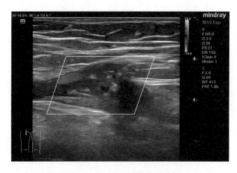

图11-1-1　股静脉血栓

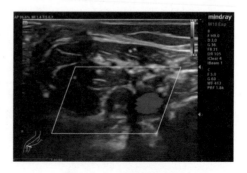

图11-1-2　腘静脉血栓

【临床诊断】

宫颈癌；化疗后骨髓抑制；下肢静脉血栓形成。

【主要治疗】

1. 升白细胞、血小板治疗。
2. 抗感染治疗。
3. 抗凝治疗。
4. 下腔静脉滤器置入术。

【护理难点及护理措施】

1. 超声如何评估深静脉血栓

（1）超声探头：选择5～10MHz线阵探头。

（2）超声检查方法：患者平卧位，大腿外展外旋，依次检查髂外、股总、股浅、股深、胫前静脉，之后取侧卧位或俯卧位，体位受限者可辅助抬高患肢，检查腘、胫后、腓及小腿肌肉间静脉；患者手臂外展，依次检查颈内、锁骨下、腋、贵要、肱及头静脉血流情况。采用彩色多普勒超声（血管加压超声）检查，在横切面探头向下加压，静脉能被压瘪，放松探头，沿血管向下移动2～3cm，再次加压，直至检查完整条静脉。重点观察血管走行、连续性、管壁情况以及管腔内有无血栓形成，如有血栓形成，则观察血栓的位置，血栓累及的范围。若静脉位置较深或不易压瘪，可采用彩色多普勒管观察血管内血液是否填充完整，脉冲多普勒检查静脉流速及血流频谱变化，必要时和健侧进行对比。手压探头力度不宜过大，以免静脉被压瘪后无法显示。

（3）超声表现：①血流缓慢。超声下可见静脉内径增宽，血流流速减低、血流淤滞，彩色血流消失，探头加压血管能被压闭。②血栓急性期。静脉内径增宽，管腔内可见弱回声内容物，探头加压不能完全压闭，彩色多普勒无明显血流信号或点条状血流信号，频谱多普勒不能测及频谱信号。③亚急性期。静脉内径接近正常，管腔内回声略增高，探头加压不能完全压闭，彩色多普勒无明显血流信号，频谱多普勒不能测及频谱信号。④慢性期。静脉内径与健侧比缩窄，管壁粗糙增厚，管腔内可见中高回声，探头加压不能压闭，彩色多普勒血栓再通呈"溪流样"细束血流，频谱多普勒不能测及频谱。通过超声筛查，该患者右侧股静脉、腘静脉、胫后静脉、腓静脉及左侧胫后静脉管径增宽，管腔内可见弱回声充填，管腔内血流信号充盈缺损，血管不能被压闭，患者左侧胫后静脉、右下肢全程深静脉血栓形成，属于血栓急性期。

2. 深静脉血栓形成如何预防肺栓塞　下肢近段深静脉血栓（髂静脉、股静脉、腘静脉）是肺栓塞血栓栓子的主要来源，易导致肺栓塞，研究显示，35.1%的下肢深静脉血栓形成患者会发生肺栓塞。该患者右下肢全程静脉血栓形成，血栓脱落风险高，予以绝对卧床休息、减少患者活动，抬高下肢促进血液回流、减轻静脉淤血，禁止对患肢行按摩、挤压干预，下肢避免操作。该患者血小板低，出血风险评估高危，不能充分抗凝，给予依诺肝素4000 Axa减量抗凝，抗凝过程中观察患者全身皮肤黏膜、穿刺点有无出血情况发生，因未充分抗凝，患者仍需卧床休息、减少活动。因患者不能充分抗凝，血栓脱落风险高，介

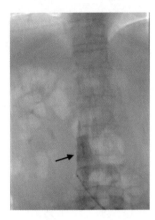

图 11-1-3 下腔滤器

入下安置下腔静脉滤器（图11-1-3）。

3.安置下腔静脉滤器护理要点

（1）术前护理：术前评估患者皮肤温度、颜色、疼痛感觉变化，测量患肢周径，与健侧对比，患者右侧髌骨上15cm、腿围54cm，髌骨下10cm、腿围40cm，左侧髌骨上15cm、腿围53cm，髌骨下10cm、腿围38cm；监测患者生命体征，观察病情变化，有无肺栓塞征象，如呼吸困难、低血压、胸痛、低血氧等。

（2）术后护理：①病情观察。观察患者呼吸、脉搏、血压、血氧饱和度情况，若出现呼吸困难、胸闷等症状，警惕出现肺栓塞。②穿刺部位护理。穿刺部位敷料保持清洁、干燥。穿刺部位加压包扎24小时，术侧肢体髋关节禁止屈曲，腹股沟穿刺部位用加压止血带压迫6小时，术侧肢体抬高20°～30°。术后6小时制动，术后6～24小时可床上活动，协助患者双下肢屈伸活动，如直腿抬高、蹬腿运动；术后24小时鼓励患者穿着梯度压力袜下床行走和康复活动。患者穿刺部位无出血、血肿，术肢皮肤颜色、温度、足背动脉搏动情况同对侧。③并发症护理。包括近期并发症和远期并发症，近期并发症包括穿刺部位血肿、穿刺部位深静脉血栓形成；远期并发症包括滤器内血栓阻塞、滤器穿孔、滤器断裂、滤器倾斜、肺栓塞、下腔静脉血栓形成。密切关注患者是否存在肢体突然肿胀加重、对侧肢体肿胀、不明原因的腹部疼痛不适等，应考虑滤器内阻塞或滤器倾斜。滤器引发下腔静脉穿孔发生率为86%，发生与滤器与下腔静脉的匹配程度、材料、置入时间有关，关注患者是否出现腹痛、十二指肠穿孔、主动脉瘤、腹膜后血肿等并发症。滤器断裂发生率为2%～10%，观察患者腹腔有无出血症状。滤器只能拦截＞3mm的栓子，＜3mm的栓子仍可以通过滤器造成肺栓塞，临床症状不明显，容易忽视，若患者出现呼吸困难、血压下降、胸痛等症状应警惕肺栓塞发生。该患者术后24小时后去除加压敷料，予以无菌敷贴覆盖，治疗期间未发生上述并发症。④随访管理。滤器回收可预防滤器远期并发症，FDA建议置入可回收滤器的患者在肺栓塞风险消除后29～54天予以回收；规范抗凝治疗，患者抗凝治疗至少3个月，告知患者抗凝药物的相关知识，规律用药。患者出院后给予利伐沙班抗凝治疗，每2周进行超声检查及血常规凝血检查。滤器置入术后第42天，超声检查：双侧肌间静脉、腓静脉、

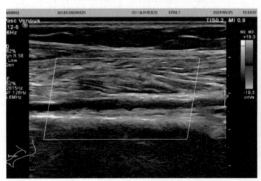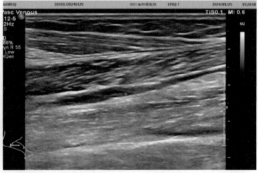

图 11-1-4 左侧腓静脉、右侧肌间静脉血栓

右侧腘静脉血栓形成（图11-1-4），在局部麻醉下行下腔静脉造影及滤器取出术。

【总结与反思】

1.护理亮点　床旁超声筛查可及时发现患者血流缓慢和深静脉血栓形成，指导患者静脉血栓栓塞的预防及治疗，降低肺栓塞发生率。患者通过超声筛查，及时发现深静脉血栓形成，进行抗凝治疗、安置下腔滤器，预防肺栓塞发生，患者整个治疗过程中未出现出血、血肿、滤器相关并发症，白细胞及血小板回升，感染得到控制后，转回普通病房继续抗凝治疗。

2.护理反思　肿瘤危重患者VTE发生率高，因肿瘤本身、化疗和放疗治疗因素增加静脉血栓栓塞发生风险，患者使用容易引发静脉血栓栓塞的化疗药物顺铂，损伤血管内皮因子，激活内源性凝血系统，可将静脉血栓栓塞发生率从1%增加至8.5%。护理肿瘤患者应加强VTE预防宣传工作，让患者知晓VTE的危害，自身做好预防；同时加强血栓的筛查，及时发现深静脉血栓形成，尽早给予干预措施，减少肺栓塞的发生。

知识拓展

肿瘤相关静脉血栓栓塞症（tumor-associated venous thromboembolism，TAVTE）指恶性肿瘤患者合并静脉血栓栓塞症，也称癌症/恶性肿瘤相关性静脉血栓栓塞症（cancer-associated venous thromboembolism，CAT）。恶性肿瘤患者容易发生静脉血栓栓塞，发生率是非肿瘤患者的4～7倍，呈逐年增高趋势。恶性肿瘤患者由于手术、化疗、放疗等，损伤血管内皮细胞、激活凝血系统，促进血栓形成；患者卧床、手术麻醉、活动减少、术中使用止血带等导致静脉血流滞缓；恶性肿瘤诱导患者机体处于高凝状态，从而导致血栓的形成。恶性肿瘤合并静脉血栓栓塞，会延长患者住院时间，严重影响患者的生存质量和预后，导致患者死亡率和并发症的风险增高，加重患者的经济负担。

参考文献

阿力清·阿布都萨拉木，哈力木拉提·木尔提扎，赛力克·马高维亚，等，2023. 急性下肢深静脉血栓患者股深静脉血栓形成与髂静脉血栓和肺栓塞的相关性研究［J］. 中国血管外科杂志（电子版），15（3）：243-247.

黄云霞，康雅静，林慧娟，等，2022. 肿瘤相关静脉血栓栓塞症的风险评估及预防策略——基于放疗科"无栓病房"的临床实践［J］. 中国临床新医学，15（4）：298-303.

刘丽文，2020. 血管超声-从基础到临床实践［M］. 北京：科学出版社.

林婷，宋秀莲，林小琼，2020. 彩超对肿瘤患者PICC术后上肢深静脉血栓的诊断效果观察［J］. 现代医用影像学，29（1）：118-119.

王苏敏，杨玉金，颜兴伟，等，2021. 静脉血栓栓塞症病人下腔静脉滤器植入术围术期护理的研究进展［J］. 护理研究，35（2）：286-288.

第二节　超声在肿瘤重症患者胃肠道评估中的护理实践

【病例简介】

男，60岁，右肺鳞癌，行4周期化疗＋靶向治疗＋放疗后，因呼吸困难，端坐位呼吸转入ICU。入ICU时，心率123次/分，呼吸35次/分，血压170/114mmHg，血氧饱和度70%，痰鸣音明显，立即行气管插管，呼吸机辅助呼吸。经气道内吸出大量淡血性稀薄痰，APACHE Ⅱ评分22分（死亡系数64%），静脉血栓栓塞风险Caprini评分7分，NRS2002评分5分。血气分析：pH 7.346，$PaCO_2$ 46.5mmHg，PaO_2 65.1mmHg，FiO_2 100.0%。CT检查：肺实变，少量胸腔积液。实验室检查：白细胞$13.07×10^9$/L，血红蛋白86g/L，血小板$113×10^9$/L，C反应蛋白251.11mg/L，总蛋白53.2g/L，白蛋白30.8g/L，球蛋白22.4 g/L，前白蛋白216.8ng/L。肺泡灌洗液mNGS结果：检出细菌：铜绿假单胞菌、流感嗜血杆菌、肺炎克雷伯菌、大肠埃希菌；真菌：烟曲霉、耶氏肺孢子菌，调整抗生素药物为头孢哌酮钠舒巴坦钠、替加环素、复方磺胺甲噁唑片继续抗感染治疗，静脉输注入免疫球蛋白增加免疫功能。

入ICU第2天，超声评估胃肠动力情况后开始肠内营养支持治疗；入ICU第3天超声评估胃残留量，胃潴留，胃内容物定性评估2级予以安置营养管；入ICU第7天患者肺部感染加重，$PaCO_2$ 45.2mmHg，PaO_2 83.6mmHg，FiO_2 75.0%，氧合指数110mmHg，胸部CT提示肺部炎性渗出呈重力依赖性改变，行俯卧位通气，肠道超声提示大便淤积予以开塞露灌肠通便，解出稀便800ml，再次超声评估肠道无大便淤积。

入ICU第10天，患者肺部感染较前好转，暂停俯卧位通气治疗；入ICU第15天患者拔除气管插管，入ICU第20天患者心率80次/分，呼吸20次/分，血压95/60mmHg，血氧饱和度95%，FiO_2 41.0%，患者转出ICU。

【临床诊断】

右肺鳞癌；呼吸衰竭；肺部感染。

【主要治疗】

1. 抗感染治疗。
2. 镇痛镇静治疗。
3. 增强机体免疫力。
4. 肠内营养治疗。
5. 俯卧位通气治疗。
6. 依诺肝素抗凝治疗。

【护理难点及护理措施】

1. 超声评估胃肠道的方法

（1）探头选择：选用凸阵探头（3 ～ 5MHz）。

（2）超声扫查方法：①胃窦。患者仰卧位，凸阵探头纵向置于剑突下正中线，探头标记点朝向头部，获取胃窦短轴切面，图像可见肝左叶、腹主动脉、胃窦。通过胃窦短轴切面，可计算胃窦横截面积，评估胃残余量、胃动力、胃排空情况，指导肠内营养安全实施（图11-2-1）。②胃底。凸阵探头斜置于左胸第8～10肋间，探头向患者右侧扫查，有时可获取胃底斜切面，图像可见脾在胃底的左前方，肾位于胃底的左后方。③空肠。凸阵探头置于左上腹，顺时针滑动扫查，空肠可见小肠皱襞（图11-2-2）。④左半结肠。凸阵探头置于左侧腹，从上而下行纵向扫查，必要时旋转探头90°横向扫查（图11-2-3）。⑤回肠。凸阵探头置于右下腹，顺时针滑动扫查（图11-2-4）。⑥右半结肠。凸阵探头置于右侧腹，从下而上纵向扫查，必要时旋转探头90°横向扫查（图11-2-5）。肠道超声测量小肠结肠宽度、厚度，观察肠蠕动，小肠内径＞3cm，结肠内径＞5cm，可诊断肠扩张，肠壁厚度＞4mm可诊断肠壁增厚。

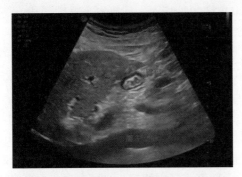

图11-2-1　胃窦

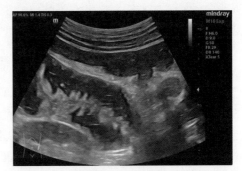

图11-2-2　空肠

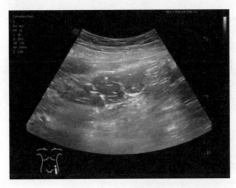

图11-2-3　左半结肠

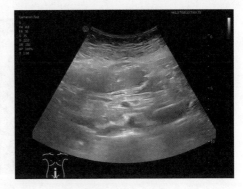

图11-2-4　回肠

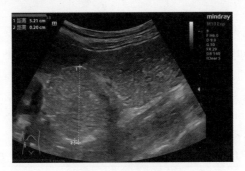

图11-2-5　右半结肠

2.超声在肠内营养支持中的应用 超声通过动态监测胃残余量及胃动力指数，制订合理的肠内营养方案，通过胃内容物定量与定性评估，可进行误吸风险评估。实施肠内营养前，辅助筛查有无肠内营养禁忌证，如肠梗阻、肠缺血。同时，选择合适的喂养途径，胃窦运动指数（motilite index，MI）＜0.4，患者又存在高误吸风险时可考虑经空肠喂养，超声引导下安置空肠营养管，可增加置管成功率。肠内营养过程中监测胃潴留、误吸、喂养不耐受等并发症，根据胃残余量、胃动力指数可动态调整肠内营养输注速度，以保障肠内营养的安全实施。

（1）超声快速评估胃残余量：重症患者肠内营养过程中胃残余量监测可预测反流、误吸及喂养不耐受，临床中用的比较多的方法是空针抽吸法，此方法受患者体位、胃管直径、疾病、注射器规格、胃管侧孔等多方面因素的影响，导致结果不准确，且会导致患者肠内营养中断。超声监测胃残余量较注射器抽吸方法更为准确、客观地反映患者实际胃残余量。评估方法：患者右侧卧位，获取胃窦短轴切面，计算胃窦横截面积，可通过测量两垂直距离及圆形面积的公式计算。胃窦横截面积＝（AP×CC×π）/4（AP＝前后轴的直径，CC＝头尾向直径），或者通过追踪标记法计算胃窦横截面积（图11-2-6）。根据公式：胃残余量（ml）＝27.0＋14.6×右侧卧位胃窦面积-1.28×年龄，可获得患者胃残余量。肠内营养开始后48小时，每4～6小时监测一次胃残余量，根据胃残余量调节肠内营养方案：胃残余量＜200ml，维持原速度或每6小时增加20ml至达到每日营养目标速度（＜120ml/h）；200ml≤胃残余量＜350ml，输注速度降至原有速度的50%，每6小时后再评估；350ml≤胃残余量＜500ml，输注速度降至原有速度的25%，每6小时后再评估；胃残余量≥500ml持续6小时，立即停止肠内营养，必要时考虑空肠营养。

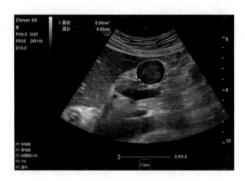

图11-2-6 胃窦面积

（2）胃窦动力评估胃排空功能：胃MI是反映胃排空的重要指标，患者仰卧位获取胃窦短轴切面，以300ml温开水快速充盈胃腔，连续记录6分钟胃窦收缩次数，以2分钟胃窦收缩次数记为胃窦收缩频率（antral contraction frequency，ACF）；连续测量3次胃窦最大舒张（$S_{舒张}$）和最小舒张（$S_{收缩}$）面积，计算胃窦面积变化（$S_{舒张}$-$S_{收缩}$），而胃窦收缩幅度（antral contraction amplitude，ACA）＝（$S_{舒张}$-$S_{收缩}$）/$S_{舒张}$；MI＝ACF×ACA。当胃窦运动指数＜0.4，肠内营养初始速度为20～30 ml/h；胃窦运动指数0.4～0.8，初始速度为40～60 ml/h；胃窦运动指数＞0.8，初始速度＞70 ml/h。

（3）胃内容物半定量和定性评估：通过胃内容物可评估患者误吸风险。患者仰卧位及右侧卧位通过胃窦对胃内液体进行评估，分为3级：0级，仰卧位及右侧卧位胃窦完全是空的；1级，仰卧位是空的，右侧卧位可见液体；2级，仰卧位及右侧卧位均可见液体。分级为0级和1级提示低误吸风险，分级为2级提示高误吸风险。同时结合胃残余量监测，胃残余量≤1.5 ml/kg，提示低误吸风险，胃残余量＞1.5 ml/kg，提示高误吸风险。

患者感染重，持续呼吸机辅助呼吸，镇痛镇静，镇痛镇静药物会抑制胃肠蠕动。患者肠内营养治疗前进行胃肠道筛查，患者2分钟胃窦收缩胃窦运动指数0.6，胃内容物定性评估0级，低误吸风险；肠道可见肠蠕动，未见肠梗阻等情况，可进行肠内营养。肠内营养第1日，给予肠内营养液500ml喂养，初始管喂速度40ml/h，管喂6小时后进行胃残余量监测，胃残余量291ml（图11-2-7）；减慢管喂速度为20ml/h，给予促胃动力药物胃复安，6小时再评估，胃残余量180ml，胃内容物定性评估2级，高误吸风险，暂停肠内营养支持。肠内营养第2天，在超声引导下安置空肠营养管，营养管置入115cm，继续管喂营养液，管喂速度40ml/h，6小时后再进行胃肠道超声，患者胃内未见胃内容物；第3天增加肠内营养液到1000ml。肠内营养第5天，进行胃肠耐受性评估，患者入ICU后未解大便，肠道超声提示结肠内大量大便淤积（图11-2-8），予以开塞露灌肠通便，解出黄色稀便800ml，扪及腹软，腹部膨隆较前缓解。

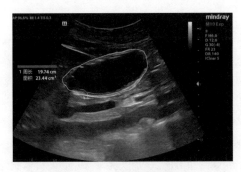

图11-2-7　胃残余量监测

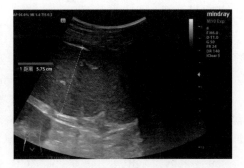

图11-2-8　右半结肠

3.超声引导下置入空肠营养管　危重患者肠内营养期间出现喂养不耐受的发生率高达30.5%～65.7%，表现为高胃残余量、误吸、反流、呕吐等症状，指南推荐对于高误吸风险、喂养不耐受的患者选择空肠营养管。空肠营养管置管方法包括床旁盲插法、电磁导航法、内镜下引导、超声引导。超声引导具有无创、可视化、动态等特点，可提高空肠营养管置管成功率，减少患者痛苦。该患者在超声引导下实时监测并引导确定空肠营养管尖端位置，鼻肠管置入30cm时，可在"气管-颈动脉-食管"倒三角位置看到食管，当鼻肠管通过食管时，可在食管横切面看到导管成"等号"的强回声影，纵切面看到"双轨征"。鼻肠管置入55～65cm时，确认鼻肠管到达胃窦，通过经鼻肠管注入30ml生理盐水可看到自左向右的"云雾征"，提示鼻肠管在胃内。鼻肠管确认在胃内后，协助患者取右侧卧位，缓慢送管，注水10ml，送管5cm，当置入90cm时，经鼻肠管注入30ml生理盐水，超声检查"云雾征"征象，当超声可见自右向左的"云雾征"，提示鼻肠管尖端通过幽门。继续送管，鼻肠管置入110cm时，确认尖端位置，当超声可见走行在下腔静脉与腹主动脉前方十二指肠水平段内导管导丝的清晰显影时，则提示空肠营养置管成功，同时抽吸残留液、鉴定pH值，如可抽吸出金黄色小肠液且pH > 6，可确认空肠营养管置入成功，最终通过床旁X线进行双重确认。

【总结及反思】

1.护理亮点　通过超声评估，能够可视化、定量、定性评估患者胃内容物，进行胃残余量监测、误吸风险评估；动态引导鼻肠管置入，提高置管成功率。运用超声可动态调整肠内营养方案，保障肠内营养安全实施，实时监测患者肠内营养并发症，改善患者预后。该患者肠内营养治疗期间，出现高胃残余量、高误吸风险，通过评估，调整营养方案，在超声引导下置入空肠营养管，保障了肠内营养的安全实施，尽早达到目标喂养量，避免误吸、反流等并发症的发生。

2.护理反思　肠内营养支持过程中，危重患者出现喂养不耐受的发生率高达30%～65%，可导致患者住院时间延长，增加病死率。肠内营养支持前、中、后应加强对患者喂养耐受性的评估，传统评估方法大多通过患者主诉、查体等方法获取，缺少量化指标，容易误判或漏判。加强床旁护理超声技术的开展，可通过可视化、定量、定性的方法评估患者胃肠道情况，保障患者肠内营养安全。

知 识 拓 展

超声评估胃肠道，不仅可指导肠内营养的安全实施，同时有研究显示还可预测肠内营养耐受性。胃窦横截面积可预测肠内营养耐受性，邹同娟等研究显示，胃窦横截面积可预测耐受性，最佳截断值为7.092cm^2，预测敏感度为72.7%，特异度为75.5%。胃窦超声回声强度预测耐受性，国外研究显示，胃窦超声回声强度可预测耐受性，开辟了超声评估胃肠道功能的一个新的方向。肠道超声预测耐受性，使用肠道超声评估肠道直径、厚度、蠕动情况建立了急性胃肠道损伤超声（acute gastrointestinal injury ultrasonography，AGIUS）评分，当AGIUS评分 ≥ 2.0时，可以预测肠内营养不耐受的发生。

参考文献

曹岚，张丽娜，王小亭，等，2020. 重症护理超声专家共识［J］. 中华现代护理杂志，26（33）：4577-4590.

王可，李娜，周丹，2020. ICU危重症患者床旁超声引导下空肠营养管置入法［J］. 影像技术，32（6）：33-35.

尹万红，王小亭，刘大为，等，2018. 重症超声临床应用技术规范［J］. 中华内科杂志，57（6）：397-417.

赵明曦，孙建华，李若祎，等，2021. 床旁超声在重症患者肠内营养的应用进展［J］. 护理学报，28（1）：17-21.

邹同娟，尹万红，何伟，等，2022. 床旁超声指导肠内营养实施的优势与局限［J］. 中华重症医学电子杂志，8（4）：313-320.

第三节　超声在肿瘤重症患者膀胱评估中的护理实践

【病例简介】

男，60岁，患者9个月前无明显诱因出现血尿，于当地医院就诊，病理检查提示膀胱癌，患者拒绝治疗。10天前出现排血块、排尿困难，于当地医院安置尿管、止血治疗后因排尿困难、血尿入我院，收入ICU治疗。入ICU时，患者体温37.2℃，心率103次/分，呼吸22次/分，血压125/69mmHg。保留尿管通畅，引出淡红色尿液，血常规：血红蛋白65g/L，白细胞$17×10^9$/L。尿常规：红细胞$2.03×10^{12}$/L。超声评估：膀胱内混合回声团，肿瘤病变或血凝块形成。立即给予膀胱冲洗、止血、输血纠正贫血等对症支持治疗。

入ICU第2天，患者尿管持续引出淡血性尿液，输血后血红蛋白上升不明显，请介入治疗科会诊，行双侧髂内动脉造影寻找出血动脉栓塞。入ICU第3天，患者自述腹部胀痛，膀胱冲出液减少，行床旁膀胱超声评估，膀胱内血凝块附着，尿管堵塞（图11-3-1，图11-3-2），予以挤压、手动冲洗后尿管仍然不通畅，泌尿外科会诊后拔除尿管，重新安置。入ICU第5天，患者体温39.3℃，血液检查：白细胞$21.5×10^9$/L，降钙素原2.34ng/ml；尿液检查：细菌6800个/μl，尿培养查见肺炎克雷伯杆菌；予以哌拉西林抗感染，同时口服碳酸氢钠碱化尿液抗感染治疗。入ICU第6天，患者小便冲洗液清亮，膀胱超声评估血凝块减少，停止膀胱冲洗。

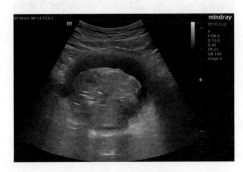
图11-3-1　膀胱横切

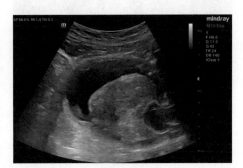
图11-3-2　膀胱纵切

入ICU第7天，患者体温37℃，心率76次/分，呼吸18次/分，血压114/82mmHg，白细胞$7.99×10^9$/L，降钙素原0.43ng/ml，转回普通病房继续治疗。

【临床诊断】

膀胱恶性肿瘤；膀胱出血；中度贫血；尿路感染。

【主要治疗】

1.输血纠正贫血。

2.介入造影及动脉栓塞术治疗。

3.持续膀胱冲洗。

4.派拉西林抗感染。

【护理难点及护理措施】

1.超声评估膀胱操作方法　①探头选择：患者选用凸阵探头（3～5MHz），儿童患者或体型消瘦患者可选用高频线阵探头（4～10MHz）。②超声检查方法：患者取仰卧位或半卧位，暴露下腹部，做横切面扫查时，将探头横置于耻骨联合上1cm左右，探头标记点朝向患者右侧，探头向足侧倾斜显示膀胱左右壁及前后壁，获取膀胱横切面超声图像；顺时针旋转探头90°至耻骨联合上正中线，标记点朝向患者头侧，显示膀胱顶部、膀胱颈部及膀胱头尾壁，获取膀胱纵切超声图像。③超声表现：膀胱内血凝块超声声像可见液性暗区内见絮状物、团块状中低回声。患者留置尿管，尿量减少，述腹部胀痛，膀胱超声扫查膀胱，膀胱容积增大，依据膀胱容量及残余尿量测定公式 [$V（ml）=0.5×$ 头尾径×左右径×前后径]，计算膀胱容积，膀胱容积286ml，患者尿管堵塞，尿管周围血凝块附着（图11-3-3，图11-3-4）。

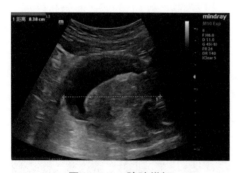
图11-3-3　膀胱纵切

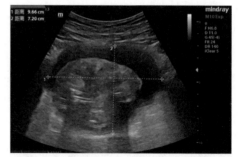
图11-3-4　膀胱横切

2.持续膀胱冲洗护理要点　该患者膀胱冲洗液选用生理盐水持续冲洗，冲洗速度视尿色而定，色深则快、色浅则慢，冲洗液温度与体温接近，避免过冷或过热，过冷可导致膀胱痉挛；膀胱冲洗操作时严格执行无菌技术，并充分掌握膀胱冲洗流程和注意事项，充分排气，防止空气进入患者膀胱中，减少尿管相关性泌尿系感染发生。冲洗期间做好观察记录：准确记录冲入量、冲出量，尿量＝冲出量-冲入量，记录引流液颜色及性状。冲洗期间确保尿管通畅，冲洗过程中间断出现血凝块堵塞管道致引流不畅，予以挤捏尿管、加快冲洗速度、调整导管位置等方法，挤压时一手用力压住远离尿道口的导尿管10～15cm处（从导尿管穿出尿道口开始算），使导尿管闭塞，另一手挤压靠近会阴部的导尿管，即示指、中指、环指、小指指腹和大鱼际肌同时用力，快速挤压导尿管，使堵塞尿管的血凝块、黏液、细菌等异物挤入膀胱内，然后两手同时松开时，所产生的负压又可使异物由于负压作用自引流管排出，当挤压无效时用注射器吸取无菌生理盐水进行反复抽吸冲洗，同时进行膀胱超声评估。冲洗过程中，冲出液速度缓慢，患者自述腹部胀痛，膀胱超声评估膀胱容量增大，尿管堵塞，通过挤压、手动冲洗均未通畅，予以更换尿管。

3.超声在重症患者膀胱评估中的应用　超声评估膀胱在重症患者中的应用包括：①判断尿潴留，通过残余尿量公式计算患者膀胱容积，残余尿量大于400ml提示尿潴留，若患者无法排尿，可间歇性导尿或留置尿管（图11-3-5，图11-3-6）；若患者不存在尿潴留风险，连续2次膀胱超声评估残余尿量小于200ml时，可停止膀胱超声评估。②判断导尿管位置，在重症患者导尿过程中，可通过膀胱超声评估导尿管置入的深度、导尿管球囊充盈程度、有无破损、球囊位置是否在膀胱内、尿管位置是否合适等，指导重症患者精准导尿。③判断尿液性状及导尿管通畅度，膀胱超声可准确识别尿液性状，如膀胱内血凝块、结石、沉淀物等；同时评估尿管通畅性，若患者留置尿管尿量减少，当患者尿管在位有尿潴留症状时，膀胱超声评估容积增大的原因为尿管堵塞或位置不当。④指导导尿，降低尿管相关性泌尿系感染的发生率，在留置导尿之前评估膀胱容量，把控导尿指征，若膀胱容积小于400ml或残余尿量小于100ml，患者无不适症状时，可不需要进行留置导尿，降低留置尿管使用率，从而降低尿管相关性泌尿系感染，缩短患者住院时间。

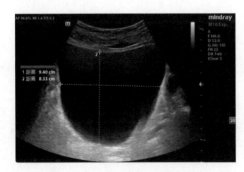 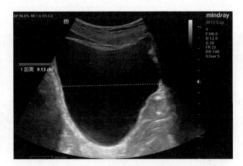

图11-3-5　膀胱容积测量（1）　　　　图11-3-6　膀胱容积测量（2）

【总结与反思】

1.护理亮点　超声具有无创、动态、实时、无辐射、可重复操作等特点，在重症患者治疗中发挥着重要作用。通过超声可实时动态了解患者尿潴留、尿管堵塞原因，判断尿液性质，确认导尿管位置。该例膀胱肿瘤排血尿，介入止血后持续膀胱冲洗，冲洗过程中颜色变浅，冲出液流速缓慢，超声评估膀胱容积增大、尿管周围有血凝块附着、尿管堵塞，挤压导尿管并使用注射器回抽及加压冲洗后，导尿管仍未通畅，更换尿管，冲洗不畅时用膀胱超声进行评估，以确认不畅原因。

2.护理反思　膀胱冲洗护理过程中管路通畅至关重要，冲洗不畅可导致患者膀胱容积增大、疼痛，通过观察冲洗液颜色、速度、患者主诉、腹部体征可评估患者冲洗是否通畅，床旁超声可视化评估可观察患者膀胱内情况，给予对症治疗护理措施，保障患者护理质量安全。

知 识 拓 展

　　重症超声是在重症医学理论指导下，运用超声技术，针对重症患者，以问题为导向、多目标整合的动态评估过程，是确定重症治疗、调整治疗方案的重要手段。重症超声不同于传统的诊断超声，实施者为重症医学专业人员，以评估脏器和系统的病理生理改变和病因学为核心，以重症诊疗思路为基础，床旁实现即时诊断和滴定治疗、评估疗效以改善患者结局。2016年发布的《中国重症超声专家共识》，对重症超声的理念、实施与应用提出了共识性建议。重症护理超声是将重症超声的理念、技术融入重症护理中，通过可视化定性、定量评估，确定目标导向性的护理策略，以指导重症护理实践，为危重患者提供精准护理。2020年发布的《重症护理超声专家共识》，对重症护理超声理念、超声评估与干预、应用超声评估/引导下的护理操作技术、院感防控、超声培训和质控方面提出了共识性建议。

参考文献

曹岚，张丽娜，孙杨，等，2022. 床旁超声在重症患者膀胱评估中的应用［J］. 临床荟萃，37（9）：834-837.

林巧珍，郑柳静，2023. 膀胱冲洗方法及护理经验总结［J］. 基层医学论坛，27（3）：134-137.

张志君，王惠，钟毓，等，2020. 新冠肺炎疫情期间远程超声在护理ICU患者膀胱工作中的应用［J］. 成都医学院学报，15（3）：301-303.

第四节　超声在肿瘤重症患者肺部评估中的护理实践

【病例简介】

　　男，48岁，因左肺上叶腺癌1周期化疗靶向治疗后11天、放疗后1周，骨髓抑制伴发热，呼吸困难，伴咳嗽、咳痰，痰液呈粉红色，无咯血入ICU，患者体温39.4℃，心率164次/分，呼吸26次/分，血压83/53mmHg，血氧饱和度91%，立即给予高流量吸氧，去甲肾上腺素维持血压，APACHE Ⅱ评分22分（死亡系数：64%），静脉血栓栓塞风险Caprini评分6分。实验室检查：白细胞$0.21×10^9$/L，血红蛋白95g/L，血小板$7×10^9$/L，C反应蛋白429.82mg/L，总蛋白60.1g/L，白蛋白20.5g/L，降钙素原38.26ng/ml。血气分析：pH 7.448，$PaCO_2$ 31.8mmHg，PaO_2 68.1mmHg，FiO_2 60%，Lac 2.7mmol/L。

　　入ICU第2天，患者氧饱和度不能维持，行气管插管机械辅助通气。痰培养查见铜绿假单胞菌及念珠菌、大肠埃希菌，胸部CT提示双肺多发斑片、团片及实变影，行俯卧位通气。同时给予抗感染、抗休克、升白细胞、升血小板、肠内营养支持、肺康复等治疗。治疗过程中运用M-BLUE方案进行肺部超声评估，制订肺康复措施；超声膈肌评估提示膈肌功能下降，给予膈肌功能锻炼。入ICU第10天，循环稳定，暂停去甲肾上腺素使用。

入ICU第13日，患者病情好转拔除气管插管，指导患者咳嗽、体位引流、下床活动。第18天，患者能自行咳出较多痰液，体温37.2℃，心率76次/分，呼吸18次/分，血压102/55mmHg，血氧饱和度96%，白细胞$6.21×10^9$/L，血小板$120×10^9$/L，C反应蛋白104mg/L，总蛋白64.1g/L，白蛋白42 g/L，降钙素原0.18ng/ml，转回普通病房继续治疗。

【临床诊断】

左肺腺癌；肺部感染；呼吸衰竭；化疗后骨髓抑制。

【主要治疗】

1.抗感染治疗。

2.升白细胞、血小板治疗。

3.俯卧位通气治疗。

4.肺康复锻炼。

【护理难点及护理措施】

1.肺部超声如何评估

（1）探头选择：选用凸阵探头（3～5 MHz）。

（2）肺部超声检查方案：肺部超声检查时对所检查区域进行分区，包括4分区、8分区、12分区、28分区，临床上为促进对急诊患者快速评估，形成了各种检查方案，并将方案标准化，常见的方案有急诊床边肺部超声检查BLUE方案、BLUE-plus方案、改良后的M-BLUE方案、FALLS方案、PLUE方案等。M-BLUE 方案是在BLUE-plus方案的基础上，调整了膈肌点的位置，通过超声定位首先确定膈肌位置，然后沿腋中线探查膈肌位点，这样对膈肌点的位置判断更准确，M-BLUE方案包括上蓝点、下蓝点、膈肌点、PLAPS点、后蓝点。PLUE方案是对俯卧位通气患者进行的超声检查方案，将后背部通过脊柱旁线、肩胛下线、腋后线及腋中线分为 3 个区域，再取每个区域三等分点，将患者单侧肺划为9个区域，再去除肩胛骨遮盖的点，双侧共计16个点。主要用于ARDS患者俯卧位通气治疗效果评估。

（3）肺部超声征象：①A线。胸膜线的伪影，与胸膜线平行、重复、等距的数条高回声，代表肺通气良好。②B线。具有彗星尾的伪像，起自胸膜，随胸膜滑动，不随距离衰减，呈激光束样的高回声。根据单个切面超声图像上B线的间距，分为B7线和B3线，间隔大约为7mm称B7线，提示间质性肺水肿或病变；间距≤3mm的多条B线称B3线，提示肺泡性肺水肿或病变。一个检查区域出现3条及以上的B线代表B模式，左右肺同时出现2个及以上区域的B模式代表肺间质综合征（图11-4-1）。③碎片征。为不规则的碎片状强回声，组织样征为超声下肺部组织呈肝组织样改变，提示肺实变（图11-4-2）。④四边形征。存在胸腔积液时，脏层胸膜和壁层胸膜及两侧肋骨形成的图像，压迫的肺在积液里漂浮，形如水母称水母征（图11-4-3）。⑤肺点。肺点是M超下胸膜滑动存在和消失交替出现的分界点，可观察到沙滩征和平流层征交替出现，提示气胸。

⑥支气管充气征。实变的肺组织支气管内存在气体时，病变内出现点状或线状强回声，观察其随呼吸运动是否发生变化，鉴别肺实变和阻塞性肺不张（图11-4-4）。该患者主要存在B线、碎片征。

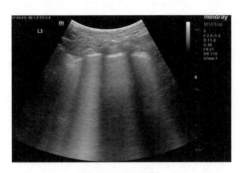

图11-4-1　B线

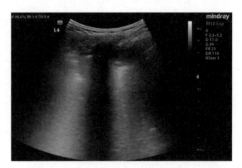

图11-4-2　碎片征

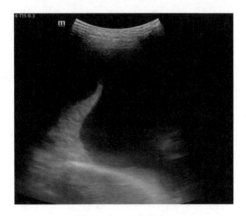

图11-4-3　水母征

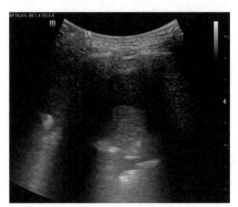

图11-4-4　支气管充气征

2.肺部超声如何指导肺康复　根据不同肺部超声征象，制订不同的肺康复计划，A线患者肺通气良好，给予常规翻身拍背、咳嗽咳痰治疗；B线患者肺间质病变，关注出入量、心功能情况，必要时给予利尿、吸痰，单侧肺间质综合征，予以患者高侧位；碎片征、组织样征，单侧患者可高侧卧位，双侧轻者可坐位，严重者俯卧位通气，外加振动排痰；静态支气管充气征肺不张患者，给予肺复张；四边形、水母征患者根据胸腔积液量，必要时进行胸腔穿刺引流。该患者呼吸困难，入ICU后依据M-BLUE方案进行肺部超声评估，上蓝点A线，右下蓝点碎片征，左下蓝点B线，膈肌点组织样改变，PLAPS点碎片征，后蓝点碎片征，患者主要存在问题：肺实变，右肺更明显，肺间质病变（图11-4-5）。给予右高侧卧位，振动排痰，患者氧合改善不明显，行气管插管，插管后给予俯卧位通气16小时，连续3天。治疗后评估，上蓝点A线，下蓝点A线，膈肌点、PLAPS点、后蓝点碎片征较前好转，暂停俯卧位通气，给予高坐位、右高坐位、振动排痰、呼吸训练（图11-4-6）。

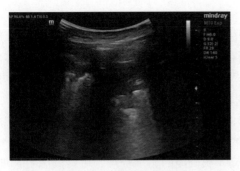
图11-4-5　治疗前后蓝点

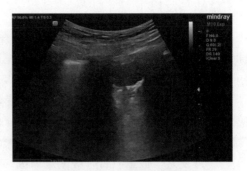
图11-4-6　治疗前后蓝点

3.膈肌评估如何指导撤机　膈肌为呼吸肌，长时间机械通气会导致呼吸机相关膈肌功能障碍，主要表现为肌肉萎缩，收缩功能下降。撤机前进行膈肌功能评估可预测机械通气患者脱机成功率，指导脱机训练等。膈肌运动幅度评估的主要方法：患者平卧位，选择凸阵探头，标记点朝向患者右侧，置于腋前线与右侧肋缘交界点，探头指向患者头部，用M超记录膈肌的运动幅度（图11-4-7）。膈肌厚度评估方法：选用线阵探头，沿肋间隙放置于腋前线第7～8肋间，第8～9肋间，通过M超扫描膈肌的运动，然后在M超下找到呼气末及吸气末的位点，测量在呼气末和吸气末膈肌的厚度（图11-4-8）。膈肌的厚度变化率＝（吸气末膈肌厚度−呼气末膈肌厚度)/呼气末膈肌厚度×100%。正常人群的膈肌厚度为0.22～0.28cm，膈肌厚度变化率（diaphragmatic thickness fraction，DTF）为28%～96%。若DTF＜20%、膈肌呼气末厚度＜0.2cm，提示膈肌萎缩伴功能障碍。该患者膈肌呼气末厚度0.19cm，膈肌厚度变化率21%，伴有膈肌萎缩。康复方案增加膈肌功能锻炼，包括被动膈肌锻炼，进行膈肌松解术、膈肌拉伸术、手动膈肌释放术，外加负重抗阻运动，以及指导患者腹式呼吸、缩唇呼吸。在康复锻炼的同时，加强营养支持，患者通过膈肌锻炼，并进行3天的间断脱机训练，膈肌呼气末厚度0.21cm，膈肌厚度变化率28%，拔除气管插管，序贯高流量吸氧。继续指导患者深呼吸训练，使用深呼吸训练仪进行训练2天后，患者使用双鼻塞吸氧。

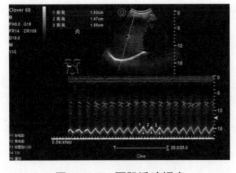
图11-4-7　膈肌活动幅度

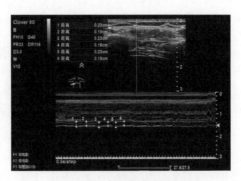
图11-4-8　膈肌厚度变化率

【总结与反思】

1.护理亮点　肺部超声评估可快速筛查患者呼吸困难原因，指导护理决策的实施。根据患者肺部超声图像，进行解读分析，当存在肺实变、肺不张时，可通过调节体位、俯卧位等方式进行体位引流，改善肺通气及氧合指数。当出现胸腔积液、气胸时，可根据病情进行胸腔穿刺，改善患者呼吸困难症状。患者撤机前进行膈肌功能评估，可提高拔管成功率，避免再次插管。同时，通过评估给予针对性的康复锻炼，增强膈肌功能，可减少机械通气使用时间，促进患者早期康复。

2.护理反思　危重患者呼吸困难原因多样，明确原因精准护理，可提高患者护理质量。开展床旁超声技术进行肺部超声评估，明确患者存在的问题，指导护理措施落实，提升护理质量。

知 识 拓 展

重症患者使用机械通气期间，部分患者尽管已经顺利进行自主呼吸试验（spontaneous breathing trial，SBT），但仍有少部分患者无法顺利撤机。撤机失败原因包括肺部感染、胸腔积液、膈肌功能障碍、神经系统疾病、心功能不全、气道廓清能力不足等。约有79%的患者机械通气后出现膈肌功能障碍，原因包括膈肌收缩力下降、钙离子代谢、细胞因子损害等，加之创伤、手术、药物作用都会带来膈肌损害，导致呼吸功能减损，撤机失败。膈肌功能障碍是危重患者机械通气撤机失败的重要原因，在SBT基础上，增加肺部超声和膈肌超声的联合检查，有助于提高撤机结果预测准确性，确保患者安全撤机。膈肌超声以其安全、便捷、经济、可重复操作等优势，成为评价患者呼吸功能和撤机时机的主要方式，为临床医疗安全和决策保驾护航。

参考文献

丁媛，倪佳园，徐荣鹏，等，2021. 肺部超声在重症患者的应用及研究进展［J］. 中国呼吸与危重监护杂志，20（7）：522-527.

刘秀，刘滨滨，权明桃，等，2023. ICU机械通气患者膈肌锻炼方案的构建及应用研究［J］. 中华护理杂志，58（3）：261-267.

倪秀梅，徐凤玲，陈浩，等，2023. 基于肺部超声的气道廓清方案在ICU机械通气患者中的应用［J］. 中华护理杂志，58（9）：1076-1081.

周旻忞，张恒喜，冯华，等，2023. 超声膈肌功能评估对重症肺炎伴呼吸衰竭患者机械通气撤机的指导意义［J］. 中华肺部疾病杂志（电子版），16（1）：98-100.

第十二章

肿瘤急危重症患者皮瓣管理

第一节　右舌鳞癌行前臂皮瓣修复术后并发血管危象患者的护理实践难点解析

【病例简介】

女，56岁，患者因右舌鳞癌靶向治疗后入院。完善相关检查，排除手术禁忌证，在全身麻醉下行右舌鳞癌扩大切除术＋前臂皮瓣游离移植术＋小血管吻合＋颈淋巴结清扫术＋颌下腺切除术＋舌下腺切除术＋颈动脉外膜剥脱术，手术过程历时10小时。术后心电监护：心率81次/分，呼吸16次/分，血压138/64mmHg，血氧饱和度99%，体温36.5℃。口腔内右侧皮瓣与舌体吻合处持续少量新鲜渗血，左上肢取瓣处敷料干燥，左桡动脉搏动可。

术后20小时，患者右舌根皮瓣色泽偏紫，质地偏硬，张力较高。主管医生查看皮瓣情况后，考虑患者皮瓣血循环不良。为挽救皮瓣，急诊行皮瓣清创术＋小血管吻合术。术中见：部分皮瓣发绀，以皮瓣周围显著，皮瓣静脉血管蒂内见血栓形成，长约3.5cm，完全堵塞管腔，予以重新吻合血管。患者短期内两次手术，术中失血400ml，术中血气分析：血红蛋白78g/L，输注AB型红细胞4.5U。手术顺利，皮瓣发绀较术前好转。患者术后静脉血栓栓塞症评分5分，属于血栓高风险患者。此时该患者处于出血及血栓高风险时期，止血治疗及抗凝治疗存在矛盾点，经过多学科会诊讨论，给予小剂量依诺肝素进行抗凝治疗。经过一系列预防及处理措施后，患者未发生出血及血栓。

术后第4天患者顺利转出ICU，术后第15天患者病情稳定，伤口愈合良好出院。

【临床诊断】

右舌鳞癌；血管危象。

【主要治疗】

1.外科手术治疗。

2.输注血液制品维持血容量。

3.使用抗菌药物预防感染。

4.颈部及切口处安置引流管，保证引流通畅。

5.使用血管扩张剂，改善微循环。

6.营养支持治疗。

【护理难点及护理措施】

1.该患者的皮瓣如何观察及护理

（1）严密病情观察：密切监测患者生命体征，重点是血压、血氧饱和度。高血压会使血管破裂，影响伤口愈合，增加出血风险；低血压会影响皮瓣处血供；根据患者基础血压情况，维持收缩压在120～130mmHg。予以抬高床头，头稍偏左，防止血管纡曲影响静脉回流。

（2）皮瓣观察：①颜色。应使用白色光源照射，其他颜色光源易造成误判。因人体各部位肤色不同，在观察皮瓣时应与供皮区周围肤色对比，同时还需与受皮区周围肤色对比，其中供皮区肤色白嫩。患者皮瓣颜色稍显苍白，需与动脉危象进行辨别。具体辨别方法见知识拓展。②质地、张力及肿胀情况。正常皮瓣饱满富有弹性，可见皮纹，皮瓣术后可能有轻度炎性反应，稍肿胀，为手术创伤导致，一般术后3～7天逐渐消退。如张力过高，皮瓣皮纹消失，色泽发绀，肿胀发亮甚至皮下出现水疱。如皮纹增多，说明动脉供血不足。此时需查看敷料包扎是否过紧，皮瓣下是否有血肿压迫，及时通知医生处理。③毛细血管充盈时间。使用无菌棉签轻轻压迫移植皮瓣呈苍白色，移去后皮肤应在1～2秒恢复红润，延长或缩短说明出现静脉或动脉危象。④皮肤温度。在室温25℃条件下，正常皮温为34～35℃，移植组织术后2～3小时皮温回升到与邻近部位或健侧相应部位相等或略高1～2℃。若移植组织比邻近正常皮温低1～2℃，或复温后又下降2～3℃，提示可能即将发生血液循环障碍。如皮温突然升高，超过正常范围，提示有感染可能。该患者采用电子体温枪进行皮瓣温度的测量，每2小时测量一次。

（3）针刺试验：本例患者皮瓣吻合术后20小时发现皮瓣部分略淤青，质地偏硬，张力较高，给予针刺试验，1秒可见暗血性液流出。行皮瓣清创及小血管吻合后，患者皮瓣色泽逐渐转为红润。

2.如何早期识别血管危象及处理 ①早期识别血管危象：术后24～72小时是皮瓣出现血管危象的高峰期，应重点观察。本案例中护士需每小时1次观察皮瓣情况，在术后20小时发现患者皮瓣色泽偏紫，质地偏硬，张力较高，判断患者发生血管危象，立即报告值班医生。②处理：协助医生行针刺试验，及时吸出患者口腔内血性分泌物。保持患者人工气道通畅。配合医生完善术前准备，紧急行皮瓣清创术＋小血管吻合术。

3.皮瓣供区如何护理 患者前臂皮瓣供区留下的软组织缺损采用腹部游离植皮覆盖。碘仿纱包缝合加压包扎可以使移植的皮瓣和深层组织紧密结合，有利于皮瓣的存活。该患者前臂皮瓣移植术后左手掌肿胀明显，保证绷带加压包扎松紧适宜，使用凝胶垫将左侧前臂抬高15°促进静脉回流，减轻肿胀。指导患者除拇指外四指握拳活动，2周内拇指避免活动，以免影响供区植皮的成活。患者术后14天拆除碘仿纱包的缝合线，观察游离皮瓣的存活情况，左手掌肿胀明显较前好转。

4.该患者气道管理如何做 ①为防止术后因组织肿胀、移位、舌后坠、分泌物等堵塞呼吸道影响呼吸，需建立人工气道，该患者采用的是鼻插管的方式，此时气道护理非常重要。②带人工气道期间每4小时监测1次气囊压力，确保气囊压力维持在

$25 \sim 30cmH_2O$。该患者人工气道为鼻插管的方式，对鼻腔黏膜有压迫，可见少量鼻腔出血。而呋麻滴鼻液可以湿润鼻腔，缓解鼻黏膜充血、水肿，所以给予呋麻滴鼻液滴鼻，每日3次。带管期间做好口腔护理，按需吸痰，及时清除声门下分泌物。该患者带管期间人机对抗明显，给予小剂量镇静药物。带管48小时后，患者人机顺应，及时停用镇静药物。评估患者肌力恢复、意识清楚，通过自主呼吸试验，于带管48小时后及时拔除了气管插管。③拔除人工气道后：患者于术后48小时拔除气管插管，痰液黏稠，不易咳出。由于患者舌体还存在肿胀情况，不能将痰液吐出，所以呼吸道管理尤为重要。因为高流量可以提供超过$60L/min$的高流量气体，同时能湿化气道，冲刷呼吸道的生理性无效腔，改善二氧化碳潴留的情况，针对该患者呼气困难的情况，首先选用高流量吸氧的方式。其次患者痰液黏稠不易咳出，增加雾化吸入的方式，遵医嘱给予特布他林每日3次雾化吸入，起到稀释痰液的作用。患者痰液不能自行吐出，采用鼻后孔吸痰方式，每次吸痰时，先用液状石蜡充分润滑吸痰管，以减轻患者的不适感。经过处理，患者未行气管切开，未出现呼吸机相关性肺炎及气道堵塞的情况。

5.该患者营养如何干预　①患者术后会造成口腔畸形和器官功能障碍，影响患者的语言交流、咀嚼及吞咽等功能，容易出现营养不良，采用安置鼻胃管的方式给予肠内营养治疗。经过营养科会诊患者全天需要能量约1700kcal，蛋白质约90g。予以管喂肠内营养制剂500ml每日2次，营养泵泵入，逐渐增加管喂速度，根据患者耐受程度，可管喂自备匀浆膳50g兑温水200ml每天2次，分次管喂。补充自备乳清蛋白10g每天3次。经过一段时间干预，患者能量目标达标，无体重减轻。②训练患者吞咽功能：在术后一周患者病情基本稳定，无皮瓣危象发生，开始吞咽评估及训练。每天计划训练2次，每次30分钟，训练持续1周。具体实施措施见知识拓展。经过训练，患者出院时能经口进食流质。

6.该患者如何解决血栓与出血的矛盾　该患者静脉血栓栓塞症评分5分，属于血栓高风险患者。但是患者为重大手术创伤后，且出血较多，引流管内有淡血性液引出，仍有出血的风险。此时抗凝治疗和止血治疗存在一定矛盾点。通过多学科会诊后采用如下处理措施：①静脉输注血浆及红细胞，既可以扩充血容量，预防血栓形成，又可以补充凝血因子，预防术后出血。②在严密监测凝血功能及引流液情况下，给予小剂量依诺肝素钠2000U皮下注射。在用药期间注意观察患者引流液颜色及量，关注患者凝血功能、血常规、D-二聚体、多普勒血管超声等检查结果。③加强基础预防措施＋物理预防措施。评估有无下肢突发肿胀、增粗、疼痛、皮温升高和肤色加深等深静脉血栓（DVT）的表现。物理预防措施为指导患者踝泵运动每天3次，每次$10 \sim 15$分钟。遵医嘱双下肢抗血栓压力袜保护，每24小时休息30分钟，检查患者腿部皮肤及趾端血供情况。

7.该患者的用药注意事项　该患者发生血栓风险高，皮瓣移植后吻合的血管容易形成血栓，故术后不能使用止血药而要使用血管扩张剂。遵医嘱给予右旋糖酐-40氨基酸注射液改善微循环，扩充血容量，防止血栓形成。以罂粟碱注射液30mg静脉滴注，防止血管痉挛。在使用罂粟碱时可能会对胃肠道造成一定的刺激，从而引发恶心、便秘及食欲缺乏的现象。罂粟碱一般需要经过肝脏代谢，长时间积累容易增加肝脏负担，出现黄疸症状。长期使用罂粟碱还会对循环系统造成一定负面影响，如血压升高、心律不齐等，快速输注时可引起低灌注压，所以需要持续监测血压。部分使用罂粟碱的患者还会引发头晕、四肢无力、嗜睡、头痛，甚至出现呼吸抑制的情况。所以护士需充分了解药物之间的相互作用及不良反应，观察疗效，遵医嘱维持用药。该患者在使用罂粟碱期间未发生不良反应。

【总结与反思】

1.护理亮点　该患者行右舌鳞癌扩大切除术＋前臂皮瓣游离移植术后20小时即出现了血管危象，但是由于护理人员对前臂皮瓣修复术后血管危象及早识别，尽早干预，做好皮瓣观察，气道管理等，患者切口愈合良好，颈部及前臂纱包缝线已拆，口内皮瓣生长愈合良好，顺利出院。

2.护理反思　随着游离皮瓣移植术的广泛应用，一些意外难以避免，游离皮瓣移植术后最危险的并发症是发生血管危象。术后24～72小时是皮瓣出现血管危象的高峰期，应重点观察。通过严密观察及有效处理，可以有效减少皮瓣坏死的发生率。此外，对患者口腔颌面部肿胀与出血的观察也非常重要，但部分患者的肿胀与出血情况比较隐匿，严重时可危及生命，因此对护士的观察能力要求较高。充分做好术前术后的护理工作，密切观察皮瓣术后的血供与存活情况，以提高皮瓣成功率，促进康复。

知识拓展

1.皮瓣血管危象表现　皮瓣血管危象可分为两种（动脉危象和静脉危象）。皮瓣颜色苍白、灰暗，皮瓣皮温较低、毛细血管反应过慢考虑动脉危象。皮瓣淤青、肿胀、无光泽、质地变硬，针刺出血试验时没有血液流出或血液颜色呈暗红色则考虑静脉危象。可采用皮瓣颜色比色卡帮助判断，如图12-1-1所示：

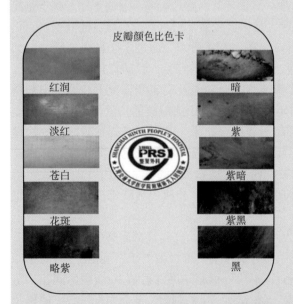

图12-1-1　皮肤颜色比色卡及相关说明

2.针刺试验 针刺出血试验是证实皮瓣是否发生血管危象的可靠指标，一般由医生操作完成。用棉签擦净皮瓣的分泌物，消毒皮瓣后用7号针头刺入皮瓣5mm深度，如有新鲜血液渗出为正常现象，如不出血或仅可挤出少许血液则表明动脉危象，如针刺后立刻流出暗紫色血液则表明静脉危象。但是针刺出血试验也增加了皮瓣感染风险，所以应尽量减少针刺次数。

3.吞咽功能训练 吞咽功能评估：评估唇、舌的运动功能。口轮匝肌是吞咽系统维持口腔功能的第一道括约肌，唇要维持闭合状态以防止食物漏出，因此护理人员要观察患者双唇是否能闭合，通过舌头的活动，能将食物与唾液很好地混合，并将食团推挤至硬腭进行吞咽动作，舌头的运动是否正常，在整个吞咽过程中起着至关重要的作用。评估吞咽相关反射功能包括咽反射、咳嗽反射等的评估。吞咽功能训练：进食训练前，指导患者正确的进食姿势，进食时以端坐位为主，若患者无法端坐或头部控制差，可取半坐卧位头偏向健侧的姿势进食。对于唇部闭合不全者，为增加面颊部肌肉的力量，加强唇部闭合，指导患者用吸管吸气，从粗的吸管开始到较细的吸管，进行唇部压舌板运动。指导患者自主行舌头的运动训练。行空吞咽训练的同时指导患者行仰头、低头、转头和侧方吞咽的训练。术后14天，运用改良版洼田饮水试验确定患者进食时的安全。选择适合患者的食物：吞咽障碍患者宜选择密度均匀、黏性适当、有一定硬度、质地爽滑、易于变形通过咽部和食管的食物。患者进食流质食物有呛咳时，可适当增加饮食的稠度，在进食的食物中加入增稠剂，让食物变成糊状，利于患者吞咽。

参考文献

崔捷，陈杰，黄文孝，等，2023. 游离上臂外侧皮瓣修复舌癌术后软组织缺损的临床应用［J］. 中国耳鼻咽喉颅底外科杂志，29（5）：14-18.

董文静，庄雷岚，卞薇薇，2018. 自制皮瓣颜色比色卡在游离皮瓣术后观察中的应用. 中华显微外科杂志，41（6）：601-602.

张燕，阚跃雯，谯丹，等，2020. 舌癌根治术加同期皮瓣修复术后严重吞咽障碍患者的护理［J］. 护理实践与研究，17（9）：73-74.

张慧培，2021. 23例舌癌根治术后缺损行游离股前外侧皮瓣修复患者的护理报告［J］. 护理实践与研究，18（12）：1870-1872.

第二节 腭部肿瘤患者术后并发急性心肌梗死的护理实践难点解析

【病例简介】

男，67岁，发现左侧腭部长疱3月余，喉镜检查：左侧腭部后份及左侧扁桃体隐窝处可见直径大小约3cm×2cm，菜花样、颗粒样增生物，间杂白色斑块及充血面，形态欠规则，与周围正常组织分界清楚，其余口腔黏膜正常，无新生物及糜烂。病理诊断：鳞状细胞癌，12导联心电图：①窦性心律；②P波呈双峰（峰间距≥0.04秒）；③ST段改变；④部分胸导联R波递增不良。超声心动图检查：心脏结构及血流未见明确异常，左心室收缩功能测值正常。全身麻醉下行口咽癌扩大切除＋双颈淋巴结清扫＋游离前臂皮瓣修复＋腭咽成形＋显微镜下微小血管吻合×2＋双侧颌下腺切除术，术后安返病房。

术后1天5：30，患者诉呼吸困难，心率140次/分，呼吸35次/分，血氧饱和度80%，血压85/49mmHg；实验室检查：白细胞$21.99×10^9$/L，肌红蛋白48.39ng/ml，肌钙蛋白I 3.407ng/ml，B型钠尿肽800.6pg/ml，$PaCO_2$ 37.4mmHg，PaO_2 64.2mmHg，怀疑心肌梗死急诊转入ICU。

查体：口腔内皮瓣颜色苍白，弹性差，Ⅱ度肿胀，血供缓慢，左、右颈部血浆引流管接负压球均引出少许血性液，左上肢取瓣处敷料加压包扎，不能扪及动脉搏动；肢端温度及颜色和对侧一致。立即行床旁超声心动图检查：左房稍增大。立即给予纤维支气管镜吸痰，无创呼吸机治疗，间羟胺升血压、依诺肝素钠6000U皮下注射＋阿司匹林300mg抗凝、速尿利尿、硝酸甘油改善心肌供血、营养心肌、抗感染、祛痰等。实验室检查：D-二聚体3.01μg/ml；肌钙蛋白I 5.729ng/ml，B型钠尿肽1436.1pg/ml，降钙素原3.25ng/ml，血气分析：pH 7.365，$PaCO_2$ 37.4mmHg，PaO_2 64.2mmHg，BE −2.8mmol/L，HCO_3^- 21.5mmol/L，APACHE Ⅱ评分为19分（死亡系数32.23%）。12导联心电图：①窦性心律，轻度顺钟向转位；②$PtfV_1$异常；③ST段$V_1 \sim V_3$似弓背型抬高0.05～0.30mV，ST段Ⅱ Ⅲ aVF、$V_4 \sim V_6$下移≤0.10mV；④T波异常改变；⑤Q-T间期延长；⑥部分胸导联R波递增不良；⑦V_1呈QS型。胸部正位床旁摄片：①双肺多发斑片、团片状密度增高影；②双侧胸腔大量积液。行左、右胸腔穿刺置管引流术，共引出黄色胸腔积液约2600ml。

转入第3天，心率84次/分，呼吸22次/分，血氧饱和度98%，血压118/50mmHg，肌红蛋白12.31ng/ml，肌钙蛋白I 1.402ng/ml，B型钠尿肽672.5pg/ml；降钙素原2.64ng/ml，血气分析：pH 7.493，$PaCO_2$ 35.5mmHg，PaO_2 122.1mmHg，BE 4.0mmol/L，HCO_3^- 27.5mmol/L，暂停无创呼吸机治疗及间羟胺升压，继续抗凝、抗感染、改善心肌供血等治疗。

转入第5天，心率75次/分，呼吸20次/分，血氧饱和度99%，血压122/53mmHg，肌红蛋白5.85ng/ml，肌钙蛋白I 0.613ng/ml，B型钠尿肽598.7pg/ml；降钙素原0.88ng/ml，口腔皮瓣存活良好，由ICU转回病房继续治疗。

【临床诊断】

腭部鳞状细胞癌；急性心肌梗死；心功能不全；肺部感染、胸腔积液（双侧）。

【主要治疗】

1.利尿、扩血管、抗凝、营养心肌治疗。

2.抗感染治疗。

3.维持血流动力学稳定、强心治疗。

4.给予吸氧、雾化治疗等措施维持人工气道通畅。

【护理难点及护理措施】

1.术后患者并发急性心肌梗死的急救要点 术后急性心肌梗死症状常不典型，心电监护非标准导联，不易察觉ST-T改变或其他心电图变化，该患者术后使用镇痛药物易掩盖其心绞痛症状，主管医生未常规检测心肌损伤标志物等，易延误心肌梗死的识别及救治。在接到该患者转科通知后，床旁责任护士立即准备各项抢救药品及物品，如抢救车、呼吸机、除颤仪、插管车等，入科后立即给予吸氧，如血氧饱和度不升则给予无创呼吸机治疗，保持呼吸道通畅，要求患者绝对卧床，不可剧烈活动，安置心电监护监测生命体征，建立静脉通道给予强心、扩血管、抗凝、间羟胺维持血流动力学稳定等治疗。与患者家属沟通病情后，家属拒绝经皮冠脉介入术，要求非手术治疗，关注肌钙蛋白、肌红蛋白等结果，同时密切监测患者血压、心率变化，保持病房安静，并将室温调控稳定在18～22℃，湿度50%～60%，做好人文关怀、心理疏导，防止情绪紧张、焦虑应激促使心肌负荷加重，当血压升高、心率增快时可能导致患者发生心力衰竭，血压过低患者可能发生休克，如有异常，应及时向医生汇报进行处理。该患者通过我科急救治疗及护理措施，逐渐好转，顺利转回病房。

2.皮瓣移植术后伴心肌梗死患者的皮瓣观察要点 皮瓣移植是目前显微外科手术中广泛应用的技术之一，移植成功的重要标志是外周新生血管与主干血管吻合并获得持续的动脉血供及良好的静脉回流，皮瓣血液循环状态监测是术后的重点护理内容。心肌梗死患者由于循环系统受阻，血压下降，血流障碍，严重影响皮瓣血供，如观察不及时，易导致皮瓣坏死。移植术后皮瓣血液循环观察的主要内容：①皮瓣的颜色，是反映血液循环状态最直观的指标，临床观察较为便捷，但不同观察者对颜色的认知差异会影响观察结果，利用皮瓣血液循环观察尺观察皮瓣颜色，能有效提高护士观察皮瓣血液循环的能力，及早发现早期血管危象，提高皮瓣成活率；应统一观察记录标准，提高医疗、护理文书的规范性。对该患者利用皮瓣观察尺进行的观察详见图12-2-1、图12-2-2，记录统一、书写规范。②皮瓣的肿胀度：Ⅰ度：皮瓣轻度肿胀；Ⅱ度：皮瓣肿胀，仍可见皮纹；Ⅲ度：皮瓣明显肿胀，皮纹消失；Ⅳ度：皮瓣出现水疱，皮肤绛紫。每班拍照记录，建立相关微信群，上传患者皮瓣情况，正常皮瓣与取瓣处皮肤弹性差距小，戴手套指压皮瓣感受弹性，若呈松弛皱褶或紧绷肿胀，立即通知医生。③皮瓣的温度，皮瓣的动、静脉血液循环障碍均会引起温度的下降，温度高提示可能有感染，但皮瓣温度易受外界温度的影响（使用体温枪测量皮瓣的温度，测量皮瓣的四周，定体温枪，定部位），该患者入科时即建立了皮瓣温度登记表以便每班进行比对。④皮瓣的血供，医生用针刺入皮瓣，拔出后观察穿刺点，正常皮瓣立即有鲜红血液溢出，血供不足时，穿刺点血液流出缓慢，严重不足时，没有血液流出，注意口腔皮瓣处有无活动性出血。该患者心肌梗死入科时口腔内皮瓣颜色苍白，弹性差，Ⅱ度肿胀，血供缓慢，通过积极处理治疗转科前皮瓣存活良好，颜色淡红，弹性可，轻度肿胀。

3.皮瓣移植术后血管危象观察及处理要点 血管危象是指吻合血管发生血流障碍，危及皮瓣的存活，血管危象一般发生在皮瓣移植术后72小时内，故我科1～72小时每小时1次记录皮瓣的温度、弹性、颜色、血供情况，72小时至转科每2小时1次记录受区与供区皮瓣渗液情况、皮温高低、颜色变化、毛细血管的张力及充盈时间、组织是否

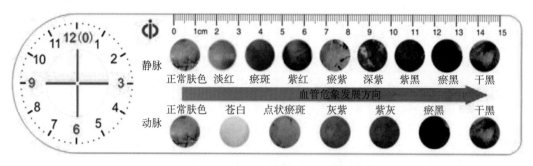

图 12-2-1　皮瓣血液循环观察尺正面

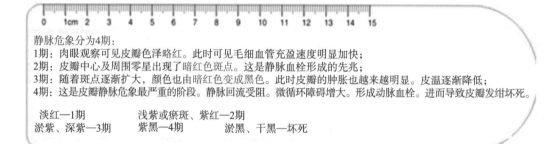

图 12-2-2　皮瓣血液循环观察尺反面

肿胀及肿胀范围。正常皮瓣表面存在皮纹和褶皱，如果皮瓣表面皮纹消失，提示发生了血管危象。严密关注受区皮肤营养及卫生情况，如果发现红肿、瘙痒等异常，立即进行消肿、止痒，极大限度降低口腔颌面受区组织应激性疼痛，减少患者紧张、焦虑等不良情绪，否则叠加效应易促发血管危象。针刺皮瓣后动脉危象时表现为无鲜血涌出或速度慢，静脉危象表现为深红色或紫黑色血液快速溢出，如果发现颜色变深、脓性渗液等，根据患者的皮瓣情况判定患者是否需要二次手术。该患者发生了血管危象，通过积极处理治疗后，患者皮瓣存活良好，颜色淡红，弹性可，轻度肿胀。

4.皮瓣移植术后集束化护理要点　皮瓣移植术后采用集束化护理措施可以减少并发症的发生，提高皮瓣的存活率。该患者集束化护理措施具体如下。①体位：该患者要求头正中位，因此该患者头颈两侧置沙袋制动，避免牵拉到吻合血管，增加血管神经束及皮瓣张力。②引流液：该患者口腔颌面皮瓣移植手术创伤大，加之术后使用抗凝剂、抗痉剂（止血药禁止使用），手术后渗血较多。因此应保持引流通畅，观察引流液的颜色、性状和量并记录，同时及时给予伤口部位换药。若引流不畅，可能造成血肿，继而造成血管蒂坏死。③口腔护理：口内皮瓣移植者术后禁止经口进食，由于口腔自洁功能减弱，感染厌氧菌风险加大，预防口腔感染的发生非常重要。该患者口腔皮瓣、舌体肿胀、口内血性分泌物多、痰液、唾液多，患者张口受限，靠里的皮瓣边缘不易观察，责任护士及时清理痰液及分泌物对预防口腔感染非常重要，因此，由两名护士共同完成口腔护理，甲护士用压舌板或开口器撑开口腔进行冲洗，乙护士进行吸引并照明，冲洗加擦洗交替进行，有异味或分泌物增多时用聚维酮碘含漱液或康复新液行口腔护理，该患者每日至少6次用生理盐水及聚维酮碘行口腔护理。④供区护理：该患者为前臂供区，术后使用夹板固定，手臂抬高20°～30°，有助于静脉回流，上肢取瓣处敷料加压包扎，不能扪及动脉搏动，观察皮瓣同时观察肢端温度及颜色。若患者为大腿或股前外侧供区，用腹带压迫止血，腿部抬高制动，术后7天内不能走动，避免敷料滑脱及创面感染。⑤肺康复：与我科肺康复小组共同制订个体化康复计划，加强人工气道的管理，行机械辅助排痰、雾化吸入，指导患者腹式呼吸、缩唇呼吸、咳嗽、咳痰等。⑥心理健康：注意人文关怀、心理护理，患者一旦头面部出现问题，将会对身心造成极大的伤害，因此对患者进行心理疏导非常重要，心理疏导主要鼓励其勇敢自信、乐观，适当地诱导其宣泄负面情绪，对患者讲一些成功案例，增加信心，并给予患者局部按摩，使其舒缓压力。

【总结与反思】

1.护理亮点　患者取瓣术后24小时内发生了心肌梗死，在临床中很少发生。通过及时发现、给予及时处理，患者生命体征平稳，未出现其他并发症，同时严格落实了皮瓣移植术后集束化护理措施，患者皮瓣未受影响，患者及皮瓣均恢复良好，获得了家属及患者的满意。

2.护理反思　皮瓣手术是口腔颌面部肿瘤大手术，适用于各种创伤及病变，也是安全可靠、疗效确切的治疗手段，通过严格的术后管理和治疗，加强集束化护理措施及对并发症、基础疾病的观察，才能更好地为患者提供康复服务，使患者顺利度过围手术期。

知 识 拓 展

口腔颌面部肿瘤包括良性肿瘤、恶性肿瘤及囊肿，包括①口腔白斑病：这是一种慢性病变，在不及时治疗的情况下可能演变为癌症；②唇癌：通常发生在下嘴唇；③口腔癌：包括舌癌、口底癌、颊癌和牙龈癌等；④颌骨肿瘤：可以是良性的，如骨纤维瘤，也可以是恶性的，如颌骨肉瘤；⑤口腔腺体囊肿：病因有吸烟和饮酒、人乳头瘤病毒（HPV）感染、遗传因素、口腔创伤和慢性炎症、饮食等。口腔颌面部肿瘤的治疗方法取决于肿瘤的类型、大小、分期以及患者的整体健康状况，包括手术、放疗、化疗、靶向治疗、免疫疗法。

参考文献

戴巧艳，何翠环，郭雪梅，等，2019. 自制皮瓣血液循环观察尺在皮瓣移植术后患者的应用［J］. 护理学杂志，34（18）：33-35.

姜晶，刘妮，余思洁，2020. 基于集束化管理策略预防口腔颌面皮瓣移植术后患者血管危象的效果观察［J］. 解放军预防医学杂志，38（1）：53-55，58.

杨琳，卞薇薇，2019. 皮瓣移植术后血液循环观察的研究进展［J］. 中华护理杂志，54（9）：1329-1333.

Chae MP，Rozen WM，Whitaker IS，et al，2015. Current evidence for postoperative monitoring of microvascular free flaps：a system·atic review［J］. Ann Plast Surg，74（5）：621-632.

第三节　胸背部多形性肉瘤切除术后患者并发血管危象的护理实践难点解析

【病例简介】

男，69岁，因右胸背部肉瘤术后复发2个月就诊。就诊我院前曾行多次右侧胸壁肿瘤切除术，并行放疗和化疗，病理示：多形性未分化肉瘤。末次化疗2周后入院行右背部恶性肿瘤广泛切除术＋第8～10肋切除术＋腹部带蒂皮瓣转位术＋右大腿游离肌皮瓣移植修复术，术中失血1200ml，输注B型Rh（D）血浆和红细胞。术毕转ICU监护。既往史：无。

术后当日伤口大量渗血，量约500ml。皮瓣移植区皮肤颜色呈＋＋＋＋青紫色（图12-3-1），毛细血管充盈时间＞2秒。术后第1日，患者述伤口疼痛，数字评定量表（NRS）评分为7分，给予洛索洛芬钠口服镇痛。血常规提示血红蛋白69g/L，给予输注B型RH（＋）红细胞及血浆对症处理。术后第4天，患者出现呼吸困难，给予经鼻高流量湿化氧疗，氧浓度60%，氧流量35L/分；血B型钠尿肽（BNP）1407.93pg/ml，给予扩容、强心、祛痰、抗感染、肠内外营养等支持治疗。术后第7天，再次在全身麻醉下行右侧背部肿瘤术后清创缝合＋背阔肌皮瓣转移修复＋右上臂内侧皮瓣转移修复＋左侧大腿取皮植皮术，术后伤口渗血200ml，皮瓣移植区颜色呈暗红色，毛细血管充盈时间＞2秒。给予输血、补充白蛋白。

术后第8天，患者诉背部伤口疼痛加重，NRS评分为8分，给予布托啡诺2ml/小时持续微量泵入维持镇痛。患者右上臂内侧取皮区水肿，出现张力性水疱（图12-3-2），予以抬高，敷料保护。术后第11日，患者生命体征平稳，转回普通病房。

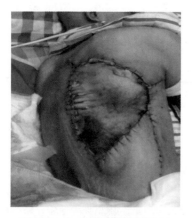

图12-3-1　术后当日皮瓣情况

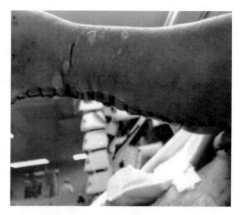

图12-3-2　取皮区皮肤情况

【临床诊断】

右胸背部多形性肉瘤多次术后复发；皮瓣移植术后。

【主要治疗】

1.纠正贫血，扩充血容量。

2.抗感染治疗。

3.镇痛治疗。

4.抗凝治疗。

5.肌内注射罂粟碱预防血管痉挛。

6.强心利尿。

7.肠内、外营养支持治疗。

8.高流量湿化氧疗。

【护理难点及护理措施】

1.如何做好移植皮瓣的观察护理　①定时观察皮瓣的温度、颜色、毛细血管充盈反应、组织张力、质地、针刺出血情况，该患者的观察频次为每小时观察一次，直至皮瓣无坏死迹象，改每2～4小时观察一次。②选择合适的体位：根据手术部位调整（健侧、坐位），禁止患侧卧位，维持功能位，保证动脉供血有利于静脉回流。③保持适宜的环境：室温22～25℃；保暖：60W红外线灯，距离30～40cm，照射7天。④预防伤口感染：碘伏湿敷伤口，及时合理应用抗生素，严格无菌技术操作，加强营养。⑤引流管护理：妥善固定，保持通畅，皮瓣区予墙式负压吸引（＜20kPa），引流管口远离血管蒂。

2.如何保证足够的血容量及皮瓣移植区的血液供应　①动态监测血压、中心静脉压（CVP）、BNP、每小时尿量及出入量。②根据血容量相关的监测数据调节输液速度，必要时控速。③抗血管痉挛、抗血栓：建立两条及以上静脉通道，输注低分子右旋糖酐、肝素等，禁止使用升压药物。④补充血容量，维持收缩压＞13.33kPa（100mmHg）：根据出血量和血常规、止凝血指标输注血浆、红细胞。

3.如何做到有效的疼痛管理　①观察疼痛时间、部位、性质及发作规律，做好记录。②评估患者对疼痛的耐受力，遵医嘱使用镇静、镇痛药物，以减轻疼痛，并注意观察药物的不良反应。③采取舒适的体位，避免患侧卧位，鼓励家属陪护，配合心理疏导，分散注意力，降低患者对疼痛的敏感性。④及时使用抗生素，以控制炎症、减轻疼痛。

4.如何减轻取皮区皮肤的张力性损伤　①抬高患肢，避免摩擦。②消毒皮肤，脂质水胶体敷料保护，棉垫覆盖。③避免胶布直接接触皮肤，以免胶布撕脱时对水肿的取皮区造成二次伤害。

【总结与反思】

1.护理亮点　移植皮瓣温度是反映毛细血管床血液循环的重要指标，如何准确、同质化监测皮瓣温度至关重要。测量前评估四部曲：室温恒定22～25℃；测量部位不能有渗血、渗液；局部有敷料包扎或覆盖伤口，打开敷料30分钟后测量；局部烤灯治疗时，停止照射30分钟后测量。测量时做好"四定"：定仪器、定部位、定距离、定时间。

2.护理反思　①患者历经2次手术，肿物切除范围较大，创面处植皮，分别取腹部带蒂皮瓣及大腿、背阔肌、上臂转移皮瓣进行植皮，移植皮瓣细小的血管分支在分离过程中容易受牵拉、扭曲等导致痉挛、损伤，皮瓣坏死的风险较高，手术难度大，手术时间长，将给术后器官功能恢复和皮瓣存活带来更大的挑战。②术中失血和术后伤口渗血量大，血容量不足，且禁用升压药物以避免皮瓣血管进一步收缩导致坏死风险增加，因此精准的术后容量监测和液体管理给ICU医护提出了更高的要求。

知识拓展

1.皮瓣血管危象　皮瓣血管危象多发生在术后72小时内，包括动脉危象、静脉危象、动静脉复合危象。①动脉危象，动脉供血不足，多见于术后1～6小时，颜色苍白、皮瓣发冷、皮瓣塌陷、皮纹增多，毛细血管充盈反应迟钝或消失，针刺出血试验无血液溢出，轻者反应性血管痉挛，重者皮瓣坏死。动脉危象12小时内，抢救成功率＞50%。②静脉危象，静脉回流障碍，多见于术后6～24小时，皮瓣肿胀、皮纹消失、发绀，轻者皮色为散在淡红色紫斑点，重者出现小水疱或呈紫黑色，针刺出血试验见暗红色血液溢出，轻者逐渐好转，表皮脱落，重者皮瓣坏死。静脉危象6小时内，抢救成功率＞50%。

2.远位转移皮瓣　①带蒂皮瓣，在修复组织缺损时，转移邻近缺损区的皮瓣来修复缺损，而皮瓣的蒂留在原位。优点：皮瓣容易着床生长，存活率较高。缺点：供、受区位置关系局限。②吻合血管的游离皮瓣，在远离缺损区的部位皮瓣连同蒂部血管一起切取，移到缺损区后将蒂部血管与受区的血管进行吻合，恢复皮瓣血供。优点：不受供、受区位置关系局限，皮瓣设计更灵活，修复巨大缺损。缺点：操作难度高，手术时间长，细小的穿支在分离过程中因受牵拉、扭曲等易发生痉挛甚至损伤，皮瓣坏死的风险高。

参考文献

李雪，巨积辉，蒯英英，等，2023.多模式疼痛护理干预在游离股前外侧皮瓣修复上肢创面中的应用［J］.实用手外科杂志，37（1）：142-144.

杨家全，刘玉连，陈坤强，等，2023.术前应用低分子肝素钙在游离股前外侧皮瓣移植术中的临床价值分析［J］.中国现代药物应用，17（20）：11-15.

郑立武，周树萍，李士民，2023.背阔肌皮瓣移植治疗乳腺癌改良根治术后胸壁顽固性放射性溃疡的效果分析［J］.河南外科学杂志，29（6）：22-24.

第十三章

肿瘤急危重症患者皮肤管理

第一节　乳腺癌患者复发转移合并巨大癌性伤口的护理实践难点解析

【病例简介】

女，56岁，因右乳腺癌手术＋放化疗1年多，左侧腋窝淋巴结、右侧胸壁及脑转移放化疗后，肺部感染1月余，双侧胸腔积液，心包积液转入我院ICU治疗。入科时患者体温38.4℃，心率151次/分，呼吸33次/分，血压100/56mmHg，血氧饱和度85%。血气分析：pH 7.171，$PaCO_2$ 26.4mmHg，PaO_2 76.3mmHg，HCO_3^- 9.8mmol/L，Hb 112g/L，Hct 34%，Na^+ 148mmol/L，K^+ 4.55mmol/L，Lac 4.6mmol/L，立即行气管插管，呼吸机辅助呼吸。实验室检查：白细胞 $3.79×10^9$/L，淋巴细胞 $0.42×10^9$/L，红细胞 $2.72×10^{12}$/L，血小板 $38×10^9$/L，血红蛋白77g/L，血细胞比容26.3%，白蛋白27.9g/L，B型钠尿肽前体测定1796pg/ml。查体：患者右侧胸壁转移性癌，皮肤感染破溃呈菜花状，癌性皮肤面积：25cm×20cm，边缘不规则，伤口潮湿且有出血，带有大量血样渗液，具有强烈恶臭味，无窦道；分泌物细菌培养为：铜绿假单胞菌。予以抗感染及加强皮肤清创换药、补充白蛋白、输血、纠正凝血功能障碍等对症支持治疗。

治疗15天后伤口缩小至 16cm×13cm，伤口表面有黄色脓苔，颜色50%红色，50%黄色，渗液为大量淡红色，轻度恶臭。血气分析：pH 7.352，$PaCO_2$ 42.3mmHg，PaO_2 95.3mmHg，HCO_3^- 26.4mmol/L，Hb 126g/L，Hct 48%，Na^+ 145mmol/L，K^+ 4.30mmol/L，Lac 1.2mmol/L。顺利停呼吸机，拔出气管插管。

治疗22天后伤口9cm×7cm，颜色为100%红色，渗液为少量黄色，伤口边缘出现粉色上皮组织爬行，恶臭气味消失。患者生命体征平稳，体温 36.5 ~ 37.2℃，心率81次/分，呼吸20次/分，血压106/63mmHg，血氧饱和度95%，实验室检查：白细胞 $5.76×10^9$/L，淋巴细胞 $2.03×10^9$/L，红细胞 $3.91×10^{12}$/L，血小板 $129×10^9$/L，血红蛋白123g/L，血细胞比容37.6%，白蛋白42.9g/L，B型钠尿肽前体测定121pg/ml。转回普通病房，继续下一步抗肿瘤治疗。

【临床诊断】

乳腺癌；重症肺炎；胸壁转移性癌伴感染；心包积液；中度贫血；低蛋白血症。

【主要治疗】

1.癌性伤口治疗。

2.输血、补充白蛋白纠正贫血、低蛋白血症。

3.抗感染治疗。

4.胸腔及心包穿刺置管引流。

【护理难点及护理措施】

1.如何有效控制伤口感染 患者癌性伤口感染严重，伴有全身症状，伤口分泌物细菌培养和药敏结果显示：铜绿假单胞菌，遵医嘱使用头孢哌酮舒巴坦抗感染治疗，清创换药时使用0.3%过氧化氢＋生理盐水冲洗伤口表面，再用碘伏消毒液冲洗伤口控制感染。每次更换敷料时记录渗出物的性状、量及颜色等。

2.如何有效控制伤口出血及伤口渗液 由于癌性伤口血供丰富，操作过程中要预防因操作不当导致的出血，因此换药操作时动作应轻柔，不可强行揭除敷料或过度清创，为了减少创面损伤和出血风险，应选择冲洗而不是棉球擦洗的方式清洗伤口。当患者敷料与伤口粘连时，应采用温生理盐水（32～37℃）浸泡后小心除去敷料，避免不必要的清创和敷料更换。

（1）处置伤口出血：①伤口渗血时，立即使用无菌纱布按压止血；②当出血量较大时，使用外科止血海绵快速止血，直至出血停止后覆盖藻酸盐敷料止血，吸收渗液及血液，防止失禁性皮炎；③当出血量大、无法控制时，立即停止换药，配合医生处理，局部采用1∶1000的肾上腺素浸泡纱布，局部加压10～15分钟，同时严密观察局部周围组织情况，因其可能会造成组织缺血坏死。

（2）处置伤口渗液：每次换药该患者出现中到大量渗液，予以护肤粉、皮肤保护膜等皮肤保护剂防止伤口渗液损伤周围皮肤，选择高吸水性敷料如泡沫敷料作为伤口敷料，在癌性伤口下缘接负压吸引器并连接中心负压，通过负压吸引器调节低负压，持续引流渗液。使用红光治疗仪距伤口20cm照15分钟，每日3次。患者在治疗20天后，渗液量逐渐减少，每日渗液量约50ml。遵医嘱停止在癌性伤口下缘接负压吸引器，并断开中心负压。

3.如何减少恶臭气味的产生 癌性伤口恶臭产生的原因是局部微生物过度繁殖、坏死组织分解和大量渗液，产生的挥发性混合物，以及非厌氧细菌释放腐胺、尸胺。对于减少患者恶臭气味的产生，护理措施为①伤口冲洗：每天使用生理盐水进行清洗伤口，以清除伤口床中多余渗出物、腐败分解的坏死组织及细菌等。伤口清洗采用注射器冲洗，在冲洗过程中要注意冲洗压力宜柔和。②伤口清创：自溶性清创为恶性肿瘤伤口清创的首选方法。自溶性清创是指伤口床利用自身分泌的各种伤口渗液中的有效成分，如炎性细胞、内源性酶等降解或清除坏死组织而加速新生肉芽组织生长的方法，通过使用藻酸盐敷料保持伤口内环境湿润。自溶性清创不仅可以避免清创时的疼痛，还有助于降低伤口内的细菌浓度，调节炎症，改善伤口气味，并为促进肉芽组织的生长做好铺垫。③局部用药：药物选择上使用甲硝唑凝胶能明显改善恶性肿瘤伤口的恶臭气味。④敷料选择：活性炭敷料、含银敷料均对减少癌性伤口气味有一定效果，因含银敷料可破坏细菌的细胞壁和DNA以抑制细菌生长，以及抑制伤口中细菌的生物活性，从而减少因细菌产生的臭味。除以上措施外，还应及时清洗污染的衣物，保持房间良好的通风，也可以使用除臭剂和空气清新剂等。

4.如何减轻癌性伤口护理过程中的疼痛

（1）冲洗：该患者使用温盐水（32～37℃）冲洗，与常温盐水相比，温盐水更容易减少患者的不适感。另外，自溶性清创可以减轻患者伤口疼痛，并提高伤口的愈合率。我科室采用注射器冲洗法清洗癌性伤口，使用自溶的方式进行清创，减少伤口摩擦引起的出血、疼痛和创伤。

（2）敷料选择：敷料选择上选用非黏性敷料、在移除敷料前用盐水湿润敷料，减少撕拉伤口引起的疼痛。

（3）药物镇痛：具体的疼痛管理措施可归纳为药物干预措施和非药物干预措施。药物干预包括：①全身用阿片类或非阿片类镇痛药；②局部用阿片类药物或局部麻醉剂（如2%利多卡因）。该患者选用芬太尼贴剂、局部注射6.25～15 mg吗啡缓解持续的伤口疼痛。此外，分散注意力和放松技术等也能够缓解伤口疼痛。

5.如何改善患者的营养状况　由于营养物质缺乏会减少成纤维细胞增殖、改变胶原合成，因此会阻碍正常的伤口愈合过程。患者体重43kg，BMI 18.35kg/m²，NRS 2002评分≥3分，患者存在营养不良的风险，按照乳腺癌患者的营养治疗专家共识，在缺乏运动和存在全身性炎症反应的情况下，蛋白质目标供给量可达到1.2～2.0g/（kg·d），根据指南推荐，肿瘤患者摄入的热量为25～30kcal/（kg·d），液体摄入为1500～2000ml/d，蛋白质摄入量为1.5～2.5g/（kg·d）。因此，该患者目标能量为1075～1290kcal/（kg·d），目标蛋白质为64.5～75g/（kg·d）。对于危重症患者应慢速启动EN(10～20ml/h)，同时监测腹部及胃肠症状，EN的输注浓度宜从低到高，循序渐进，输注速度宜由慢到快，初始速度为20ml/h，耐受后次日起每8～12小时可增加10～20ml/h，逐渐增加至100ml/h，12～24小时完成。

【总结与反思】

1.护理亮点　在该患者癌性伤口护理过程中，由伤口护理专家及科室伤口护理小组共同协作，根据患者的渗液量、渗液颜色、渗液黏稠度、渗液气味等综合评估后，使用负压吸引器连接中心负压，通过负压吸引器调节为低负压状态，持续引流渗液，并结合红光治疗制订个性化的恶性肿瘤伤口渗液管理方法，使患者的渗液得到有效的处置，局部感染得到控制。

2.护理反思　每个患者的巨大癌性伤口都是独特的，因此需要制订个性化护理计划，在渗液的持续负压吸引过程中，负压过大会引起皮肤的损伤及引流不畅，负压过小又会使引流达不到效果，如何选择合适的吸引负压，还需要我们在临床工作中，根据实际经验总结来探究。

知识拓展

1.癌性伤口渗液量评估法　观察24小时渗液浸湿纱布（7.5 cm×7.5 cm）的程度，分为少量渗液（浸透1块纱布的1/3，渗液量少于5ml）、中量渗液（浸透1块纱布的

2/3，渗液量为5～10 ml）和大量渗液（浸透1块及以上纱布，渗液量大于10 ml）。

2.肿瘤伤口气味评估法　在肿瘤伤口气味的评估中，除了对气味本身的描述外，气味的程度也是评估重点。一般以多少距离可闻到气味作为客观的描述方式。对肿瘤伤口气味描述分为0～5级。0级：一入房间/病房/诊室即闻到气味；1级：距患者一个手臂的距离闻到气味；2级：少于一个手臂的距离闻到气味；3级：接近患者手臂闻到气味；4级：只有患者可闻到气味；5级：无气味。

参考文献

李均平，岳彤，孙健，2022. 癌性伤口姑息护理的研究进展［J］. 中国护理管理，22（8）：1127-1131.

张玲，江锦芳，周帅，等，2021. 1例乳腺癌病人恶性肿瘤伤口的循证护理［J］. 现代临床护理，20（6）：82-86.

张其健，田含章，戴薇薇，等，2022. 多学科诊疗模式下癌性伤口出血风险的管理［J］. 中国护理管理，22（8）：1142-1146.

第二节　直肠癌患者术后肠造口皮肤黏膜分离的护理实践难点解析

【病例简介】

女，48岁，因直肠癌行直肠癌根治术，术后行奥沙利铂＋左亚叶酸钙＋5-FU方案化疗10个周期。化疗结束1年后检查发现子宫、附件转移，予行子宫、附件、卵巢切除及阴道部分切除，术后改为伊立替康＋左亚叶酸钙＋5-FU方案化疗8个周期，检查肿瘤进展后改为西妥昔单抗＋雷替曲塞＋替吉奥方案化疗6个周期。此次治疗11个月后，检查发现膀胱、输尿管、阴道转移，行膀胱、双侧输尿管、部分阴道、直肠切除＋直肠造瘘、双肾造瘘，术后好转出院。

患者因发热伴畏寒、伴左侧腰腹部疼痛，外院治疗1周，效果不佳，心率快，血压低，嗜睡转入ICU，体温39℃，心率120次/分，呼吸23次/分，血压83/49mmHg，意识淡漠，伴畏寒，偶有夜间大汗，伴左侧腰腹痛，给予去甲肾上腺素维持血压，酒石酸布托啡诺镇痛。查体：左右输尿管支架分别接造口袋、引流袋，引出淡黄色尿液，双下肢轻微水肿。肠造瘘口接造口袋引出黄色稀水样便及较多气体，予更换造口袋为两件式造口袋，造口袋接水封瓶。

外院血培养：多重耐药屎肠球菌，药敏示万古霉素敏感。给予万古霉素抗感染治疗，同时取大便、小便及血培养积极寻找原发感染灶。2天后，尿培养：屎肠球菌，万古霉素敏感。继续抗感染治疗，请泌尿科会诊更换左侧输尿管支架，1天后停用去甲肾上腺素，体温正常，无畏寒，3天后腹部疼痛明显减轻。患者大便量每日1350～2200ml，取大便送检，大便菌群：球杆比1/10，严重菌群失调。实验室检查：血红蛋白76g/L，白蛋白29.9g/L，钾2.69mmol/L，氯111.5mmol/L，钙1.98mmol/L，磷0.71mmol/L，镁0.71mmol/

L。既往实验室检查提示缺铁，给予动态复查铁及铁蛋白，蔗糖铁补铁、促红素纠正贫血，枯草杆菌二联活菌肠溶胶囊调节肠道菌群，艾司奥美拉唑抑酸、生长抑素抑制肠液分泌、减轻腹泻；同时予以洛哌丁胺止泻、电解质液补液、维持内环境稳定、肠外营养等对症治疗。7天后患者腹泻明显减轻，未再解水样便，停用止泻、抑制肠液等治疗。

转入第10天，患者心率69次/分，呼吸20次/分，血压120/63mmHg，血氧饱和度98%，皮肤黏膜分离创面基本完全愈合，由ICU转回普通病房。

【临床诊断】

直肠癌；直肠造瘘术后；双侧输尿管造瘘术后；感染性休克；电解质代谢紊乱；重度营养不良伴消瘦。

【主要治疗】

1.抗感染治疗。
2.血管活性药物维持血流动力学稳定。
3.纠正电解质紊乱。
4.止泻、抑酸治疗。
5.营养支持治疗。

【护理难点及护理措施】

1.如何护理造口皮肤黏膜分离　肠造口皮肤黏膜分离是指由于某些因素导致肠造口处肠黏膜与腹壁皮肤缝合处分离，是造口术后严重的并发症之一。由于回肠造口排泄物量大且稀，具有很强的腐蚀性，回肠造口术患者容易发生皮肤黏膜分离。临床表现为部分或整圈造口周围皮肤黏膜分离，进而导致造口周围皮肤损伤，造口袋粘贴困难、粘贴不牢；患者有不安情绪，增加患者痛苦，延长住院时间。该患者直肠造瘘术后1个月，造口局部评估：造口位于右下腹，为回肠袢式造口。造口黏膜颜色红润。在肠造口1～4点方向，皮肤黏膜分离，宽1.5cm深1cm，造口9～12点方向，皮肤黏膜分离，宽2cm深1cm，创面基底覆盖黄色坏死物及少量粪便浸渍，渗液呈黄色透明，清洗干净创面无异味，探查基底部无窦道及潜行，5～6点、11点、12点皮肤边缘可见3个脱落缝线，造口周围皮肤脱皮。造口皮肤黏膜分离的处理方法：采用湿性愈合理念护理造口皮肤黏膜分离创面，可以减少瘢痕形成，减少其他并发症的发生，从而减少患者的痛苦，有效提高患者生活质量。全程遵循ARC原则进行造口袋更换。①造口底盘清除：揭除底盘时使用黏胶去除剂加速底盘黏胶的溶解，利于揭除，减轻患者的疼痛，同时也可以减少黏胶相关性皮肤损伤。②皮肤黏膜分离处伤口处理：用生理盐水棉球清洁造口周围皮肤，生理盐水棉球充分清洗皮肤黏膜分离创面；请医生协助拆除皮肤黏膜分离处的无效缝线及其余3个脱落缝线；去除创面残存的坏死组织及分泌物，用无菌纱布条蘸干创面及周围皮肤，在清创时不要损伤肠造口正常组织。③皮肤黏膜分离处伤口敷料选择：患者皮肤黏膜分离处渗液多，给予藻酸盐敷料填充创面，藻酸盐敷料成分中的藻酸钙盐和羧甲基纤维素钠的主要作用是形成一种湿性环境，二者形成适合创口腔洞大小的湿润凝胶，修复损伤组织。若造口皮肤黏膜分离创面局部伴有感染迹象时，则使用藻酸盐银离子敷料代替藻酸盐敷料，感染控制后，再更换为藻酸盐敷料处理创面。④皮肤黏膜分离处伤口保护：使用防漏膏、薄性水胶体敷料保护伤口不被粪便污染。伤口填充藻酸盐敷料后，用防漏膏涂抹在造口周围，造口粉＋皮肤保护膜涂抹造口周围皮肤，采用 10 cm×l0 cm 水胶体透明敷料修剪出造口形状，沿着造口贴于造口周围皮肤，最后再次于造口周围涂抹防漏膏。防漏膏封闭伤口可大大减少大便污染伤口的机会，也使得造口袋粘贴更牢固、使用时间更长。⑤造口底盘选择：患者消瘦，选用微凸底盘，造口底盘开口裁剪适宜，裁剪直径比造口直径大出 1 ～ 2 mm，更换后用手捂底盘增加黏性，患者腹部贴有左右输尿管支架造瘘袋，无法使用腰带固定造口袋，给予底盘的外边缘贴一圈优力舒加固。凸面底盘应用于回肠造口患者，可较好地避免皮肤黏膜分离所致并发症，并降低患者换药频次、成本费用与医护人员的工作量。⑥造口袋更换时机：选择换袋时间以饭前或饭后 2 ～ 4 小时为宜，以免排泄量增多增加换药难度。换袋间隔时间视造口周围皮肤黏膜愈合情况及造口排泄物的性状、量和造口袋品质等决定，早期 2 ～ 4 天换袋 1 次，创面愈合后 3 ～ 5 天换袋 1 次，一旦有造口底盘渗漏发生，立即更换。

2. 如何护理造口高排量　造口高排量是脱水和肾功能不全的前兆，仅仅因造口高排量脱水的再入院率就高达 17%，造成患者反复再入院，给病人的身心健康和社会医疗系统带来巨大的负担。肠道内感染、腹腔脓毒症、放射性肠炎、肠道菌群失调、肾病、化疗等均是高排量的诱因。该患者造口高排量的护理措施如下。

（1）造口高排量临床评估与监测：①造口排量和脱水症状。高排量监测最为直观的是记录肠造口排量，选择两件式凸面造口袋，造口袋连接水封瓶，利于引流收集和准确统计造口液，及时排出气体。患者转入第 1 ～ 5 天，大便为黄色水样便，每天 1350 ～ 2200ml，转入第 6 天，大便为稀便，700ml；脱水可能发生在高排量界限之前或之后，患者表现为口渴、嗜睡、头晕、无力等。②血液生化指标及尿液分析。血清钠、钾、镁等的评估至关重要，有助于量化水、电解质的含量，评估患者病情及治疗效果。电解质检查结果：钾 2.69mmol/L，氯 111.5mmol/L，钙 1.98mmol/L，磷 0.71mmol/L，镁 0.71mmol/L，予以纠正电解质紊乱，动态复查。③营养评估和监测。密切监测患者的体重及体质指数的变化，确保能够获得足够的营养以维持其营养状况，患者身高 160cm，体重 47kg，BMI 18.4kg/m^2。此外，血清蛋白和前清蛋白可作为长期和短期营养状况的评估指标。

（2）造口高排量并发症预防与护理：①营养并发症。根据营养评估监测结果，结合患者平时饮食习惯，及请营养科专家和营养支持团队根据患者不同时期的状况提供相应的营养建议；患者转入第 3 ～ 5 天，腹泻严重时予以禁食，行肠外营养。②水、电解质紊乱与肾功能损害。高排量容易引起患者脱水和低钠、低钾、低镁等水、电解质紊乱，脱水易导致急性肾衰竭和肾结石的形成。加强病情观察，密切关注查血结果，准确记录 24 小时出入液量；遵医嘱给予洛哌丁胺减轻患者腹泻，质子泵抑制剂减少胃肠道液体分泌，补充钠、钾、镁等电解质及葡萄糖；经以下途径对症处理：静脉补充机体所需的水和电解质；限制口服摄入低渗溶液量（控制在 500 ～ 1500ml/d）。③皮肤问题。由于造口排泄物为肠液，含有较多的消化酶，如发生外溢，极易引发造口周围刺激性皮炎，造口黏膜皮肤分离愈合延迟，造口黏膜分离局部处理同上，选择两件式凸面造口袋，造口袋连接水封瓶，利于引流收集准确统计造口液，及时排出气体，也能有效防止和避免粪水性皮炎的发生。

【总结与反思】

1.护理亮点　对于造口高排量、造口皮肤黏膜分离的患者，根据对患者整体及局部的评估情况，运用清创、配合保湿敷料和使用粘贴性造口袋对肠造口皮肤黏膜分离进行局部处理，对肠造口高排量的测量采取了一种简易、准确、便捷的收集及测量方法（造口袋接水封瓶收集大便及排气），同时予以控制感染、加强营养等，有效治疗了造口皮肤黏膜分离，缩短了伤口愈合时间，减少了换药次数，明显增强了患者战胜疾病的信心，减轻了患者的痛苦，促进了身心健康，缩短了住院时间。

2.护理反思　肠造口皮肤黏膜分离的原因很多，如肠造口肠壁黏膜部分坏死、肠造口黏膜缝线脱落、腹压过高、造口感染、营养不良、长期使用类固醇药物或因糖尿病造成肠造口黏膜缝线处的组织愈合不良等，肿瘤患者多数合并有不同程度的营养不良、贫血、伤口疼痛、焦虑、失眠，通过改善营养状况、纠正贫血及低蛋白血症将有利于促进伤口愈合，及时有效处理造口皮肤黏膜分离，对预防感染、减轻患者痛苦、促进患者的身心健康具有重大意义。

知 识 拓 展

1.造口高排量　造口高排量的限度尚未有明确的界定，不同的标准可能会有很大差异。综合目前研究来看，造口高排量的诊断主要有以下两个标准：①24小时造口最小排出量≥1500ml即需要医疗干预；24小时造口排出量＞2000ml时具有临床意义，易发生电解质紊乱和营养不良等并发症。②造口高排量定义为导致脱水的量。这一诊断标准综合考虑了患者的个人特征、手术类型和饮食习惯等，但是临床早期识别较为困难。因此，对于高排量造口的诊断，不能局限于排出量的统计，还要加强对患者的观察，以达到早期识别、早期干预的目的。

2.敷料相关知识　银离子敷料能持续有效地释放银离子，破坏细菌细胞膜及DNA，使其通透性增加，破坏细菌物质传递，使细菌死亡，在伤口的急性炎症渗出期，能达到有效地预防感染、控制伤口恶化的目的。①藻酸盐敷料成分为藻酸盐，是在海藻中提取的天然多糖碳水化合物，为一种天然纤维素。对人体无任何毒性，可安全使用。为伤口营造一个利于组织生长的微环境（微酸、无氧或低氧、适度湿润），而微酸、无氧或低氧、适度湿润的切口环境可以有效地促进生长因子释放，刺激细胞增殖和新生毛细血管的生长，提高表皮细胞的再生能力和细胞移动能力，促进肉芽组织生长，促进切口愈合，藻酸盐敷料顺应性好，可吸收自身重量17～20倍的渗液。与亲水性纤维一样也能形成凝胶保护伤口。②造口粉主要成分为瓜尔豆胶、黄原胶及羧甲基纤维素钠。其中羧甲基纤维素钠具有保护水分和胶体等优良性能，其具有良好的吸湿性，能够保持皮肤干爽，在造口、伤口使用中具有保护创面、促进肉芽组织生长的作用，从而进一步促进伤口愈合。

参考文献

杨芙鑫，王飞霞，钟紫凤，等，2022. 高排量回肠造口护理管理及路径建设进展［J］. 护理与康复，

21（11）：94-97.

赵泽英，邓颖辉，丁妮，等，2020. 肠造口高排量的研究进展［J］. 护理研究，34（2）：291-294.

中国研究型医院学会护理分会，2022. 成人肠造口皮肤黏膜分离护理专家共识［J］. 中国研究型医院，9（5）：9-12.

第三节　肺癌患者靶向治疗后并发重度药物性皮炎的护理实践难点解析

【病例简介】

男，63岁，肺腺癌，每日口服靶向药物阿法替尼40mg，19天后出现全身散在皮疹，给予氯雷他定片抗过敏治疗未见明显缓解，2天后患者出现呼吸困难，转入ICU密切监护。入ICU查体：心率61次/分，呼吸36次/分，血压72/51mmHg，血氧饱和度76%。全身皮肤皮疹，发红，散在发绀，偶有瘙痒。实验室检查：白细胞$15.32×10^9$/L，白蛋白23.6g/L。血气分析：PaO_2 69.8mmHg。予以床旁气管插管、纠正低蛋白血症、抗过敏、抗炎、镇痛镇静等对症支持治疗。转入第3天停用镇痛镇静，患者能按吩咐动作；转入第4天予以拔除气管插管，全身皮疹发红较前明显好转；转入第7天患者病情相对平稳，转往下级医院继续对症支持治疗。

【临床诊断】

肺腺癌；药物性皮炎。

【主要治疗】

1. 抗过敏。
2. 血管活性药物维持血压。
3. 抗真菌治疗。

【护理难点及护理措施】

1. 如何做好表皮生长因子受体激酶抑制剂相关性皮肤不良反应的观察　表皮生长因子受体激酶抑制剂（epidermal growth factor receptor-tyrosine kinase inhibitor，EGFR-TKI）是针对EGFR突变的肺腺癌患者临床常用的靶向药物，包括阿法替尼、吉非替尼等。①EGFR-TKI相关性皮肤不良反应的高危因素：由于EGFR存在于所有正常上皮和部分间叶来源的细胞（包括表皮角质形成细胞、外毛根鞘和皮脂腺），因此，EGFR-TKI对皮肤及其附属器官具有特殊的毒副反应。EGFR-TKI所致皮肤不良反应的类型和严重程度不仅与所用EGFR-TKI的种类和治疗时间相关，也与患者自身因素相关，如吸烟、免疫状态、遗传变异（如k-ras突变）等。加重EGFR-TKI所致皮肤不良反应的因素有阳光暴晒、同期进行放射治疗、皮肤保湿不充分、高龄、曾接受细胞毒药物治疗继而导致皮肤屏障改变等。②临床症状：EGFR-TKI所致的皮疹/痤疮样皮疹多在靶向药物治疗后1～2周发生，常发生于皮脂腺丰富的部位，严重时下肢亦可受累，甚至遍及全身；多伴有瘙痒和皮肤干燥，常使患者心烦意乱，影响日常生活和夜间睡眠。③皮疹特异性：EGFR-TKI引起的痤疮样皮疹与寻常痤疮具有差异。寻常痤疮是由毛囊不同深度的炎症以及其他继发性反应造成的，初发损害常为白头粉刺及黑头粉刺，伴炎性丘疹、结节和囊肿，常伴有疼痛，皮脂溢出部位好发；而EGFR-TKI所致的皮疹形态单一，以丘疹、脓疱疹为主，可伴有瘙痒，在临床和组织病理学特征方面都不同于寻常痤疮。④分级：1级：丘疹/脓疱累及体表面积（body surface area，BSA）＜10%，伴或不伴瘙痒、触痛；2级：丘疹/脓疱累及BSA 10%～30%，伴或不伴瘙痒、触痛，有社会心理影响；3级：丘疹/脓疱累及BSA＞30%，伴或不伴瘙痒、触痛，影响生活自理，伴局部浅表感染；4级：威胁生命，丘疹/脓疱累及任意BSA，伴或不伴瘙痒、触痛；5级：死亡。该例患者全身散在皮疹、偶有瘙痒，为4级药物性皮炎，而患者行气管插管术后予以镇痛镇静，瘙痒变化情况无法判断，因此观察重点在于皮疹范围、颜色变化的对比，对患者皮疹处皮肤每班拍照进行皮肤情况记录，以便于皮肤情况对比、交接及药效评价。

2.表皮生长因子受体激酶抑制剂相关性皮肤不良反应的预防

（1）健康宣教：使用EGFR-TKI治疗之前，医护人员应向患者及其家属进行患者教育：首先，EGFR-TKI所致的皮疹不具有传染性；其次，皮疹与普通痤疮具有差别，部分非处方药（over the counter，OTC）类的痤疮治疗药物缺乏疗效。

（2）预防措施：①指导患者采取正确的预防措施，如嘱咐其防晒，建议使用防晒系数（sun protection factor，SPF）＞30的广谱防晒用品；②每天保持皮肤的清洁与湿润，温水洗浴后适当涂抹保湿乳霜；③EGFR-TKI治疗过程中需穿宽松、透气的鞋子，坚持温水沐足后涂抹润肤霜可预防足部皮疹的发生，治疗足癣等原发疾病；④药物的选择：国外对痤疮样皮疹推荐预防性用药（服用靶向药物起6周）：口服多西/米诺环素＋外用低效糖皮质激素/克林霉素凝胶或根据经验外用夫西地酸软膏。

3.表皮生长因子受体激酶抑制剂相关性皮肤不良反应的管理　本例患者颜面部、躯干及四肢大面积皮肤出现皮疹（图13-3-1），加用甲泼尼龙琥珀酸钠抗过敏、抗炎治疗，经皮肤科医生会诊后，确诊为药物性皮炎。遵医嘱给予炉甘石洗剂外涂及盐酸奥洛他定片管喂。每天晨经温水擦浴后将炉甘石洗剂充分摇匀，均匀涂抹于皮疹表面，避免接触眼睛、黏膜及破皮处；检查无胃潴留后将盐酸奥洛他定片碾碎经胃管管喂。每班观察并记录患者皮疹情况，对患者皮疹处皮肤拍照进行皮肤情况对比、交接及药效评价。患者在用药治疗期间，无不良药物反应发生。经过以上处理，该患者在用药第4天皮疹明显消退（图13-3-2）。

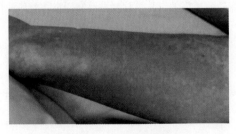

图13-3-1　皮疹严重情况

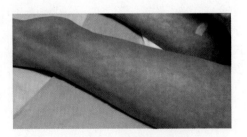

图13-3-2　皮疹消退情况

4.如何健康宣教 应对皮疹进行合理评估，确认出现皮疹的时间及部位，记录皮疹面积的变化。1级：外用2.5%氢化可的松霜剂及抗生素，如伴有瘙痒，可酌情使用抗过敏药物，治疗2周，如无改善则按下一级处理；2级：在1级治疗的基础上加用他克莫司软膏，口服多西环素或米诺环素，治疗2周，如无改善则按下一级处理；3级及以上：应及时就医，系统用药对症改善症状，必要时减量或暂停抗肿瘤靶向治疗。

【总结与反思】

1.护理亮点 多数EGFR-TKI所致相关性皮肤不良反应是可防、可控的，亦有部分患者的皮疹随治疗而趋向稳定，相对严重的患者停药后皮疹可消退，再次用药皮疹再发或加重。因此为改善患者生活质量，提高靶向治疗的依从性，应正确防治EGFR-TKI所致相关性皮肤不良反应。

2.护理反思 不同EGFR-TKI的Ⅲ期临床研究中皮疹/痤疮样皮疹的发生率为15.5%～89.1%，≥3级的发生率为1%～16.2%。EGFR-TKI治疗后，皮肤相关不良反应发生的概率较高，如何做好EGFR-TKI治疗的病情观察及如何做好相关不良反应的预防至关重要。

知识拓展

1.复方炉甘石洗剂 复方炉甘石洗剂中的炉甘石成分具有收湿止痒、敛创生肌作用，洗涤患处后，可降低患处皮肤温度、改善瘙痒的皮肤状态，收敛肌肤，而其中的另一药物成分氧化锌也具有收敛、止痒功效，局部涂抹在皮肤表面，可缓解因皮肤不适引起的瘙痒、红斑等症状，同时，氧化锌还具有干燥功效，经局部使用后，可干燥部分渗液的患处皮肤，为皮肤愈合、康复创造条件。

2.盐酸奥洛他定片 盐酸奥洛他定片为第二代抗组胺类药物，有高效组胺H_1受体拮抗活性作用，能抑制组胺介导的过敏反应，且不易通过血脑屏障，无明显的中枢抑制作用。

参考文献

黄静娴，石壮，李梓玲，2023. 复方炉甘石洗剂联合地奈德乳膏治疗新生儿湿疹的临床效果［J］. 中国处方药，21（5）：83-86.

全天华，刘喜迎，陈越，等，2021. 平胃消疹汤联合盐酸奥洛他定片治疗慢性荨麻疹胃肠湿热证临床疗效观察［J］. 吉林中医药，41（7）：841-845.

中国抗癌协会肺癌专业委员会，2019. EGFR-TKI不良反应管理专家共识［J］. 中国肺癌杂志，22（2）：57-81.

第四节 肝癌患者术后肠穿孔伴急性皮肤衰竭的护理实践难点解析

【病例简介】

男，56岁，因无明显诱因出现腹围增大入院，增强CT：肝硬化、肝癌。完善术前准备后行肝癌根治术。术后5天出现恶心、呕吐，排气排便停止，急诊X线示：肠梗阻。给予禁食、营养支持、生长抑素等对症治疗。术后6天经灌肠后在内镜下行肠道支架安置术；5小时后诉乏力，胃部不适，恶心，寒战，体温39.6℃，心率102次/分，血压86/55mmHg，腹腔引流管引出黄褐色粪水样液体；急诊CT：肠穿孔。行急诊手术：剖腹探查＋直肠支架取出＋直肠修补＋肠减压＋肠造瘘＋腹腔引流。

术后入ICU，感染性休克，多器官功能障碍，APACHE Ⅱ评分44分，死亡系数97.3%。给予抗感染、抗休克、呼吸机支持、CRRT联合内毒素吸附、纠正电解质紊乱等积极治疗。给予去甲肾上腺素168～240μg/（kg·h）维持平均动脉压（MAP）65～70mmHg。四肢肢端皮肤发绀，皮温低，肢端予棉垫包裹并运用升温毯进行保暖。急诊术后1天四肢肢端青紫明显，且有花斑，床旁超声评估后考虑为小动脉收缩引起组织缺血导致。继续指端保暖，罂粟碱注射液缓解动脉痉挛，硝酸甘油软膏涂抹青紫皮肤；急诊术后10天患者生命体征平稳，肢端循环部分恢复，予以暂停CRRT联合内毒素吸附并拔除气管插管，高流量吸氧。术后14天转出ICU。

【临床诊断】

肝癌；肠梗阻；肠穿孔；感染性休克；多器官功能衰竭。

【主要治疗】

1.肝癌根治术。

2.肠道支架安置术。

3.直肠修补、肠造瘘、腹腔引流术。

4.抗感染治疗。

5.抗休克治疗。

6.器官功能支持治疗。

【护理难点及护理措施】

1.导致急性皮肤衰竭的危险因素 急性皮肤衰竭的主要危险因素：①年龄。年龄是发生急性皮肤衰竭不可控的独立危险因素，年龄≥65岁的急性皮肤衰竭患者高达72%。免疫系统是皮肤屏障的一个重要组成部分，用于预防感染和维持结构，当皮肤组织变得脆弱、受压、受损或被病原微生物侵入时，免疫系统会介入以防止进一步的损伤并启动愈合过程，随着生理年龄的增长，免疫系统功能逐步下降，从而导致患者对皮肤屏障的完整性受损、自身免疫性疾病更加敏感。老年患者皮肤的自我保护和抗压能力下降，更容易导致急性皮肤衰竭的发生。②外周动脉疾病。外周动脉疾病是一种外周血管系统的慢性动脉粥样硬化疾病，反映了肢体灌注的突然恶化，外周动脉疾病患者发生急性皮肤衰竭的风险较普通患者高出4倍。营养性毛细血管血流仅占正常总血流量的15%，非营养性毛细血管血流有体温调节功能，外周动脉疾病总血流量减少，皮肤微循环分布不均，从而增加患者出现急性皮肤衰竭的风险。③多器官功能衰竭综合征。当器官开始衰竭，皮肤灌注减少，出现血流分布不均、内皮破坏和高代谢状态，向组织输送的氧气不足，对氧气的需求不平衡以及身体组织和器官的广泛缺氧，从而导致细胞酸中毒、细胞功能受损，增加患者出现急性皮肤衰竭的风险。④血流动力学不稳定。血流动力学不稳定常伴有皮肤毛细血管收缩的表现，皮肤湿冷，毛细血管充盈时间延长。血压不稳定、心律失常、低氧血症、有效循环灌注不足，引起全身血管阻力降低、心排血量减少是导致急性皮肤衰竭的高危因素。⑤镇静药、利尿剂、血液透析等对血容量和血管收缩的影响会改变组织灌注，也是急性皮肤衰竭的独立危险因素之一。该患者由于肠穿孔导致感染性休克，血流动力学不稳定，多器官功能衰竭，同时大剂量使用血管活性药物及镇静药，增加了周围血管收缩，从而导致局部急性皮肤衰竭。

2.急性皮肤衰竭的预防措施　通过组织灌注改变的体征观察能及时早期发现皮肤衰竭，通过早期措施纠正低灌注状态可以有效地防范因皮肤灌注不足导致的皮肤坏死。组织灌注改变可通过皮肤寒冷、湿热、苍白或变色、尿量减少、意识改变等体征进行观察。①低灌注是发生急性皮肤衰竭的病理生理基础，为预防低灌注的发生，患者在医护协作下制订容量管控目标，维持平均动脉压（MAP）≥65mmHg，并动态评估患者。血管活性药物在治疗方案允许的情况下尽量减少使用。因此在积极实施液体复苏仍无效时，为改善机体低灌注，该患者使用去甲肾上腺素支持，通过微量注射形式实现精准给药、均匀注射。由于不同患者对血管活性物质存在一定的敏感性或药物影响，为避免血流动力学的不稳定，在该患者更换去甲肾上腺素时采用双泵并行泵速渐降法进行更换。为把握容量与收缩血管之间的平衡，护士在调整去甲肾上腺素剂量时，重视对患者容量的评估，在保证患者容量适宜的前提下调整药物剂量，避免因药物原因导致皮肤血管进一步收缩而加重皮肤低灌注。②为精准实施液体复苏，该患者使用PICCO进行指导恢复患者组织灌注，通过输液泵精确地控制患者输液的速度，并动态监测电解质水平。③血流动力学不稳定会引起组织灌注显著不足，从而导致机体出现低氧血症和乳酸升高。因此，在患者处于低灌注状态时，我们可通过乳酸监测，保证血流动力学的稳定，以降低急性皮肤衰竭的发生率。④皮肤温度的变化受皮肤血流量的影响，能较好地反映组织代谢和灌注，当该患者皮肤温度下降时及时用棉垫包裹并用升温毯进行保暖。⑤灌注不足的患者突然改变体位时易出现血流动力学不稳定。因此该患者采用了缓慢、递增的翻身策略，在保证患者生命体征平稳的情况下，将患者缓慢翻身至15°，停留15秒，每次增加15°并停留15秒，直至完成翻身以便进行所需的护理（如更换床单和皮肤护理）；复位时使用同样的15秒递增技术回到30°位置。将患者放在楔形物和枕头上，并监测10分钟，观察患者血流动力学的改变情况。因血流动力学不稳定无法耐受翻身的患者。可采用重量分散策略，减少骨隆突部位的压力，每次10°～20°小幅度地转变体位，至少每30分钟更换1次受压部位。通过以上措施的干预该患者未发生因皮肤灌注不足导致的皮肤坏死。

3.急性皮肤衰竭与压力性损伤如何有效区分　有研究显示，尽管众多有效的循证护理措施已被用于临床实践，压力性损伤发生率却未有明显的下降趋势。这可能与部分急性皮肤衰竭病例被误认为是压力性损伤有关。目前，护士对急性皮肤衰竭的认知不足，急性皮肤衰竭与压力性损伤病因不同，处理方式亦不同。若按压力性损伤进行处理，忽视皮肤灌注的改善和危险因素的干预，将直接影响皮肤护理的质量，从而影响患者皮肤的预后。压力性损伤是一项重要的护理质量监测指标，将急性皮肤衰竭诊断为压力性损伤，不仅导致压力性损伤数据的失真，不利于临床护理质量管理和护理研究，也会引起医疗纠纷，加重护士的心理负担和医疗机构的经济负担，因此临床应加强对急性皮肤衰竭与压力性损伤的辨识。急性皮肤衰竭与压力性损伤的区分要点主要包括以下两点：①病理生理学角度：压力性损伤是由于较强和长时间的压力，或压力联合剪切力导致的皮肤/皮下软组织的局部损伤，可发生于健康人。而急性皮肤衰竭常发生于因多器官功能衰竭导致的休克相关的低灌注重症患者中，尽管采取了标准的减压预防措施，仍会发生多处皮肤溃疡，患者病死率高。②位置、形状和颜色角度：压力性损伤发生在骨隆突处，典型表现为圆形、缓慢进展的红色病变。而急性皮肤衰竭可出现于骨隆突处及其以外的任何部位（尤其是四肢末梢），表现为梨形、蝴蝶形、马蹄形或形状不规则的红色/黄色/黑色溃疡，且多为突然发生的多处全皮层损伤。因此，早期发现时即被认为是3期、4期或可疑深部组织损伤的压力性损伤均有可能是急性皮肤衰竭。该患者通过早期识别急性皮肤衰竭并采取干预措施，有效改善了皮肤的灌注。

4.急性皮肤衰竭的评估方法　皮肤低灌注压评估是早期识别急性皮肤衰竭的关键，皮肤温湿度、色泽及指脉血氧饱和度均可作为皮肤灌注初步评估指标。常用的评估方法：①皮肤花斑评分（SMS）及皮肤毛细血管充盈时间（CRT）是评估皮肤低灌注的有效手段，需定期根据ICU脓毒性休克患者情况进行动态评估。感染性休克发病时，患者皮肤的小血管会收缩而影响其微循环，会出现皮肤湿冷和花斑。SMS是一种临床操作简单的床旁评估方法。SMS得分范围是0～5分：无花斑为0分；膝盖中心有硬币大小范围的花斑为1分；未超过膝盖骨边缘为2分；未超过大腿中间为3分；未超过腹股沟区域为4分；超过腹股沟区域为5分。0～2分是早期花斑，主要局限于膝盖。但要注意的是此评分不适于腿部截肢、腿部瘢痕、深色皮肤的患者。休克纠正后，花斑仍可持续存在3小时，也限制了该评分在液体复苏中的指导价值。②CRT是指一个指尖甲床被按压后颜色复原的时间，具有操作简单、便于掌握并可直接在床旁实施的特点。CRT方法为：用一定的压力按压在手指甲床、胸骨表面、胫骨前内侧等浅表部位上5秒，局部毛细血管血流中断，使其变成白色；5秒后松开按压，按压部位皮肤颜色由白转红的时间≤2秒为正常；为减少误差，可测量重复3次，取平均值。③皮肤灌注压监测，目前有3种技术可用来测量皮肤灌注压：放射性核素廓清技术、光学体积描记法和激光多普勒技术。3种技术原理一样，即在测量部位充气袖带压力缓慢释放过程中，检测到核素的冲刷、脉动流的再现、红细胞的运动，此刻袖带产生的、作用于皮肤的最小压力，即为皮肤灌注压，高于这个压力时皮肤血流停止。激光多普勒技术能够更简单地测量较低水平的皮肤灌注压，且创伤小、可重复性高、用时较短，是被运用最多的测量技术。三种评估方法中，皮肤灌注压监测最为准确，但受专业设备的限制，导致无法开展该项监测；CRT操作简单、便于临床掌握，可以快速粗略地评估皮肤灌注情况，但准确性较差；SMS操作简单，准确性介于皮肤灌注压监测和CRT之间，但不适于腿部截肢、腿部瘢痕、深色皮肤的患者。患者四肢肢端皮肤发绀，皮温低时，采用CRT评分进行快速评估；当患者肢端出现花斑时，采用SMS进行评估。

【总结与反思】

1.护理亮点　低灌注是发生皮肤衰竭的病理生理学基础，因此，积极处理急性皮肤衰竭的危险因素，积极改善皮肤低灌注是预防急性皮肤衰竭的关键。有效评估皮肤低灌注，积极采取干预措施，精准使用血管活性药物，正确识别急性皮肤衰竭是临床护理过程中的重点。

2.护理反思　重症患者的皮肤护理复杂且具有挑战性。急性皮肤衰竭这一概念的提出，为丰富临床皮肤护理术语、规范皮肤护理实践、探索和拓宽皮肤护理研究方向奠定了基础，同时也对护理人员提供最佳皮肤护理提出了新的要求。由于急性皮肤衰竭尚未有明确的诊断标准，使其难以与压力性损伤鉴别，因此，规范的皮肤评估和压力性损伤预防措施的护理记录可在一定程度上提供鉴别急性皮肤衰竭的信息。

知识拓展

皮肤是人体最大、最复杂、最重要的器官之一，作为器官，可能衰竭。皮肤衰竭可分为慢性、终末期和急性皮肤衰竭，急性皮肤衰竭（acute skin failure，ASF）是指发生在皮肤和皮下组织的因血流动力学不稳定和（或）低灌注所导致的不可避免的损伤。ASF的物理表现在短时间（几天或者几小时）内即可发生，常被误认为可疑深部组织损伤。ASF的发生不仅延长了ICU患者住院时间，还会增加死亡率。

参考文献

陈香萍，劳月文，张奕，等，2021. 重症患者急性皮肤衰竭的研究进展［J］. 中华护理杂志，56（3）：376-380.

徐好，金瑛，黄琼蕾，2022. 急性皮肤衰竭与压力性损伤评估鉴别研究进展［J］. 护理学杂志，37（3）：109-112.

张建，刘庆伟，薛雪，等，2024. 重症患者急性皮肤衰竭评估工具的研究进展［J］. 中华现代护理杂志，30（2）：267-270.

第五节　淋巴瘤患者化疗后合并噬血细胞综合征伴全身多处皮肤溃烂的护理实践难点解析

【病例简介】

男，51岁，3个月前因双下肢及腹部出现多发水疱及黑褐色皮损、溃烂伴寒战、高热就诊；本次因感染性休克转入ICU，入科时体温38.8℃，心率155次/分，呼吸32

次/分，血压88/50mmHg，血氧饱和度78%。动脉血气分析：PaO_2 88mmHg、$PaCO_2$ 38mmHg、PaO_2/FiO_2 97mmHg。查体：双下肢及腹部多发皮疹、水疱，部分融合、破溃。实验室检查：白细胞$2.01×10^9$/L，血小板 $66×10^9$/L，肌酐118μmol/L，降钙素原17.72ng/ml。APACHE Ⅱ评分15分，死亡危险系数为20.97%。给予扩容、抗感染等对症治疗后进行化疗。

入科时双下肢皮肤情况（图13-5-1，图13-5-2）：

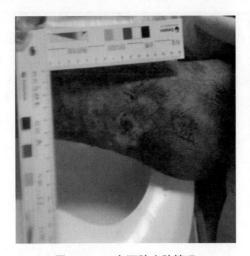
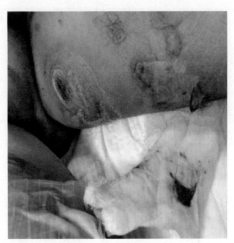

图13-5-1　右下肢皮肤情况　　　　　　图13-5-2　左下肢皮肤情况

化疗方案为第1～3天异环磷酰胺（ifosfamide，IFO）1000mg/（m^2·d）＋依托泊苷（VP-16）100mg/（m^2·d）静脉输注；第4天因血小板低（血小板计数$12×10^9$/L），咯血100ml，为预防咯血时因气道积血引起通气换气功能障碍致呼吸衰竭，行气管插管，呼吸机辅助通气；治疗过程中给予升白细胞、血小板治疗及保护性隔离，请皮肤科医生和国际伤口造口师会诊后制订相应皮肤护理计划，予以加强创面护理。经精心治疗与护理，患者生命体征平稳，局部皮肤结痂，第22天转入普通病房继续抗肿瘤治疗。

【临床诊断】

复发性NK/T淋巴瘤；噬血细胞综合征；感染性休克。

【主要治疗】

1.抗休克治疗。

2.抗感染、抗病毒治疗。

3.免疫治疗。

4.化疗时予护胃、止吐、保肝、水化治疗。

5.气管插管后给予有创呼吸机辅助通气时，给予镇痛镇静治疗。

6.升白细胞、血小板治疗及保护性隔离。

【护理难点及护理措施】

1.该患者皮肤应如何护理　患者双下肢及腹部呈现多处水疱及黑褐色皮损,覆盖面积约达13cm×15cm,双下肢面积各约3cm×5cm,4.5cm×6.0cm,基底浸润明显,部分水疱壁薄,可见少许淡黄色渗液,部分有脓性分泌物流出,伴有疼痛、瘙痒感。皮肤是NK/T细胞淋巴瘤第二受累器官,侵犯部位多见于四肢,其次为躯干和面部。临床常表现为紫红色或肤色的结节或肿块、浸润性红斑或肿块上水疱等,易形成溃疡。患者在治疗过程中因大剂量使用糖皮质激素及异环磷酰胺,皮肤愈合过程呈现缓慢、反复的特点。请皮肤科医生及国际伤口造口师联合会诊后制订以下护理措施:①皮肤观察。每日观察并记录皮肤改变的范围、颜色、程度、渗出液情况,并制订和完善相应的护理措施,班班交接。②未破损水疱护理。将无菌棉签蘸取聚维酮碘后,由内向外螺旋式消毒,再用无菌空针将脓液抽出,达到减压目的,同时取部分脓液进行细菌培养,根据创面细菌培养结果选择合适的抗生素。③破溃创面护理。破溃坏死的创面采用湿性愈合的方法,即先用生理盐水缓慢冲洗破损皮肤,后以聚维酮碘消毒破溃皮肤。必要时予以清创处理,再用德湿银离子敷料内敷创面,以纱布绷带包扎固定,每24小时换药1次。若有不适,及时观察患者创面情况,处理异常。其中银离子敷料具有抗菌、可吸收渗液的特点,有利于创面组织细胞的分裂、增殖,促进皮肤组织的修复,故选用银离子敷料。④无渗液皮损及血痂护理。以生理盐水清洗,保持表面清洁,均给予红光照射每天2次,每次15～20分钟,照射前协助患者佩戴防护眼罩,调节照射高度为距离照射部15～20cm,照射过程中密切观察患者反应,及时调节照射高度。⑤全程护理。急性期每日换药2次,后每天换药1次,换药时严格执行无菌观念,操作前后洗手,且戴好无菌手套,形成无菌区;指导患者卧床休息,给予双下肢抬高位,协助患者修剪指甲,避免抓挠,尽可能保持痂皮的完整,使其自然脱落。患者20天后破溃的皮肤逐渐愈合。具体换药流程如图13-5-3所示,皮肤愈合情况如图13-5-4所示。

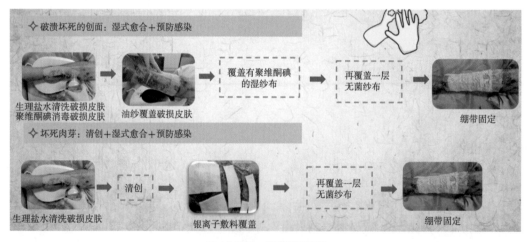

图13-5-3　换药流程图

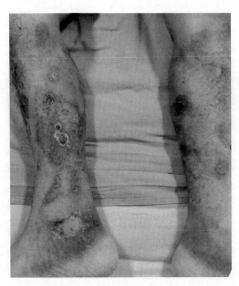

图13-5-4　逐渐愈合的皮肤

2.该患者化疗后怎么预防及控制感染

（1）预防感染：使用大剂量糖皮质激素和化疗药物，该患者出现严重骨髓抑制，白细胞最低$0.21×10^9$/L，局部皮肤溃烂、化脓、出血。①立即对患者实施保护性隔离及接触隔离，接触患者前后均须穿脱隔离衣，严格执行手卫生，病房环境严格执行消毒隔离措施。②加强基础护理及皮肤护理，保持床单整洁，下肢用支被架将盖被支起，注意保暖，使用无菌纱垫整齐铺于床面，且用无菌纱布覆盖创面，若有污染、潮湿，及时更换，以保持创面的清洁。

（2）控制感染：发热是噬血细胞综合征主要临床表现，该患者持续高热，最高体温40.1℃，患者血小板低，全身多处皮肤破溃，不宜选用乙醇擦浴及温水擦浴降温，以防皮肤黏膜出血。①遵医嘱用药，运用大剂量激素和抗生素后，高热有短暂缓解。②采用冰毯物理降温联合复方氨林巴比妥注射液药物降温，当体温37～37.5℃时暂停冰毯物理降温，及时更换潮湿衣物、床单，预防着凉。7天后患者体温恢复正常，全身皮疹趋于结痂，部分呈现黑褐色色素沉着。

3.该患者插管后的气道应如何管理　患者入ICU第4天咯血100ml，血小板计数$12×10^9$/L，咯血时因气道积血可引起通气换气功能障碍致呼吸衰竭，故及时行气管插管和机械通气保障患者的通气功能是成功抢救咯血的关键。

（1）吸痰护理：①为减少呼吸道黏膜刺激导致出血加重，责任护士0.5小时评估1次患者呼吸道情况，听诊肺部呼吸音，按需吸痰；②选择管壁光滑、质地柔软、直径适中、侧孔较多的密闭式吸痰管，可有效分散吸痰时负压；③通过调节吸痰负压150～200mmHg，吸痰过程中动作轻柔，禁止反复抽吸，加重气道黏膜损伤。

（2）气道湿化：合理的气道湿化可减少痰痂和血痂的形成，有利于吸引，减少气道黏膜损伤，采用乙酰半胱氨酸溶液雾化稀释痰液，灭菌注射用水持续滴注湿化器内行气道湿化。

（3）环境管理：适宜的温湿度可防止气道痉挛，保持室温20～22℃，湿度

50%～60%。

（4）气囊管理：适当的气囊压力可避免因气囊压力过高引起的气道黏膜损伤出血加重，又能避免因气囊压力过低引起的漏气、误吸，采用最小封闭压力并4小时监测1次，维持该患者所需气囊压力25cmH₂O（1cmH₂O＝0.098kPa），6小时放气1次，时间5分钟。

（5）体位管理：对于机械通气患者，如无明显禁忌证，床头应抬高30°～45°，可减少胃内容物反流及改善呼吸系统的顺应性和氧合，预防VAP。

（6）病情观察：密切观察患者生命体征，记录痰液的性状、颜色及量，吸痰后将去甲肾上腺素2mg加入50ml生理盐水中，向气道内注入2～3 ml去甲肾上腺素稀释液联合药物行气道止血。经过精心的护理，患者入ICU第7天气道未再出血。

4.该患者的疼痛应如何全程管理　适度镇痛镇静可减少患者因躁动、剧烈活动而加剧气道出血及水疱摩擦、破溃、出血，为脏器功能、皮肤组织恢复创造良好环境，有利于患者病情好转。患者入ICU第4天处于镇痛镇静状态，采用重症监护疼痛观察工具（critical care pain observation tool，CPOT）和Richmond躁动-镇静评分（Richmond agitation sledation scale，RASS）每小时对患者进行1次评估，维持镇痛镇静目标CPOT评分0～2分，RASS评分白天0～1分，夜间保证患者睡眠，控制在-2～-1分。入ICU第12天患者器官功能恢复，意识清楚配合，全身用药以布托啡诺稀释液为主，缓解患者疼痛，局部使用2%利多卡因湿敷，每天3次，每次15～20分钟，当疼痛加剧时则根据皮肤创面情况及时处理。入ICU第18天局部趋向于结痂，患者疼痛较前减轻，夜间偶有疼痛难忍，影响睡眠，遵医嘱给予口服镇痛药。第20天患者未述局部皮肤痛感。

5.该患者如何进行早期康复活动　2017年美国危重症患者机械通气脱机指南指出，对于≥24小时行机械通气的患者应尽早实施早期活动。早期活动也被认为是治疗ICU获得性衰弱最好的康复方法。由康复治疗师、医生、责任护士共同制订渐进性早期活动计划，确定适合患者的锻炼形式，并在活动过程中及时评估患者耐受度。①第一阶段，患者深镇静状态时，康复治疗师采用肢体被动活动的方式辅助患者行功能训练，即避开肢体破溃处，按压患者肢体各处肌肉，辅助肢体关节活动，包括内收、外展、旋转、屈伸，每天2次，每次20～30分钟，并辅助摆放功能体位，2小时翻身1次。②第二阶段，患者处于浅镇静状态，能配合指令动作时，康复治疗师和责任护士指导患者主动行握拳、松拳、旋腕、屈肘、泵踝、屈膝、抬臀动作，每个动作维持10秒后放松，每天2次，每次10～20分钟。③第三阶段，患者暂停镇静药物，意识清楚配合时，康复治疗师及责任护士协助患者取半卧位，指导患者手臂对抗阻力抬起，床尾悬挂气球，通过踢气球的方式进行双下肢对抗重力及阻力训练，每天2次，每次10～20分钟，除此之外，2名护士在固定气管插管及呼吸机的情况下协助患者坐于床沿，进行下肢对抗重力及阻力训练，每天2次，每次10～15分钟。④第四阶段，患者拔除气管插管后，2名护士先协助患者坐于床沿，根据患者耐受度酌情开始站立及直立行走，每天2次，每次10～15分钟。

【总结与反思】

1.护理亮点　本例患者在罹患继发性噬血细胞综合征的同时伴有全身多处皮肤溃烂，采取综合的皮肤护理措施是促进皮肤愈合的关键，同时联合实施气道管理能避免气道黏膜损伤或出血等症状发生。

2.护理反思　继发性噬血细胞综合征与原发病治疗密切相关，主要治疗包括两方面，一方面是针对噬血细胞综合征的治疗，控制炎症反应及器官功能障碍；另一方面是针对NK/T淋巴瘤的治疗，控制原发病，达到防止噬血细胞综合征复发的目的。护理人员需学习罕见疾病的护理，掌握噬血细胞综合征的临床表现及治疗要点。护理重点在于溃烂皮肤的护理、带管后的气道管理及患者的康复护理等，同时做好患者与家属的沟通工作，由于患者病情危重，通过与家属沟通取得理解和配合，有利于护理工作的开展，帮助患者早日康复。

知识拓展

1.自然杀伤/T细胞淋巴瘤　自然杀伤/T细胞淋巴瘤（NK/T-cell lymphoma）是一种少见的高度侵袭性的血液系统恶性肿瘤，文献报道其与EB病毒的慢性感染密切相关，放化疗是其主要治疗方法。

2.噬血细胞综合征　噬血细胞综合征（hemophagocytic lymphohistiocytosis, HLH）是多种疾病因素引起淋巴细胞和巨噬细胞过度激活导致的细胞因子风暴形成，并引起严重甚至致命的炎症症状，临床表现主要为发热、肝脾大、全血细胞减少、肝功能异常、凝血异常、血小板进行性下降，继发性噬血细胞综合征常见于感染、恶性肿瘤或自身免疫性疾病。NK/T细胞淋巴瘤相关的噬血细胞综合征5年总生存率在所有噬血细胞综合征中最低，仅有12%，常因出血、感染或多器官功能障碍错失治疗时机而死亡，进展速度快，死亡率高。

参考文献

安乐，杨建征，石光，等，2019.鼻部NK/T细胞淋巴瘤继发噬血细胞综合征1例并文献复习［J］.中国实验诊断学，23（8）：1412-1413.

顾亦凡，薛军，2020.NK/T细胞淋巴瘤合并噬血细胞综合征1例［J］.肿瘤学杂志，26（3）：265-268.

江方正，葛晶晶，王雪梅，等，2019.一例横纹肌溶解症合并血小板减少患者气道出血的护理［J］.护士进修杂志，34（22）：2107-2109.

薛友儒，郭丙秀，邵慧慧，等，2020.ICU机械通气患者早期活动护理质量敏感指标的构建［J］.中华护理杂志，55（1）：16-21.

姚鸿，陈立红，高超，等，2019.风湿病合并继发性噬血细胞综合征的护理［J］.中华护理杂志，54（11）：1712-1714.

第六节　外阴癌患者免疫治疗致严重皮肤毒性反应的护理实践难点解析

【病例简介】

女，54岁，因外阴恶性肿瘤，行外阴广泛切除术，术后病理示：高分化鳞状细胞癌。术后给予白蛋白紫杉醇＋奥沙利铂化疗3个周期，6个月后复查发现右侧腹股沟淋巴结肿物，行右侧腹股沟淋巴结清扫术，术后病理示：中分化鳞状细胞癌。基因检测提示多柔比星敏感，给予多美素60mg＋奥沙利铂200mg方案化疗1个周期，同时给予卡瑞利珠单抗输注。化疗后18天患者出现口唇肿胀、口腔溃疡疼痛、双眼结膜红肿，皮肤红疹，伴有体温升高（38.5℃）入院。

入院后3天，患者因血压90/50mmHg、心率124次/分、体温39.2℃、意识淡漠、全身皮疹散在破溃转入ICU。

转入时患者体温39.6℃；心率120次/分；血压83/49mmHg；呼吸29次/分；血氧饱和度97%；神志清楚、烦躁，全身皮疹散在水疱、创面表皮脱失，口腔黏膜溃疡，眼睑红肿。血气分析：pH 7.352，$PaCO_2$ 40mmHg，PaO_2 80mmHg，BE -3，HCO_2 22.4mmHg，立即给予患者补液、去甲肾上腺素静脉泵入升压保证组织有效灌注；留取皮肤拭子培养及血培养；偶有烦躁，NRS评分7分，给予芬太尼＋右美托咪定镇痛镇静；NRS 2002评分5分，PG-SGA 6分，存在营养风险，留置鼻肠管，短肽型肠内营养制剂输入。入科后完善化验，结果：白细胞$0.62×10^9$/L，降钙素原18.7ng/ml，乳酸3mmol/L，白蛋白36.1g/L，钾3.2 mmol/L，N端-B型钠尿肽前体254pg/ml。予以保护性隔离，重组人粒细胞刺激因子升白，万古霉素＋美罗培南联合抗感染治疗，纠正电解质紊乱；甲泼尼龙160mg/d＋氢化可的松200mg/d；经皮肤科会诊，给予庆大霉素湿敷，氧化锌油外用。

转入第3天，患者体温39.0℃，心率99次/分，血压151/76mmHg，呼吸26次/分，血氧饱和度99%。白细胞$1.78×10^9$/L，降钙素原11.1ng/ml，乳酸1.3mmol/L，白蛋白28.5g/L，钾4.2 mmol/L。患者降钙素原、体温较前下降，考虑抗感染有效，继续抗感染治疗，追踪培养结果。患者乳酸达标，血压升高，尿量达标，考虑循环稳定，停用血管活性药物。患者无腹痛腹胀腹泻等肠内营养不耐受症状，给予更换为整蛋白型能全力肠内营养制剂；低蛋白血症，给予输注白蛋白提高胶体渗透压；维持芬太尼＋右美托咪定镇痛镇静治疗，RASS评分：0～1分，NRS评分：3分；加用丙球0.5g/（kg·d），甲泼尼龙（甲强龙）200mg/d静脉推注；皮肤拭子细菌培养回报为肺炎克雷伯菌，亚种抗生素为美罗培南＋万古霉素，加用卡泊芬净；请心理小组会诊评估。皮疹发展迅猛，出现表皮与真皮分离，露出大片红色糜烂面，似烫伤样外观（＞30%体表面积），触痛明显，伴不同程度黏膜损害。口腔黏膜、眼睑、会阴均开始出现不同程度损伤。创面外用无菌敷料，渗液及时更换，做好创面保护和消毒隔离。眼部清洁眼膏保护；漱口液口腔冲洗。

转入第7天，白细胞$4.78×10^9$/L，白蛋白34.5g/L。甲泼尼龙（甲强龙）300mg/d；维持芬太尼＋右美托咪定镇痛镇静，前胸背部皮肤基本剥脱，大量黄色渗液。皮肤创面换药时加用利多卡因喷洒减轻疼痛；躯干、会阴皮肤培养回报为溶血葡萄球菌，抗生素为万古霉素＋莫西沙星；患者有低蛋白血症，给予输注白蛋白提高胶体渗透压。

转入第14天，坚持换药，创面趋于稳定，渗液明显减少；背部皮肤拭子培养回报为铜绿假单胞菌，抗生素调整为亚胺培南西司他丁；创面换药时加用地佐辛镇痛。甲泼尼龙（甲强龙）减量至100mg/d。患者夜间出现幻听、谵妄，晨起能正常交流，间断思维混乱、恐惧、喊叫、颤抖，会诊考虑患者伴发焦虑状态，给予劳拉西泮＋艾司西酞普兰药物治疗。用药后患者夜间加用奥氮平仍不能入眠，间断出现幻听，给予心理专业小组会诊，再次评估和针对性心理疏导。后幻听次数减少、精神可、夜间睡眠6～7小时，奥氮平逐渐减量，停用劳拉西泮，维持艾司西酞普兰。

转入第23天，皮疹逐渐消退，表皮剥脱处长出新生皮肤，糜烂面愈合；口腔黏膜愈合，尝试经口少量饮水；眼部水肿减轻，角膜上皮大部分修复；协助患者床边活动；甲泼尼龙（甲强龙）逐渐减量至60mg/d。

转入后第33天患者由ICU转出，院外定期眼科复查，医美皮肤再生治疗。

【临床诊断】

外阴癌术后化疗后；休克；高热；皮肤Stevens-Johson综合征（SJS）。

【主要治疗】

1.保证组织有效灌注。

2.升白、保护性隔离。

3.抗感染治疗。

4.免疫治疗。

5.庆大霉素湿敷，氧化锌油外用皮肤对症治疗。

6.肠内营养支持治疗。

【护理难点及护理措施】

1.如何护理皮肤黏膜大面积破损　①皮肤同时存在不同阶段的皮疹、水疱破溃、坏死组织、糜烂面、结痂。浅溃疡面，消毒后覆以无菌凡士林纱布＋贝复新凝胶。坏死糜烂面，清创消毒，银离子敷料联合细胞生长因子。皮肤剥脱创面使用生理盐水冲洗，用无菌剪刀清除坏死组织，清创消毒后银离子敷料覆盖预防感染，喷洒贝复济生长因子。外包无菌敷料（80cm×100cm），湿性环境生长。换药保证无菌操作。注意保暖，气垫床保护皮肤，无大量渗液敷料3天更换一次。②会阴、肛周黏膜斑片状剥脱，每日用0.05%碘伏溶液冲洗外阴2次，每次便后用生理盐水冲洗肛周，保持会阴部的清洁卫生，预防导尿管相关性尿路感染。③患者眼部黏稠分泌物较多，眼睑粘连，结膜角膜均存在剥脱，患者不能睁眼，视力严重受限：手动视力为1m，视力指数0.5m。为防止感染，避免粘连，保护视力，用生理盐水冲洗眼部，生理盐水棉签清除眼周分泌物，再用左氧氟沙星眼药水滴眼＋妥布霉素地塞米松眼膏外用，4小时/次。指导患者每日定时向上、下、左、右四个象限活动眼球，每次重复2～3次，每天3次，防止眼球粘连。④患者口腔黏膜糜烂，口唇附着血痂较厚，出血、疼痛明显。用生理盐水冲洗口腔，交替喷洒氯己定、5%碳酸氢钠、生理盐水＋利多卡因溶液。口唇及口周给予煮沸晾凉的香油外涂，每天2～3次。保持鼻腔、呼吸道通畅，鼻腔内痂皮先用少许香油浸软后轻轻剔除。

2.怎样有效预防与控制感染　患者全身大片表皮剥脱、糜烂、渗出、机体抵抗力低下、极易感染。感染是TEN最严重也是最常见的并发症之一。所以做好消毒隔离至关重要。①提供单间病房，保持病房空气新鲜，每日开窗通风2次，每次大于30分钟。病房内地面、桌面、门把手等物体表面每日用含氯消毒液擦拭消毒2次，室温控制在28～30℃，相对湿度30%～40%。②限制家属探视，病房每天用空气消毒机，患者所用床单、被套、枕套、衣裤均采用棉浅色面料。③TEN不推荐预防性使用抗生素，当有确切感染时根据细菌培养和药敏结果，选择有效但不易致敏的抗生素。分泌物和（或）血液细菌培养阳性者，给予接触隔离，该类患者一切用物均专人专用，定期消毒。所有工作人员及家属进入病房均穿隔离衣、戴口罩、戴帽子，隔离衣每24小时更换1次。接触患者的血液、体液、分泌物、排泄物时戴无菌手套，使用过的医疗废物及患者用品均放在黄色垃圾袋按医疗废弃物处理。在无菌条件下，清除表面坏死组织，取皮损严重处或分泌物集中处（3处以上）做细菌培养和药敏试验。当患者寒战或体温高达38.5℃时，采集血标本进行细菌培养。患者全身大面积糜烂、渗出，大剂量激素冲击治疗可能诱发和加重感染，定期进行皮损分泌物、血液、痰液、尿液细菌培养，以便早期发现感染征象。根据感染征象和药敏试验结果合理选择抗生素。④锁穿导管原贴膜位置水疱破溃，与前胸皮损连接成片，中心静脉护理困难。为避免黏性敷料进一步损伤皮肤，去除思乐扣。锁穿导管周围皮肤破溃面积扩大，伴随大量渗出，康惠尔水胶体敷料无法覆盖穿刺点周围皮肤。给予银离子敷料包裹，康惠尔泡沫敷料覆盖，渗液吸收饱和立即更换敷料。

3.如何进行患者的病情观察　及时、足量给糖皮质激素是治疗本病的重要方法，但糖皮质激素的大量使用易引起高血压、高血糖、高血脂、应激性溃疡、消化道出血、感染、水钠潴留、低血钾等并发症，在使用激素期间，护理人员需了解大剂量的糖皮质激素可能会引起的诸多并发症，并密切观察患者病情和生命体征变化，若临床治疗过程中出现发热、白细胞计数异常、肝功能异常、蛋白尿等症状或指标异常，应通知医生并及时处理。

4.患者的营养支持如何实施　大面积表皮松解会导致白蛋白和其他蛋白质的丢失，SJS/中毒性表皮坏死松解症（TEN）患者应尽早开始营养支持治疗，以保证代谢平衡，减少蛋白流失并促进愈合。对于营养方式，肠内营养优先于肠外营养，可减少溃疡形成及消化道细菌迁移。伴口腔黏膜炎的SJS/TEN患者无法正常进食时，给予鼻饲。患者大量体液、蛋白丢失，NRS 2002：5分，PG-SGA评估分级：6分B级。口腔黏膜损伤严重，长期不能经口进食。尽早开始营养支持治疗，保证代谢平衡，减少蛋白流失。床旁置入螺旋鼻肠营养管，给予肠内营养液。预防误吸，观察耐受情况及并发症。

5.如何有效落实患者的液体管理　由于大面积表皮松解、糜烂导致体液丢失，同时经口摄入量减少，SJS/TEN患者需补液，以预防外周组织器官低灌注及休克。补液量取决于表皮松解的体表面积，其标准略低于烧伤补液量，过度补液会导致肺部、皮肤及胃肠道水肿。借鉴烧伤患者的补液标准，入院后前3天SJS/TEN患者每1%表皮松解的体表面积补液量为2～4ml/kg。补液应通过外周静脉或中央静脉置管，并密切监测液体的出入量，从而计算补液量。准确记录患者出入量，及每次更换敷料时记录渗液量。每日调整，实行个体化液体管理。

6.如何有效实施患者的镇痛镇静　转入时的NRS评分7分为中度疼痛。①给予早期干预，预判性护理，全程管理。②合理应用镇痛镇静药物：多模式镇痛、联合和非药物策略（非药物策略包括：每日定向训练、缓解感知觉受损、促进睡眠及降低夜间声光水平、相对集中的护理操作、光照疗法帮助患者恢复正常睡眠节律、芳香疗法、放松技术等）。③促进早期活动的实施：全程多维早期康复模式。④家庭成员参与谵妄管理：播放录音、床旁安慰陪伴、云探视等。

7.如何针对性护理皮肤大面积破损后患者的心理状态 ①开通心理直通车，心理护理专科会诊，床旁心理护理干预。②采用芬太尼＋右美托咪定联合静脉用药并准确评估用药效果。采用客观、有效的疼痛评估工具。③尽可能纠正可逆的促发因素：调整换药间隔，银离子敷料覆盖区域无渗出不更换。皮损严重时疼痛异常，每次换药前30分钟加用地佐辛肌内注射，利多卡因湿敷创面，减轻疼痛。奥氮平＋右美托咪定治疗谵妄。劳拉西泮＋艾司西酞普兰抗抑郁治疗。④加强早期康复运动、睡眠管理和人文关怀。

【总结与反思】

1.护理亮点 本病例患者免疫不良反应属于中毒性表皮坏死松解型药疹，该不良反应由于皮肤黏膜损害广泛、渗出明显且易伴有低血容量性或中毒性休克，并发症多，起病较凶险，病程较长，护理难度大，加之女性患者对容貌受损的心理负担重等，更加需要护理人员用娴熟的护理专业技术及切实有效的针对性护理措施，促进患者早日康复回归家庭、回归社会。

2.护理反思 重症药疹是一类严重的皮肤疾病，具有较高的病死率。随着新药不断出现、用药人群增多，药疹发生率达23.5%，从SJS、重叠型的SJS-TEN到TEN，随着皮肤松解面积的扩大，病死率也逐步上升，控制病情及加强护理对改善预后相当重要。中毒性表皮坏死松解型药疹是一类由药物引起的少见重症皮肤不良反应，其以广泛皮肤松解坏死为特征，是病情最严重的药疹之一。如治疗不及时，患者可因电解质紊乱、继发感染或脓毒血症、肝肾衰竭等导致死亡，病死率达25%～40%。严格消毒隔离、科学全面的创面护理、皮肤黏膜护理、预防和控制感染、预防并发症是本病护理的关键；另外，正确的心理引导、加强非药物护理以及营养支持等也非常重要。

对于应用肿瘤免疫治疗产生皮肤不良反应的患者，我们应提高临床认识，早期识别，快速判断患者出现的症状是否是免疫治疗的皮肤不良反应。对于皮肤不良反应的患者，在起病早期将患者纳入危重症的临床护理管理，进行干预，实施严格消毒隔离、科学全面的创面护理、皮肤黏膜护理等。通过临床表现和指标进行分级来判断这些不良反应的严重程度，根据不良反应的严重程度，掌握好处理不良反应的用药和停止免疫治疗的指征。

知识拓展

1.肿瘤免疫治疗 肿瘤免疫治疗是通过提高免疫细胞识别能力和消除携带特异性抗原的肿瘤细胞来刺激机体增强自身免疫能力，从而提高抗肿瘤效果。近几年，免疫检查点抑制剂（immune checkpoint inhibitor，ICI）疗法成为肿瘤免疫治疗中备受关注的研究方向，免疫检查点分子是位于免疫细胞表面的受体，与配体结合后，通过传递抑制或刺激信号在调节免疫反应和维持自我耐受性中发挥功能性作用。是以肿瘤细胞的标志性分子为靶点的治疗方式，可以精确地杀伤肿瘤细胞，有效控制肿瘤进展，已成为多种恶性肿瘤的治疗选择之一。但是，免疫治疗药物可能会引起明显的不良反应，其中以皮肤反应最为多见。卡瑞利珠单抗为程序性死亡受体1（PD-1）的ICI，是一种高选择性的人源性IgG4-k型单克隆抗体，免疫相关皮肤毒性是其常见的不良反应之一，发生率为34%，但严重的皮肤毒性，如SJS/TEN罕见。

2. SJS综合征 SJS综合征是一种由药物引起的严重的表皮及黏膜的不良反应。SJS皮损＜10%体表面积；TEN皮损＞30%体表面积；SJS/TEN重叠型皮损面积占10%～30%体表面积。属于重症药疹中相对常见的类型，临床表现为红斑、水疱、表皮剥脱、黏膜糜烂，常伴发热、肝肾等内脏损害。其进展迅速，病死率高，治疗棘手，发病机制尚不明确。

参考文献

谷敏，2018. 改良大面积烧伤创面护理用于大疱性表皮松解坏死型药疹创面护理效果观察［J］. 实用临床护理学电子杂志，3（30）：63.

孙艳，羊文娟，蔡星星，等，2022. 中毒性表皮坏死松解型药疹患者的重症护理分析［J］. 浙江临床医学，24（1）：129-130.

Lacouture ME，Sibaud V，Gerber PA，et al，2021. Prevention and management of dermatological toxicities related to anticancer agents：ESMO Clinical Practice Guidelines［J］. Ann Oncol，32（2）：157-170.

Vastarella M，Fabbrocini G，Sibaud V，2020. Hyperkeratotic skin adverse events induced by anticancer treatments：a comprehensive review. Drug Saf，43（5）：395-408.

Wang CW，Yang LY，Chen CB，et al，2018. Randomized，controlled trial of TNF-α antagonist in CTL-mediated severe cutaneous adverse reactions［J］. J Clin Invest，128（3）：985-996.

第七节　肠瘘患者术后继发葡萄球菌性烫伤样皮肤综合征的护理实践难点解析

【病例简介】

男，56岁，患者因恶心、呕吐，肛门停止排气排便入我院就诊。急诊X线：肠梗阻。予以禁食、营养支持、生长抑素等对症治疗。经灌肠后行肠镜，并在内镜下行肠道支架安置术。患者返回病房后诉乏力、胃部不适、恶心，心电监护提示血压低，立即予以补液扩容、头孢曲松抗感染。患者出现寒战、高热、心率快，立即行血培养、血常规、CRP等相关检查，并升级抗生素为亚胺培南西司他丁钠加强抗感染。经过处理后发现腹腔引流管引出黄褐色粪水样液体，行腹部CT，考虑肠穿孔，立即在全麻下行剖腹探查＋直肠支架取出＋直肠修补＋肠减压＋肠造瘘＋腹腔引流术，术后返回ICU。

患者出现感染性休克、败血症，血培养示大肠埃希菌及革兰氏阳性球菌感染，引流液查见真菌，给予亚胺培南西司他丁联合万古霉素抗感染，并行CRRT治疗。患者左上肢、阴囊、骶尾部皮肤出现大面积不规则水疱，留取水疱内液体送检，查见金黄色葡萄球菌。经过治疗，患者顺利停机拔管，停用血管活性药物，感染得以控制，顺利转出

ICU。

【临床诊断】

感染性休克；脓毒症；葡萄球菌性烫伤样皮肤综合征。

【主要治疗】

1. 手术治疗。
2. 脓毒症抗休克治疗。
3. 持续CRRT治疗。
4. 输注亚胺培南抗感染治疗。
5. 肠内营养支持治疗。

【护理难点及护理措施】

1. 如何做好脓毒症休克的集束化措施　参照《拯救脓毒症运动：脓毒症和脓毒症休克国际指南》要求，根据脓毒症集束化治疗策略推荐，制订以下处理措施：①早期液体复苏及容量管理。指南要求在早期复苏阶段完成30ml/kg的晶体液静脉滴注，晶体液建议使用平衡晶体液。该患者体重52kg，入科后患者有创动脉血压为80/50mmHg（MAP 60mmHg）；尿量为100ml，CVP为6mmHg，乳酸为6.5mmol/L。1小时内给予血浆和人血白蛋白等进行静脉补液治疗，并在3小时内完成了液体复苏的目标。在液体复苏的同时，需要准确地判断患者的容量反应性，降低补液盲目性及容量过负荷的风险。结合患者的情况，采用生命体征和CVP等判断该患者的液体反应性。大量液体复苏后监测该患者有创动脉血压为97/60mmHg（MAP 72mmHg），尿量为120ml，CVP为7mmHg，1小时后复查乳酸为4.5mmol/L，3小时后复查乳酸为3.5mmol/L。②指南指出若患者在液体复苏时出现低血压（MAP ＜ 65mmHg），则加用血管活性药物来维持MAP。指南推荐去甲肾上腺素作为首选的血管活性药物。该患者在入科后1小时内积极行液体复苏，血压仍不能达标，经中心静脉微量泵泵入去甲肾上腺素，维持MAP ≥ 65mmHg。患者术后血压81/55mmHg（MAP 63mmHg），术前伴有肝硬化、肝肾综合征，故在予以去甲肾上腺素的基础上，再联合使用特利加压素增加肾血流量。③迅速识别并处理感染部位是脓毒性休克主要的治疗干预措施。患者在入科后0.5小时内抽取外周血培养及导管血培养后，给予广谱抗生素亚胺培南西司他丁钠。在获知血培养结果、药敏检查结果，以及患者的临床情况改善后，抗生素治疗应以病原体和药物敏感性为导向。该患者血培养提示大肠埃希菌及革兰氏阳性菌感染，加用万古霉素抗感染治疗。④该患者全腹部CT检查。腹部肠管扩张，并见气-液平面，较长者约3.0cm。腹腔引流管引出大量黄褐色粪水样液，考虑直肠支架术后肠瘘。故患者在入科后3小时急诊行剖腹探查＋直肠支架取出术＋直肠修补术＋肠减压＋肠造瘘术，及时清除了腹腔感染灶，控制了感染源。⑤CRRT可以有效改善机体的内环境，迅速纠正休克，抑制全身炎症反应，从而提高患者最终的生存率。患者术后生化检验示血钙1.82mmol/L、肌酐123.0μmol/L、尿酸491.0μmol/L、胆红素56.9μmol/L、碳酸氢根17.6mmol/L、乳酸6.8mmol/L。于术后7小时开始行基于oXiris膜的CRRT治疗，在治疗过程中严格动态监测动脉血气分析指标，并根据动脉血气分析结果及时调整置换液的配方、补充电解质和纠正酸碱失衡，以维持患者内环境的稳定。CRRT治疗总时长达104小时，下机时胆红素下降至25.2μmol/L，乳酸下降至3.2mmol/L，其余感染指标均逐渐恢复。

2. 该患者继发葡萄球菌性烫伤样皮肤综合征（SSSS）如何护理 患者治疗过程中在皮肤大片红斑基础上出现松弛性水疱，尼氏征阳性。皮损大面积剥脱后留有潮红的糜烂面，皮损有明显疼痛和触痛，水疱内大量积液，给予抽吸送检，查见金黄色葡萄球菌。患者皮肤情况如图13-7-1所示。

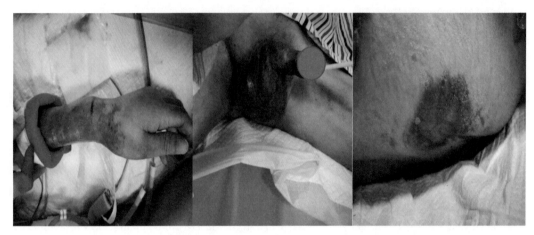

图13-7-1 患者皮肤情况

该患者由于脓毒症休克，感染重，营养状态差，抵抗力下降等多方面的原因，导致患者出现葡萄球菌性烫伤样皮肤综合征（staphylococcal scalded skin syndrome，SSSS）。针对该患者的皮肤情况，我们实施了如下护理：①病房消毒隔离。由于患者病情严重，机体抵抗力和免疫力低下，皮肤损伤严重，应安置于单人病房，对室内的湿度和温度进行调节，其中湿度为50%～60%，温度为20～24℃。定时打开房间窗户，保持空气流通，运用等离子消毒机消毒病房空气，每天对床上物品进行更换，运用5%消洗灵对床单位进行擦拭消毒，运用有效含氯消毒剂对病房、墙面以及地面进行擦拭消毒。同时，要对探视人员和时间进行限制，并且在日常护理操作中，坚持无菌原则，预防交叉感染。②注意皮肤温度管理。皮肤温度的变化受皮肤血流量的影响，较好地反映了组织代谢和灌注，进行皮肤评估同时包括皮肤温度监测，局部发热是压疮发展的警告信号。该患者由于休克状态，四肢湿冷，给予充气式加温机保暖，对于局部破损皮肤给予可见光治疗。保持患者皮肤温度30～32℃可确保患者舒适，并有助于积极处理局部病理因素，提供伤口愈合环境。③伤口换药。由伤口造口专业小组老师实施伤口换药。该患者伤口渗液培养示金黄色葡萄球菌感染，采取接触隔离措施。每次换药更换伤口部位时同时更换无菌手套。取下感染敷料前用生理盐水纱布或棉球充分软化创面，动作轻柔，防止创面出血。专家共识指出含银敷料可用于大面积浅Ⅱ度创面的感染预防，也可作优选敷料用于深Ⅱ度创面治疗。本案例选择防黏性含银纱布敷料，配合银离子凝胶涂抹保持创面湿润。采用银离子敷料加凝胶软化痂面后，使用外科方法修剪黑痂直至完全清除。

金因肽（重组人表皮生长因子外用溶液）在创面修复中也较常用，其具备维持细胞存活、诱导及刺激创面细胞增殖等诸多作用，有利于伤口愈合。针对该患者，经外科修剪后的皮肤外喷金因肽以促进伤口愈合。采用5%碘伏消毒创面后用生理盐水清洗，银离子凝胶涂抹创面后覆盖至少双层银离子纱布敷料，最后用纱布绷带固定敷料。④做好体位管理。目标导向的镇痛镇静，滴定调整镇痛镇静药物，避免镇静过度或过浅。责任护士每2小时行镇静评分，平时维持浅镇静，RASS评分：-2 ～ -1分；换药时维持深镇静，RASS评分：-5 ～ -4分。按需改变体位，满足其肢体移动及体位摆放需求，避免皮肤破损处受压及摩擦。⑤积极处理原发疾病，同时积极抗感染治疗及营养支持治疗，提升患者抵抗力，促进伤口处血液循环，有利于伤口愈合。患者于术后第9天开始逐渐停用血管活性药物，于术后第10天逐渐开始肠外营养支持治疗，由低剂量开始逐渐过渡到全量，保证患者能量的供给，促进伤口愈合。加强康复指导，指导患者循序渐进行功能锻炼，增强患者抵抗力，有助于伤口愈合。经过处理后，患者皮肤情况好转，创面黑痂脱落，创面基底红润，逐渐好转（图13-7-2）。

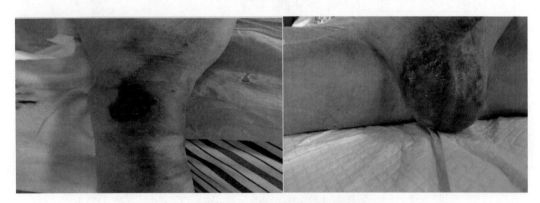

图13-7-2　治疗20天后皮肤情况

【总结与反思】

1. 护理亮点　该患者发生脓毒症休克的抢救过程中严格按照脓毒症集束化处理措施进行，达到了相应的目标。而该患者在治疗过程中并发葡萄球菌性烫伤样皮肤综合征（SSSS），医务人员及时行相关病原菌监测，明确诊断，采取集束化的皮肤护理措施，有助于该患者皮肤的转归。

2. 护理反思　脓毒症休克患者并发葡萄球菌性烫伤样皮肤综合征（SSSS）的临床患者较少，而且SSSS多好发于婴儿，偶见于成人，容易误诊。所以通过该病例，我们能够及时识别SSSS的患者，为我们今后的工作提供了依据。

知识拓展

1. 脓毒症休克定义　在脓毒症基础上，感染持续加重，经过充分容量复苏后仍发生低血压，收缩压＜90mmHg或下降40mmHg，无其他低血压原因可循。

2. 脓毒症1小时集束化措施：见图13-7-3。

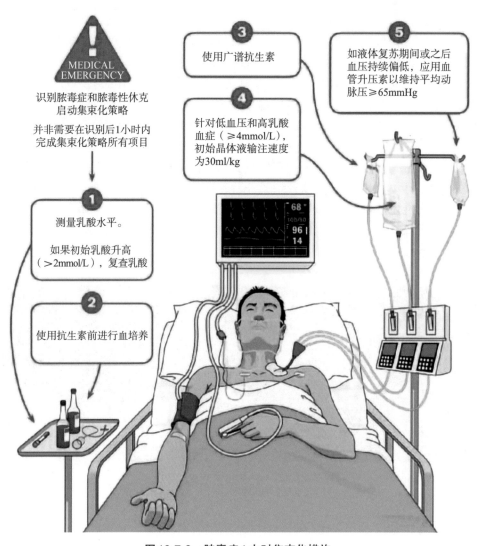

图 13-7-3　脓毒症 1 小时集束化措施

3.葡萄球菌性烫伤样皮肤综合征　葡萄球菌性烫伤样皮肤综合征是由可产生表皮剥脱素的金黄色葡萄球菌感染引起的一种罕见、泛发性、融合性、浅表性、剥脱性皮炎，又称皮肤烫伤综合征。发病突然，是在全身泛发红斑基底上，发生的松弛性烫伤样大疱及大片表皮剥脱。发生于成人的 SSSS 多见于患有肾炎、尿毒症、免疫功能缺陷或有严重葡萄球菌败血症的患者。

参考文献

王梦华，2021．葡萄球菌性烫伤样皮肤综合征的临床特点及治疗策略［J］．临床医学研究与实践，6
　（11）：116-118．

中国老年医学学会烧创伤分会，2018．含银敷料在创面治疗中应用的全国专家共识（2018版）［J］.
　中华损伤与修复杂志（电子版），13（6）：401-405．

Evans L，Rhodes A，Alhazzani W，et al，2021．Surviving sepsis campaign：international guidelines for
　management of sepsis and septic shock 2021［J］．Crit Care Med，47（11）：1181-1247．

第十四章

肿瘤急危重症患者营养管理

第一节 肺转移癌患者伴胸腔大出血术后行肠内营养并发胃潴留的护理实践难点解析

【病例简介】

女，60 岁，身高155cm，体重57kg，BMI 23.7kg/m²，患者因反复咯血1周，急性加重4小时入ICU。行CT检查及床旁超声：胸腔大量积液。立即行左侧胸腔穿刺引流出暗血性液800ml，考虑胸腔大量出血。经多学科会诊后于当日紧急行开胸探查止血＋左全肺切除术，术中出现2次心搏骤停，行胸内心脏按压及电除颤后恢复窦性心律。经抢救后入ICU继续治疗。心电监护：心率45次/分，血压81/50mmHg，血氧饱和度97%，给予静脉泵入异丙肾上腺素稀释液及去甲肾上腺素稀释液维持心率及血压。术后查血：血红蛋白78.0g/L，血清白蛋白22.0g/L，前白蛋白112.7mg/L，C反应蛋白96.35mg/L，降钙素原14.76ng/ml。行营养风险筛查（NRS2002）5分，提示存在营养风险。

术后第4天患者开始进行营养治疗。在首次实施肠内营养（enteral nutrition，EN）过程中，出现胃潴留，于床旁盲视下安置鼻空肠营养管，保证后续营养治疗顺利实施。经过治疗，在转入后28天，患者格拉斯哥昏迷量表（Glasgow coma scale，GCS）由3分增加为8分，胃肠道功能均有所好转。患者行气管切开术后停用呼吸机，经喉罩吸氧，顺利转出ICU。

【临床诊断】

外阴鳞癌肺转移；胸腔大出血；心肺复苏术后；营养风险。

【主要治疗】

1.外科手术止血。

2.给予头戴冰帽，行亚低温治疗。

3.输注血液制品及白蛋白治疗。

4.抗感染治疗。

5.营养支持治疗。

【护理难点及护理措施】

1.该患者出现胃潴留如何干预 ①由于重症患者常伴随不同程度的胃肠道功能障碍，EN过程中常出现过高的胃残余量（gastric residual volume，GRV），而运用超声监测患者GRV能显著降低肠内营养患者并发症的发生率。所以针对该患者采用床旁超声行胃肠耐受性评估。患者开始启动肠内营养，以20ml/h速度开始经鼻胃管管饲，于4小时后启动胃肠耐受性评估。通过床旁超声测量GRV，具体为测量出胃窦前后直径和头尾直径，计算胃窦面积（胃窦面积=胃窦头尾直径×胃窦前后直径×π），再通过胃窦面积计算GRV［GRV（ml）= 27.0 + 胃窦面积（cm²）×14.6-1.28×年龄］。经过测量发现该患者胃肠蠕动弱，在第一个4小时测得GRV 250ml，第二个4小时测得GRV 500ml，予以暂停管饲。②ESPEN指南指出，对于高水平GRV的重症肠内营养支持患者，推荐使用胃肠动力药，应优先考虑静脉注射红霉素。所以针对该患者加用红霉素促进胃肠蠕动。③2017年欧洲危重病学会（ESICM）指南指出，如果患者持续高GRV，应该考虑使用幽门后喂养。为预防误吸的发生，当日下午于床旁盲视下安置鼻空肠营养管。具体操作流程详见知识拓展。安置营养管后行腹部X线检查，确定鼻肠管尖端位置位于十二指肠球部后，继续肠内营养治疗。经过干预，患者未发生误吸。

2.该患者的营养治疗如何实施

（1）营养开始时机：ESPEN指南提出对于休克尚未控制、血流动力学不稳定以及组织灌注目标尚未达标者可延迟启动营养治疗。对于血流动力学稳定的患者［MAP ≥ 65mmHg，去甲肾上腺素≤ 1µg/（kg·min）并在减量中］，可在24 ~ 48小时尽早启动低剂量肠内营养（enteral nutrition，EN）。该患者术后第4天去甲肾上腺素用量≤ 1µg/（kg·min），并且逐渐减量中，床旁超声连续性心排血量监测结果提示单次心排血量、心排血指数、血管外肺水指数、肺毛细血管通透性指数等指标均呈好转趋势，提示患者呼吸、循环、酸碱平衡状态改善，此时开始启动肠内营养治疗。

（2）营养途径的选择：ESPEN指南提出针对危重症患者应早期启动营养治疗，如无法经口进食，应执行早期EN。与早期肠外营养（parenteral nutrition，PN）相比，早期EN可降低感染并发症发生率、缩短住ICU时间。该患者心肺复苏后，选择为患者安置鼻胃管开始行肠内营养治疗。

（3）营养制剂选择：对该患者使用急性胃肠功能损伤（AGI）进行评估，由于在心肺复苏过程中存在肠道缺血症状，听诊肠鸣音减弱，床旁超声评估：胃窦运动减弱，肠蠕动差，评估AGI为Ⅱ级。而短肽型肠内营养制剂不需要消化即可吸收，对胃肠道负担小，是肠道功能障碍患者的首选制剂。所以针对该患者，选择使用短肽型肠内营养制剂进行营养支持。

（4）目标能量及蛋白的确定：①根据重症患者早期肠内营养目标喂养量管理方案护理执行流程标准，以及肠内营养耐受性评估与管理工具，为保持患者肠道黏膜屏障功能，考虑为患者提供滋养型喂养。滋养型喂养是指喂养能量在10 ~ 20kcal/h或不超过500kcal/d。针对该患者为术后第4天，给予5%葡萄糖250ml经鼻胃管进行管饲，通过肠内营养泵连续匀速输注营养液，以20ml/h速度进行，其间患者耐受良好，达到了滋养型喂养的目标。②第二阶段：在滋养型喂养给予1天后，患者在管饲的过程中出现一系列肠内营养并发症，根据对患者实施的胃肠耐受性评估，动态调整营养治疗方案。患者术后第5天出现明显的腹胀及胃潴留情况，行胃肠耐受性评估为4分，给予继续肠内营养，维持原滋养型喂养。经过一系列处理，患者腹胀情况缓解，胃肠耐受性评估为1分，调整营养方案。开始采用允许性低热量喂养量［10～20kcal/（kg·d）］。采用短肽型肠内营养制剂进行管饲，实际给予能量为500kcal，以20ml/h开始管饲，每4小时评估胃肠耐受性，8小时后调整为80ml/h，严密监测患者胃肠道功能。但术后第8天患者开始出现腹泻，术后第9天患者进展为Ⅲ度腹泻，调整营养治疗方案，减少肠内营养液的使用，降低管喂速度。考虑患者肠内营养治疗不能达到目标喂养量，开始加用肠外营养治疗。中心静脉给予全合一营养液制剂，实际能量为1500kcal。③第三阶段：在术后第15天患者胃肠道并发症逐渐好转，肠道功能逐渐恢复，病情趋于稳定。因此调整营养治疗方案，改用整蛋白型肠内营养制剂，逐渐减少肠外营养液的剂量，患者实际摄入能量为2000kcal，最终实现完全肠内营养治疗。

【总结与反思】

1.护理亮点　对心肺复苏后患者进行急性胃肠道损伤分级来指导营养方案的制订，采用序贯性肠内营养方式进行，在营养治疗的过程中全程使用胃肠耐受性评估表对患者进行评估，动态调整患者营养治疗方案。在患者发生胃潴留时，能够在床旁盲视下安置鼻空肠营养管，立即为患者解决问题，保证肠内营养的顺利实施。

2.护理反思　我科心肺复苏后患者较多，规范化行全程营养管理有利于改善患者的营养指标。但危重症患者病情复杂，同时存在多个矛盾点，有容量过多或不足的矛盾点，有肝肾等脏器功能障碍等，需要我们不断评估，不断探索来调整营养治疗方案。

知识拓展

床旁盲视下鼻空肠营养管安置流程：

1.置管前准备　①操作者准备：护士着装整齐，洗手，戴口罩、帽子。医生全面评估患者病情，与患者或家属沟通，签署知情同意书。②用物准备：鼻肠管、治疗盘、纱布、弯盘、20ml注射器、听诊器、生理盐水、pH试纸、无菌手套、棉签、治疗巾、温开水、甲氧氯普胺（胃复安）。③患者准备：禁食6小时以上，胃复安10mg静脉注射。

2.置管流程：见图14-1-1。

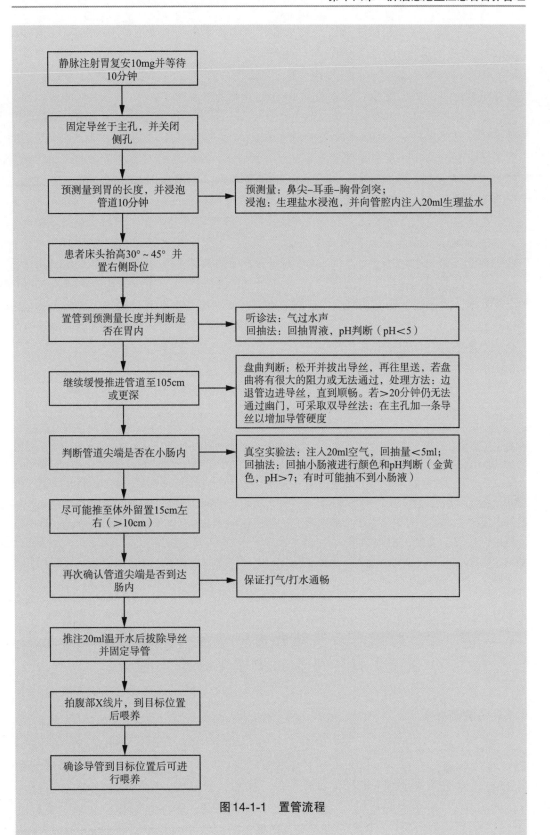

图14-1-1　置管流程

3.营养管尖端位置判定方法　采用多种辅助技术联合判定，包括抽吸消化液测pH值、听气过水声、导丝回抽试验、体位辅助。①确定营养管在胃内后，协助患者取右侧卧位，随患者呼吸以每次1～2cm的速度向前缓慢、轻柔推进鼻空肠营养管。每推进5cm用手固定导管，回撤导丝10cm，再将导丝送回，检查导丝送回时有无阻力，如果导丝送回有阻力，或送回的导丝自动向外弹出，说明导管在胃内有反折，可慢速回撤营养管5cm，再随呼吸缓慢向前推进，或一边旋转一边向前推进，直到顺利置入到105cm以上。置管过程中如遇阻力明显增加，不应盲目用力进管；如果推送无阻力，则推送导管不超过135cm。注入20ml生理盐水，拔除导丝，妥善固定鼻空肠营养管于鼻翼，记录置入长度。②经鼻空肠营养管快速注气10～20ml，听诊气过水声，气过水声最明显的部位在剑突下或左上腹，初步判断营养管在胃内，最明显的部位在脐下或平脐左右，初步判断营养管在肠内。③营养管通畅，顺利回抽到分泌物10ml以上，分泌物检测pH＜5，初步判断营养管在胃内；回抽到淡黄色分泌物小于10ml，分泌物检测pH＞7，初步判断营养管可能在肠道内。④向营养管内注入20ml生理盐水，回抽液体小于5ml，甚至抽不出，初步判定营养管在肠道内，如果抽出液体达15ml以上，初步判断在胃内。⑤判断金标准是行腹部X线检查，确定鼻肠管尖端位置在肠道内后开始喂养。

参考文献

何聪，王显雷，付优，等，2022. 床旁胃肠超声联合肠内营养耐受性评分在中重症急性胰腺炎患者营养治疗中的作用［J］. 山东医药，62（19）：24-27.

江利冰，张松，高培阳，等，2018. 欧洲临床营养与代谢学会ICU临床营养指南（ESPEN）［J］. 中华急诊医学杂志，27（11）：1195-1197.

任婷，周彦文，刘文书，等，2023. 肠内营养合并胃潴留规范化管理流程在ICU危重症患者护理中的临床效果［J］. 黑龙江医学，47（20）：2526-2529.

姚丽，顾轶，张亚香，2023. 营养序贯护理模式在ICU行机械通气患者中的应用价值［J］. 护理实践与研究，20（14）：2075-2079.

第二节　鞍区肿瘤术后实施肠内营养治疗并发Ⅲ度腹泻患者分段式目标喂养的护理实践难点解析

【病例简介】

男，24岁，身高168cm，体重65kg，身体质量指数（BMI）23kg/m²，诊断为鞍区垂体腺瘤，因视力下降加重2个月至医院就诊，行颅脑肿瘤切除＋视神经减压＋颅骨修补术，术毕回ICU。术后第1天，患者心率84次/分，呼吸15次/分，血压149/75mmHg，血氧饱和度98%，NRS 2002评分为5分，给予抗感染、止血、减轻脑水肿、维持电解质治疗。予以安置胃管，选择整蛋白型肠内营养制剂250ml/d，行肠内营养支持治疗。同时，给予枸橼酸莫沙必利片促进胃动力，每4小时进行胃肠耐受性评估，动态调整营养支持方案。术后第4天，患者解便3次/天，量约450ml，为Ⅰ度腹泻。术后第5天，患者自解水样便2490ml，为Ⅲ度腹泻，查大便常规球杆比1:4。给予安置大便引流收集器、止泻、调节肠道菌群、氧气吹臀、更改营养支持方案。术后第9天，患者腹泻较前好转，为Ⅰ度腹泻。术后第10天患者腹泻停止，达到100%目标热量全量喂养。术后第20天，患者颅内出血灶吸收，未再腹泻，转出ICU。

【临床诊断】

鞍区垂体腺瘤；颅内血肿；重度营养风险；腹泻；尿崩症。

【主要治疗】

1.减轻脑水肿。
2.抗感染治疗。
3.纠正贫血。
4.肠内、肠外营养支持。
5.管喂蒙脱石散止泻、双歧杆菌、胰酶调节肠道菌群。
6.管喂去氨加压素控制尿崩。

【护理难点及护理措施】

1.发生肠内营养相关性腹泻应如何处理 术后第3天，患者解便3次/天，量约450ml，采用Hart腹泻计分法来进行腹泻评估。该患者24小时内Hart评分>12分，判断发生腹泻。危重患者肠内营养相关性腹泻等并发症发生率高，增加患者痛苦。及时识别肠内营养相关性腹泻等并发症并采取有效的护理措施做出预防及处理，是促进患者康复的重要措施。①严密观察患者排便次数、量、粪便性状、气味，及时报告医生，并做好记录，遵医嘱正确留取粪便标本并送检，查找病因，对症处理。②肠内营养"六度"管理：营养液输注期间注意"六度"管理，即速度、浓度、温度、角度、清洁度、舒适度。使用肠内营养泵连续输注，控制管喂速度，逐步增减管喂速度，提高肠内营养耐受性，每4小时用20ml温开水采用脉冲的方式冲管，保持管道的通畅，预防管内食物残渣变质加重腹泻。营养液温度保持在22～25℃的室温环境中，同时使用加温器控制营养液温度在38～40℃。营养液在有效期内，现启现用，24小时内输完，避免污染。输注管道每24小时更换，输注完毕，鼻胃肠管末端用纱布包裹避免污染。管喂期间床头抬高30°～45°，防止反流、误吸、腹胀等并发症，每4小时进行胃肠耐受性评估一次。③合理规范使用药物：该患者细菌性肺炎，大剂量应用抗生素易破坏胃肠道屏障，引起肠道功能紊乱，大便培养球杆比为1:4，提示肠道菌群失调。遵医嘱规范使用抗生素，运用双歧杆菌调节肠道菌群，用药过程中注意不能与抗菌药物同服，需与抗菌药间隔2小时以上，40℃温水管喂，不与抗酸剂合用。及时运用蒙脱石散止泻，密切观察大便性状。予静脉滴注人血白蛋白，提高患者免疫力，积极纠正低蛋白血症。同时密切监测电解质变化，以便及时调整或补充电解质，该患者为鞍区肿瘤术后，每日尿量4000～5500ml，血钾2.89mmol/L，血钠158.4mmol/L，但口服补钾易导致渗透性腹泻，遵医嘱经中心静脉导管静脉泵入氯化钾注射液、管喂温开水控制高钠血症，去氨加压素控制尿崩症。④做好口腔护理：口腔的病原菌更易导致腹泻的发生。使用氯己定漱口液和制霉菌素片溶液进行口腔护理4次/天，预防口腔感染。⑤运动疗法：在营养治疗同时进行运动疗法，有助于全身肌力的恢复，同时提高体力体能，增强免疫力。患者颅脑术后，应激期采用被动按摩、腿部脚踏车训练器等被动活动的方式。稳定期协助患者行血栓操，四肢功能锻炼。

2.如何预防肛周失禁性皮炎的发生 神经外科重症患者腹泻后由于皮肤长期暴露在粪便中，极易导致皮肤出现潮湿浸润损伤，从而诱发失禁性皮炎。针对该患者，如何进行肛周皮肤护理尤为重要。①制订皮肤护理方案，即"一洗，二润，三保护"。患者便后均用温水进行冲洗，避免用力擦拭。使用屁屁乐涂抹肛周皮肤，以形成保护膜，减少对皮肤的摩擦，并联合氧气疗法吹臀。患者Ⅲ度腹泻期间，肛周皮肤完整，轻度发红，为轻度失禁性皮炎，采用造口粉联合皮肤保护膜的"三明治"式保护法，即"粉—膜—粉—膜—粉—膜"的多层相叠，使保护膜牢固，达到严密隔离的效果，避免肛周皮肤再次发生损伤。同时给予红光治疗3次/天，保持肛周皮肤干燥，诱导血管内皮生长，促进皮肤的愈合。②有效大便收集可避免失禁性皮炎的发生。当患者Ⅲ度腹泻时，大便呈水样且量多，选择安置气管插管代替肛管进行引流，向气囊注入空气20～30 ml，固定肛管不易脱出，并密切观察肛管气囊压力，大便性状、量，及时挤压，避免大便呈糊状后堵管。当患者腹泻逐渐好转，为Ⅰ～Ⅱ度腹泻时，大便呈糊状，肛管不易引出，予以拔除肛管，选择一件式造口袋进行大便收集。经过精心的护理干预，该患者肛周皮肤好转。

3.该患者分段式目标喂养营养支持方案应如何实施 2018年ESPEN指南建议不要因为ICU患者出现腹泻而自动停止肠内营养支持，会导致患者摄入营养低于目标值，而应该继续喂养，同时积极寻找腹泻的病因。

（1）营养制剂的选择：对患者使用急性胃肠功能损伤（AGI）进行评估，营养治疗前，使用床旁超声评估，胃窦运动可，肠蠕动可，评估AGI为Ⅰ级，ASPEN指南推荐标准的整蛋白配方作为神经外科肠内营养的首选剂型。但术后第4天，患者解黄色水样便2490ml/d，为Ⅲ度腹泻，评估AGI为Ⅱ级。而短肽配方更容易消化、吸收，对胃肠道负担小。因此，更换肠内营养配方为短肽型肠内营养制剂进行肠内营养支持。

（2）分段式目标喂养：为保证肠内营养能够顺利实施，依据重症患者早期肠内营养目标喂养量管理流程，拟定阶段性营养治疗方案。根据神经外科危重患者肠内营养目标，该患者能量需要量选择25～30kcal/（kg·d），蛋白质需要量选择1.2～2.0g/（kg·d），因此该患者目标能量为1625～1950kcal/d，目标蛋白质为78～130g/d。①第一阶段：滋养型喂养。ESPEN指南建议早期对重症患者以滋养型喂养，以维持肠道黏膜屏障功能，减少肠道细菌移位。患者术后第1天，给予5%葡萄糖注射液250ml 1次/天经胃管持续匀速滴入，管喂速度20ml/h，密切观察患者有无腹胀、腹痛等并发症发生。②第二阶段：管饲5%葡萄糖注射液效果尚可，患者无相关并发症发生。根据重症患者早期肠内营养目标喂养量管理方案，术后第2天给予允许性低热量喂养，目标能量为10～20kcal/（kg·d）。给予整蛋白型肠内营养制剂250ml/d持续24小时匀速管喂营养液，管喂速度20ml/h，并每日额外补充蛋白质20g，实际给予能量为

500kcal/d。术后第3天，通过重症超声评估患者胃肠蠕动不佳，加以枸橼酸莫沙必利片5mg 3次/天，刺激胃肠道蠕动，每4小时评估胃肠耐受性，严密监测患者胃肠道功能。③第三阶段：实施40%～50%目标热量允许性喂养。术后第4天，调整整蛋白型肠内营养制剂500ml/d持续24小时匀速管喂，管喂起始速度30ml/h，逐渐调整至70ml/h，并每日额外补充蛋白质40g，实际给予能量为830kcal/d。患者当日排便3次，出现Ⅰ度腹泻，停止使用枸橼酸莫沙必利片，考虑患者耐受尚可，肠内营养计划实施的同时严密监测患者胃肠道功能。术后第5天，患者自解水样便2490ml，为Ⅲ度腹泻，调整为短肽型肠内营养制剂500ml 1次/天，管喂速度30ml/h，并启动"3＋1"模式。"3"为蒙脱石散、双歧杆菌乳杆菌和胰酶，"1"即婴儿米粉，给予100g/d婴儿米粉管喂，实际每日提供能量980kcal，每4小时评估胃肠道功能，实现了允许性喂养目标。④第四阶段：标准喂养。术后第6天，实施70%～80%目标热量的标准喂养。考虑患者Ⅲ度腹泻，更改营养方案，保证肠内营养能够连续实施。给予短肽型肠内营养制剂500ml 1次/天管喂，管喂速度50ml/h，加用全合一营养液制剂肠外营养支持，实际每日能量1230kcal。继续给予蒙脱石散止泻，双歧杆菌乳杆菌和胰酶调节肠道菌群，同时加用医用食品液体果胶180ml/d，以促进大便成形。每4小时评估胃肠道功能，准确记录24小时出入量。⑤第五阶段：全量喂养。早期肠内营养喂养中断越频繁，营养不良的风险越高、预后越差。因此，全量营养能够保证机体热量供给，促进重症患者加速康复。术后第8天，患者腹泻较前好转，为Ⅰ度腹泻且病情稳定，暂停蒙脱石散止泻，继续给予双歧杆菌乳杆菌和胰酶调节肠道菌群。调整营养方案为短肽型肠内营养制剂500ml 2次/天，管喂速度60ml/h，全合一营养液制剂肠外营养，实际每日能量1730kcal。术后第10天，患者腹泻停止，肠道功能恢复，改用整蛋白型肠内营养制剂，管喂速度80ml/h，逐渐减少肠外营养液的剂量，最终达到100%目标热量肠内营养支持。

【总结与反思】

1.护理亮点　本患者在实施营养支持时，依据重症患者早期肠内营养目标喂养量管理流程，采用分段式目标喂养。即第1～2天喂养达到10%～20%目标热量（滋养型喂养），第3～4天喂养达到40%～50%目标热量（允许性喂养），第5～6天喂养达到70%～80%目标热量（标准喂养），第7天以后喂养达到100%目标热量（全量喂养），并及时进行胃肠功能评估。当发生肠内营养相关性腹泻时，及时调整营养支持方案，启动"3＋1"模式控制腹泻，采取有效护理措施保护肛周皮肤。

2.护理反思　神经重症患者肠内营养相关性腹泻发生率较高，原因复杂多样。对患者进行肠内营养时，应加强多学科合作，共同做好营养评估、筛查，把握肠内营养最佳时机。早期识别腹泻高危者，规范肠内营养护理技术，选择合适的营养支持方案，调节好肠内营养的浓度、温度、速度，动态评估，及时调整，并控制好各个环节的质量，最大限度地减少肠内营养相关性腹泻的发生，提高患者生存质量。

⊛知⊛识⊛拓⊛展⊛

1. Hart腹泻评分（表14-2-1）　若患者24小时内腹泻评分累积值≥12分，则判断为腹泻。

表14-2-1　Hart腹泻评分表

形态	估计容量		
	＜200	200～250	＞250
成形	1	2	3
半固体	3	6	9
液体状	5	10	15

2. 腹泻耐受性分级及处理措施（表14-2-2）

表14-2-2　腹泻耐受性分级

症状分级	Ⅰ度	Ⅱ度	Ⅲ度	Ⅳ度
症状表现	大便次数＜4次/天，轻微湿软	大便次数4～6次/天，量500～1000ml，大便较湿且不成形	大便次数≥7次/天，量＞1000ml，稀便或水样便	腹泻伴血流动力学改变，危及生命
处理措施	保持或增加输注速度	保持输注速度，6小时复查	减少输注速度的50%，通过喂养管给予止泻，转为短肽类配方喂养	药物治疗，24小时复查，停止输注肠内营养

3. "3＋1"模式　"3"为蒙脱石散、双歧杆菌乳杆菌和胰酶肠溶胶囊3种药物，"1"即婴儿米粉。蒙脱石散在临床具有确切疗效，其特有的层纹状结构及非均匀性电荷分布，能将消化道内的病菌进行固定，避免其游离，从而抑制毒素的产生，缓解病情。双歧杆菌乳杆菌由双歧杆菌、乳酸杆菌、肠球菌、异乳糖等组成，能调节肠道微生态，补充正常生理性病菌，抑制肠道有害菌，从而调整肠道菌群，减少肠源性毒素的产生和吸收，减轻肝脏负担。胰酶肠溶胶囊用于消化不良、胰腺疾病引起的消化障碍和各种原因引起的胰腺外分泌功能不足的替代治疗。选择富含益生元的婴儿米粉，具有固肠止泻、健脾养胃、促进肠道功能恢复的作用，同时补充能量、多种维生素及微量元素。

参考文献

丁娟，张凤勤，付文芳，等，2020. 提高神经外科重症患者肠内营养耐受性的循证护理实践［J］. 中华急危重症护理杂志，1（2）：156-160.

黄海燕，米元元，喻姣花，等，2017. 危重症住院患者失禁相关性皮炎预防及护理的最佳证据总结［J］. 护理学杂志，32（21）：50-53.

杨燕，赵荣华，吴立新，2018. 重症监护室患者肠内营养相关性腹泻的影响因素及护理［J］. 广西医学，40（2）：203-206.

中华医学会神经外科分会，中国神经外科重症管理协作组，2022. 中国神经外科重症患者营养治疗专家共识（2022版）［J］. 中华医学杂志，102（29）：2236-2255.

第三节　食管气管瘘患者营养通路管理的护理实践难点解析

【病例简介】

男，57岁，身高170cm，体重53kg，BMI 18.3kg/m^2。患者于8年前行食管癌根治术，3个月前出现明显进食梗阻，行内镜检查示食管狭窄，于内镜下安置食管支架，居家进食流质饮食。此次患者由于在病房发生误吸，出现意识障碍，呼吸困难，行气管插管后转入ICU。于床旁内镜检查，可见食管气管巨大瘘口形成，于内镜下取出食管支架，安置胃管及空肠营养管，行营养治疗。实验室检查：白蛋白25.0g/L、钾3.06mmol/L、磷0.53mmol/L，提示患者存在电解质紊乱情况。经营养治疗团队拟定阶段营养治疗方案，防止再喂养综合征的发生。经多学科会诊，患者在全麻下行管胃双瓣法气管瘘修补术＋结肠代食管术。术后患者仍然反复出现呛咳不适，反复行气管插管术，给予呼吸机支持治疗，行电子支气管镜检查提示气管憩室形成。考虑患者恢复时间长，故于内镜室行空肠造瘘术，继续给予肠内营养（enteral nutrition，EN）支持治疗。经过治疗，患者食管气管瘘口较前有所缩小，吸入性肺炎得到有效控制，行气管切开后，顺利停用呼吸机，出院。

【临床诊断】

食管癌；食管气管瘘；吸入性肺炎；重度营养不良。

【主要治疗】

1.内镜及手术治疗。

2.抗感染治疗。

3.纤维支气管镜吸痰及呼吸机治疗。

4.肠内营养支持治疗。

【护理难点及护理措施】

1.该患者肠内营养如何实施　本例患者肠道功能完好，应优先选择肠内营养。按照食管癌患者的营养治疗专家共识：能量需要量可以选择25～30kcal/（kg·d），而蛋白质需要量推荐选择1.5～2.0g/（kg·d），因此该患者目标能量为1325～1590kcal/（kg·d），目标蛋白质为79.5～106g/（kg·d）。但通过应用"ICU营养支持患者再喂养综合征风险评估"对该患者进行评估，该患者＞10天很少有营养摄入，且BMI＜18.5 kg/m²，所以该患者为再喂养综合征的高危患者，需营养团队拟定阶段性营养治疗方案。①首先在营养治疗前检查患者血常规、尿常规、电解质以及心电图，了解电解质紊乱情况，适当补充电解质和维生素，纠正水、电解质平衡紊乱。该患者存在低钾、低磷的情况，给予管饲氯化钾稀释液，静脉泵入甘油磷酸钠注射液。且在营养治疗前30分钟预防性补充硫胺素，给予肌内注射维生素B₁ 300mg。②其次该患者能量补充应从10kcal/（kg·d）开始，谨慎逐步增加。所以第1～3天给予整蛋白型肠内营养制剂500ml管饲，通过肠内营养泵连续匀速输注营养液，以20ml/h速度进行，其间患者耐受良好，实际摄入能量500kcal。在此营养治疗期间持续行心电监护，并且在治疗开始后4～6小时监测电解质浓度，之后每天监测电解质浓度。③经过治疗，在第4天患者的电解质钾和磷水平有所上升，但仍低于正常值，继续补充钾和磷。同时在营养治疗前30分钟仍继续给予肌内注射维生素B₁ 300mg。调整营养方案为给予能量15～25kcal/（kg·d），选择整蛋白型肠内营养制剂1000ml管饲，实际摄入能量1000kcal。在此期间每日监测患者电解质情况。④在第6天患者钾和磷均上升至正常，予以调节营养方案为给予能量25～30kcal/（kg·d）。选择整蛋白型肠内营养制剂1500ml管饲，实际摄入能量1500kcal，达到了全量喂养的目标。

2. 该患者的肠内营养通路如何选择及护理　由于该患者出现食管狭窄、食管气管瘘、食管气管瘘修补术、气管憩室等相关并发症，肠内营养通路出现过多次变化，所以该患者营养通路的选择及护理也尤为重要。

（1）食管支架：患者由于进食梗阻，内镜下见食管狭窄，故安置了食管支架，便于食物通过。置入后护理要点：①饮食管理。支架置入后发生自膨扩张需要时间，通常术后24小时内禁食、水，第2～3天为全流质，便于食管黏膜得到充分修复并与食管支架融合。第4～7天为少渣饮食，如豆浆、蛋黄粥等。7天以后予以软、烂、易消化、无刺激性食物，如稀饭、小米粥、鸡蛋羹等。避免高黏性食物，硬质、粗糙、粗纤维的食物，防止支架移位。告知患者养成饭前、饭后，平时多喝温水的习惯，达到冲洗支架的目的。避免冷水和烫水，因热胀冷缩的原理会导致食管支架扩张达不到最佳状态。②体位管理。该患者有贲门括约肌松弛病史，胃内食物容易反流至食管，腐蚀支架。所以，该患者需要进食后尽量保持直立体位，睡眠时床头抬高15°～30°。③并发症的观察及处理。告知患者由于支架的压迫和扩张，会出现不同程度的胸骨后疼痛，一般给予镇痛药3～5天后症状会消失，若出现剧烈疼痛且不能缓解，出现呕血、便血等及时就诊。④定期复查。术后1天、1周、1个月进行食管造影或者胃镜检查，之后6个月或1年复查。

（2）鼻肠管：由于患者发生误吸，为防止吸入性肺炎的发生，指南推荐重症患者行肠内营养治疗时使用幽门后管饲途径。患者于内镜下安置胃管及空肠营养管。在鼻饲期间，严格按照《成人鼻肠管的留置与维护》团体标准进行使用及维护。在固定上对该患者选用人字形固定法＋高举平台法固定，每24小时更换鼻贴及固定位置。注意观察鼻肠管外露刻度，避免体内移位及脱管的情况。在管饲过程中使用肠内营养泵进行匀速喂养，每隔4小时冲洗鼻肠管一次。保证管饲药物时，研磨充分，避免堵管。由于该患者带有人工气道，人机对抗明显，不能配合治疗，所以使用镇痛镇静药物，行保护性约束，避免非计划拔管。

（3）空肠造瘘：患者行瘘口修补术后，在行鼻肠管管饲过程中，仍然反复出现误吸，反复行纤维支气管镜吸痰，停机拔管困难。查找相关原因：第一，术中取部分胃壁修补气管瘘口，胃壁内黏膜层可分泌胃液，所以患者容易反复出现误吸，肺部炎症得不到控制。第二，为了减少胃液分泌，给予减少胃动力药物，导致患者胃蠕动减慢，容易产生反流。第三，患者经过多次手术，贲门及幽门括约肌松弛，而患者空肠营养管开口处位于十二指肠球部，容易出现胃肠道内容物的反流。指南指出：肠内营养治疗时间超过4周，空肠造口的耐受性更好。综合考虑后，为患者行空肠造瘘术。术后护理要点：①营养液及药物管饲护理。置入4小时后即可开始进行肠内营养，可先注入50ml温开水，观察1小时后，如患者无不适，可开放管饲。连续肠内营养输注时，每4～6小时应采用15～30 ml温开水冲洗导管，以防止导管阻塞。分次给予肠内营养或药物后，也应采取上述方法冲洗导管。空肠造瘘管通常比胃造瘘管管径小，应特别注意避免阻塞。体位上要求将患者床头抬高30°～45°，并在肠内营养结束后至少保持1小时，防止胃内容物反流。②造瘘管护理。置管24小时后，使用无菌0.9%氯化钠和纱布清洁空肠造瘘管的穿刺点及周围皮肤，清除瘘口周围的分泌物和污渍，第一周每天评估瘘口周围是否有炎性反应、感染、压疮、淤伤和肉芽组织增生的迹象。对于长期置管患者，将外固定装置与皮肤保持0.5cm，可避免内外固定装置间张力过大，以减少缺血、坏死、感染及固定器植入综合征的发生。

【总结与反思】

1.护理亮点　食管癌患者最严重且恢复时间较久的并发症就是瘘的形成，对该患者采取了3种不同方式的肠内营养途径，均符合患者当时病情的变化。该患者还是发生再喂养综合征的高危患者，但是通过营养治疗团队的努力，制订合理的营养治疗计划，经过干预，患者获得了一个良好的结局。

2.护理反思　适合的肠内营养途径，有助于患者目标营养的顺利达标。而根据该患者疾病不同时期的临床表现，选择不同肠内营养途径，符合规范，有利于患者预后。但是对于带空肠造瘘管出院患者的宣教还需进一步加强。

知识拓展

1.再喂养综合征

（1）定义：再喂养综合征（refeeding syndrome，RFS）是指长期禁食或严重营养不良的患者，重新摄入营养时所导致的电解质紊乱（磷、钾、镁为主）、体液潴留和急性代谢障碍，是一种潜在致命性的营养不良并发症。

（2）症状：周围性水肿、心动过速、耳鸣、呼吸困难，严重者可导致呼吸衰竭、心力衰竭、昏迷、横纹肌溶解等临床症状。

（3）诊断标准：①任何一种或以上的电解质（血清磷、血清钾、血清镁）水平降低10%～20%（轻度RFS），20%～30%（中度RFS），＞30%和（或）由于以上任意一种电解质降低和（或）硫胺素缺乏而导致的器官功能障碍（重度RFS）。②在开始营养支持后的5天内出现。

（4）风险因素：①低风险因素。a.BMI＜18.5 kg/m²；b.既往3～6个月，体重意外降低＞10%；c.微量或未供给能量＞5天；d.有酗酒史或用药史（胰岛素、化疗药、抑酸剂或利尿剂）。②高风险因素。a.BMI＜16.0kg/m²；b.既往3～6个月，体重意外降低＞15%；c.微量或未供给能量＞10天；d.营养支持前，电解质（磷、镁、钾）处于低水平状态。③极高风险因素。a.BMI＜14kg/m²；b.体重下降＞20%；c.饥饿或禁食＞15天。

（5）风险等级：①低风险，指包含1个低风险因素。②高风险，指包含2个低风险因素或1个高风险因素。③极高风险，指包含1个极高风险因素。

2.再喂养综合征的预防措施及处理

（1）预防措施：①营养治疗从低热量目标开始，个体化循序渐进补充能量。②蛋白质管理：开始较低剂量0.8g/（kg·d），并将蛋白质剂量逐步提高到蛋白质目标量≥1.2～1.3g/（kg·d）。③硫胺素管理：根据风险等级不同补充，至少在营养治疗开始前30分钟补充维生素B₁。④电解质管理：根据电解质缺乏的程度不同进行补充。⑤维生素：再喂养综合征风险患者需摄入足量复合维生素，持续10天或更长。⑥体液管理：根据风险等级不同，限制液体摄入量。

（2）RFS的处理：①轻度、中度RFS患者，需要立即进行RFS的综合治疗，及时纠正电解质紊乱、补充微量元素，可适当延长营养治疗12～24小时。②重度RFS患者（明显的RFS并伴有水肿、肺衰竭或心力衰竭等临床症状），应充分治疗临床症状，密切监测电解质水平，电解质水平恢复正常后再实施低热量的喂养，并对患者进行谨慎的液体管理。

参考文献

何静婷，喻姣花，杨晓霞，等，2019.《成人患者经皮内镜胃造瘘及空肠造瘘护理管理的临床实践指南》解读［J］. 中国实用护理杂志，35（24）：1841-1845.

李庭，江华，刘明，2022.《中国成年患者营养治疗通路指南》解读：鼻肠管［J］. 肿瘤代谢与营养电子杂志，9（3）：287-292.

刘辉，刘明，江华，2022.《中国成年患者营养治疗通路指南》解读：食管支架［J］. 肿瘤代谢与营养电子杂志，9（4）：414-417.

刘敏，王素梅，王丽雯，等，2023. 危重症肠内营养病人再喂养综合征早期干预的最佳证据总结［J］. 肠外与肠内营养，30（4）：171-178.

邱昌翠，于晓丽，冯亚婷，等，2022. ICU营养支持患者再喂养综合征风险评估及预防干预研究［J］. 护理学报，29（7）：57-62.

中国抗癌协会肿瘤营养专业委员会，中华医学会肠外肠内营养学分会，中国医师协会放射肿瘤治疗医师分会营养与支持治疗学组，2020. 食管癌患者营养治疗指南［J］. 中国肿瘤临床，47（1）：1-6.

第十五章

肿瘤急危重症患者镇痛镇静管理

第一节 宫颈癌伴盆腔淋巴转移患者行放化疗后并发脓毒症相关性脑病的护理实践难点解析

【病例简介】

女，67岁，宫颈腺癌伴盆腔淋巴转移术后放化疗后，血常规：白细胞4.96×10^9/L，血红蛋白99g/L，血小板416×10^9/L，白蛋白31.6g/L，C反应蛋白88.96mg/L，降钙素原8.32ng/ml。给予哌拉西林他唑巴坦抗感染、保肝、保肾、纠正电解质紊乱等对症治疗3天后，患者出现神志淡漠，四肢肌张力高，感染指标持续升高，转入ICU。

入ICU时心率123次/分，呼吸25次/分，血压90/58mmHg，血氧饱和度98%。查体：自主睁眼，四肢不自主活动，呼之不应，查体不配合，双侧瞳孔等大形圆，直径3mm，对光反射灵敏。辅助检查：白细胞11.5×10^9/L，中性粒细胞10.94×10^9/L，淋巴细胞0.12×10^9/L，中性粒细胞比例94.7%，红细胞2.68×10^{12}/L，血红蛋白78g/L，血小板281×10^9/L，C反应蛋白196.37mg/L，降钙素原25.98ng/ml，总蛋白49.7g/L，白蛋白23.3g/L，γ-谷氨酰基转移酶212U/L，碱性磷酸酶187U/L，内生肌酐清除率31.34ml/（min·1.73m²），尿素10.50mmol/L，肌酐148μmol/L，钙2.02mmol/L，磷0.45mmol/L，钾3.22mmol/L，钠137mmol/L，Lac 4.2mmol/L，给予亚胺培南西司他丁抗感染。尿培养：大肠埃希菌。颅脑MRI平扫：颅内未见确切异常征象。患者高热，体温39.4℃，外周血培养需氧瓶革兰氏阴性杆菌阳性，调整抗生素为美罗培南，减轻神经系统副作用。

入ICU第2天，患者出现烦躁、谵妄，给予右美托咪定镇静，并加用奥氮平及维生素B_{12}营养神经，给予肠内营养支持、化痰、抑酸、维持电解质平衡、输血等对症支持治疗。入ICU第3天，患者炎性指标明显下降，白细胞4.94×10^9/L，C反应蛋白90.75mg/L，降钙素原3.28ng/ml，Lac 1.4mmol/L，血红蛋白89g/L，血小板419×10^9/L。患者体温36.7℃，心率97次/分，呼吸20次/分，血压135/65mmHg，血氧饱和度99%，水、电解质平衡，肝肾功能明显好转。患者神清配合，转出ICU继续治疗。

【临床诊断】

宫颈腺癌伴盆腔淋巴转移术后放化疗后；脓毒血症；脓毒症相关性脑病；电解质紊

乱；肝肾功能不全。

【主要治疗】

1. 早期清除感染灶和控制感染。
2. 早期循环复苏，维持水和电解质平衡，保证脑灌注及内环境稳定。
3. 右美托咪定镇静，奥氮平和维生素B_{12}营养神经。
4. 早期肠内营养治疗，预防代谢紊乱。
5. 输血及输注白蛋白，预防脓毒症相关性贫血及颅内压增高。

【护理难点及护理措施】

1. 如何快速处理原发病，缓解脓毒症相关性脑病的临床进展　脓毒症相关性脑病（sepsis-associated encephalopathy，SAE）是指患者无中枢神经系统感染、器质性病变的临床或实验室证据，由脓毒症的全身炎性反应引起的弥散性脑功能障碍，严重影响神经系统功能的疾病状态。SAE患者都有严重全身感染的迹象，表现为脓毒症或全身炎症反应综合征（SIRS），主要临床表现为神志、意识的改变，且合并SAE脓毒症患者病情进展迅速，病死率高，及时抗感染治疗以及完善病原学检查，是改善患者预后以及降低病死率的关键措施，去除病因、对症支持治疗以及管理，是目前SAE的治疗原则。抗生素应用对于脓毒症患者炎症控制至关重要，应及时启动抗生素治疗，控制感染，有效的抗生素治疗每延误1小时，脓毒症患者的病死率即会随之显著升高，将抗生素的治疗时间前移，在脓毒症患者确诊后1小时内立即启动广谱抗生素使用，并在其应用前留取血培养。后续待患者病原微生物的药敏试验结果确立，及时根据患者的临床情况施行降阶梯治疗，护理过程中应严格遵照诊疗计划在规定时间内启动抗感染治疗。在该患者确诊脓毒症相关性脑病的同时立即抽取血培养送检，并更换哌拉西林他唑巴坦为亚胺培南西司他丁，早期、及时进行广谱抗感染治疗，后续血培养结果显示革兰氏阴性杆菌感染，及时调整抗生素为美罗培南针对性抗感染，积极处理原发病，控制感染，感染指标明显降低，感染控制有效。

2. 护理过程中如何做好脓毒症相关性脑病液体管理、改善脑灌注　液体管理是脓毒症患者治疗的核心，可显著改善SAE的大脑灌注和维持内环境稳态，按照复苏（recovery）、优化（optimization）、稳定（stability）、降阶梯（downgrading）四个阶段（简称ROSD法）进行液体管理，要求在早期复苏阶段完成30ml/kg的晶体液输注，对于无中心静脉置管的患者，可建立双通道。复苏过程注重评估患者的容量反应性，常用指标：①静态测量指标，如生命体征、中心静脉、皮肤黏膜的肿胀或干燥程度、尿量等。②动态测量指标，如被动抬腿试验、容量负荷试验、补液后每搏输出量的变化、收缩压变化、脉压变化等。护士除监测以上容量反应性指标外，还应密切观察患者缺氧情况，如血红蛋白浓度、皮肤花斑、呼吸和血氧饱和度等变化。启动液体复苏后，出现持续低血压时首选去甲肾上腺素。血管活性药物使用时，应进行有创血压监测，严密观察患者平均动脉压的变化。平均动脉压是组织灌注的驱动力，在一定范围内能够反映组织的灌注情况。护理过程中应通过平均动脉压来滴定血管活性药物，并确保平均动脉压≥65 mmHg（1mmHg＝0.133kPa）。该例患者通过建立动脉留置针，持续动态实时监测患者平均动脉压并维持在65mmHg以上，动态监测患者出入量、动态床旁超声评估患者容量情况，保证液体复苏及时、安全、有效。

3.如何缩短脓毒症谵妄持续时间，减轻脓毒症后认知障碍　SAE急性期以谵妄为主，慢性期则表现为记忆力减退、复杂注意力减退、视觉空间能力下降、执行困难等。SAE的其他临床特征包括眼动、震颤、多灶性阵挛、躁动、呼吸急促、癫痫、痉挛性僵硬、足底伸肌反应、屈肌或伸肌姿势，这些临床征象大多是非特异性的，需要及早进行多个指标的联合监测，可能有助于及早识别脓毒症相关脑损害，尤其是认知功能损害。脓毒症患者年龄越大，所致器官功能障碍越严重，患者认知功能损害也越严重，同时院内死亡率还同老年女性、局灶性癫痫发作、脑电图抑制、感染时间较长及GCS值较低有关。SAE患者一旦出现谵妄，应及早识别和处理、早期物理康复联合认知功能训练，以及早期心理干预均有助于防治脓毒症所致认知障碍的发生发展。该例患者出现谵妄后：①通知家属予以床旁进行陪伴，并运用右美托咪定镇静，右美托咪定具有明显的镇痛、催眠、镇静、抗焦虑以及抗炎作用，其能够明显降低交感神经活性，减少具有神经毒性作用的兴奋性神经递质的释放，可保护神经系统，改善脑缺血区血流灌注，达到促进神经功能愈合的效果，因此早期运用右美托咪定可明显缩短谵妄持续时间。②同时加用奥氮平管喂，奥氮平主要作用于多巴胺及5-羟色胺受体，具有双重阻滞作用，同时对中脑边缘系统和中脑皮质神经系统有一定的选择作用，而对α受体作用偏弱，对各种类型的精神障碍患者均有治疗效果，其对大脑黑质纹状体的多巴胺受体阻断作用较轻，临床效能较高，而锥体外系不良反应较小，已广泛应用于精神科谵妄的治疗，能够有效缩短谵妄持续时间，保护和促进患者认知功能恢复。③联合维生素B_{12}静脉输注，维生素B_{12}是B族水溶性维生素之一，以辅酶的形式参与各种代谢过程，促进甲基的形成和转移，参与某些化合物的异构化，促进DNA和蛋白质的合成，维持神经组织的正常功能。对该例患者通过一系列综合措施缩短其谵妄的持续时间，患者谵妄后第2天神志清楚、配合，转出后随访，该患者未出现认知功能损害情况，有效减轻了患者脓毒症相关性脑病后的认知功能障碍。

4.如何治疗和预防脓毒症相关贫血　脓毒症患者会出现血小板减少、胆红素升高、肌酐升高等情况，血红蛋白降低导致的贫血是其最常见的并发症之一。血液中的血红蛋白水平直接决定了血液的携氧能力。脓毒症患者存在外周血管麻痹、组织灌注不足的风险，当其合并贫血时会进一步加重组织氧合损伤，严重者还会危及患者生命安全。WHO将脓毒症导致的男性血红蛋白＜130g/L、女性血红蛋白＜120g/L定义为脓毒症相关性贫血。该例患者确诊SAE时，血红蛋白仅有78g/L，因此预防和治疗脓毒症相关性贫血需要在后续的治疗中加以重视。脓毒症患者发生贫血的主要原因为全身性炎症反应所导致的红细胞破坏增加或合成减少；医源性失血、血液稀释、营养缺乏及特殊药物的使用等也会造成患者血红蛋白减少。因此，为预防和治疗该患者脓毒症相关性贫血，应采取以下措施：①首先进行积极抗感染，减轻全身性炎症反应。②护理过程中，规范化采血，合理性检查，避免医源性失血。③在进行液体复苏的同时，关注患者血红蛋白的变化，必要时输血，预防血液稀释导致贫血的发生。④脓毒症患者存在胃肠功能紊乱、营养物质吸收差等情况，加之机体处于高分解代谢状态，易出现铁、维生素B_{12}及叶酸缺乏，直接导致红细胞的合成减少，该患者在ICU期间，加强肠内营养支持，充分评估患者耐受度，在给予肠内营养的同时注意营养液的浓度和速度，循序渐进，营养液温度以36.9～37.9℃为宜，管喂过程中抬高床头，严密观察不良反应并及时干预。⑤大剂量使用升压药物如去甲肾上腺素、去氧肾上腺素等可抑制造血前体成熟，使红细胞合成减少。因此，若患者在使用血管活性药物，应加强血压动态监测，减少血管活性药物导致的脓毒症相关性贫血，这也是我们关注的重点。

【总结与反思】

1. 护理亮点　对于脓毒症相关性脑病在积极治疗原发病、合理使用抗感染的同时，应积极进行液体复苏，改善脑灌注，积极纠正水、电解质紊乱，维持内环境稳态。针对SAE的治疗，也关注到患者存在脓毒症相关性贫血，采取必要的护理措施，加强观察，积极干预，避免血液稀释性贫血和医源性失血加重患者病情。针对SAE存在的脑损害和认知功能损害，通过缩短谵妄持续时间，促进神经功能愈合，维持神经组织的正常功能，减轻脓毒症相关性脑病后的认知功能障碍。从多个方面综合考虑，保证患者治疗效益最大化。

2. 护理反思　脓毒症相关性脑病是脓毒症严重的并发症之一，患者无中枢神经系统感染、器质性病变的临床或实验室证据，由脓毒症的全身炎性反应引起的弥散性脑功能障碍，严重影响神经系统功能的疾病状态，早期临床表现不易被发现，监护室评估患者意识和认知障碍存在一定困难，镇静药的应用以及患者本身出现的低血压、代谢紊乱等问题也导致出现脑病，且缺乏特异性诊断标准，容易造成误诊、漏诊，容易导致患者出现脓毒症后认知功能障碍，严重影响患者生活质量，造成严重的家庭负担，因此，临床"早发现、早诊断、早治疗"尤为重要。

知识拓展

1. 脓毒症相关性脑病治疗　SAE治疗的关键在于早期及时发现脓毒症患者出现神志改变，准确和迅速地治疗感染并提供支持性治疗。由于SAE不是因为中枢神经系统感染导致，所以治疗的重点仍然是脓毒症和SIRS的后遗症。即使还没有诊断脓毒症，及早发现SAE，以及及时抗感染处理，对于避免与晚期SAE相关的高发病率和高死亡率十分重要。在没有确定感染来源或致病有机体的情况下，可以使用广谱抗菌药。一旦确定了致病细菌、真菌或者病毒，及时合理地根据药敏学结果选择抗生素治疗方案。

2. 脓毒症相关性脑病的镇静治疗　虽然镇静药物会影响临床人员对于患者神志的判断，但目前没有证据显示停止镇静治疗可以帮助SAE患者神志恢复。脑电图及双能谱指数（BIS）可以区分药物相关性脑病以及SAE，所以可适当使用镇静药物治疗SAE患者。

3. 脓毒症的集束化治疗　具体治疗方案。

（1）3小时内完成：①测量乳酸水平；②使用抗生素前抽取血培养标本；③使用广谱抗生素；④若低血压或乳酸水平≥4mmol/L，则实行30ml/kg晶体液。

（2）6小时内完成：①若对初始液体复苏无反应则建议使用应用血管加压药以维持平均动脉压（MAP）≥65mmHg。②如果在初始液体复苏后仍持续低血压

（MAP ＜ 65mmHg）或乳酸水平≥ 4mmol/L，则重新评估容量状态和组织灌注并记录结果，重复检查（初始液体复苏后），包括生命体征、心肺、毛细血管再充盈、脉搏和皮肤表现等；监测中心静脉压（CVP）和中心静脉血氧饱和度（ScvO$_2$），并进行被动腿抬高或流体挑战动态评估液体反应性。③如果乳酸水平升高，则反复测量乳酸。

参考文献

陈玲，黄素芳，熊杰，等，2022. 脓毒症相关性贫血护理干预的研究进展［J］. 中华急危重症护理杂志，3（3）：280-283.

钱嘉俊，2020. 脓毒症相关性脑病一例并文献复习［D］. 广州：广州医科大学.

李文玉，杨洪娜，方巍，等，2023. 脓毒症相关性脑病的研究进展［J］. 山东第一医科大学（山东省医学科学院）学报，44（9）：707-711.

第二节　盆腔横纹肌肉瘤患者伴重度疼痛的护理实践难点解析

【病例简介】

男，22岁，排尿困难1月余，盆腔占位12天，胸部平扫＋全腹增强CT示：膀胱、前列腺及精囊腺不规则软组织团块影，考虑恶性肿瘤性病变；左侧输尿管下段受侵，伴左侧输尿管、肾盂轻度扩张；盆腔及左侧髂血管旁，考虑淋巴结转移；膀胱右前方结节，多系转移灶；双侧肋骨、肱骨头、胸骨、胸腰骶椎、双侧髂骨、耻骨、股骨头多发骨质破坏，考虑转移。盆腔肿瘤穿刺病理诊断：腺泡状横纹肌肉瘤。既往史：左侧肋骨骨折。

患者因重度疼痛、高钙血症转入ICU，心率74次/分，呼吸19次/分，血压172/108mmHg，血氧饱和度96%，NRS评分8 ～ 10分，完善相关检查。实验室检查：肌酐295μmol/L，尿酸724μmol/L，血钙4.41mmol/L，钠150.1mmol/L，钾3.38mmol/L，三酰甘油7.26mmol/L，血红蛋白69g/L，予以安置颈内静脉导管行连续性肾脏替代治疗（CRRT）降血钙治疗，彩超行肾穿刺造瘘以保护肾功能。患者癌性疼痛，先后给予地佐辛、瑞芬太尼、舒芬太尼、氢吗啡酮、羟考酮缓释片等镇痛，同时予以保肝、抗感染等对症支持治疗。

患者持续高钙血症，间断行血透治疗，全院多学科诊疗（MDT）讨论后给予多柔比星脂质体化疗，予以别嘌醇、碳酸氢钠片碱化尿液，嘱患者多饮水，加强水化，动态监测内环境及电解质情况。

转入ICU第7天，患者症状较前好转，血钙2.68mmol/L，给予长春新碱方案化疗，化疗后患者出现白细胞减少、血小板减少，给予升白、升血小板治疗，患者腹胀，给予液状石蜡、西甲硅油通便，进食后呕吐明显，给予肠外营养液支持治疗。

转入ICU第10天，患者重度贫血，血红蛋白66g/L，输注红细胞纠正贫血，根据基因检测结果予以环磷酰胺方案化疗。患者疼痛较前明显好转，NRS评分5分，予以停用氢吗啡酮，调整为羟考酮缓释片镇痛，拔除尿管，可自解小便，无明显排尿困难、尿痛等不适。

转入ICU第20天，NRS评分2分，血压133/89mmHg，钠138.8mmol/L，钾3.75mmol/L，血钙0.97mmol/L，白细胞$3.09×10^9$/L，血红蛋白81g/L，血小板$103×10^9$/L，生命体征平稳，转出ICU。

【临床诊断】

腺泡状横纹肌肉瘤；高钙血症；癌性疼痛；肾功能不全；化疗后骨髓抑制；重度贫血。

【主要治疗】

1. 行CRRT降血钙治疗。
2. 使用氢吗啡酮进行疼痛治疗。
3. 化疗后给予升白、升血小板治疗。
4. 纠正贫血。
5. 化疗治疗。
6. 肠外营养支持治疗。

【护理难点及护理措施】

1.如何配制CRRT无钙置换液　高钙血症指血中钙水平异常升高，可引发高钙危象，引发心、肾、呼吸功能障碍，严重者可出现循环衰竭及肾衰竭等情况并危及患者生命；高钙血症是临床工作中常见的急重症之一，根据中国危急值管理要求，血钙超3.0mmol/L 即为危急值，实验室和临床必须按危急值要求进行处理。由于患者血钙高，选择无钙置换液行CRRT才能有效地降血钙。而临床中的置换液都含有钙离子，需要行无钙置换液的配制：0.9% NaCl 3000ml；25% $MgSO_4$ 3.2ml；5% Glu 170ml；灭菌注射用水820ml。治疗期间，患者共进行了6次CRRT治疗，总计63小时，血钙由 4.41mmol/L降至0.97mmol/L。

2.如何有效控制重度癌性疼痛　癌症相关性疼痛（简称癌痛）是恶性肿瘤患者最常见的并发症之一，可由肿瘤直接或间接引起，或者由于肿瘤治疗所致，严重影响患者的生活质量，甚至影响肿瘤治疗。对于癌痛治疗，以阿片类药物为基础的三阶梯药物治疗是最常用的方式。患者入科时NRS评分高达8～10分，属于重度疼痛，治疗期间先后给予地佐辛、瑞芬太尼、舒芬太尼等镇痛效果欠佳，疼痛科医生会诊后，予以安置静脉自控镇痛泵。患者自控镇痛（patient controlled analgesia，PCA）是一种由医护人员根据患者疼痛程度和身体情况，预先设置镇痛药物的剂量，再交由患者"自我管理"的一种疼痛处理技术，当意识到疼痛时，患者可以通过自控按钮将一次镇痛药物注入体内，从而达到镇痛目的。与传统的口服以及肌内注射镇痛药相比，PCA具有起效迅速、血药浓度波动小、镇痛效果好、按需给药、个体化程度高等优点，广泛应用于术后镇痛以及癌痛治疗。氢吗啡酮是纯阿片受体激动剂，作用于μ受体和部分δ受体，其镇痛作用是吗啡的5～10倍，且更易透过血脑屏障。静脉给药后5分钟起效，快于吗啡，慢于舒芬太尼。氢吗啡酮通过血脑屏障的清除半衰期是28分钟，远低于吗啡的166分钟，因此与吗啡相比，氢吗啡酮呼吸抑制发生率较低。氢吗啡酮经过肝肾代谢，其原型及代谢产物经尿液排出。患者使用氢吗啡酮后NRS评分由8分逐渐降至2分，疼痛得到了明显的缓解。该患者PCA操作流程具体如下（图15-2-1）。

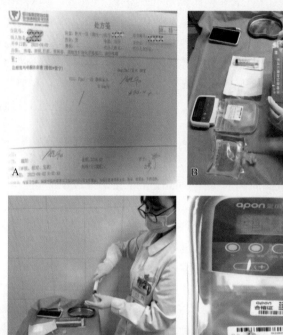
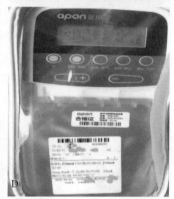

图15-2-1　PCA操作流程
A.医生开具毒麻药品；B.护士查对准备中；C.护士配药；D.使用中的镇痛药泵

3.如何实施保护性隔离措施　骨髓抑制是常见的化疗相关剂量限制性毒副作用之一，主要表现为外周血白细胞计数、血红蛋白含量、血小板计数降低及其引起的感染、贫血、出血等，会严重影响化疗效果、化疗进程和患者生存质量，因此使患者尽快度过骨髓抑制期成为护理干预的重点措施之一。患者在化疗期间白细胞 $1.41×10^9$/L，血红蛋白 64g/L，血小板数目 $32×10^9$/L，遵医嘱给予输注悬浮红细胞、升白、升血小板治疗。将患者安置于保护性隔离区域；接触患者戴口罩、帽子，洗手；减少家属探视，病房减少人员流动；空气消毒每天12小时以上；床旁物体表面每日消毒湿巾（500mg/L含氯制剂）擦拭消毒3次，地面每日用500mg/L有效氯浸泡消毒地巾拖地3次以上。

4.如何观察化疗药物输注相关不良反应　腺泡性横纹肌肉瘤的主要治疗方案为手术＋放化疗，但由于患者属于晚期恶性肿瘤，治疗难度极大，MDT讨论给予姑息性抗肿瘤治疗，先给予多柔比星脂质体20mg静脉输注，该药主要通过抑制细胞DNA的复制从而杀死肿瘤细胞，达到抗肿瘤的效果，同时给予别嘌醇、碳酸氢钠片碱化尿液，嘱患者多饮水，加强水化、保肝、止吐、维持电解质平衡等对症支持治疗。在多柔比星脂质体输注期间观察患者有无面色潮红、气短、面部水肿、头痛、寒战、黏膜炎及心脏毒性等，输注前几分钟速度宜慢，以减少输注反应的发生；预防口腔黏膜炎，可口含冰块，使口腔黏膜收缩；药物易沉积，输注期间需充分摇匀，不可同脂肪乳同时输注。后期根据盆腔穿刺病理结果调整为长春新碱＋环磷酰胺化疗，长春新碱主要通过抑制微管蛋白聚合来干扰细胞分裂过程，环磷酰胺主要抑制癌细胞的生长和分裂，抑制免疫系统的功能，减少免疫细胞对肿瘤的攻击，从而避免免疫系统攻击正常组织，输注期间观察患者有无骨髓抑制、胃肠道反应及神经系统毒性，神经毒性包括四肢麻木、腱反射消失等周围神经毒性，以及中枢神经毒性等，密切监测肾功能，警惕发生肿瘤溶解综合征。该患者在化疗期间食欲明显下降，呕吐明显，予以安置胃管给予肠内营养液制剂及脂肪乳肠外营养支持，加用甲地孕酮增强食欲，化疗期间出现骨髓抑制，血红蛋白及血小板降低，给予输血及升血小板治疗。

【总结与反思】

1.护理亮点　腺泡状横纹肌肉瘤（alveolar rhabdomyosarcoma，ARMS）是一种相对罕见的亚型，发病率占RMS的20%～25%，它是一种恶性程度较高的疾病，病情发展快，治疗不及时，致死风险较高。该患者肿瘤发现较晚，侵犯左输尿管伴盆腔淋巴结转移伴全身骨转移，患者癌性疼痛明显，如何有效缓解疼痛是护理的重点，在化疗期间如何做好化疗不良反应的观察及护理也至关重要。

2.护理反思　腺泡状横纹肌肉瘤（ARMS）是临床中较为罕见的一种恶性度较高的肿瘤，其进展迅速，预后较差，并且其增长过程中会压迫周围组织，产生临床症状，影响患者生活质量。早期诊断并全面切除肿瘤有助于提高患者的生存率。临床症状多不典型，患者初发症状表现为泌尿系症状，容易造成误诊，耽误救治时机。化疗期间密切观察有无不良反应的发生，做好口腔黏膜炎的预防。

知识拓展

横纹肌肉瘤　横纹肌肉瘤（rhabdomyosarcoma，RMS）是儿童期最常见的软组织肿瘤，占儿童肿瘤的6.5%左右。腺泡状横纹肌肉瘤（ARMS）是一种部分向横纹肌母细胞分化的原始的小细胞恶性肿瘤，其相对少见（占横纹肌肉瘤的19%），是儿童最常见的软组织肉瘤，20岁以上成人较少见，好发部位依次为头颈部、躯干（包括泌尿生殖系统）和四肢，占儿童软组织肉瘤的一半以上，亚洲人发病率约为2.9/1 000 000。发病原因不清楚，是由各种不同分化程度的横纹肌母细胞组成的软组织恶性肿瘤。本病可能与遗传因素、染色体异常、基因融合等因素有关。腺泡状横纹肌肉瘤主要症状是痛性或无痛性肿块，肿瘤压迫周围神经和侵犯周围组织器官时可引起疼痛、压迫症状和感觉障碍。早期即可出现淋巴结转移和血行播散，血行播散至肺。横纹肌肉瘤的治疗通常需要多学科综合治疗，包括手术、化疗和放疗。手术是治疗的主要手段，目的是完全切除肿瘤。化疗和放疗用于缩小肿瘤，减少复发的机会，以及杀死残留的癌细胞。横纹肌肉瘤是一种严重但可治疗的疾病。通过了解这种疾病的知识，我们可以提高对疾病的认识，帮助早期诊断和治疗，以及更好地实施疾病预防和控制。

参考文献

白月霞，马阳阳，冯佳燕，等，2019. 儿童腺泡状横纹肌肉瘤的临床病理学特征及预后［J］. 中华病理学杂志，48（9）：710-714.

中国抗癌协会小儿肿瘤专业委员会，2021. 儿童肿瘤溶解综合征诊疗指南［J］. 中国实用儿科杂志，36（12）：890-896.

中国医师协会疼痛科医师分会癌痛与安宁疗护专家组，中华医学会疼痛学分会癌痛学组，2023. 癌痛患者静脉自控镇痛中国专家共识［J］. 中华医学杂志，103（11）：793-802.

中华医学会病理学分会儿科病理学组，中国抗癌协会小儿肿瘤专业委员会病理学组，福棠儿童医学发展研究中心病理专业委员会，2021. 儿童横纹肌肉瘤病理诊断规范化专家共识［J］. 中华病理学杂志，50（10）：1110-1115.

第十六章

肿瘤急危重症患者感染管理

第一节　肺癌患者术后并发呼吸机相关性肺炎的护理实践难点解析

【病例简介】

男，76岁，因慢性支气管炎、肺气肿、感冒后声嘶入院，完善相关检查。胸部CT检查提示：右肺上叶尖段实性结节，大小1.7cm×1.5cm，行右肺结节切除术后转入ICU，入科时体温38.7℃，心率88次/分，呼吸20次/分，血压103/71mmHg，血氧饱和度97%。查体：听诊双肺哮鸣音，保留右侧胸腔引流管通畅，引出少量血性液。入科后完善相关检查，留取痰培养送检，体温 > 38.5℃时，留取至少两套血培养送检。检验结果：白细胞 $18.16×10^9$/L，中性粒细胞 $16.73×10^9$/L，中性粒细胞比例92.1%，C反应蛋白249.67mg/L。血培养查见铜绿假单胞菌。根据检查结果给予头孢哌酮钠舒巴坦钠、亚胺培南西司他丁钠、头孢他啶阿维巴坦钠联合卡泊芬净、替加环素等联合抗感染治疗，辅助呼吸机支持治疗 > 7天，考虑为呼吸机相关性肺炎。8天后患者病情稳定，顺利脱机拔管，继续抗感染治疗。

转入ICU约20天后，实验室检查：降钙素原0.30ng/ml，C反应蛋白91.97mg/L，白细胞 $5.30×10^9$/L，中性粒细胞比例68.0%，体温36.8℃。血气分析：pH 7.452，$PaCO_2$ 38.1mmHg，PaO_2 98.7mmHg，HCO_3^- 27.4mmol/L，Hb 94g/L，HCT 29%，Na^+ 137.5mmol/L，K^+ 3.69mmol/L，$A-aDO_2$ 134.6mmHg，a/A 0.4，Lac 1.1mmol/L，FiO_2 41.0%。值班医生及病房主管医生查看患者情况，遵医嘱转出ICU，转回病房继续对症支持治疗。

【临床诊断】

右肺癌；肺部感染；细菌性肺炎；重症肺炎。

【主要治疗】

1.抑酸祛痰。
2.营养支持。
3.维持水、电解质平衡。
4.抗感染治疗。

【护理难点及护理措施】

1.呼吸机相关性肺炎（VAP）的诊断标准　胸部影像学表现可见新发生的或进展性的浸润阴影，为VAP的常见表现；同时满足下述至少2项：①体温＞38℃或＜36℃；②外周血白细胞计数＞$10×10^9$/L或＜$4×10^9$/L；③气管支气管内出现脓性分泌物；④诊断VAP同时需除外急性呼吸窘迫综合征、肺水肿、肺栓塞及肺结核等疾病。

2.如何对VAP患者实施集束化管理

（1）医生指示对患者大体位翻身，并抬高床头至少＞35°，改善肺通气状态，提高氧合，减少面部水肿、反流和误吸的发生。

（2）每班动态监测气囊压力，正常值维持在25～30cmH₂O（$1cmH_2O = 0.098kPa$），对该患者每次调节气囊压力在28cmH₂O。

（3）严格手卫生，对该患者护理操作集中进行，严格执行接触前后的洗手措施，一次性物品一人一用，非一次性物品在床旁初次消毒处理后方可送离感染区域，送供应室行对应的消毒处理。

（4）对该患者每班实施一次口腔护理，4次/天，通知家属购买可连接负压装置的牙刷，双人配合操作，一人固定气管插管，避免脱出，并协助打水湿润清洁口腔；一人持负压装置连接牙刷刷牙，有效的口腔护理可降低并改善呼吸机相关性肺炎症状，增加患者舒适度，提高护理质量，同时保持口腔清洁、湿润，加速感染的预后。

（5）严格无菌操作原则，按需吸痰，清吸口腔分泌物，患者痰多，稀薄痰液，遵医嘱连接密闭式吸痰管进行吸痰操作，每日更换一次。口腔分泌物的充分吸引，可以减少分泌物顺气道进入肺部的概率，减少局部细菌的繁殖。

（6）该患者病情重，长期使用呼吸机支持呼吸，使用可加热导管连接加温湿化罐加强湿化，呼吸机管路无污染每周更换一次，遇污染时立即更换，痰液黏稠给予乙酰半胱氨酸溶液雾化吸入，2次/天。确保湿化装置的开关打开，湿化罐内液体为灭菌注射用水，至少24小时更换，巧用液体报警器，避免未及时更换湿化水导致的痰干。

（7）积水杯置于低位并保持直立，每1～2小时倾倒一次冷凝水，保证冷凝水＜容积1/3，通知护工给予床旁协助准备冷凝水桶，桶内配制含氯制剂液进行污水初处理，最后统一倾倒至医疗废水处理系统进行处理。

（8）患者对于人工气道依从性差，告知医生后实施最小化镇痛镇静处理，给予诺扬稀释液联合右美托咪定稀释液2ml/h静脉泵入，据病情调节泵速，镇静评分维持在-3分，以提高对呼吸机管道的耐受性及舒适度，每日中断镇静进行唤醒评估，清醒后行自主呼吸试验，评估撤机拔管时机，必要时尽早气管切开，气管切开有利于改善口腔卫生和肺部清洁度，减少对气管黏壁膜的损伤，改善舒适度。

（9）在转入ICU的24小时后，肠道功能正常应尽早开始肠内营养支持，可以保护胃肠道黏膜结构的完整性，改善胃肠功能，使胃肠道对营养元素的吸收能力增强，重建营养摄入与消耗之间的平衡，还可改善呼吸机治疗患者的免疫功能；对该患者由经过专业培训且结业的专科护士老师进行B超评估胃残余量，2次/天，管喂前30分钟连接胃肠减压器抽吸胃液，预防反流、误吸及胃潴留，对于误吸风险高的建议幽门后喂养，胃潴留大的患者充分负压抽吸，多次B超评估后实施小剂量滋养型喂养。

（10）鼓励早期床上活动：早期患者肌力下降，因疼痛不敢活动时由床旁护士协助进行被动式活动，如髋关节外展、内收、内旋、外旋、伸展、膝关节屈曲、内外旋转等。患者肌力恢复后，鼓励患者由被动转为主动，先行健康宣教，指导患者自主床上活动，同时预防血栓的形成；评估患者病情后第2天在家属探视时共同协助患者端坐床边进行原地踏步、站立交替自主活动，活动时间以患者能承受为佳；第3天协助患者下床站立、短距离走动，循序渐进逐步加强活动力度，过程由被动到主动，由协助到自主。

（11）翻身拍背：该患者每2小时翻身一次，大体位维持，辅助（手动或机械）排痰，促进肺复张，改善肺部感染情况，警惕受压部位压力性损伤的发生，对该患者肩部、髋部等骨隆突处给予泡沫敷贴保护，并行十字开窗处理，便于观察。

（12）健康宣教：科学专业的健康宣教，可以增强健康理念，获得理解支持与治疗配合度，可提高治疗的质量，因治疗的周期较长，患者对医护人员的信任感不足，对其家属进行相关知识的充分宣教，每日探视时间由家属解释陪伴，增加对抗疾病的信心，患者对家属的信任感进而提高对治疗的依从性。

（13）标准隔离＋接触隔离：多重耐药的危险因素包括高龄、缺乏功能独立性和（或）认知能力下降、有基础共存疾病（如糖尿病、肾衰竭、恶性肿瘤、免疫抑制）及急性疾病指标严重程度较高、住院时间长、频繁接触可能携带病原体的医务人员的手而导致交叉感染、留置导管多、近期有手术或侵入性操作、滥用抗菌药物等。①标准隔离是控制医院感染的基本隔离措施：对所有患者的血液、体液（包括腹膜液、胸膜液、脑脊液、心包液、精液、阴道分泌物和羊水、泪液、唾液、鼻分泌物、呕吐物、粪便、尿液等），都应视为有传染性的物质。针对该患者的措施包括：接触患者及操作前后洗手，戴口罩，戴帽子，穿隔离衣，若有溅射性操作（如吸痰）时根据情况戴护目镜、面具等防具。②单间隔离，也可将同类耐药菌感染或定植患者集中安置。该患者查出感染时，实施标准预防的基础上采取接触隔离措施，检验科进行系统弹窗通知结合电话通知，接到通知后由院感护士执行并打印相关结果，贴予房间门口以作警示；床旁悬挂蓝色接触隔离的标识牌，同时在病历夹、腕带、床头卡贴上对应标识，标明感染类型及报告时间。③维持病室温度26℃，相对湿度50%～60%。④非一次性诊疗物品专人专用，或一用一消毒，交叉使用的仪器设备使用后立即消毒初处理后方可带离隔离区，再由院感护士统一送供应室消毒处理，未接触患者的部分每周一消毒1次备用。⑤对患者实施专人专护，行连续化管理，正确着装，戴口罩帽子，穿隔离衣，重复使用的应每24小时更换一次，有体液、血液等污染物接触的操作时戴乳胶手套，工作人员在规定范围内活动，集中护理，避免不必要的人员出入，减少交叉感染。⑥按医嘱执行使用抗生素，观察有无不良反应，密切监测生命体征、血象及痰培养结果、肺部影像学资料等。⑦空气消毒：每日开放外走廊门窗≥2次，每次不少于30小时，加强通风，或开放离子空气消毒机消毒＞2小时，尽量持续空气消毒。物体表面、呼吸机、床单元、床头柜、床旁桌、共用物品等每班责任护士使用500mg/L含氯制剂消毒擦拭，地面保洁人员用1000mg/L含氯制剂湿式拖地，2次/天。高频接触物品每4小时清洁消毒一次，遇污染立即清洁。⑧限制家属探视时间及探视人员，每日探视时穿隔离衣、戴口罩、洗手。⑨对该患者的护理操作坚持无菌原则，洗手被认为是控制医院感染最基础、最有效、最经济的策略，加强洗手的依从性，掌握两前三后指征。⑩连续2次采样结果阴性，间隔24小时，或已度过隔离期方可解除隔离。

（14）掌握气管切开术适应证：①上气道阻塞。②气道保护。③长时间机械通气。2018年法国重症监护室（intensive care unit，ICU）气管切开指南推荐撤除呼吸机时间延迟，特别是首次自主呼吸试验后7天仍不能撤机的经气管插管机械通气患者应考虑气管切开。

3. 对VAP患者转科后呼吸机如何处理　呼吸机的处理：①呼吸管路一人一用一丢弃。②呼吸机的表面用500mg/L含氯制剂消毒液进行擦拭消毒，初处理后带离感染区，交给感控护士老师再次进行消毒。③对呼吸盒的处理：患者转科后，初处理呼吸机后，取下呼吸盒，给予灭菌用水充分冲洗，清洗干净后给予含氯制剂消毒液浸泡30分钟；浸泡消毒后呼吸盒内倒入酒精，以盒内导管全部浸泡为佳，堵住两侧出口，多次进行颠倒，让酒精充分接触管内面积，再浸泡30分钟；再次使用灭菌水冲洗，铺无菌盘，将呼吸机置于盘内待干，充分干透后方可继续连接机器使用；消毒处理结束后通知检验科取样监测。④对呼吸机进行自检，确保功能完好备用，清洗过滤网，倾倒积水壶。经过1个月的抗感染治疗，实施人工气道的集束化管理，充分引流痰液，早期启动营养支持，进行早期康复运动，查血检验结果示：白细胞$9.16×10^9$/L，中性粒细胞数目$5.63×10^9$/L，中性粒细胞比例72.1%，C反应蛋白7.32mg/L，胸部X线片提示双肺呼吸音粗，未闻及明显干、湿啰音。值班医生及外科医生查看患者后，遵医嘱转回病房后继续住院抗感染治疗。

【总结与反思】

1. 护理亮点　医护合作，由护士长组织成立肺康复小组，成员包括高年资护师、护士及有气道管理经验的医生，进行集束化干预管理，维持气道相对湿度，定时翻身拍背，行机械辅助排痰治疗，促进痰液引流，对患者的呼吸道进行科学有效的护理，有效改善辅助通气患者的预后，提高了机械通气的撤机成功率，缩短了ICU住院时间。预防与控制医院感染必须切实做到控制感染源、切断感染途径、保护易感人群。隔离措施则是通过以上措施，达到防止微生物在患者、工作人员及媒介物中播散的目的，手是传播病原菌的重要途径，手卫生是减少病原体感染和传播不可或缺的手段，通过提高医务人员手卫生的依从性，开展目标性监测手卫生落实措施，提高了医务人员的感控意识并自觉主动采取针对性的防控措施，有效地控制并预防了多重耐药菌的交叉感染。

2. 护理反思　重症监护病房主要收治疑难、危重、病情复杂的患者，是医院感染管理风险评估的高风险科室，更容易出现医院感染暴发流行。VAP的诊断标准主要依靠临床表现及影像学检查等手段对患者进行综合评估，由于临床症状、体征及影像学检查大多缺乏特异性，因此需要更客观的诊断指标。多重耐药菌具有复杂性、难治性等特点，造成死亡率明显升高，早期识别并干预，可以改善预后。护理人员对标准预防概念模糊，相关措施实施的依从行为不佳，且相关执行标准的评估工具相对理论支撑不足，内容差异大，监测范围不够广泛化，各地规范不同，仍需进一步完善。手卫生是最经济有效的预防措施，需要加大三管监测制度，提高医务人员、护工、实习生、规培生等的手卫生依从性，加大宣传、培训力度，提高院感防控意识。

知识拓展

1. 呼吸机相关性肺炎 呼吸机相关性肺炎（ventilator associated pneumonia, VAP）是指气管插管或气管切开患者接受机械通气48小时后发生的肺炎，机械通气撤机、拔管后48小时内出现的肺炎也属于呼吸机相关性肺炎的范畴。

2. 气管切开术 气管切开也称经皮气管切开术，是一种经皮切开颈段气管，放入气管切开套管以建立人工气道的创伤性操作，其目的主要是维持气道通畅、连接呼吸机和进行气道内操作等。

3. 自主呼吸试验 自主呼吸试验是通过运用低水平或零水平支持的自主呼吸模式于拟脱离呼吸机的患者，对其进行短时间（30分钟至2小时）的动态观察，以评价患者的自主呼吸能力，从而预测机械通气患者临床脱机结局并因此帮助医务人员判断能否撤离呼吸机。

参考文献

舒越，毕蒙蒙，张超，等，2022. ICU患者人工气道气囊管理的最佳证据总结［J］. 中华护理杂志，57（24）：3038-3045.

王文静，周育萍，黄秋娜，等，2021. 预防呼吸机相关性肺炎的指南证据总结［J］. 护理学报，28（22）：58-63.

杨行，许红梅，马莎莎，等，2022. 血清和肺泡灌洗液可溶性髓样细胞触发受体-1对成人呼吸机相关性肺炎诊断价值的Meta分析［J］. 中国急救医学，42（10）：866-872.

第二节　食管癌患者术后吻合口瘘合并重度肺部感染的护理实践难点解析

【病例简介】

男，70岁，食管胸上段鳞癌新辅助放化疗后3月余。在全身麻醉下行"胸腔镜辅助开腹下三切口食管癌根治术、胸导管结扎术、胸膜粘连烙断术、喉返神经探查术"。术毕入ICU，给予呼吸机支持呼吸、抗感染、镇痛镇静等对症支持治疗。

既往史：该患者新辅助放化疗方案为第1周期：卡铂400mg＋紫杉醇210mg静脉滴注，第二周期：卡铂300mg＋紫杉醇180mg静脉滴注，化疗2个周期，每周期间隔21天。同时予以放疗，剂量为2Gy/f，1次/天，共21次。

术后第2天，患者体温38.8～39.5℃，血氧饱和度90%，PaO_2 85.9mmHg，FiO_2 80%，脱机困难。CT检查：右上胸包裹性积液，双肺、右侧胸腔感染，胸引管引出黄色脓性液。胃镜检查：食管术后吻合口瘘。查降钙素原为9.83ng/ml。引流液培养：阴沟肠杆菌。肺泡灌洗液高通量测序分析：大肠埃希菌。术后第4天，该患者行经皮气管切开术。术后第14天，内生肌酐清除率6.13ml/（min·1.73m^2），尿素76.53mmol/L，肌酐

709μmol/L，钾7.11mmol/L，考虑急性肾损伤，间断行连续性肾脏替代治疗（continuous renal replacement therapy，CRRT）。APACHE Ⅱ评分为22分，死亡危险系数42.43%。营养风险筛查NRS 2002 6分。在此期间，给予安置瘘口引流管、胃管、胸腔闭式引流管，给予充分引流；万古霉素、美罗培南等抗感染治疗；早期营养支持治疗；动态监测肾功能指标，间断行CRRT治疗。术后第29天，患者生化指标逐渐恢复正常，内生肌酐清除率60.27ml/（min·1.73m^2），尿素15.70mmol/L，肌酐107μmol/L，钾4.78mmol/L，予以拔除CRRT管道。

术后第40天，患者感染指标逐渐下降，降钙素原0.89ng/ml，体温36.9℃，瘘口引流管、胃管、胸引管脓性液明显减少，颜色变浅，CT提示双肺炎症较前减轻。顺利脱机，气管切口喉罩吸氧，血氧饱和度99%、PaO$_2$ 116.3mmHg、FiO$_2$ 25%，转出ICU。

【临床诊断】

食管癌术后吻合口瘘；重症肺炎；急性肾损伤。

【主要治疗】

1.安置瘘口引流管、胃管、胸腔闭式引流管，间断冲洗，充分引流。
2.抗感染治疗。
3.气管切开、呼吸机治疗、呼吸功能训练。
4.肠内营养＋肠外营养予以早期营养支持。
5.间断行CRRT治疗。

【护理难点及护理措施】

1.如何做好吻合口瘘患者的充分引流 吻合口瘘（anastomotic leak，AL）是食管癌手术后严重并发症，若无及时有效治疗，吻合口瘘将造成患者短期死亡率提高、食管癌复发风险增高、住院时间延长、治疗费用增加等严重不良影响。术前该患者进行了新辅助放化疗，新辅助放化疗会导致组织水肿且影响血液供应，加剧术后吻合口水肿，从而影响吻合口愈合。治疗原则为禁食、充分引流、有效抗生素、纠正水和电解质代谢紊乱、纠正贫血和低蛋白血症，其中以引流最为重要，是防止脓液积聚、引发感染的有效方法。该患者具体护理措施如下：①内镜下确认瘘口位置，瘘腔内见大量脓性黄苔及坏死物附着，内镜下清除脓性坏死物，安置瘘口引流管、调整胃管位置。确保瘘口引流管固定在位，避免脱出、移位，保持瘘口引流管持续负压吸引，引出脓液及坏死物，促进瘘口愈合。②胃管持续胃肠减压，有效的胃肠减压可降低腔内压力，使吻合口处于无张力状态，促进吻合口愈合；同时避免胃内容物反流、消化液经胸腔渗漏腐蚀胸内内脏器官，降低胸内感染；观察胃液的颜色、性状、量。③该患者CT提示右上胸包裹性积液，双肺、右侧胸腔感染，重新安置胸腔闭式引流管，引出黄色脓性液，关注胸壁是否有皮下积气、皮下气肿，密切观察胸引管水柱波动情况，勤挤压引流管，避免引流管堵塞，保持引流管通畅，观察引流液颜色、性状、量。④体位引流及引流冲洗：大体位翻身，翻身角度大于90°，尽可能提高感染病灶位置，使病灶位于上方，引流管支气管开口向下。间断给予瘘口引流管及胸腔引流管冲洗，排除潴留的脓液，还可清洁创口，清除漏出物和坏死的组织，加强瘘腔及胸腔引流。由于患者瘘腔内有大量脓性黄苔及坏死物附着，脓液较多，仅靠负压吸引效果不佳，患者感染重，医生给予无菌生理盐水冲洗瘘口引流管，冲洗瘘腔，再回抽出脓性液，反复冲洗至回抽脓液较前减少，颜色变清亮，促进瘘腔脓液的引流。患者胸腔感染重，右侧胸腔包裹性积液，医生给予俯卧位下行胸腔冲洗，冲洗出黄色脓液，加强胸腔引流，减轻胸腔感染。体位引流及引流冲洗过程中，密切观察患者生命体征、意识等病情变化，如有病情变化，暂停冲洗，及时处理。

2.如何做好重症肺炎患者护理措施的落实　重症肺炎（severe pneumonia，SP）是由肺组织（细支气管、肺泡、间质）炎症发展到一定疾病阶段，恶化加重形成，引起器官功能障碍甚至危及生命。

（1）判断标准。主要标准：①气管插管需要机械通气；②感染性休克积极体液复苏后仍需要血管活性药物。次要标准：①呼吸频率＞30次/分；②氧合指数（PaO_2/FiO_2）＜250mmHg；③多肺叶浸润；④意识障碍和（或）定向障碍；⑤血尿素氮≥7mmol/L；⑥低血压需要积极的液体复苏。

（2）具体护理措施。①抗感染治疗：加强该患者病情观察，关注生命体征、意识、瞳孔变化，患者使用多种抗生素时严格按照时间使用，加强观察不良反应及疗效，注意给药间隔时间、配伍禁忌、药物浓度、滴数等。观察患者痰液、引流液的颜色、性状、量。使用间羟胺、去甲肾上腺素等血管活性药物时要单通道、匀速、双泵，根据血压调节泵速，维持平均动脉压大于65mmHg，不能骤升骤降。监测中心静脉压，给予容量泵控制输液速度，维持有效循环血量。记小时尿量，如在30ml/h以下，且呈逐渐减少趋势，提示缺乏足够血容量，应尽快补液。如尿量在30ml/h以上，提示有足够血容量，但还需继续进行严密观察，也要对心率、血压等进行观察，保持血容量始终处于补足状态，同时保证组织灌注得到切实有效的改善。每日关注查血结果，了解患者感染指标、肝肾功能、乳酸、氧合指数等，根据患者病情动态落实护理措施。②呼吸机治疗：按中华护理学会"预防呼吸机相关性肺炎的集束化护理"标准，落实相关护理措施；为确保护理质量，此患者带管带机期间，由护士长及护理组长加强过程质控，确保有效、合理的护理措施及时、准确地落实。③体温管理：严密监测患者体温变化，高热时遵医嘱抽血培养送检，给予安痛定、柴胡联合物理降温。患者出汗时，及时协助擦汗、更换衣物，避免受凉。室温维持在22～24℃，湿度维持在50%～60%，尽可能使患者保持安静，有效避免各种突发性噪声。

3.该患者如何进行早期营养支持　术前放化疗可影响食管癌患者的全身营养，术后吻合口瘘需长期禁食、禁水，同时因机体处于应激状态而增加了分解代谢，患者常伴有不同程度的营养不良；持续的营养不良可使患者免疫功能低下，导致低氧血症或呼吸衰竭等严重并发症，甚至死亡。因此，合理、有效的营养干预是改善患者机体功能，增加机体抵抗力，促进伤口愈合，提高吻合口瘘救治成功率的重要手段。食管癌患者一般推荐能量需求量为25～30kcal/（kg·d），蛋白质目标摄入量为1.5～2.0g/（kg·d）。每一次疗效评价后，需要根据评价结果对患者的营养治疗方案进行实时、动态调整。该患者营养风险筛查NRS 2002 6分，术后第2天即进行肠内营养，经营养管管喂肠内营养混悬液（SP短肽型）500ml 2次/天。肠内营养混悬液（SP短肽型）：能量密度为500kcal/瓶，含水解乳清蛋白20g/500ml。管喂时予以抬高床头30°～45°，肠内营养输注泵控制管喂速度，以低剂量起始喂养，20～50ml/h，无不适；逐渐增加喂养速度，提高肠内营养耐受性；温度37～40℃，管喂期间避免污染，脉冲式冲管，预防管内食物残渣变质。管喂第3天患者出现腹泻，留取大便标本送检。根据营养不良的规范治疗应遵循五阶梯治疗，参照ESPEN指南建议：当下一阶梯不能满足60%的目标能量需求时，需采取上一阶梯。采用部分肠内营养＋部分肠外营养的支持模式，医生给予调整肠内营养混悬液（SP短肽型）为1次/天，添加肠外营养：双肽500ml＋20%脂肪乳250ml＋10%葡萄糖注射液（GS）250ml＋多种微量元素10ml，调节肠内营养液管喂速度为20～30ml/h，遵医嘱管喂枯草杆菌二联活菌肠溶胶囊500mg 2次/天，复方谷氨酰胺肠溶胶囊，2粒/次，3次/天，调节肠道功能，纠正肠道菌群失调。每次管喂药物后给予温开水40ml脉冲式冲洗营养管，管喂期间每2小时冲洗营养管一次，管喂间歇期每4小时冲洗营养管一次，保证营养管通畅。根据患者肠道功能恢复情况逐渐增加肠内营养量，减少肠外营养量，逐渐过渡到全肠内营养。在整个治疗过程中，密切观察患者是否有腹痛、腹胀、腹泻、反流、误吸等肠内营养并发症；监测、控制血糖，定期复查血液电解质、肝肾功能，准确记录出入液体量，及时调整营养液成分和输注速度，预防血糖异常及电解质紊乱的发生。

4.如何做好CRRT护理　重症肺炎合并急性肾损伤（AKI）的患者由于机体的免疫系统受到感染的刺激，导致机体各器官缺血、缺氧进而加剧炎性反应，不仅表现为全身的炎症反应，同时还伴有免疫功能的失调，常规治疗主要以抗感染为主，但患者免疫力并未得到改善症状，进而导致感染风险增加。CRRT是一种新型的血液净化方法，通过不断地净化血液来替代患者损伤的肾功能，清除体内多种炎性介质，在改善炎症的同时还具有调节免疫功能以及维持血流动力学稳定的作用。①配合医生在B超引导下建立右股静脉通路，置入长度20cm，妥善固定。②按Prismaflex标准流程安装滤器并进行预充，采用连续性静脉-静脉血液滤过透析治疗模式，进行内毒素吸附治疗。③准确记录血液滤过治疗各参数及脱水量，密切观察记录患者生命体征、意识、尿量，监测凝血功能、血气分析、肾功能等。发现患者病情变化，肾功能、实验室检查结果异常等情况及时报告医生，协助医生处理。④治疗过程中注意保暖，预防低温症；加强皮肤管理，预防压力性损伤。⑤维持右股静脉穿刺通路的安全固定和畅通：治疗间歇期每12～24小时需重新予4%枸橼酸封管，双腔导管穿刺点每天进行换药。⑥留置导管期间，观察有无出血，下肢有无肿胀、压痛，定期测量双下肢周径，预防静脉血栓和感染等并发症发生。⑦整个治疗过程中严格执行无菌技术操作。

【总结与反思】

1.护理亮点　该患者术前进行了新辅助放化疗，术后早期即出现吻合口瘘、胸腔感染，瘘口引流管及胸引管均引出脓性液，予以反复调整右侧胸腔引流管、上消化道内镜下安置瘘口引流管，加强右侧胸腔脓液引流，送检引流液培养提示阴沟肠杆菌，予以万古霉素、美罗培南对症抗感染治疗，血管活性药物维持血压，予以持续有创呼吸机辅助呼吸、抑酸、营养支持、祛痰、抗炎、增强免疫力、补充人血白蛋白等对症处理，患者出现急性肾损伤，给予间断行CRRT治疗；予补充人免疫球蛋白增强抵抗力、抗炎、营养支持等对症处理。经上述对症处理后患者体温下降，氧合指数明显好转，停用有创呼吸机，复查CT提示：双肺炎症较前明显好转，瘘口、胸腔脓性液颜色较前变淡；循环状态稳定，未使用血管活性药物；肾功能指标基本恢复正常；余脏器功能均较前有所好转。

2.护理反思　食管癌术后合并吻合口瘘、重症肺炎及急性肾损伤，病情危重，病程长，治疗过程中需采用有效的护理措施，落实到位，密切关注患者生命体征、意识、病情变化，做好胃管、瘘口引流管、胸引管的充分引流，做好抗感染治疗及各项感染防控措施的落实，尽早进行营养支持，以改善患者机体功能，增加机体抵抗力，促进伤口愈合，做好肺康复训练，尽早让患者脱机，做好CRRT治疗的护理，促进肾功能恢复。

知识拓展

1.新辅助治疗　新辅助治疗是指在手术前所实施的一系列治疗，其目的是缩小食管肿瘤的体积、降低肿瘤病理分期、杀灭体内可能存在的微转移病灶以求提高手术切除率、降低术后复发风险及延长患者生存期。食管癌的新辅助治疗方案包括：新辅助化疗（neoadjuvant chemotherapy，NCT）、新辅助放疗（neoadjuvant radiotherapy，NRT）和新辅助放化疗（neoadjuvant chemoradiotherapy，NCRT）。

2.吻合口瘘分级　Ⅰ级吻合口瘘患者无临床症状、体征，仅影像学提示吻合口瘘；Ⅱ级吻合口瘘患者临床症状轻（如切口感染或切口异常引流、发热、白细胞增多、C反应蛋白升高），影像学提示局限性吻合口漏；Ⅲ级吻合口瘘患者临床症状显著，内镜下可见吻合口缺损伴系统性脓毒症；Ⅳ级吻合口瘘患者可在内镜下见食管替代器官（包括胃、小肠、结肠）坏死。依据吻合口瘘发生的时间可分为早期瘘（≤7天）和晚期瘘（＞7天）。

3. AKI诊断标准　肾功能突然减退，48小时内血肌酐上升＞26.5μmol/L；或者血肌酐上升＞50%和（或）尿量＜0.5ml/（kg·h）。AKI排除标准：①肾实质性病变；②梗阻性病变；③药物性肾损害；④肾病综合征；⑤狼疮性肾病；⑥痛风性、肾病。

参考文献

李涛，李宝生，吕家华，等，2020. 食管癌患者营养治疗指南［J］. 肿瘤代谢与营养电子杂志，7（1）：32-42.

汤步阶，石波，李远辉，等，2021. 早期连续性肾脏替代疗法辅助治疗重症肺炎合并急性肾损伤患者的效果分析［J］. 吉林医学，42（6）：1353-1355.

殷鸿，周红，严一菡，等，2021. 新辅助放化疗食管癌患者术后吻合口瘘的营养管理［J］. 中华胸部外科电子杂志，8（1）：36-39.

中国医师协会急诊医师分会，2016. 中国急诊重症肺炎临床实践专家共识［J］. 中国急救医学，36（2）：97-107.

第三节 肺癌患者伴多重耐药菌感染的护理实践难点解析

【病例简介】

女，81岁，因发热、咳嗽后并发心累、气紧等不适，抗感染及抗病毒治疗2天后症状加重，以"重症肺炎"收入ICU。患者呼之能应、双瞳等大形圆，直径3mm，对光反射均迟钝，体温38.5℃，心率165次/分，血压177/114mmHg，呼吸33次/分，血氧饱和度77%，立即给予气管插管呼吸机辅助呼吸，头孢哌酮钠舒巴坦钠抗感染，奈玛特韦/利托那韦抗病毒治疗。实验室检查：血红蛋白67g/L，白细胞20.55×10⁹/L，凝血酶原时间16.8秒，谷丙转氨酶225 U/L，谷草转氨酶561 U/L，尿素13.9 mmol/L，肌酐203.1μmol/L，尿酸142μmol/L，给予床旁CRRT治疗，积极控制感染。患者氧合差、感染重，其间间断予以俯卧位通气治疗（每日俯卧位通气时长2～12小时），同时纤维支气管镜吸痰，以祛痰、保肝、抑酸、调节肠道菌群、营养支持、减轻气道炎症反应，维持内环境稳定等对症支持治疗。患者既往有糖尿病、高血压及白内障病史。治疗期间，患者反复出现血红蛋白下降、白蛋白下降、凝血功能障碍、电解质紊乱，均给予对症支持治疗，维持内环境稳定。患者病情进行性加重，严重肺部感染致肾功能、心功能不全，先后调整抗生素为美罗培南＋万古霉素、舒普深联合抗感染。气道吸出物细菌培养及鉴定：查见耐碳青霉烯鲍曼不动杆菌，调整抗生素为替加环素＋头孢他啶阿维巴坦。痰培养查见烟曲霉复合群、白念珠菌，加用卡泊芬净抗真菌治疗。后因带气管插管时间长，短期内无法停机拔管，予以气管切开，并予以孟鲁司特减轻气道反应、特布他林雾化解痉。

患者治疗25天后，连续9次CVVHDF联合内毒素吸附血液净化后感染控制效果明显，胸部X线片示肺部炎症影较前消退，感染灶明显减轻，肝肾功能改善明显，精神状态好转，体温波动于36.5～37.5℃，心率75次/分，血压127/74mmHg，呼吸19次/分，血氧饱和度100%。实验室检查：电解质、pH在正常范围，血红蛋白111g/L，白细胞11.55×10⁹/L，凝血酶原时间14.8秒，谷丙转氨酶65 U/L，谷草转氨酶36 IU/L，尿素6.9 mmol/L，肌酐103.2μmol/L，尿酸121μmol/L。患者自述心累气紧明显改善，生命体征平稳，转回病房继续下一步治疗。

【临床诊断】

重症肺炎；病毒性肺炎；高血压；2型糖尿病。

【主要治疗】

1. CRRT治疗。
2. 有创呼吸机呼吸支持治疗。
3. 补充凝血因子纠正凝血功能障碍。
4. 药物抗感染治疗。
5. 血管活性药物维持血压。

6.人血白蛋白纠正低蛋白血症。

【护理难点及护理措施】

1.在俯卧位机械通气下如何确保CRRT的正常运行 ①导管的选择：首选颈静脉留置导管，便于俯卧位翻身期间导管的观察及维护。②操作前评估：血流动力学稳定，方可实施俯卧位及CRRT，如患者血流动力学不稳定，应及时调整血管活性药物，待患者血流动力学稳定时再实施俯卧位通气，并备好急救设备及药品。③先后顺序：如果未行CRRT应先俯卧位再连接上机，如果正在上机，建议先将CRRT治疗选择体外循环模式再翻身。④人员管理：在CRRT治疗过程中，应由至少6名操作者执行俯卧位。翻身过程中由1位操作者站于患者床头位置"发号施令"，指挥整个翻身过程。患者左右两侧各由2名护士负责患者导管的管理及翻身，再由1名护士负责CRRT机器的运转及血透导管管理。⑤管道管理：选择最重要管路的对侧作为翻身方向，体位改变后应及时整理及检查各引流管，检查有无滑脱、扭曲、移位等，妥善固定，保持通畅。⑥血流动力学管理：重症患者肾脏替代治疗过程中易发生血流动力学不稳定，特别是间歇性血液透析时发生率更高，而重症患者常伴有体液潴留而需负水平衡，但是在负水平衡开始过程中必须密切监测血流动力学，防止引发医源性有效容量缺乏导致组织器官的低灌注，因此需要持续监测患者神志、心率（律）、血压、CVP、小时尿量等临床指标。患者在CRRT治疗期间，予以间羟胺稀释液维持血流动力学稳定。⑦体液量管理：严重的体液潴留或正水平衡可导致死亡率升高，而过度超滤体液也可以引发有效血容量缺乏，因此肾脏替代治疗过程中了解患者的平衡要求（正、负、零平衡）、掌握液体管理计算方法，在维持生命体征稳定的前提下，应控制液体入量，避免体液潴留。医生每日评估该患者容量，制订脱水目标。⑧凝血功能监测：肾脏替代治疗应用抗凝剂时易发生出血。应密切观察患者皮肤黏膜出血点、伤口和穿刺点渗血情况，以及胃液、尿液、引流液和大便颜色等。定期行凝血检测。不做抗凝治疗时，随着肾脏替代治疗的进行，患者凝血功能逐渐恢复从而可导致管路内发生凝血，应通过监测凝血功能帮助医生判断在肾脏替代治疗过程中是否需要加用抗凝剂，选择抗凝剂种类及方法，动态调整抗凝方案。CRRT首选局部枸橼酸抗凝，有严重凝血功能障碍、严重活动性出血、有抗凝剂使用禁忌的患者，建议行无抗凝剂CRRT，但应警惕体外循环管路及滤器凝血的发生，无抗凝剂CRRT时，在血管通路通畅的前提下，建议血流量大于200 ml/min。⑨血电解质和血糖监测：该患者本身存在应激性血糖升高，在应用高糖配方的超滤液或透析液时更易发生高血糖。CRRT过程中可能出现电解质、酸碱紊乱，应定期监测（每2小时或每1小时）。

2.如何做好多重耐药菌感染患者的感染防控

（1）标准防护：根据标准预防原则，应在合理的时机正确地实施手卫生；医务人员应戴一次性口罩和手术帽，在进行可能发生血液暴露的无菌操作时应戴无菌手套；当执行有喷溅操作（如伤口冲洗、吸痰、气管插管等）、护理气管切开的患者和有分泌物喷溅的患者时，应进行面部防护，如佩戴护目镜或防护面屏。

（2）隔离防护：①进行诊疗护理时，医务人员接触患者或患者周围环境中可能受污染的区域时需穿隔离衣和戴手套。在进入患者病房前穿好隔离衣和戴好手套，离开病房前摘掉手套并脱隔离衣。②医务人员对患者实施诊疗护理操作时，将多重耐药菌感染或定植患者安排在最后进行，转诊或外出检查前通知接诊或接待检查的科室，提醒其采取相应防控措施。③诊疗用品处理：与患者直接接触的相关医疗用品，如听诊器、体温计、血糖仪、气压治疗仪、胸背部物理治疗仪等要专人专用，治疗完成后擦拭消毒予以500mg/L含氯消毒液作用30分钟后再用清水毛巾擦拭待干备用。不能专人专用的医疗器械、器具及物品，比如冰敷袋、取血盒等需在每次使用后用500mg/L含氯消毒液作用30分钟后再用清水毛巾擦拭待干备用。④环境清洁消毒：日常擦拭使用500mg/L含氯消毒液消毒擦拭环境表面和设备，作用30分钟后再用清水毛巾擦拭，每日≥2次，包括邻近患者的物体表面（如床单元）、患者诊疗环境中经常接触的表面（如门把手、开关）及邻近患者的设备。⑤医疗废物管理：在患者床旁放置有盖医疗废物桶。在多重耐药菌感染患者或定植患者诊疗过程中产生的医疗废物，以及沾有患者痰液、体液等的生活垃圾，应当按照医疗废物进行处置和管理，套双层黄色医疗废物袋，并在收集时以鹅颈式绑扎，注明标记后运送。

3. 患者在实施俯卧位通气治疗期间，如何有效落实肠内营养治疗及管理　①导管选择：安置鼻胃管，通过胃管注入营养物质可刺激胃肠蠕动，保护肠道黏膜，防止菌群移位，防止胃肠道功能塌陷。②体位管理：俯卧位患者采用斜坡卧位，床的角度保持10°～30°，减少胃内容物反流，降低误吸发生率。斜坡卧位30°是俯卧位患者实施肠内营养的最佳卧位，既可以保证氧合改善又降低肠内营养的并发症发生率。从改善氧合治疗来说，俯卧位通气时长建议＞12小时，且俯卧位时长越长，患者氧合改善效果越好。③动态监测：持续肠内营养治疗的俯卧位患者第一次进行俯卧位体位改变前后可暂停肠内营养1小时，避免因体位改变导致患者反流甚至误吸的发生，继而导致俯卧位通气无法继续。肠内营养期间，若连续两次监测胃残留量均超过250ml，需要暂停，根据患者具体情况动态调整，同时监测患者胃肠道排空情况，4小时后尝试重启喂养。超过4小时胃未排空，可尝试改用幽门后喂养，待胃排空后重新开始经胃肠内营养。④制订营养目标及流速管理：俯卧位患者目标量为104.6～125.5kJ/（kg·d）［25～30kcal/（kg·d）］，目标蛋白质需要量1.2～2.0g/（kg·d）。该患者处于较低营养水平，为尽快达到营养目标量，使用滋养性喂养肠内营养方式，输液泵连续输注，小剂量开始建立胃肠道耐受后逐步增加喂养量和喂养速度，方法为：速度以25ml/h开始，每6小时增加25ml，第一天总量达到500ml，之后每天总量比前1天多500ml，在第4天达到2000ml；如中途出现不耐受，则降至前一次水平；或在患者启用俯卧位时停用1小时，而后在第2小时以30ml/h开始持续到第6小时，从第7小时开始以40ml/h输入到第12小时，从第13小时开始保持50ml/h直至恢复原始体位前1小时。

【总结与反思】

1. 护理亮点　随着CRRT技术的广泛开展以及俯卧位通气的联合应用，应掌握CRRT治疗各方面的护理要点，包括翻身前的病情评估（是否适宜开展俯卧位）、翻身过程中管路的管理及循环系统的监测与护理、CRRT治疗中凝血功能监测及抗凝剂的选择等，预防感染与其他并发症的发生，保证患者治疗的有效性，有效改善患者的氧合。

2. 护理反思　多重耐药菌感染患者的俯卧位通气治疗过程中，由于参与人员较多，需要严格落实各项院感防护隔离措施，消毒擦拭效果的监测，为患者提供系统、规范、个性化的护理管理。在患者治疗期间，我科室未发生其他患者出现交叉感染。

知识拓展

耐碳青霉烯鲍曼不动杆菌　耐碳青霉烯鲍曼不动杆菌（CR-AB）：鲍曼不动杆菌是院内感染常见的病原菌之一，广泛存在于医院环境中，也容易定植在病患呼吸道、皮肤、胃肠道及泌尿生殖道等部位，一旦机体抵抗力下降、免疫功能抑制或者有侵入性操作，该菌即可引起各种感染，如肺炎、尿路感染、呼吸机相关性肺炎和菌血症。鲍曼不动杆菌具有很强的获得性耐药和克隆性传播的能力，随着碳青霉烯类抗菌药物在临床上的广泛应用，鲍曼不动杆菌对该类药物的耐药性也逐年上升，耐碳青霉烯类鲍曼不动杆菌已经成为最常见的院内感染多重耐药菌之一，碳青霉烯类抗菌药物一直被认为是治疗革兰氏阴性杆菌感染"最后的抗生素"，而CRAB在世界范围内广泛流行，被WHO列为对现代医学构成最大威胁的耐药菌之一，这就要求临床医护加强医疗器械及用品的消毒管理，做好手卫生，严格执行无菌操作及消毒隔离，避免院内感染暴发和耐药菌进一步播散。

参考文献

安祥，张志杰，章明阳，等，2023．ICU俯卧位通气患者肠内营养管理的最佳证据总结［J］．现代临床护理，22（6）：75-82．

蓝锴，季萍，王晓明，等，2021．2018-2020年多中心耐碳青霉烯类鲍曼不动杆菌的耐药及分布特点［J］．中国抗生素杂志，46（11）：1026-1030．

杨启文，吴安华，胡必杰，等，2021．欧洲临床微生物和感染病学会药敏委员会华人抗菌药物敏感性试验委员会（ChiCAST）［J］．临床重要耐药菌感染传播防控策略专家共识［J］．中国感染控制杂志，20（1）：1-14．

中华医学会感染病学分会肝衰竭与人工肝学组，中华医学会感染病学分会肝衰竭与人工肝专家委员会，国家感染性疾病临床医学研究中心，等，2023．人工肝血液净化系统治疗指南（2023年版）［J］．中华临床感染病杂志，16（6）：401-411．

第四节　脑脓肿患者穿刺引流术后伴多发硬膜外血肿的护理实践难点解析

【病例简介】

男，46岁，左顶叶开颅脓肿穿刺引流术后22天，患者突发剧烈头痛，并伴恶心呕吐、意识模糊，外院急查CT检查提示：颅脑呈术后改变，术区见残腔影形成；颅内多个出血灶，部分位于脑室内，右侧额顶枕部硬膜下（外）积血，脑实质肿胀较前明显。遂再次转院至我院，以"颅内出血"再次收入院。

患者入ICU，查体：双侧瞳孔不等大，右侧2mm，左侧3mm，体温38.4℃，脉搏117次/分，呼吸26次/分，血压82/50mmHg，意识模糊，四肢肌力1～2级，患者自发病以来精神睡眠食欲欠佳，进食量较少，大小便基本正常，体重无明显改变，外院具体治疗不详。立即予以补液、间羟胺2.1μg/（kg·min）升压。既往史："乙肝"多年；10多年前行"左侧小腿骨折手术"；"开腹胆囊、脾脏切除术"。立即请神经外科会诊，拟行手术，责任护士完善术前准备。

该患者在全身麻醉下行右侧幕上下多发硬膜外血肿清除术，手术顺利，术毕安全返回ICU。给予甘露醇减轻脑水肿，蛇毒血凝酶止血，丙戊酸钠、尼莫地平预防癫痫及脑血管痉挛等对症处理；给予万古霉素联合美罗培南控制感染。术后1天，持续呼吸机治疗，安置胃管加用肠内营养，硬膜外血浆引流管引出180ml血性液。术后2天，患者意识恢复清醒，体温37.8℃，脉搏96次/分，呼吸16次/分，血压114/65mmHg，四肢肌力2～3级，顺利停机拔管。术后3天，患者体温波动在38.5～39.5℃，给予冰毯、冰帽物理降温后，体温逐渐降至37.5℃。术后5天，脓液培养结果：真菌感染，隐球菌可能，停用万古霉素及美罗培南，用头孢哌酮钠舒巴坦钠联合氟康唑抗感染治疗。

术后13天，患者意识清楚，双侧瞳孔等大形圆2mm，均对光反射灵敏，体温37.2℃，脉搏89次/分，呼吸18次/分，血压121/68mmHg，四肢肌力正常，由ICU转回病房继续治疗。

【临床诊断】

左侧额顶叶脑脓肿穿刺引流术后；右侧额顶枕部硬膜外出血。

【主要治疗】

1.抗感染治疗。

2.颅内压、止血治疗。

3.预防术后癫痫、脑血管痉挛等治疗。

4.肠内营养支持治疗。

【护理难点及护理措施】

1.硬脑膜外血肿的早期观察和识别　颅内血肿为继发性脑损伤，患者多数可因血肿逐渐形成、增大而导致颅内压进行性增高。其表现如下。

（1）意识障碍：进行性意识障碍为颅内血肿的主要症状，其变化过程与原发性脑损伤的轻重和血肿形成的速度密切相关。主要有3种类型：①原发脑损伤轻，伤后无原发昏迷，待血肿形成后开始出现意识障碍（清醒→昏迷）；②原发脑损伤略重，伤后一度昏迷，随后完全清醒或好转，经过一段时间因颅内血肿形成，颅内压增高使患者再度出现昏迷，并进行性加重（昏迷→中间清醒或好转→昏迷），即存在"中间清醒期"；③原发脑损伤较重，伤后昏迷进行性加重或持续昏迷。因为硬脑膜外血肿患者的原发脑损伤一般较轻，所以大多表现为前两种情况。

（2）颅内压增高及脑疝表现：患者在昏迷前或中间清醒期常有头痛、呕吐等颅内压增高症状，颅内血肿所致的颅内压增高达到一定程度，便可形成脑疝。幕上血肿大多先形成小脑幕切迹疝，除意识障碍外，出现瞳孔改变，早期因动眼神经受到刺激，患侧瞳孔缩小，随即由于动眼神经受压，患侧瞳孔散大，对侧肢体偏瘫进行性加重；若脑疝继续发展，脑干严重受压，中脑动眼神经核受损，则双侧瞳孔散大。幕上血肿者大多先经历小脑幕切迹疝，然后合并枕骨大孔疝，故严重的呼吸循环障碍常发生在意识障碍和瞳孔改变之后。幕下血肿者可直接发生枕骨大孔疝，较早发生呼吸骤停。

（3）神经系统体征：伤后立即出现的局灶症状和体征，多为原发脑损伤的表现。单纯硬脑膜外血肿，除非血肿压迫脑功能区，否则早期较少出现体征。但当血肿增大引起小脑幕切迹疝时，则可出现对侧锥体束征，脑疝发展，脑干受压严重时导致去大脑强直。该患者出现了意识模糊，头痛、呕吐等颅内压增高及四肢肌力下降等表现，通过及时的观察及护理患者得到了有效救治。早期的观察护理能及早发现硬膜外血肿的进展，及时护理干预能缓解硬膜外血肿的进展，降低致残率及死亡率。

2.如何做好颅脑术后并发症的观察及护理

（1）出血：①颅内出血。是颅脑术后最严重的并发症，易导致患者死亡，一般发生术后6～24小时，每小时观察患者意识、瞳孔、生命体征变化，行GCS评分，密切观察引流液的颜色及量，若患者术后入科4小时仍未清醒或意识由清醒转为嗜睡、昏睡、昏迷、瞳孔不等大等，立即报告医生。该患者术后意识恢复，术后1天CT检查无颅内出血。②消化道出血。主要表现为呕吐咖啡色胃内容物，并伴有呃逆、腹胀及黑粪等症状，鼻饲前接胃肠减压器观察胃液颜色、量等。该患者术后未发生消化道出血。

（2）颅内高压：如头痛、呕吐、视乳头水肿及"两慢一高"（呼吸慢、心率慢，血压升高）等，出现意识混乱、烦躁、肢体活动障碍等，立即通知医生，及时行头颅CT，及时发现及时处理；有创颅内压监测维持在5～15mmHg，持续超过20mmHg，告知医生；保持大便通畅，必要时用药。该患者术后有创颅内压监测维持在6～13mmHg。

（3）感染：①切口感染。多发生在术后3～5天，患者感切口处疼痛加重，局部有明显的水肿、皮下积液及压痛。②颅内感染。术后3～4天出现体温升高，同时伴头痛、呕吐、意识障碍、抽搐、脑膜刺激征阳性等；移动患者前夹闭引流管防止反流，正确留取培养标本，注意手卫生及无菌操作，遵医嘱正确使用抗生素，并关注检查结果。该患者术后高热，留取引流液及血培养送检未发生颅内及切口感染。

（4）神经功能障碍：观察有无肢体瘫痪、复视、嗅觉丧失、癫痫等神经系统体征，该患者术后肌力逐渐恢复，无神经功能障碍。

（5）脱管与堵管：脱管属于不良事件，多与患者躁动、医护的不当操作相关；堵管原因包括管径太小，血块或沉淀物阻塞和引流管位置改变等，该患者术后1天保护性约束双上肢，术后2天神志清楚、配合，解除约束，引流管予高举平台法二次固定未发生脱管与堵管现象。

（6）尿崩症：表现为口渴、多饮，尿量达4000ml，尿比重低，在1.005以下，准确记录出入量，根据患者尿量及血电解质情况对症处理。

（7）癫痫：术前有癫痫病史或手术部位在中央及颞叶附近者，警惕术后癫痫发生。病房保持安静，减少刺激，癫痫发作时立即解开患者衣领，保持呼吸道通畅，舌根后坠、牙关紧闭时用口咽通气管或开口器，头偏向一侧，持续吸氧或呼吸机辅助呼吸，用纱布包裹压舌板，横放于患者上下牙齿之间，避免舌咬伤，遵医嘱用镇静或抗癫痫药物，记录癫痫发作时的临床表现、持续时间等，该患者通过预防术后癫痫、脑血管痉挛等治疗后未发生癫痫。

（8）中枢性高热：多于术后48小时内出现，常伴有意识障碍、瞳孔缩小、脉速、呼吸急促等自主神经系统功能紊乱症状。该患者术后3天高热，给予冰毯、冰帽物理降温后体温逐渐恢复正常。

3.如何做好颅脑术后的康复护理 我科颅脑术后患者采用循序渐进式康复护理：针对该患者制订个体化康复计划，由专业医生和管床护士、康复师对患者进行评估，并制订该患者康复活动锻炼方法，评估内容包括肌力及活动耐受能力、血流动力学、呼吸机参数、意识状态等。①第1阶段：关节被动运动，四肢关节的全范围活动，每次2组，每组5～8个，平均每天2～3次，用于无法配合或肌力差者。该患者术后2～3天进行第1阶段康复训练。②第2阶段：关节主动和主动-辅助运动，指导患者主动配合康复活动，活动关节包括上肢和下肢关节，每次20分钟，每天2～3次，并根据患者病情转为床上直立坐位，术后4～7天进行第2阶段康复训练。③第3阶段：坐位训练，每天2～3次，训练时间根据患者的耐受情况确定，最长为每次30分钟，当患者能移动手臂抗重力时，可适当移动至床边椅练习，术后8～10天进行第3阶段康复训练。④第4阶段：站立训练，每天2～3次，训练时间根据患者的耐受情况确定，当患者拔除人工气道后，进行原地踏步和站立训练再逐步转为独立站立位，术后第11～12天进行第4阶段康复训练。⑤第5阶段：行走训练，当患者能独立站立时，可进行辅助行走练习，逐步转为独立行走，每天2～3次，每次20～30分钟，行走距离视患者病情而定，回病房继续康复锻炼。在康复过程中，出现以下情况应立即停止干预并实施救治：出现心律失常，需使用相关治疗药物；安静时心率持续低于50次/分或超过140次/分；血流动力学不稳定，需使用相关药物治疗；出现面色苍白、出冷汗、胸痛、皮肤潮红或精神状态恶化；存在人机对抗或拔管等风险；血氧饱和度＜90%。探视时间教会家属共同参与患者的康复训练，协助患者，鼓励患者，增加信心，做好人文关怀。

【总结与反思】

1.护理亮点 硬脑膜外血肿术后部分患者机械通气时间较长，不但会导致患者肺炎、脑膜炎等术后感染发生率的增加，而且卧床休息和长期制动会降低患者的活动能力，影响患者术后恢复。因此，术后及时对患者进行康复治疗有助于减少并发症的发生，加速患者康复。循序渐进式康复护理是以循序渐进生理规律为基础的个体化康复训练为主体的护理模式，其以患者病情、意识情况和生理指标变化等为依据制订有计划、有目标、有程序的阶段性康复活动，并按照计划执行，且只有当一个阶段的任务完成或目标达成后才能进入下一阶段，若评估无法完成，则继续该阶段的训练，直至重新评估能够进入下个阶段的训练。该种模式的康复训练既能确保训练效果还不会给患者带来继发性伤害，对促进患者心理社会功能和躯体功能康复至关重要。通过医护人员对病情及生命体征的监测、术后并发症的观察及护理，以及医护共同制订个体化康复方案及有效落实，患者逐步康复，顺利转回病房。

2.护理反思 患者1个月内进行了两次颅脑手术，安全风险极大，术后可能出现神经功能障碍，加上对疾病的了解少，对恢复情况的担忧，从而极易产生焦虑、抑郁等负性情绪，容易影响术后康复。ICU护理人员通常关注于患者的病情变化、护理及治疗，容易忽略患者的心理状态。医护人员需掌握患者内心真实想法，协同家属共同鼓励、安慰患者，给予患者健康教育及心理疏导，减轻患者的负性情绪，使其积极面对疾病，提高患者治疗的依从性，促进病情早日康复。

知 识 拓 展

硬脑膜外血肿　硬脑膜外血肿约占外伤性颅内血肿的30%，大多属于急性型。可发生于任何年龄，但小儿少见。硬脑膜外血肿与颅骨损伤有密切关系，可因骨折或颅骨的短暂变形撕裂位于骨沟内的硬脑膜中动脉或静脉窦而引起出血，或骨折的板障出血。少数患者并无骨折，其血肿可能与外力造成硬脑膜与颅骨分离，硬脑膜表面的小血管被撕裂有关。硬膜外血肿多见于颅盖骨折，以颞部、额顶部和颞顶部多见。硬脑膜外血肿的治疗原则：①非手术治疗。凡伤后无明显意识障碍，病情稳定，CT所示幕上血肿量＜40ml，幕下血肿量＜10ml，中线结构移位＜1.0cm者，可在密切观察病情的前提下，采用脱水降颅内压等非手术治疗。治疗期间一旦出现颅内压进行性升高、局灶性脑损害、脑疝早期症状，应紧急手术。②手术治疗。急性硬脑膜外血肿原则上一经确诊应立即手术，可根据CT所见采用骨瓣或骨窗开颅，清除血肿，妥善止血。要求24～48小时手术，目前多主张采用CT定位钻孔加尿激酶溶解血肿碎吸引流术，此法简单易行，对脑组织损伤小，但有时清除积血不彻底，必要时行开颅血肿清除术加去骨瓣减压术。血肿清除后，如硬脑膜张力高或疑有硬脑膜下血肿时，应切开硬脑膜探查。对少数病情危急，来不及做CT等检查者，应直接手术钻孔探查，再扩大成骨窗清除血肿。

参考文献

李欣，安静，唐利，等，2022. 循序渐进式康复护理对颅脑损伤术后机械通气患者神经功能及感染发生率的影响［J］. 中国中西医结合急救杂志，29（3）：351-355.

翟福雯，许旋，2019. 外伤性进展性硬膜外血肿的早期观察和护理［J］. 当代护士（下旬刊），26（1）：80-82.

中国医师协会神经外科医师分会神经重症专家委员会，北京医学会神经外科学分会神经外科危重症学组，2021. 神经外科中枢神经系统感染诊治中国专家共识（2021版）［J］. 中华神经外科杂志，37（1）：2-15.

第五节　高血糖卵巢癌患者术后伤口迁延不愈致感染性休克的护理实践难点解析

【病例简介】

女，31岁，因盆腔包块入院。完善术前相关检查后行经卵巢肿瘤细胞减灭术，术后病理：低级别浆液性乳头状腺癌。术后5天，患者因意识模糊、血压低转入ICU。转入ICU时，体温39.2℃，心率105次/分，血压75/42mmHg，呼吸25次/分，氧饱和度

98%。查体：腹部切口可见脓性分泌物，切口周围红肿明显。查血：血糖21.2mmol/L，C反应蛋白16.9 g/L，乳酸4.0 mmol/L，白细胞39.4×10^9/L，尿素38.60 mmol/L，肌酐201 μmol/L。APACHE Ⅱ评分为27分（死亡系数: 55.7%）。予以留取血培养送检，并给予美罗培南抗感染、补液、抗炎、血管活性药物维持血压等抢救治疗。患者无尿，予以行CRRT联合内毒素吸附抢救治疗，持续胰岛素静脉泵入控制血糖，右上臂安置瞬感动态血糖仪持续监测血糖，腹部切口行清创引流。转入ICU第3天，降低血管活性药物使用剂量，给予肠内营养。

转入ICU第4天，患者尿素、肌酐恢复正常，停止CRRT治疗，血糖11.3 ～ 14.9 mmol/L，改皮下注射胰岛素。第8天停用血管活性药物，血糖为7 ～ 12 mmol/L。第12天，体温36.8℃，心率84次/分，血压103/62mmHg，呼吸18次/分，血氧饱和度99%，腹部切口脓性液明显减少，缺损部位新生肉芽组织形成，转回病房继续抗肿瘤治疗。

【临床诊断】

卵巢腺癌；感染性休克；糖尿病；急性肾功能不全。

【主要治疗】

1.卵巢肿瘤细胞减灭术。

2.抗休克治疗。

3.抗感染治疗。

4.切口清创引流。

5.监测、控制血糖。

6.CRRT治疗。

【护理难点及护理措施】

1.如何做好感染性休克的集束化措施　感染性休克是常见的急危重症，是指严重感染导致的低血压持续存在，经充分的液体复苏难以纠正的急性循环衰竭，最新的集束化治疗方案将3小时方案和6小时方案整合，推荐在1小时之内完成。1小时集束化治疗的具体措施：①测量乳酸水平（若初次乳酸＞2 mmol/L，应复查）；②应用抗菌药物前留取血培养；③给予广谱抗菌药物；④若低血压或乳酸≥4 mmol/L，复苏的前3小时内至少按30 ml/kg/h静脉输注晶体液；⑤液体复苏期间或液体复苏后仍然低血压，可给予血管活性药物维持MAP ≥ 65 mmHg，首选去甲肾上腺素。1小时集束化治疗要求临床医务工作者在1小时内完成对患者各种生命体征和检查化验结果、器官功能障碍的全面评估，及时开始液体复苏及抗感染治疗，有利于早期识别和诊断感染性休克，促进对感染性休克的早期治疗。将该措施应用于ICU感染性休克患者中，对提高感染性休克患者抢救成功率、降低病死率具有重要意义，值得在临床广泛实施与开展。

2.糖尿病与伤口愈合及感染有什么关系　糖尿病对伤口愈合的影响主要有以下原因：①组织修复能力减退：糖尿病患者的血管病变使营养物质供应出现障碍，局部组织的修复能力降低，因血糖升高造成蛋白质合成减少、分解增多和细胞代谢异常，造成伤口处纤维细胞功能减退，上皮增生时胶原沉积减少，伤口的抗张强度不足，当伤口愈合时，缺少一种来自血小板的生长因子，导致伤口愈合延期。②血管阻塞导致局部组织缺乏营养。③高血糖使白细胞的杀菌力减弱，且高血糖环境有利于细菌生长繁殖，体内的抗菌物质减少。④糖尿病为慢性消耗性疾病，多数患者全身营养差，加上糖尿病患者免疫力下降，机体抵抗力弱，因此影响伤口愈合。⑤糖尿病患者的微循环较差，甚至有毛细血管栓塞，引起血供不畅，减少局部血流量，不利于伤口愈合。⑥较高的血糖是致病微生物良好的培养基，容易引起伤口感染，伤口不易愈合。其他原因包括：生长和愈合激素的产生减少；新血管的生成和修复减少；皮肤屏障功能削弱；胶原蛋白生成减少。

糖尿病合并感染的发生率高达32.7%～90.5%。可能的原因有以下几点：①高血糖。机体内过高的血糖水平可以影响人的免疫系统，使其不能正常工作。免疫系统被抑制，将使糖尿病患者更容易遭受细菌、真菌、病毒等感染病原体的侵袭。②神经损伤。长期的高血糖刺激会导致周围神经的损伤，从而增加感染的概率。举个例子：神经的损伤会使糖尿病患者无法感受到脚部的疼痛，因此，即便脚部受了伤，他可能也感觉不到，从而错过了早期治疗的最佳时机，等到发现时已经出现了严重的开放性伤口感染甚至可能合并了全身感染。③周围血管病变。长期高血糖刺激还会损伤机体的周围血管，甚至导致血管闭塞。而血管功能不全，局部血液供应和营养不充足，造成组织更容易出现感染、坏死，即使应用抗菌药物，由于血液供应差、血液循环不良，药物也不容易到达感染部位，导致感染治愈困难。该患者腹部切口有脓性分泌物，切口周围红肿明显，可能与糖尿病有关，导致腹部伤口感染难以愈合。

3.如何实施个性化的血糖监测及管理　维持血糖稳定是ICU患者静脉胰岛素输注的目标，应结合患者情况设定个性化血糖控制目标，危重患者受血流动力学不稳定和缺氧的影响，皮下注射胰岛素容易造成吸收不良，影响效果。首选静脉输注短效胰岛素药物，感染性休克患者血糖的控制目标上限为8～10 mmol/L，瞬感动态血糖仪持续监测血糖。该患者使用重组人胰岛素注射液1 U/ml，初始持续静脉泵入剂量4U/h，每小时测量血糖值，根据血糖值调节胰岛素药物输注速度：当血糖＞16.7 mmol/L较前血糖值降低＞4.4 mmol/L，胰岛素减少2U/h泵入，降低＜4.4mmol/L则维持原胰岛素剂量，血糖较前升高则增加胰岛素剂量4U/h；当血糖波动在13.4～16.7 mmol/L，较前血糖降低＞2.8 mmol/L，维持原胰岛素剂量，降低＜2.8 mmol/L或较前升高则胰岛素增加2U/h泵入；当血糖波动在10.1～13.3 mmol/L，较前血糖升高＞1.1 mmol/L，胰岛素增加1U/h泵入，升高＜1.1 mmol/L或降低＜2.8 mmol/L则维持原胰岛素剂量，降低＞2.8 mmol/L则胰岛素减少2U/h泵入；当血糖波动在7.9～10 mmol/L，较前血糖升高＞1.1 mmol/L，胰岛素增加1U/h泵入，升高＜1.1 mmol/L或降低＜0.6 mmol/L则维持原胰岛素剂量；血糖波动在6.2～7.8 mmol/L，停止泵入胰岛素。动态血糖仪测量值两次差异大时，测量指尖血糖进行对比。为维持该患者的血糖稳定，在停止静脉注射胰岛素后转为皮下注射胰岛素，导出血糖数据，读取每日葡萄糖总结。

4.瞬感动态血糖仪和指尖血糖有什么差异　瞬感动态血糖仪（FGM）能够自动测量、获取并储存葡萄糖数据，在临床上的应用已越来越广泛，多项研究肯定了FGM的效用及价值，但其准确性及稳定性仍有待进一步改进。研究发现，FGM的结果较静脉血糖值滞后，且监测结果在不同代谢情况时存在误差，当葡萄糖水平快速变化，组织液葡萄糖无法准确反映血糖水平时；或当系统提示发生低血糖或即将发生低血糖时；或者当患者的症状与系统读数不符时，仍需进行指尖血测试，勿盲目自行调整治疗方案。影响FGM准确性的临床因素还包括：使用者的睡姿引起的探头受压、探头安装部位及安装手法的规范性、环境温度等；当血糖变化每分钟超过0.1mmol/L时，如就餐、注射胰岛素、运动后、重度脱水等情况可能会引起血糖的快速变化或局部微循环不畅，影响结果的准确性；抗坏血酸药物（维生素C）和水杨酸（阿司匹林及很多镇痛药里的成分）制剂可能会干扰传感器的葡萄糖读数，误差程度取决于干扰物活性成分在体内的剂量。FGM监测费用较高，使用前需家属同意，指尖血糖测量会增加患者疼痛感，次数增加会导致抵触情绪，降低患者依从性及满意度，增加临床工作负担。

【总结与反思】

1.护理亮点　感染性休克属于临床上较为严重的一种综合征，会致使微循环障碍发生，进而引发炎症，牵连患者的各项器官功能，最终导致死亡。在该患者的救治过程中，我们做到了早发现、早治疗，并配合预见性、针对性的个性化护理，减少了并发症的发生，最后患者转回病房继续治疗。

2.护理反思　目前国内还没有统一的ICU患者静脉输注胰岛素及血糖监测标准化方案，ICU患者不能使用同一个血糖控制目标，应依照患者具体情况，制订个体化血糖目标，分析转化中的障碍因素和促进因素，合理选择最佳方案进行本土化应用。未来将进一步开展ICU患者胰岛素静脉输注管理的循证护理实践，以验证相关证据的有效性及适用性。

知识拓展

瞬感扫描式葡萄糖监测（FGM）的工作原理：瞬感扫描式葡萄糖监测被视为自我血糖监测和持续葡萄糖监测（CGM）的混合体，它包括植入患者皮下的探头和触屏阅读器两部分。FGM是一种简单便捷的监测方式，能够获取大量的葡萄糖数据，生成完整的葡萄糖图谱，用扫描检测仪轻松扫描传感器即可得出葡萄糖数值，小巧的传感器可以佩戴最多14天，采用工厂校准原理无须指尖血校准，通过将一条无菌的、纤细柔软的纤维植入皮下5mm，持续检测组织液的葡萄糖水平，可以反映瞬时高血糖、低血糖和血糖波动的情况，并且不易受贫血、慢性肾脏病等干扰因素的影响。

参考文献

蔡玲莉，周健，贾伟平，2018. 瞬感扫描式葡萄糖监测系统的临床研究进展［J］. 中华内科杂志，57（11）：858-861.

李菁菁，潘文彦，王晓容，等，2021. ICU成人危重症患者血糖管理的最佳证据总结［J］. 护理学报，28（12）：21-26.

薛锋，刘春广，2018. 脓毒症休克组织灌注监测指标的研究进展［J］. 中华急诊医学杂志，27（6）：691-693.

许华娇，吴玲玲，张琦，2023. ICU患者胰岛素静脉输注管理的最佳证据总结［J］. 中华护理杂志，58（12）：1489-1495.

郑瑞强，张艺芬，荣子琪，等，2021.《拯救脓毒症运动：脓毒症与感染性休克治疗国际指南2021版》解读与展望［J］.中华危重病急救医学，33（10）：1159-1164.

第六节　甲状腺癌术后1日暴发侵袭性化脓性链球菌肺炎患者的护理实践难点解析

【病例简介】

女，56岁，颈部彩超示：甲状腺左侧叶结节，TI-RADS分类4a类。既往史：高血压、肝囊肿。全身麻醉下行甲状腺癌根治及甲状旁腺组织细胞移植手术，手术顺利。

术后1天，患者诉胸背部及颌面部、头部持续性剧烈疼痛，NRS评分7分，心率100～110次/分，呼吸25次/分，血压155/92mmHg，急查血：白细胞13.18×10⁹/L，中性粒细胞11.23×10⁹/L，淋巴细胞0.9×10⁹/L，C反应蛋白88.85mg/L，转入ICU。患者随即出现感染性休克征象，心率150次/分，血压74/46mmHg，血氧饱和度下降至90%，呼吸28～31次/分，立即气管插管、呼吸机辅助呼吸，给予5%葡萄糖42ml＋去甲肾上腺素32mg静脉泵入，泵速10～15ml/h维持血压，为明确诊断外出行CT检查，胸腔穿刺引流出黄色浑浊液，引流液细菌培养及鉴定：化脓链球菌感染。先后给予美罗培南联合万古霉素、利奈唑胺联合青霉素抗感染，给予丙泊酚＋咪达唑仑＋芬太尼镇痛镇静、营养支持、维持水和电解质平衡、护胃抑酸、维持内环境稳定、预防抗凝等对症处理。

入ICU第4天，小剂量去甲肾上腺素维持血压，白细胞9.94×10⁹/L，中性粒细胞6.61×10⁹/L，超敏CRP值50.52mg/L，感染指标较好转，胸腔引流量持续减少。

入ICU第6天，拔除气管插管，高流量吸氧（FiO_2：40%），咳嗽力量欠佳，予以加强咳嗽排痰。

入ICU第7天，双鼻塞吸氧，心率104次/分，呼吸19次/分，血压125/76mmHg，血氧饱和度98%，咳嗽力量可，未述心累、气紧、胸闷、胸痛，白细胞10.20×10⁹/L，中性粒细胞数目7.56×10⁹/L，转回病房继续治疗。

【临床诊断】

甲状腺癌术后；感染性休克；侵袭性化脓性链球菌肺炎；疼痛。

【主要治疗】

1.建立人工气道、呼吸机辅助呼吸。

2.去甲肾上腺素维持血压。

3.输注抗生素抗感染治疗。

4.输血浆纠正凝血功能障碍。

5.舒适化的镇痛镇静。

6.肠内营养支持治疗。

【护理难点及护理措施】

1.如何做好该患者的人工气道管理　人工气道是指经口/鼻或气管切开部位的气管内插入导管，建立通畅的气体交换通道，改善通气功能，从而纠正机体缺氧的状态。人工气道的建立破坏了气道原有的解剖结构和正常的生理功能，在一定程度上削弱了气道的防御功能，在临床实践中，危重症患者气道管理质量不佳会导致相关并发症的发生，加重患者原有的病情，延长患者住院时间，增加治疗费用。气道的管理一直是重症监护病房所面临的难点和重点。①导管固定：该患者气管插管采用压垫＋胶布＋系带三重交叉固定法固定导管，系带松紧以一指为宜，防止松脱，每班进行评估，每班记录插管深度，适当约束患者肢体，避免拔管。②气囊监测：每隔4小时监测气囊压力1次，在患者安静时进行气囊压力监测，气囊压力维持在25～30cmH$_2$O。③气道湿化：该患者痰液黏稠，采用恒温加热湿化装置进行气道湿化，控制环境温度为20～22℃，湿度为60%～70%。呼吸机专用雾化器带机雾化，乙酰半胱氨酸300mg＋硫酸特布他林雾化液1mg 3次/天，每次雾化10～15分钟。雾化过程中严密观察患者生命体征及有无缺氧、窒息表现。④呼吸机相关性肺炎的预防：床头抬高30°～45°，每天唤醒，评估意识情况及肌力，双人进行口腔护理4次/天，按需吸痰，吸痰时严格无菌操作，选择密闭式吸痰管，避免因断开呼吸机造成低氧血症的发生，每天更换吸痰管，及时倾倒呼吸机回路冷凝水，遵医嘱采集痰培养，及时追踪痰培养结果，选择合适的抗生素。

2.如何正确泵入大剂量血管活性药物　去甲肾上腺素通过激动血管α$_1$受体，收缩静脉使非张力容量转化为张力容量，静脉回流及回心血量增加；收缩动脉使舒张压和收缩压均升高，冠状动脉灌注增加，改善心肌氧供；激动β$_1$受体直接增加左心室、右心室心肌收缩力；随心排血量增加血压升高，平均动脉压升高不仅使压力依赖性血管床的微血管血流增加，从而改善组织氧合，还使缺血后微循环恢复能力提高。配合医生紧急安置抗感染双腔导管，主管泵入去甲肾上腺素稀释液，5%葡萄糖注射液为载液，载液速度20ml/h，副管作为输液通道。由于患者泵入去甲肾上腺素剂量大，避免因为换药导致血流动力学不稳定，因此采用双泵换药法，禁止在主管加药及冲管。每班评估导管的长度，避免导管脱出引发药液外渗。

3.如何做好患者感染防控措施　侵袭性A族链球菌（invasive GAS，iGAS）常引起咽炎、皮肤或软组织感染，临床常表现为咽炎、畏寒、发热、疼痛，极少数患者表现为胸腔积液，多为脓胸。本患者安置单间隔离，每天使用空气消毒机消毒病房12小时以上，每班使用1000mg/L含氯消毒液擦拭床单元及病房内物体表面，每天使用1000mg/L含氯消毒液拖地2次，做好手卫生，接触患者穿隔离衣、戴口罩及帽子，同时减少人员出入。

4.如何做好患者外出检查的安全转运

（1）转运前准备：①转运人员的准备。选择工作时间大于2年，熟练掌握抢救技能、N3级、取得重症专科护士证书的护士和熟练使用抢救仪器的医生共同转运，提前通知CT室做好准备，绿色通道通行。②患者的准备。评估患者生命体征及告知家属转运风险，取得家属的知情同意并签知情同意书，妥善固定气管插管、胸腔引流管、颈部引流管、深静脉管道、胃管及尿管通畅，充分吸痰，适宜约束双上肢。③物品及药品准备。备简易呼吸器、便携式呼吸机、氧气瓶2个、转运心电监护仪、便携式吸痰器、吸痰管、注射泵及抢救箱。④仪器设备的准备。检查便携式呼吸机性能是否完好，医生根据患者情况调节呼吸机模式及参数，采用同步间歇指令通气（SIMV），F 18次/分，VT 400 ml，FiO_2 100%，PS 12cmH$_2$O，PEEP 7cmH$_2$O。连接便携式呼吸机后，确保呼吸机运行正常，持续泵入去甲肾上腺素32mg＋5%葡萄糖注射液34ml及间羟胺50mg＋0.9%生理盐水45ml，维持血压在正常范围。将电梯提前运行至ICU层，由医生、护士、护工共同转运患者，使患者在一个移动ICU中完成检查。⑤检查科室的准备。告知CT检查室患者的病情及到达时间，备齐急救物品。

（2）转运途中的护理：①密切监测患者生命体征、面色、口唇、胸廓起伏及呼吸机运行状态，将呼吸机及心电监护显示屏放置在病员被子上便于观察，避免呼吸机管路打折及管路脱出，保持患者气道通畅。②3名工作人员及1名家属分别站在转运床及CT检查床两侧，将患者各类管道固定于病员服上，避免滑脱，并紧握中单四角，医生站在床头，托住患者的头及肩颈部，固定气管插管及颈部引流管，同时将患者抬起移至CT检查床，检查管道固定情况。③升压药持续泵入，采用蓄电式注射泵，转运前保证电量充足，使用双泵更换药物，确保药物持续泵入，避免药物中断造成患者循环波动及器官灌注不足等损害。CT检查过程中密切观察患者生命体征及呼吸机的运行情况，确保患者安全。

（3）转运后的护理：①医生调整床旁呼吸机模式及参数，护士迅速将呼吸机回路与床旁呼吸机相连接，避免缺氧，按需吸痰，保持呼吸道通畅。②检查气管插管位置有无变化、是否妥善固定，观察胸腔引流情况，检查导管有无脱出，检查颈部切口敷料有无渗血渗液，引流管保持引流通畅。③抬高床头30°以上，预防呼吸机相关性肺炎的发生。使用后的仪器设备用消毒湿纸巾进行擦拭消毒，完好备用。该患者在ICU期间共外出检查5次，均安全转运，未发生相关并发症。

5. 如何做好高热期间体温管理　患者感染重、持续高热，易引起心率增快、血压降低等一系列并发症，造成器官功能的严重损害。患者体温持续39.1～40.6℃，心率121～160次/分，为避免发热导致体力过度消耗和重要器官损害，使用冰毯机降温并进行持续体温监测。冰毯机降温原理是利用制冷原理，将水箱内蒸馏水冷却，通过主机工作与毯子内以及冰帽内的水进行循环交换，使毯面及帽内通过接触皮肤进行传导散热，达到降温的目的，其降温可靠，有效率达到100%。使用过程中，为患者盖上一张薄被单，将毯子平整地铺于患者背部，毯层上铺一层中单，冰毯上端与患者肩峰平齐，保证床面的干燥、平整，将温度传感器插头插入主机传感器插口，并将传感器的另一端置于病人肛门3～4cm处并妥善固定，设置目标温度37～37.5℃，降温速度以1小时降1℃为宜，患者连续监测5天，每小时进行肛温监测。该患者体温波动较大，当体温降至目标温度时及时暂停冰毯的使用，每小时为患者翻身拍背，检查患者全身皮肤，在使用冰毯降温的整个治疗过程中，未发生器械相关性损伤及压力性损伤。

6. 如何做好患者镇痛镇静的管理　患者因感染性休克，肺部感染重，呼吸困难，氧饱和度不能维持，医生给予床旁紧急的气管插管，呼吸机辅助呼吸。患者因头部、胸背部剧烈疼痛，加之不能耐受气管插管，烦躁、人机对抗明显，患者极不配合，导致治疗及护理操作无法顺利进行，增加了临床护理难度及患者自身的不安全性。有研究显示，镇痛镇静可改善患者的舒适度并使器官功能得到保护，降低患者的基础代谢，降低氧耗，有利于疾病的恢复。使用主观镇静评分法Richmond躁动-镇静评分（richmond

agitation-sedation scale，RASS）及重症监护疼痛观察工具（critical-care pain observation tool，CPOT），每小时进行镇痛及镇静评估。医生根据患者病情制定镇痛镇静目标，机械通气1～2天给予丙泊酚＋咪达唑仑＋芬太尼联合用药，使患者处于深镇静状态，RASS评分控制在-5～-4分，CPOT评分＜3分，减轻患者疼痛及应激反应，保证人机协调，降低机体耗氧量。机械通气后3天采用丙泊酚＋舒芬太尼联合用药，使患者处于浅镇静状态，RASS评分控制在-2～0分，CPOT评分＜3分。机械通气后4～6天，停用镇静药，给予舒芬太尼镇痛治疗，控制CPOT评分＜2分，患者感染得到有效控制，机体处于恢复期，以减轻患者疼痛，促进早期康复为主。

【总结与反思】

1.护理亮点　侵袭性化脓性链球菌肺炎的护理核心主要是感染的控制，本文主要从如何做好患者的气道管理、大剂量使用血管活性药物的护理要求、外出检查的安全转运、感染防控措施的实施、高热期间的体温管理、镇痛镇静的管理等方面护理患者。及时明确诊断，护理措施的落实是治疗的关键。

2.护理反思　侵袭性化脓性链球菌肺炎在全球发生病例极少，甲状腺术后发生化脓性链球菌感染更是罕见，临床中极少见，易造成误诊、漏诊，延误治疗。护理人员需学习罕见疾病的临床护理，了解化脓性念珠菌肺炎的临床表现，护理重点在规范化使用血管活性药物、做好感染防控措施、做好呼吸道管理，避免加重感染、阶段化镇痛镇静的管理及患者院内的安全转运等，除此之外，还需做好健康宣教，帮助患者建立治疗疾病的信心。

知识拓展

A族链球菌　A族链球菌（group A *Streptococcus*，GAS）是一种革兰氏阳性菌，又称化脓性链球菌（*Streptococcus pyogenes*），侵袭性A族链球菌（invasive GAS，iGAS）感染指的是从血液、胸膜腔等无菌的部位培养分离出GAS的感染。GAS肺炎是侵袭性A族链球菌感染中的一种，常引起咽炎、皮肤或软组织感染，临床常表现为咽炎、畏寒、发热、疼痛，极少数患者表现为胸腔积液，多为脓胸。发病原因尚不明确，可能与创伤、近期手术有关，侵袭性GAS感染全球发病率为3.5/100 000，病死率为30%～60%，国内鲜见相关报道。GAS肺炎的临床症状与肺炎链球菌感染引起的肺炎相似，可出现发热、寒战、咳嗽，痰中带血丝、呼吸困难和胸痛等表现。不同的是，GAS肺炎多为突发性的，起病迅速，以高热及呼吸困难为特征，以胸痛为主要症状。GAS肺炎的实验室检测多无明显特异性。大多数GAS肺炎患者表现为白细胞计数、血清C反应蛋白和降钙素原水平均升高。抗链球菌溶血素O（ASO）升高对诊断GAS感染有一定的指导意义，然而，从宿主血液、咽拭子、痰、肺泡灌洗液、胸腔积液或肺组织等分离培养出GAS才是诊断GAS感染的关键。此外，快速积累胸腔积液是GAS肺炎的另一特征。有研究表明，高达80%的GAS肺炎可出现胸腔积液，多为浆液性，且积液量一般较大，其中约80%的患者出现中度至重度胸腔积液，部分还可形成脓肿。

参考文献

蒋国平，田昕，2018. 中国成人ICU镇痛和镇静治疗2018指南解读［J］. 浙江医学，40（16）：1769-1774，1778.

严玉娇，丁娟，刘晃含，等，2021. 成人危重症患者气道管理的最佳证据总结［J］. 护理学报，28（3）：39-45.

Tyrrell GJ，Fathima S，Kakulphimp J，et al，2018. Increasing rates of invasive group A streptococcal disease in Alberta，Canada；2003-2017［J］. Open Forum Infect Dis，5（8）：ofy177.

第七节　淋巴瘤并发腹膜后巨大脓肿及阴囊脓肿患者切开引流术后的护理实践难点解析

【病例简介】

男，64岁，因"腹痛腹胀、急腹症"急诊入院，体温39℃，腹部膨隆，扪及腹硬，腹部明显压痛、反跳痛。既往史：淋巴瘤。急诊CT检查：肠穿孔，腹膜炎诊断明确。全身麻醉下行"腹腔镜探查中转开腹＋右半结肠切除＋近端结肠造瘘、远端结肠封闭＋腹膜后巨大肿物脓肿清除＋腹腔冲洗＋腹腔引流＋肠粘连松解＋盆腔肿块切除"术。术毕返回ICU，心率112次/分，血压88/44mmHg，血氧饱和度85%，体温39℃；腹部膨隆，扪及稍硬；阴囊高度肿胀，皮肤充血，直径约20cm×20cm，表面少许渗液；右侧上、下盆腔引流管及腹腔血浆引流管引出大量脓性液。给予间羟胺维持血压、呼吸机辅助呼吸、酒石酸布托啡诺注射液（诺扬）镇痛、咪达唑仑注射液（力月西）镇静、亚胺培南西司他丁抗感染等对症治疗。APACHE Ⅱ评分为19分，死亡危险系数32.23%。营养风险筛查NRS 2002评分6分。

术后第2天，查降钙素原26.81ng/ml，B型钠尿肽1078.9pg/ml，乳酸3.3mmol/L；引流液细菌培养及鉴定：大肠埃希氏菌（多重耐药，亚胺培南西司他丁敏感）；阴囊肿胀明显，皮肤充血，局部破损，有脓液流出；床旁超声：阴囊皮下组织内见较多浑浊黏稠液体，泌尿外科会诊后给予开放清创引流。

术后第10天，患者心率91次/分，血压102/65mmHg，血氧饱和度99%，体温36.5℃；查降钙素原0.96ng/ml；阴囊处脓液较前明显减少，肿胀、发红较前消退，皮肤组织逐渐愈合，转出ICU。

【临床诊断】

腹膜后巨大脓肿切开引流术后；细菌性腹膜炎（多重耐药大肠埃希菌）；感染性休克；阴囊脓肿。

【主要治疗】

1.腹膜后巨大脓肿切开引流。

2.抗感染治疗。

3.液体复苏，维持血流动力学稳定。

4.阴囊脓肿开放清创引流。

5.肠外营养＋肠内营养予早期营养支持。

6.抑制消化液分泌。

【护理难点及护理措施】

1.如何进行感染性休克患者的抢救配合　腹膜后脓肿是指发生在腹膜后间隙的局限性化脓性感染，是腹膜后位器官尤其是腹膜后位空腔脏器因损伤、穿孔、炎症等继发感染所引起的严重并发症，极易导致患者出现感染性休克。该患者出现感染性休克，立即进行液体复苏和相应治疗，包括血乳酸水平测定和血培养检测，补液和抗生素治疗，以及血管活性药物维持循环稳定，能够有效抑制细菌，减少细菌和内毒素入血，同时还可以扩张外周血管，降低血管阻力，提高乳酸清除率，进而达到维持生命体征平稳的目的。该患者具体护理措施如下。①病情观察：监测患者生命体征、意识、尿量，取休克体位；呼吸机辅助呼吸。②有创动脉压监测、床旁血气分析，监测乳酸、电解质、氧合等情况。③留取血培养、痰培养、引流液培养、尿培养、大小便培养标本送检，以查询生物学证据。④遵医嘱给予亚胺培南西司他丁、万古霉素抗感染治疗。之后根据检验结果确定病原菌，调整抗生素。该患者腹部脓液一般细菌涂片检查＋真菌涂片检查：查见少量革兰氏阴性杆菌及少量革兰氏阳性球菌，痰培养提示白念珠菌生长，予以增加卡泊芬净抗真菌治疗。血培养5天无细菌生长。⑤液体复苏：行右锁骨下深静脉置管，患者中心静脉压（CVP）2mmHg。予以快速输注晶体溶液，3小时内输注至少30ml/kg。每小时监测CVP、床旁超声动态评估容量情况，根据容量情况调节补液速度，准确记录出入量。液体复苏其目的在于维持有效循环血容量及组织灌注，保护器官组织功能，纠正酸碱平衡失调和电解质紊乱。对感染性休克患者，积极有效的液体管理与良好的预后密切相关。⑥维持血压：在液体复苏后患者血压仍低，遵医嘱予血管活性药物间羟胺、去甲肾上腺素维持血压。目标：MAP ≥ 65mmHg、尿量 ≥ 5ml/（kg·h）、CVP 8 ～ 12mmHg、中心静脉血氧饱和度（ScvO₂）≥ 70%或混合静脉血氧饱和度（ScvO₂）≥ 65%。血管活性药物治疗的主要目标是改善组织器官的血流灌流，恢复细胞的功能与代谢。严密细致地监测血压变化，同时观察患者皮肤颜色、温度、指压恢复时间等。经过积极治疗，落实好各项护理措施后，该患者感染性休克得到纠正，停用血管活性药物，血流动力学稳定，MAP 65 ～ 75mmHg、小时尿量80 ～ 150ml、CVP 8 ～ 12mmHg、Lac 1.9mmol/L，体温36.9℃。

2.如何确保多重耐药菌感染措施的落实　多重耐药菌（multiple drug resistant organism，MDRO）是指对三类或三类以上结构不同（作用机制不同）的抗菌药物同时耐药（每类中一种或一种以上）的细菌。该患者引流液细菌培养及鉴定：大肠埃希菌（多重耐药，亚胺培南西司他丁敏感），需控制多重耐药菌感染，预防其传播。对该患者采取以下护理措施。

（1）患者隔离安置：①单间隔离。隔离病室诊疗用品应专人专用，医务人员和探视者进入隔离病室应执行接触预防措施和手卫生。②隔离标识。患者隔离房间门、病例牌、腕带、床头牌、床旁均需有隔离标识。

（2）无菌技术操作：严格执行无菌技术操作规程，特别是在实施各种侵入性操作时避免污染。

（3）手卫生与防护：①在直接接触患者前后、进行无菌技术操作和侵入性操作前，接触患者使用的物品或处理其引流液、分泌物、排泄物后，必须洗手或使用速干手消毒剂进行手消毒。②接触患者或患者周围环境中可能受污染的区域时需戴口罩、帽子、穿隔离衣和戴手套。在进入患者病房之前即防护好，离开病房前摘掉手套和隔离衣，执行手卫生。③当执行有喷溅操作（如伤口冲洗、吸痰、气管插管等）、有分泌物喷溅的患者时，应进行面部防护，如佩戴口罩和护目镜或防护面屏。

（4）诊疗相关物品与环境处理：①与患者直接接触的相关医疗器械、器具及物品如听诊器、监护仪、体温计等要专人专用。②呼吸机、听诊器、监护仪、输液泵、注射泵、手电筒、计算机键盘及鼠标、治疗车等物品表面，每天用500mg/L含氯消毒液擦拭消毒4次。③B超机、床旁心电图机等不能专人专用的医疗器械、器具及物品要在每次使用后用500mg/L含氯消毒液擦拭消毒。④地面的消毒，每天3～4次，用1000mg/L含氯消毒液湿式拖地。使用专用的抹布、地巾等保洁用具进行清洁和消毒，使用后与其他区域洁具分开消毒，干燥备用。⑤空气消毒，每日开放外走廊门窗2次，每次30分钟，加强通风。在关闭门窗时开等离子空气消毒机进行空气消毒。⑥换洗被服应单独包装，并向洗衣房说明，加强消毒处理。⑦按照有关规定处置和管理医疗废物。⑧患者转诊之前应当通知接诊的科室，采取相应隔离措施。患者转出后进行严格终末消毒。

（5）抗菌药物使用：①根据临床微生物检测结果，合理选择抗菌药物。②患者使用多种抗生素时，按时使用，加强观察不良反应及疗效，注意给药间隔时间、配伍禁忌、药物浓度、滴数等。③密切观察患者痰液、引流液的颜色、性状、量；勤挤压引流管，使用抗反流引流袋，保持引流管通畅；观察患者口腔黏膜、腹部体征和阴囊肿胀大小、温度及切口分泌液等情况，准确记录并报告医生。④每天关注体温及查血结果，了解患者感染指标、肝肾功能等情况，根据患者病情动态落实护理措施。

（6）多重耐药菌监测：①定期监测多重耐药菌感染情况，及时采集有关标本送检。②隔离期限：原则上应隔离至耐药菌培养连续两次阴性，对于部分长期携带耐药菌的患者，可以至疾病症状消失出院时。

3.该患者如何进行早期营养支持治疗　腹膜后脓肿合并阴囊脓肿患者因长期受到病菌感染、体能消耗较大，易出现贫血、低蛋白血症、免疫力下降的症状，故对其进行营养支持是十分必要的。该患者营养风险筛查NRS 2002评分6分，提示患者有营养风险，需制订营养计划。术后第1天，因术中发现该患者肠道水肿严重，行床旁超声，结果提示肠道蠕动差，暂不能行肠内营养，请营养科会诊，根据患者情况制订个体化肠外营养支持：复方氨基酸（15）双肽（2）注射液500ml（540kcal）＋20%中/长链脂肪乳250ml（488kcal）＋多种微量元素10ml＋脂溶性维生素1支＋水溶性维生素1支，静脉滴注，1次/天。总能量：1028kcal。患者低蛋白血症，白蛋白15.5g/L，给予20%人血白蛋白20g 2次/天，患者白蛋白逐渐升至36.9g/L，予以调整为20%人血白蛋白20g 1次/天。肠外营养期间，监测血糖，定期复查电解质、肝肾功能，准确记录出入液体量，及时调整营养液成分和输注速度，预防血糖异常及电解质紊乱的发生。患者无糖尿病史，刚开始肠外营养，每4小时监测血糖一次，患者血糖维持在5.9～10mmol/L，血糖较稳定，肠外营养第2天开始予以每6小时监测血糖一次，整个治疗过程，患者血糖维持在5.5～10mmol/L。术后第4天，查总胆红素139.7μmol/L，直接胆红素108.5μmol/L，丙氨酸氨基转移酶64U/L，天冬氨酸氨基转移酶81U/L，由于患者肝功能异常，胆红素升高，腹部彩超排除胆道梗阻，考虑为严重感染导致，给予多烯磷脂酰胆碱和异甘草酸镁保肝治疗，予以地塞米松减轻炎性反应，给予熊去氧胆酸、丁二磺酸腺苷蛋氨酸利胆退黄，不排除静脉营养导致，予以停用氨基酸脂肪乳，监测肝功能及胆红素变化。患者造瘘口引流出褐色液约1600ml，床旁超声提示肠道水肿较前消退，肠道蠕动可，考虑肠道功能恢复，予以加用肠内营养支持：肠内营养混悬液（SP短肽型）500ml，2次/天。肠内营养混悬液（SP）：能量密度为500kcal/瓶，含水解乳清蛋白20g/500ml。抬高床头30°～45°；予以肠内营养输注泵控制管喂速度，以低剂量起始喂养，20～50ml/h，管喂过程中询问患者是否有腹胀、腹痛、恶心、反胃等不适，根据患者情况，逐渐增加喂养速度，提高肠内营养耐受性；营养液温度37～40℃；管喂期间避免污染，脉冲式冲管，预防管内食物残渣变质。术后第5天，患者管喂后未述明显胃肠道不适，调整肠内营养混悬液（SP）剂量为500ml，3次/天。术后第8天，查总胆红素79.7μmol/L，直接胆红素50.5μmol/L，丙氨酸氨基转移酶26U/L，天冬氨酸氨基转移酶34U/L，胆红素较前下降，肝功能较前改善。

4.如何做好阴囊脓肿的护理　人体的腹膜后腔是一个巨大的潜在性腔隙，该处的组织疏松，无明显的间隔，发生感染后极易出现扩散。阴囊脓肿是指阴囊的化脓性疾病，特点是局部红肿热痛、化脓，病变局限于阴囊而不影响睾丸。患者阴囊高度肿胀，皮肤充血，直径约20cm×20cm，表面破损，有脓性液流出，床旁超声提示：阴囊皮下组织内可见上下两处脓腔，中间贯通，上方脓肿较小，下方组织内见较多浑浊黏稠液体。泌尿外科会诊：床旁行清创术，给予清除右阴囊坏死组织及脓苔，显露右侧睾丸，如图16-7-1所示，反复冲洗，消毒，局部加压包扎，防止阴囊水肿、血肿形成。继续加强抗感染、营养支持、腹盆腔引流等治疗。具体护理措施如下①清创前：观察阴囊的大小、颜色、温度，破损处渗液的颜色、性状、量，做好记录。尿管护理时选用碘伏消毒，动作轻柔，避免阴囊新增破损。清创后：观察阴囊的大小、颜色、温度，伤口敷料是否清洁干燥，如有渗液，及时报告医生，予以换药。尿管护理时避免浸湿阴囊处敷料。②观察尿道口情况，保持尿管固定、通畅，做好尿管护理，注意小便颜色、性状、量。避免阴囊脓性液污染尿道口，导致尿路感染。患者如有解大便，需及时处理，避免大便污染阴囊伤口，造成感染。③阴囊肿胀明显，给予棉垫抬高阴囊，双侧大腿外展，避免大腿挤压到阴囊，及时清理脓液，保持阴囊干燥。④心理护理：由于伤口在男性生殖器官上，操作前做好解释工作，征得患者同意后再进行操作治疗，治疗过程中做好隐私保护，动作轻柔，避免伤及患者的自尊。经过每日阴囊换药及各项护理措施的落实，患者阴囊处脓液较前明显减少，肿胀、发红较前消退，皮肤组织逐渐愈合，如图16-7-2所示。

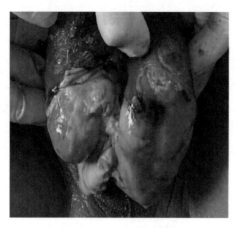

图16-7-1　切开引流时

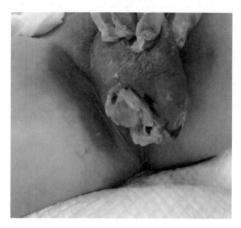

图16-7-2　转出ICU当天换药情况

【总结与反思】

1.护理亮点　该患者淋巴瘤并发腹膜后巨大脓肿及阴囊脓肿，高热、急腹症表现，急诊CT提示肠穿孔，腹膜炎诊断明确，立即行急诊手术，安置右侧上、下盆腔、右侧腹腔、皮下血浆引流管引流脓液，术后感染性休克，立即采取感染性休克集束化治疗，纠正休克；落实好各项多重耐药感染的护理措施；保证各引流管充分引流；肠外、肠内营养支持；阴囊脓肿清创引流，患者病情逐渐好转，顺利停用血管活性药物，氧合改善，顺利停机拔管，体温正常，感染指标下降，顺利转回病房。

2.护理反思　早期感染性休克的识别和处理至关重要，需要我们严密地观察患者的病情变化，出现症状是及时有效的采取有效措施。床旁超声在临床工作中运用范围越来越广，如运用于评估容量负荷，指导感染性休克患者早期液体复苏；运用于监测胃残余量及胃肠道评估，指导危重症患者早期肠内营养等，在临床工作中充分、合理地运用好床旁超声，可以帮助我们更好地评估病情。

知 识 拓 展

1.乌司他丁　乌司他丁是体内天然的抗炎物质，通过抑制炎症介质的产生和释放，保护血管内皮，改善毛细血管通透性、组织低灌注和微循环，保护脏器功能，有效降低脓毒症患者的28天病死率。

2.感染性休克　感染性休克（septic shock）是指严重感染导致的低血压持续存在，经充分的液体复苏难以纠正的急性循环衰竭，可迅速导致严重组织器官功能损伤，主要死亡原因为多器官功能衰竭，病死率高，早期正确诊断和处理与临床结果密切相关。

3.混合静脉血氧饱和度　混合静脉血氧饱和度（SvO_2）是上腔静脉血和下腔静脉血在右心室混合并逐渐变成肺动脉血的氧饱和度，可反映全身组织氧供情况，也是反映心输出量、动脉血氧含量和机体氧耗情况的总和指标，正常值为65%～75%。SvO_2需通过Swan-Ganz导管进行监测。$ScvO_2$是中心静脉氧饱和度，临床上通过留置颈内或者锁骨下中心静脉导管获取，$ScvO_2$反映的主要是上半身静脉血的混合，只能反映机体的部分（包括脑循环）氧代谢情况。$ScvO_2$的监测则相对简单安全，更具可操作性，虽然测量的$ScvO_2$值要比SvO_2值高5%～15%，但它们的变化趋势是相同的，均可反映组织灌注状态，所以目前临床应用广泛，用$ScvO_2$间接反映机体氧输送情况。

参考文献

杨启文，吴安华，胡必杰，等，2021. 欧洲临床微生物和感染病学会药敏委员会华人抗菌药物敏感性试验委员会（ChiCAST）. 临床重要耐药菌感染传播防控策略专家共识［J］. 中国感染控制杂志，20（1）：1-14.

郑瑞强，张艺芬，荣子琪，等，2021.《拯救脓毒症运动：脓毒症与感染性休克治疗国际指南2021版》解读与展望［J］. 中华危重病急救医学，33（10）：1159-1164.

中国医师协会急诊医师分会，2016. 中国急诊感染性休克临床实践指南［J］. 中华急诊医学杂志，25（3）：274-287.

第八节　肺癌术后感染肺曲霉菌患者的护理实践难点解析

【病例简介】

女，80岁，在全身麻醉＋神经阻滞麻醉下行"胸腔镜探查术＋右上肺叶切除术＋右纵隔淋巴结清扫术"，术后因失血2000ml及高龄，携经口气管插管入监护室给予呼吸机辅助通气治疗。术后第2天根据血气分析结果及床旁评估，予以拔除口插管。次日凌晨1时，患者氧饱和度低，高流量湿化吸氧状态下氧饱和度维持在90%以上。

术后4天，患者血气分析提示：PaO_2 54mmHg，立即行床旁气管插管，给予呼吸机辅助通气。术后7天，患者神志由清醒转为嗜睡继而进展为浅昏迷，立即予以CT检查，检查提示：梗阻性脑积水、左侧小脑梗死灶。患者持续发热，最高体温39.1℃，C反应蛋白133.5mg/L，胸部X线片渗出较前未见好转。医生给予纤维支气管镜吸痰，镜下见支气管壁大面积黑色瘀斑，考虑真菌感染可能，给予肺泡灌洗液高通量测序（NGS）、痰培养、纤维支气管镜痰培养检查。

根据患者纤维支气管镜痰培养结果，对症使用抗感染药物控制肺部炎症，呼吸机吸氧浓度100%，氧饱和度仅能维持在85%左右。遵医嘱给予患者俯卧位通气6～8 h/d。根据药敏试验结果使用敏感性抗生素对症抗炎治疗。肺泡灌洗液NGS报告显示：高度关注病原微生物肺土曲霉菌，且纤支镜痰培养分离出曲霉菌和非结核分枝杆菌（NTM），细菌室回报纤维支气管镜痰培养非结核分枝杆菌的脓肿分枝杆菌涂片抗酸染色阳性，与肺泡灌洗NGS的结果相符合。针对纤维支气管镜镜下所见支气管壁大面积黑色瘀斑，在原有药敏对症抗生素应用下，加用伏立康唑200mg静脉滴注每12小时抗真菌治疗。2周后，患者感染指标较前改善，转回当地医院继续治疗。

【临床诊断】

肺癌术后重度ARDS；肺土曲霉菌感染；脑梗死。

【主要治疗】

1. 抗感染治疗。

2. 抗真菌治疗。

3. 纤维支气管镜吸痰、俯卧位通气改善肺氧合治疗。

【护理难点及护理措施】

1. 肺曲霉菌相关知识　　土曲霉（*Aspergillus terreus*）是一种存在于全世界各地土壤中的真菌，主要分布在热带和亚热带地区，既可以进行无性繁殖又可以进行有性繁殖。土曲霉在自然界广泛分布，存在于土壤和动物腐烂的皮毛，其产生的分生孢子分散在空气中，通过人的呼吸道进入到人体，正常人的免疫系统能够清除孢子，使人体避免受到曲霉菌的感染。但其作为一种条件致病性真菌，常感染免疫系统功能低下及菌群失调等特殊状态的患者，对常见真菌药两性霉素B有较强耐药性。肺曲霉菌的临床分型：①慢性坏死性肺曲霉菌病。慢性肺部疾病或轻度免疫功能低下患者。②侵袭性肺曲霉菌病。免疫功能低下患者。③变应性支气管肺曲霉菌病（ABPA）。哮喘、特应性体质患者。肺曲霉菌病的典型危险因素主要还是免疫功能低下患者，包括重度和长期中性粒细胞减少、使用大剂量糖皮质激素以及其他可致细胞免疫应答长期受损的药物或疾病。2016年IDSA指南推荐使用伏立康唑作为侵袭性曲霉菌病的主要治疗用药。

2. 针对肺曲霉菌感染患者做好哪些消毒隔离措施　　根据IDSA指南流行病学与危险因素，推荐意见：为减少霉菌暴露，住院的同种异体HSCT患者应处于保护性环境，也可用于其他免疫状况不佳的IA高危患者，例如急性白血病的诱导或再诱导患者。对于没有保护性环境的医院，建议患者入住单间，且与其他建筑互不相通，并避免植物和鲜花带入患者房间。

（1）重视空气消毒：①对患者实行单间隔离，并限制陪护及探视的人数，病室禁止摆放鲜花等容易携带真菌孢子类的物品。②病房使用紫外线空气消毒机消毒2次/天，开窗通风2～3次/天，每次30分钟。物体表面及地面用500mg/L的含氯消毒液擦拭及拖地2次/天。③医护人员必须严格执行手卫生，将患者的诊疗、护理安排在最后进行，以避免交叉感染的发生。④物品专人专用，固定听诊器、体温计、血压计等诊疗用品，用消毒液每天擦拭一次，床边准备黄色垃圾袋以及快速手消毒液，指导患者及其家属正确手卫生。⑤患者痰液用500mg/L的含氯消毒液浸泡30分钟后再倾倒，污染的器械、衣物、被服使用双层黄色垃圾袋装好，做好标识送相应科室特殊处理。⑥每天测量患者体温，加强基础护理，床单元保持清洁、干燥；注意个人卫生，勤换衣裤。

（2）移动空气灭菌站：医院各科室的主要病菌的大小多为0.3～1.0μm，科室新增移动空气灭菌站，有效针对$PM_{0.3}$及以上颗粒，任意极微颗粒物一次性100%捕获，经权威检测，细菌、真菌等致病菌达到100%灭菌。患者转出病室后，按ICU终末消毒流程及制度进行全面消杀，全面更换ICU层流设备中的初效、中效、高效空气滤网及床隔帘，防止定植。

3.肺曲霉菌患者的特殊护理措施有哪些　①口腔护理：土曲霉菌属于真菌的一种。根据真菌喜酸厌碱的特点，应选用2.5%碳酸氢钠溶液为患者进行口腔护理，每天至少3次。进行口腔护理时要密切观察患者口腔黏膜、舌苔，定期监测口腔分泌物，密切观察抗真菌感染的治疗效果（使用WHO口腔黏膜评估表），对于WHO口腔黏膜评估Ⅱ级以上患者，选择海绵头冲洗器冲洗结合擦拭法。②吸痰护理：使用密闭式吸痰管替代普通开放式吸痰管进行吸痰，避免呼吸道开放造成污染。4张一次性治疗巾铺于气插、气切处四周，做好患者周围环境防护；穿一次性隔离衣、戴手套、N95口罩及面屏，做好操作者的个人防护。

【总结与反思】

1.护理亮点　曲霉菌病是由曲霉菌（主要是烟曲霉和黄曲霉）引起的包括变态反应、气道/肺部侵袭、皮肤感染或肺外播散等在内的一大类疾病，其中肺脏是曲霉菌病最常累及的部位，往往预后较差。曲霉菌在自然界广泛分布，存在于土壤和动物腐烂的皮毛，产生的分生孢子分散在空气中，通过人的呼吸道进入人体，正常人的免疫系统能够清除孢子，使人体避免受到曲霉菌的感染。但作为一种条件致病性真菌，曲霉菌常感染免疫系统功能低下及菌群失调等特殊状态的患者，对常见真菌药两性霉素B有较强耐药性。曲霉菌感染的高危因素有：血液恶性肿瘤、COPD、长时间激素治疗、多器官功能衰竭。做好肺曲霉菌感染患者的消毒隔离对同病室的其他危重症患者也起着至关重要的作用。

2.护理反思　侵袭性肺曲霉菌病（IPA）常发生在机体抵抗力低下的患者，如重症患者晚期和免疫抑制患者（白血病、淋巴瘤、器官移植），属机遇性肺感染。曲菌主要经气道（少数者可经血行传播）侵入肺组织引起坏死性炎症。CT表现：本病早期一侧或两侧肺内单发或多发边缘模糊的球形或斑片状影，晚期多数病例坏死性炎症最终出现空洞；空气新月征可能出现在曲菌性结节（曲菌球）和周围炎症反应带之间；有时在曲菌感染早期、空洞形成之前，围绕中心实性肿块（菌球和凝固性坏死组织）周围显示环形密度较低的实变区，其CT值低于实性肿块而高于正常肺实质，此为晕轮征。如何与肺部炎症进行鉴定区别，及早做好消毒隔离措施以防止曲霉菌进一步扩散是重中之重。

知识拓展

肺曲霉菌　肺曲霉菌的病原学和组织学检查有涂片镜检和培养：选取新鲜胸腔积液、支气管肺泡灌洗液或合格痰标本制成浮载片，显微镜下观察菌丝形态（典型形态为45°分枝的有隔菌丝），同时接种沙堡琼脂培养基，分离和进一步鉴定菌种。近年来，mNGS在感染性疾病诊断中的应用不断增多，因其具备一定的优势：①不需要培养，节省时间。②相较于传统方法（G/GM试验）可以精确区分物种，甚至亚型，特异性高。③检测敏感性高于传统方法，如曲霉。④无须假设，可覆盖罕见真菌和其他类型病原体。

参考文献

白雪，刘敏，云凤英，2020. 重症肺炎合并烟曲霉菌感染的临床护理［J］. 齐鲁护理杂志，26（1）：124-125.

曹珍珍，高迎霞，张倩莹，等，2020. 1例寻常型天疱疮伴呼吸道烟曲霉菌感染患者的护理［J］. 家庭医药. 就医选药（12）：338-339.

Patterson TF，Thompson GR 3rd，Denning DW，et al，2016. Practice guidelines for the diagnosis and management of aspergillosis：2016 update by the infectious diseases Society of America［J］. Clin Infect Dig，63（4）：e1-e60.

第十七章

肿瘤急危重症患者人文关怀管理

第一节　人文关怀实施在多民族肿瘤重症患者中的应用

【病例简介】

女，75岁，藏族，不懂汉语，因行"胸腹腔镜下颈胸腹三切口食管癌根治术＋胸膜粘连烙断术＋喉返神经探查术＋食管再造术"，术后转入ICU。入科时全身麻醉未醒，心率75次/分，呼吸15次/分，血压118/70mmHg，血氧饱和度93%。保留气管插管、营养管、胃管、颈部血浆引流管、胸腔闭式引流管、腹腔引流管，为预防非计划拔管，给予保护性约束双上肢。术中出血500ml，实验室检查：白细胞$10.11×10^9$/L，血小板$96×10^9$/L，降钙素原2.75ng/ml，血红蛋白80 g/L。

患者转入ICU后给予输血、扩容等对症支持治疗，术后第2天顺利停机拔管，咳嗽力量欠佳，给予抗感染治疗后，于入住ICU第5天转回普通病房继续治疗。

【临床诊断】

食管癌术后；肺部感染。

【主要治疗】

1.纠正贫血。

2.抗感染治疗。

3.补充血容量。

4.止血治疗。

【护理难点及护理措施】

1.如何提高多民族肿瘤患者的就医体验　四川省肿瘤医院是西南地区最大的集肿瘤预防、治疗、康复等为一体的肿瘤专科医院，而西南地区分布了30多个兄弟民族，不同民族之间文化习俗及语言等不一，即使同一民族语言也有地区差异，如何提高多民族肿瘤患者的就医体验，提高患者满意度，人文关怀的实施非常重要。可从以下几方面体现人文关怀：①医院对相关地区护士体现人文关怀，为"9＋3"护理实习生提供特有的师资辅导团队，帮助护理实习生更好的复习护理基础知识，以顺利通过全国护士资格考试，同时每周安排师资进行查寝，关心护生工作和学习情况；为"9＋3"护理实习生提供定向就业岗位，提高了就业率。②设立专门语言小组，建立微信工作联络群，小组成员负责全院的藏语翻译工作。由于不同区域的藏语均有所不同，可能存在沟通障碍。当各个科室接诊不会汉语的藏族患者，存在沟通障碍时，就可在工作联络群中求助，护士长根据情况协调护理工作，使语言小组成员及时到达相应科室承担翻译工作，解决沟通障碍问题，提高患者就医体验。③定期随访，由专人负责，主要通过电话进行随访，了解多民族肿瘤患者目前情况，从而进行健康宣教及就医指导等工作。

2.人文关怀如何在语言不通的多民族肿瘤重症患者中实施　该患者75岁，不懂汉语，由于ICU环境与工作性质的特殊性，无家属床旁陪伴，而本院语言小组成员均听不懂该患者的藏语，沟通障碍成了一大难题。患者不能正确表达自己的意愿，不能理解护理人员的意愿，各项护理工作也不能顺利进行。因此，为达到与患者的有效沟通，人文关怀至关重要。具体措施：①家属宣教体现人文关怀。首先由医生及时向懂汉语的患者家属介绍患者病情，为什么需要入住ICU，患者目前情况，从而缓解家属的焦虑等不良情绪；由责任组长向家属解释患者在ICU为什么会进行保护性约束，各个管路以及咳嗽咳痰的重要性，从而提高家属的依从性。②允许家属弹性探视。患者麻醉清醒后允许懂汉语的家属进入ICU床旁陪伴，能够减轻患者的忧虑、抑郁等不良心理，促进患者身心健康，还可以让家属直接了解患者状况。及时与患者家属沟通，尽量满足患者及其家属的合理需求，让医护人员通过家属及时了解患者感受，通过家属对患者进行健康宣教工作，使其理解并配合护理工作。③语言学习。护理人员向家属学习术后询问患者感受的藏语，比如伤口痛吗，出气累不累，口干吗，抬高床头，是点头，不是摇头等，并用白板写下汉化的藏语，以便其他班次的护理人员进行学习。④手绘漫画图"一指明"。通过图片的形式，让护理人员了解患者的需求，比如形象生动地描绘出解大便、肚子胀、肚子饿、家属陪伴、关灯、伤口痛等漫画图，并在图下备注出汉化的藏语，指导患者用手指指出自己是否有图中的需求。另外，对于气管插管无法说话的患者，也可以通过"一指明"（图17-1-1）的方法进行沟通交流。通过这样一个多维度、集思广益的方法，促进护患间的沟通交流，及时满足患者需求，消除其内心恐惧，体现了人文关怀的重要性。

3.如何预防非计划拔管　食管癌术因伤口未愈合需长时间禁食，术中安置营养管及胃管，经营养管进行管饲，胃管引流出残留液体及过多分泌物。患者因长时间留置胃管及营养管、持续忍受疼痛的折磨，易出现咽喉肿痛、恶心、痰多、口腔黏膜干燥等不适，且与患者沟通障碍，相关健康宣教理解不到位，易将胃管及营养管咳出或因不能忍受自行拔出。发生非计划性拔管后若再次盲目插入有可能会导致吻合口破裂、出血、吻合口漏等严重并发症，所以预防非计划拔管非常重要。①风险评估：通过导管脱落危险评估表进行风险评估，并做好交接班工作，包括留置管道的评分、数量、时间、深度、标识、导管的通畅情况，引流液的颜色、性状及量等。②保护性约束：向患者家属解释保护性约束的目的，患者麻醉未醒时给予保护性约束双上肢，松紧适宜，以能伸进1～2根手指为宜，每2小时松解约束一次并活动肢体，观察约束部位末梢循环及皮肤情况。③健康宣教：向患者家属详细讲解留置胃管、营养管等的目的、方法、注意事项及可能留置的时间，讲解并示范管道的保护方法及非计划拔管可能造成的后果，由家

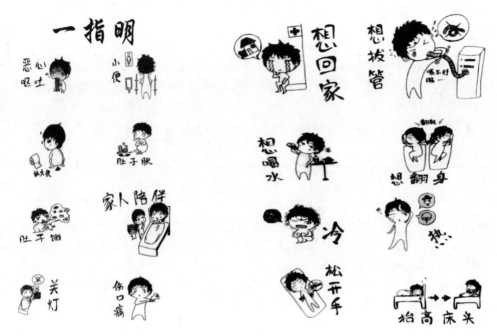

图 17-1-1　手绘"一指明"

属在床旁进行翻译，并向患者进行相应内容的传达。责任护士及时评估患者及其家属对各个管路相关重要性的掌握情况，及时评估患者是否继续行保护性约束。④妥善固定导管：每个导管分开固定，且进行二次固定，发现松动现象及时更换。

4.患者大手术合并肺部感染，如何进行肺部康复　患者术后因咳嗽力量欠佳，痰液不易咳出，且语言沟通障碍，术后肺部康复较难实施。①遵医嘱用药：按时给予抗感染治疗。②健康宣教：向家属解释患者需要进行肺部康复的原因及重要性，并教会家属进行相关呼吸训练，包括腹式呼吸、缩唇呼吸、咳嗽技术等，由家属教会患者进行相关训练，责任护士在床旁进行监测指导。

【总结与反思】

1.护理亮点　多民族肿瘤重症患者，除患者病情外，由于民族信仰、习惯及语言等不同，容易出现沟通障碍、理解偏差等问题，造成患者在就医期间的生活护理质量下降，满意度降低。通过人文关怀、弹性探视管理，医护人员集思广益绘出"一指明"，有效解决了上述问题，提高了患者就医体验及满意度，有效避免了医患纠纷。

2.护理反思　患者术后感染较重，停机拔管后仍需在ICU持续治疗，待患者病情稳定后再转入普通病房，如何减少术后并发症、改善临床预后、提高术后生活质量尤为重要。由于语言障碍，各种康复措施需教会家属，由家属对患者进行康复训练，这对于ICU医护团队的挑战较大，也需更多时间、经历及耐心去学习相关知识，才能保证患者的康复过程顺利进行。

食管癌根治术分为腔镜手术和开放手术，腔镜手术包括胸腔镜及胸腹腔镜三切口食管癌根治术。目前腔镜手术已广泛应用于临床，与传统开放式食管癌根治术相比，其手术时间大大缩短，手术创伤也相对减小，但腔镜食管癌根治术由于术式复杂、手术时间相对长，对患者术前营养状态、机体基础功能等要求较高。

参考文献

焦雪萍，刘瑞云，2021. 重症监护室探视模式研究进展［J］. 护理研究，35（5）：851-855.

中国抗癌协会食管癌专业委员会，2023. 食管癌根治术腹部淋巴结清扫中国专家共识（2023版）［J］. 中华肿瘤杂志，45（10）：871-878.

Sung H，Ferlay J，Siegel RL，et al，2021. Global cancer statistics 2020：GLOBOCAN estimates of incidence and mortality worldwide for 36 cancers in 185 countries［J］. CA Cancer J Clin，71（3）：209-249.

Zhang SW，Sun KX，Zheng RS，et al，2021. Cancer incidence and mortality in China［J］. J Natl Cancer Cent，1（1）：2-11.

Zheng R，Zhang S，Zeng H，et al，2022. Cancer incidence and mortality in China［J］. J Natl Cancer Cent，2（1）：1-9.

第二节　人文关怀实施在高龄肿瘤重症患者中的应用

【病例简介】

女，106岁，直肠癌术后20年余，因"新冠致肺部感染、心力衰竭"转入ICU。入科时体温38.5℃，心率波动在40～115次/分，呼吸22次/分，血压85/60mmHg，血氧饱和度88%。动脉血气分析示：PaO_2 82mmHg、$PaCO_2$ 36mmHg、PaO_2/FiO_2 97mmHg。肺部听诊：双肺湿啰音。CT检查提示：肺部感染。实验室检查：新冠病毒核酸检测值N基因CT值12，O基因CT值11，白细胞12.51×10^9/L，降钙素原15.55ng/ml，BNP 318pg/ml。身高160cm，体重45kg，BMI 17.6kg/m²，APACHE Ⅱ评分22分，死亡危险系数23.49%。

综合评估该患者：NRS 2002评分5分，Caprini评分7分，坠床/跌倒风险评分10分。患者为基督教修女，未婚，无子女，照护者均是其年轻时照护的基督教信徒，年龄均在40～60岁。进行抗感染、强心、营养支持等对症支持的同时，加强人文关怀及照护。治疗2个月后，患者顺利康复出院。

【临床诊断】

直肠癌术后；新冠阳性；重度肺部感染；心力衰竭；重度营养不良。

【主要治疗】

1.抗感染治疗。

2.强心治疗。

3.肠外营养支持治疗。

【护理难点及护理措施】

1.该患者高龄，信仰基督教，照护者均为基督教信徒，与其无血缘关系，治疗期间如何进行人文关怀　医务人员首先应了解基督教的相关知识及基督教对待生死疾病的态度，尊重并注意不因个人的喜好而妄加评论，应接纳其积极和正性的生活态度，有助于激励患者更好地应对疾病等负性生活事件，保持心情舒畅，促进机体康复。患者入科时表现为呼吸困难、乏力、嗜睡等症状，且高龄、生活不能自理，导致患者生存质量与生理功能明显降低。人文关怀可以及时满足患者需求，对患者给予全方面、多角度的护理照护指导，帮助患者改善心肺功能，提高生活质量。①探视模式体现人文关怀护理。ICU患者由于陌生的环境、与亲人分离等原因，常出现焦虑、抑郁、认知障碍、谵妄、创伤后应激障碍等ICU综合征。倡导开放性或非限制性的探视模式，具体实施方法为：尊重并满足患者照护者探视需求，3～4位照护者为轮流进行床旁陪伴。教会照护者手卫生，穿一次性隔离衣、戴口罩及帽子，等离子空气消毒机器持续空气消毒。指导照护者参与多学科查房及患者的康复运动。该探视模式是医护人员和照护者在相互尊重、信任的基础上，实施由患者主导的、灵活开放的照护者探视模式，能有效地减轻患者和家属的ICU综合征，提高患者及其照护者的满意度。②环境方面体现人文关怀护理：保持病房舒适、整洁，为患者营造安静、安全、安心的治疗环境。每日安排专人定时定点（早8点与晚8点）打扫病房卫生，限制每日探访的人数，以防交叉感染，护理人员及时告知照护者相关物品的摆放位置，为照护者提供便利设施和休息场所。③护理操作水平体现人文关怀：患者治疗过程漫长，需长时间的输液。首先，护理人员评估患者血管水平，建立深静脉通路输液，减少留置针穿刺次数及相关并发症，减轻患者身心痛苦；依照患者实际病情、临床症状等情况，给予个体化人文关怀护理操作，保持合适的体位，及时帮助其翻身（每隔2小时），采用电动防褥气垫床；采取坐位时，将枕头垫于床头，患者伏在枕头上，改善临床症状。④人文关怀心理护理：患者病程较长、病情严峻，加之患者高龄、心理承受能力较差，导致心理压力较大，容易出现焦虑、抑郁等各种不良情绪，影响疾病的诊疗与护理。可允许家属在不影响患者休息的情况下，为患者朗读其喜爱的书籍，以抚慰其心灵。护理人员主动与患者进行沟通交流，及时了解患者疾病史、心理状态、兴趣爱好等情况；为了避免患者出现较严重的负面情绪，影响心脏负荷，护理人员应给予针对性的心理指导，交流过程中通过握手、目光直视、点头等方式回应患者，给予充分的理解与帮助，通过肢体动作、语言等方面给予患者充分的关心与鼓励，帮助其改善不良心理状态。⑤健康指导方面体现人文关怀：将健康指导贯穿于整个护理工作中，耐心讲解慢性心力衰竭的发生发展过程、临床症状、并发症、护理与诊疗工作等，在此过程中，护理人员结合患者的疾病史、职业、家庭情况等方面，利用健康指导卡片（图片的形式）等进行健康指导。

2.该患者肺部感染较重，如何进行肺康复管理 患者年龄过百，直肠癌术后20年余，其治疗和护理应较普通肿瘤重症患者更加谨慎。患者入ICU后，其精神状态不佳，氧饱和度低，给予面罩吸氧后氧饱和度维持在90%～95%，如果肺部感染继续恶化，可能会面临气管插管、呼吸机治疗等，对百岁老人来说是重大打击，于是立即组织全院进行多学科诊疗（MDT），对其疾病的治疗进行讨论，并制订详细、全面、谨慎的护理和康复方案，在抗感染的同时进行肺部康复训练。

（1）肺康复团队：由呼吸治疗小组组长、责任护士和医生共同组成多学科团队对患者实施肺康复训练。呼吸治疗小组组长根据患者心功能、心力衰竭控制情况等制订个体化康复运动处方，内容包括运动强度、运动时间、运动频率；责任护士负责肺康复训练的实施，并观察训练过程中患者的表现，如有异常情况及时与呼吸治疗组长及医生沟通，及时调整肺康复训练方案。

（2）呼吸康复训练：①腹式呼吸。患者取平卧位或半卧位，两膝半屈使腹肌放松，两手分别放于腹部及胸部，用鼻吸气，吸气时腹部外凸，保持胸部不动，呼气时腹部内收，最大程度地呼出气体，呼吸频率保持为7～8次/分。②缩唇呼吸。指导患者用鼻吸气，呼气时收拢嘴呈吹口哨状，将气体经口缓缓呼出，吸气与呼气时间之比1:2。③运动训练。患者心功能2～3级，嗜睡，根据患者情况进行适当运动锻炼，给予高侧卧位，床头抬高30°～40°，患者上半身斜靠于床，协助患者进行双上肢高举，每次高举约10秒，以完成3次呼吸为宜，双下肢自然下垂于床边；协助患者床旁侧坐位，即端坐于床，双下肢自然下垂于床边。

（3）运动中监测：持续心电监护，监测患者肺康复时的心率及血氧饱和度，当患者的血氧饱和度（SpO_2）＜90%或心率达到靶心率时，需及时终止运动，靶心率＝（220-年龄-安静心率）×（60%～80%）+安静心率。

3.该患者心力衰竭的护理重点 患者高龄，心律失常，心率波动在40～115次/分，若不能有效控制心率，患者会出现循环障碍，严重威胁生命。

（1）遵医嘱用药：药物治疗是关键，严格遵循医嘱定时定量服药，切不可私自更改药物剂量和使用方法，以免导致病情的波动。

（2）液体管理：①输液速度。患者高龄、心功能2～3级，严格控制补液速度，患者输液速度＜50ml/h，容量泵控制补液速度为40ml/h。②出入量。准确记录24小时出入量。出量包括尿量、大便量。与此同时，应在这个数值上加入患者每天皮肤蒸发量，其通常在600～800ml。入量包括患者每日输液量、水果食用量、饮水量以及饮食量等内容。

（3）运动管理：急性心力衰竭在病情加重阶段，患者严禁进行体力活动，确保患者卧床休息，以便有效控制病情。在此期间，可取半卧位或高坐位休息。同时，为了避免患者出现深静脉血栓、坠积性肺炎及压疮等问题，护理人员应指导患者进行肢体的主动与被动运动，同时进行下肢间歇充气加压装置治疗，从而促进相关部位血液循环功能的优化与改善。当患者病情处于稳定状态后，适当增加康复运动量，以患者耐受且不觉疲惫为宜，以免增加心脏负担。

4.该患者如何进行营养支持治疗 患者入科时BMI 17.6kg/m²，NRS 2002 5分，胃肠道功能正常，但食欲不佳，诊断为重度营养不良。营养不良是指由于营养摄入不足或利用障碍引起能量或营养素缺乏的状态，可导致人体组分的改变，生理功能和精神状态下降，有可能导致不良临床结局，包括住院时间延长、并发症发生率和死亡率增加等。通过对近年席卷全球的新型冠状病毒感染的相关研究进行系统评价及荟萃分析，结果显示合并营养不良的新型冠状病毒感染患者的死亡率是营养良好患者的10倍，所以患者的营养问题亟待解决。重症医学联合营养科，为患者制订了精细化的个体营养治疗方案。患者自主进食量少时，通过定制口感较好、易于口服的营养液（ONS），补充每日必需的蛋白质、脂肪、糖类及各种维生素。但患者口服量少，不能达到每日能量要求。患者高龄，器官功能逐渐衰弱，进行肠内营养会加重患者胃肠道的负担，所以通过肠外营养补充不足部分的能量及蛋白质已得到临床及国内外指南的认可。重症医学科医生通过计算患者每日口服的能量25～30kcal/（kg·d）（1kcal＝4.18kJ），蛋白质供给应达到1.2～1.5g/（kg·d）进行估算，通过肠外营养的形式为患者补充够每天所需能量。营养支持治疗前后，给予定期监测肝肾功能及血糖、血脂和电解质等代谢指标的变化，以预防代谢性并发症再喂养综合征（RS）的发生。经过一段时间的营养支持，患者的精神状态逐渐好转。

【总结与反思】

1.护理亮点　　本例百岁老年患者是我院重症医学科有史以来治疗过的年龄最大的患者，其为宗教信仰者，家属均与其无血缘关系，在护理过程中，尊重患者的信仰，对患者进行人文关怀体现在治疗的方方面面。在我科2个月住院期间，通过全科人员的精心治疗与护理及在家属的共同照护下，患者勇敢面对疾病，病情逐渐好转，顺利转出ICU。

2.护理反思　　高龄患者大部分生活不能自理，百岁老人生活完全自理的比例较低，总体失能率高，对这部分入住ICU的患者人文关怀至关重要，有效的人文关怀可以有效减轻患者焦虑、抑郁、认知障碍等ICU综合征，提高患者的生活质量；对于家属床旁陪伴时，要注意预防感染的发生，做好留陪家属的手卫生宣教和监督及消毒隔离措施，最大程度地降低患者及其家属感染的风险。

知识拓展

人文关怀　　人文关怀又称人性关怀，是指对人生存状态的关注，对符合人性的生活条件的肯定，对人的尊严、自由、权利的维护，对人类的理解与自由的追求。人文关怀就是关注人的生存与发展，就是关心人、爱护人、尊重人。

参考文献

崔红元，朱明炜，陈伟，等，2021. 中国老年住院患者营养状态的多中心调查研究［J］. 中华老年医学杂志，40（3）：364-369.

方向，丁西平，赵卫刚，等，2023. 住院百岁老人的临床特点及转归情况［J］. 中国临床保健杂志，26（4）：564-567.

黄晓霖，林巧凤，2022. 人文关怀理念在慢性心力衰竭患者护理中的应用及对护理满意度的影响［J］.

心血管病防治知识，12（20）：85-87．

李韧，黄海芬，2020．中低危冠心病患者有氧康复运动靶心率不同评价方法的临床价值比较研究［J］．中国全科医学，23（30）：3785-3788．

杨鑫，崔红元，陈伟，等，2020．普通外科病人住院期间营养风险和营养不良动态变化的多中心横断面调查［J］．肠外与肠内营养，27（5）：270-273，279．

蒋朱明，张献娜，王怡，等，2020．营养不良GLIM诊断标准第一步是营养筛查及按中国疾病代码填写营养风险、营养不良于出院病案首页等注意事项［J］．中华临床营养杂志，28（5）：257-267．

Singer P，Blaser AR，Berger MM，et al，2019．ESPEN guideline on clinical nutrition in the intensive care unit［J］．Clin Nutr，38（1）：48-79．

第三节　人文关怀实施在肿瘤重症患儿中的应用

【病例简介】

患儿，11岁1个月，右侧枕叶、第四脑室弥漫性中线高级别胶质瘤WHO Ⅳ级术后放疗后约6个月，2天前出现发热，最高体温38℃，无抽搐，伴有轻微阵咳，有痰，恶心但不吐。1天前患儿自述手足乏力，解小便困难，尿频、尿急，无尿痛，无茶色尿和血尿，尿量减少。门诊以"右侧枕叶、第四脑室弥漫性中线高级别胶质瘤WHO Ⅳ级术后放疗后进展；泌尿系感染？"收入院。头颅CT检查：颅内及椎管内多发病变、脊髓广泛受累。查体：神志清楚，四肢肌力0级，体温37.6℃，心率105次/分，呼吸24次/分，血压125/78mmHg。给予地塞米松、甘露醇减轻脑水肿，留置尿管缓解排尿困难，口服替莫唑胺抗肿瘤治疗。

入院后第3天，患儿一直述颈部疼痛，四肢瘫痪，呼吸30～40次/分，血氧饱和度96%，呼吸不规则，呼吸费力，咳嗽乏力，吞咽较前变困难，心率146次/分，血压139/85mmHg，转入ICU。立即给予吸氧、心电监护、输注头孢唑林抗感染、甘露醇减轻脑水肿等处理措施。

转入ICU第2天，安置胃管给予百普力行肠内营养。经多学科会诊，行贝伐珠单抗200mg静脉滴注靶向治疗，并开始外出行放疗，放疗剂量40Gy，总共放疗8次。放疗过程中出现眼部疼痛，同时出现双下肢麻木，均给予对症处理。转入ICU第5天，该患儿呼吸道病原菌检测到鲍曼不动杆菌，更改抗生素为亚胺培南。转入ICU第10天，患儿神志清楚，体温36.7℃，心率92次/分，呼吸22次/分，血压109/70mmHg，四肢肌力2级，转回病房继续治疗。

【临床诊断】

右侧枕叶；第四脑室脑胶质瘤；颅内压增高。

【主要治疗】

1. 减轻脑水肿治疗。
2. 行靶向治疗及放疗。

3.抗感染治疗。

4.肠内营养支持治疗。

【护理难点及护理措施】

1.如何做好肿瘤患儿入科后的人文关怀 ①责任护士主动与患儿建立良好关系，向患儿及其家属介绍ICU环境及探视制度，告知家属需要准备的生活物品，向患儿介绍自己的身份和职责，尊重患儿及其家属，接触时主动热情并礼貌称呼，了解需求，倾听患儿及其家属对入住ICU的需求与担忧，了解患儿的生活习惯与个人喜好，让家属共同参与，鼓励患儿及其家属提出想法。②节日表达节日祝福及慰问；积极建立信任、关怀性关系，依照患儿家属接受教育情况，仔细询问家属患儿最近病情变化及现病史、有无家族遗传病史并详细记录；询问时保持语气亲切、友善，密切观察家属情绪变化，用词恰当，以免触动家属产生应激反应，引起不良后果；尽量固定责任护士看护，告知家属护理流程，通过细心、周密的交谈减轻其焦虑情绪。住院期间，密切观察患儿病情变化，依照患儿病情、日常的生活习惯，设置个性化全方位护理模式。该患儿在我科度过了六一儿童节，我科医护团队为患儿庆祝节日。③家属：允许家属床旁陪护，固定家属，家属进入病区时戴口罩，穿隔离衣、戴一次性帽子，接触患儿皮肤及分泌物前后需要清洁双手。听取家属的想法和心声；鼓励家属参与决策，教会家属为患儿做力所能及的康复治疗。④医务人员：我科医务人员对患儿的特殊需求和关怀措施进行登记与交接，不要在患儿面前谈论影响自尊的话题，不与无关人员谈论患儿的病情，不在床旁汇报患儿病情的不利变化。执行各项操作前童趣化介绍方法、目的，取得患儿配合；在进行需要身体暴露的操作时，用隔帘或屏风遮挡，减少身体暴露时间和范围，避免无关人员在场；尊重家属，使用通俗易懂的语言与家属进行沟通，告知患儿情况。

2.如何做好患儿的舒适护理 舒适护理是一种整体的、个性化的、创造性的、有效的护理模式，目的是使患者在生理、心理、社会、精神上达到最愉快的状态，或缩短、降低不愉快的程度，是人文关怀的重要内容，①提供人性化环境：病区干净整洁，病房光线柔和；维持ICU室温22～24℃，保持湿度50%～60%；每天定时通风30分钟，保持室内空气清新；及时关闭或移走患儿床边未用的仪器，减少听觉、视觉对患儿的不良刺激；墙壁上张贴卡通温馨宁静的壁画或令人安心、鼓励等标语；护理人员服装干净整洁，医护之间相互协作，营造和谐融洽的病室氛围。②满足患儿生活需求：保持患者面部、口腔、头发、皮肤、会阴、指甲清洁，无异味；关注患儿的饮食与营养，评估患儿的肠道功能及进食情况，对营养不足的患儿与医生、营养师共同制订营养方案，患儿大小便后，及时清洗、擦干会阴及肛门等部位，及时更换浸湿或污染的床单被套等。③减轻疼痛不适：每班评估清醒患儿有无疼痛，及时处理；采取相应措施缓解患儿疼痛，根据癌症患儿年龄小的特点，需要了解其生活喜好，鼓励患儿看动画片、听音乐、阅读等分散注意力；必要时，根据医嘱使用药物镇痛。④卧位舒适：根据患儿病情、治疗目的及患儿感受，协助患儿采取合适体位。根据需求，放置软枕、体位垫等；定时变换体位；评估患儿是否有呼吸困难、恶心等不适，采取适当措施减轻症状引起的不适；妥善固定各种管道，松紧适宜，减轻因管道导致的不适。⑤促进患儿休息与睡眠：患儿休息时间，灯光宜柔和，及时评估患儿对室温的感知，根据患儿需求增减床被；合理设置仪器报警限值，将仪器报警声调至安全的最低限度；控制治疗性噪声，白天噪声控制在35～40 dB，晚上不超过35 dB。

3.如何做好患儿放疗的全程管理 放疗时需保持固定体位，儿童放疗依从性差。目前，随着儿童恶性肿瘤发病率的不断增高，采取放疗的恶性脑瘤患儿也与日俱增，放疗的质量可能决定长期幸存者的未来生活质量。脑瘤患儿放疗时，根据癌灶的范围不同，一般需要患者保持固定体位5～15分钟，在此期间不可移动放疗部位或变换体位，否则会造成照射野放疗剂量不足达不到治疗效果，正常组织也会因吸收额外射线发生放射性损伤。然而，由于患儿年龄小、自制能力弱、认知力差、恐惧，尤其在经历手术、化疗、腰穿骨髓活检及无数次静脉穿刺后，患儿对治疗的恐惧感及对放疗的抵触态度加剧，导致患儿在放疗时易发生哭闹、挣扎等不遵医行为，而治疗过程的不配合会造成正常组织发生放射性损伤；还会因患儿哭闹导致放疗间断，而反复的间断治疗可影响累计剂量的治疗效果，患儿在放疗中的哭闹与抵抗会增加放疗中停机次数，不但会导致放疗剂量不准确，还会影响整个放疗科的工作效率，且直线加速器也会因反复停机、开机而缩短使用寿命，造成医疗资源的浪费。①放疗前：确定时间，定位，了解放疗科室的急救药品、用物的位置，放疗前2小时停止管喂，遵医嘱给药；转运前固定导管，准备用物、药品；转运过程中保证患儿安全，注意病情观察及生命体征的变化，家属共同参与陪伴、鼓励患儿；在患儿放疗当天，陪同患儿共同观看与放疗流程相关的视频。②放疗时：为了营造安全感，由患儿家属陪同下带领患儿进入直线加速机房，在直线加速机房循环播放患儿喜欢的音乐，放疗技师为患儿摆正体位，佩戴放疗所需的面模，边佩戴边用童趣化的语言安抚患儿，以缓解患儿的紧张感、抵触情绪；排除一切干扰，快速完成放疗。③放疗后：对依从性好的患儿语言表扬并予以礼物奖励，对能顺利完成放疗的患儿奖励小红花一枚，并赠送小礼物，以激发其成就感，并鼓励其在今后的放疗中继续保持下去。

4.如何做好患儿离开ICU的人文关怀 转出ICU前，耐心解答患儿和其家属对于疾病治疗、护理、生活照护的疑问，告知患儿转往科室的相关情况，医护人员亲自护送患儿到病房，告知病房护士患儿的病情、身心状况、情绪反应等。转出后回访，对转出患儿进行电话或现场等形式的回访，给予关心，提供相应的健康指导与帮助，了解家属对ICU护理工作的满意度及建议。依照患儿病情，对其进行饮食及健康指导，告知患儿家属在家期间突发危及生命的征兆时的应急措施并快速就医。出院后，仍需父母多多陪伴，情绪变化显著会使得患儿病情加重，引起生命危险，在日常生活中，患儿及其家属均需保持积极的心态，相互鼓励。

【总结与反思】

1.护理亮点 实施人文关怀护理服务有助于改善ICU患者及其家属体验，促进医患关系和谐。《"健康中国2030"规划纲要》提出，加强医疗服务人文关怀，构建和谐医患关系。人文关怀是护理的本质和核心，护理人文关怀对改善患者就医体验、促进医护患关系和谐、助力护理专业发展及健康中国建设具有极为重要的作用。肿瘤重症患儿这一群体的特殊性，有着与成人患者不同的特殊需求。推动肿瘤重症患儿人文关怀管理的规范化，促进以患儿为中心，最大化人文关怀的目标，改善重症患儿体验。

2.护理反思　国家卫生健康委员会在《全国护理事业发展规划（2021—2025年）》与《关于印发促进护理服务业改革与发展指导意见的通知》中明确指示，应当加强护理专业的人文教育，提高护士的人文关怀能力。因此，除了过硬的操作技能，人文关怀能力对护士也至关重要。护理专业既要求护士掌握各种护理技能，又要求护士具有人文精神。但是由于现代医学技术的发展和国内医疗资源的紧张，一度存在着重技术轻人文的局面。特别是在ICU，由于工作忙碌，患者病情危重，常常忽略了人文关怀，未及时与患者及家属沟通。管理者需要提高护士的心理素养，使护士能够洞悉患者的心理，增强沟通能力，了解患者的需求，对患儿这一群体，更应注重人文关怀，拥有更好的人文关怀能力。

知 识 拓 展

童趣化情景游戏　童趣化情景游戏一般指以儿童的情趣为基础，将各项护理活动运用童趣化游戏构思的基调进行融合，协助其增强面对潜在压力时的预防性心理准备，使其更符合儿童的认知兴趣，有助于缓解儿童在陌生环境中的紧张与压力，增强儿童自我控制感，协助其完成治疗目标；通过童趣化情景游戏干预，减少患儿放疗时的抵触情绪，减少患儿因不愉快的就医体验带来的远期心理创伤，减轻患儿父母焦虑，提高患儿父母满意度。

参考文献

方键蓝，方涌文，肖亮杰，等，2022. 乐园化引导干预可提升儿童放疗摆位精度［J］. 中国医学物理学杂志，39（10）：1204-1207.

高丽华，魏栋，刘霜，2017. 持续性护理人文关怀在提高PICU住院患儿家属满意度中的应用［J］. 国际护理学杂志，36（1）：67-71.

唐琼，姚淑一，樊光蕾，2020. 童趣化护理干预对学龄前先天性唇腭裂整形手术患儿心理应激反应及术后疼痛程度的影响［J］. 中国医疗美容，10（4）：71-74.

许娟，莫蓓蓉，胡玉娜，等，2022. 重症监护病房成人患者护理人文关怀专家共识［J］. 护理学杂志，37（18）：1-4.

郑彤，陈京立，2021. 治疗性游戏在儿科护理中的应用进展［J］. 护理研究，35（7）：1222-1225.

Owusu-Agyemang P，Grosshans D，Arunkumar R，et al，2014. Non-invasive anesthesia for children undergoing proton radiation therapy［J］. Radiother Oncol，111（1）：30-34.